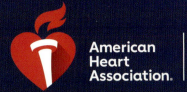
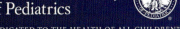

PALS
小児二次救命処置

インストラクターマニュアル

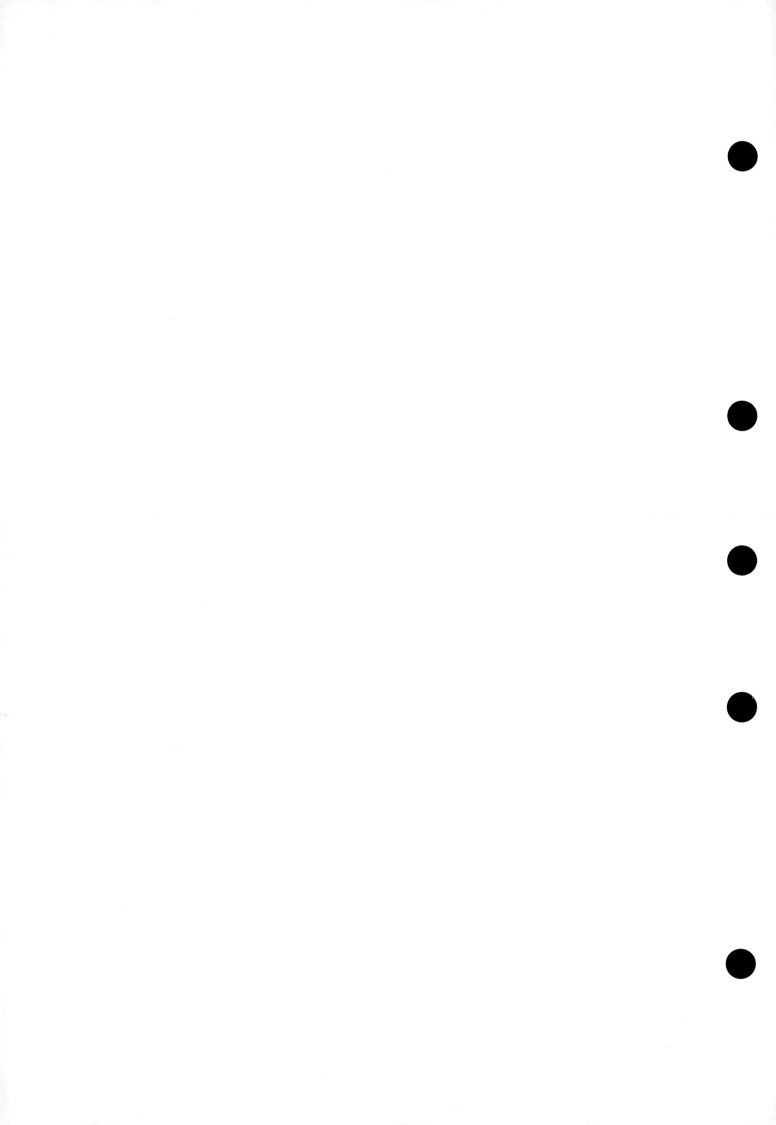

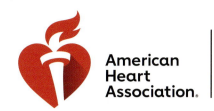
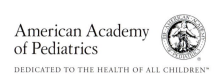

PALS
小児二次救命処置

インストラクターマニュアル

© 2021 American Heart Association
日本にて発行: Global Speed 2-6-34, Takashima, Nishi-ku, Yokohama-shi, Kanagawa,
220-8515 Japan. 登録番号: 0107-03-002847
ISBN: 978-1-61669-941-3. 日本語版 20-2121JP. 印刷日: 9/21

オリジナル英語版
Pediatric Advanced Life Support Instructor Manual
© 2020 American Heart Association

謝辞

このマニュアルの作成にあたり，AHA PALS プロジェクトチームの献身に心より感謝し，その意をここに表す：Jose G. Cabañas, MD, MPH; Jeanette Previdi, MPH, RN; Matthew Douma, RN; Bryan Fischberg, NRP; Sonni Logan, MSN, RN, CEN, CVN, CPEN; Mary Elizabeth Mancini, RN, PhD, NE-BC; Randy Wax, MD, MEd; Sharon T. Wilson, PhD, RN, FCN; Brenda D. Schoolfield; and the AHA PALS Project Team.

日本語版：長谷山圭司，関島俊雄，阿部裕樹，岡本吉生，水野圭一郎，井手健太郎，伊藤英介，伊藤友弥，松永綾子，元野憲作，西岡正人，塚原孝紘平，松井了，長田浩平，谷昌憲，青木一憲，野村理，金井雅代，櫻井淑男，境田 康二，田中 行夫，小倉 憲一，軍神 正隆，宮本 朋幸，矢野 隆郎，島 秀樹，松本尚浩，加塩信行，鹿瀬陽一，片山正夫，木村相樹，佐藤浩之，杉木大輔，富澤　稔，西成真琴，藤田恒夫，布施　淳，秋場　研，飯村知広，河波弘晃，後藤拓也，佐方祐貴，田中秀明，三辻智美; and the AHA ECC International PALS Project Team.

 このテキストの最新情報や修正情報を入手するには www.international.heart.org を参照してください。

目次

パート 1
コースの概要 　　　　　　　　　　　　　　　　　　　　1

本インストラクターマニュアルについて	1
インストラクターの重要な役割	2
インストラクターに要求される事項	3
最新の科学情報	3
インストラクターネットワーク	3
コース計画と補助教材	4
コースの案内	4
教材の注文	4
AHA 教材の著作権	4
喫煙に関する方針	4
コース修了カード	4
コース器材	6
忠実度が高いシミュレーションと低いシミュレーション	6
感染対策	6
器材とマネキン消毒	7
コース教材	8
レッスンプラン	8
プロバイダーマニュアルの使用	8
受講者に合わせた調整	9
コース詳細の特定	9
コースの柔軟性	9
AHA が作成していない内容	9
特別な支援が必要な受講者	10
トレーニングにおける蘇生教育科学の導入	11
質の高い CPR の重要性	12
高度なチームワーク	12
蘇生チームにおける CPRコーチの役割	13
CCF の計算	15
プレブリーフィング	15
フィードバックおよび指導	15
デブリーフィング	15
文脈学習	18

コース修了のためのテスト　19
- スキルテスト　19
- ブレンドラーニングコースの受講者のスキルテスト　19
- 試験　19
- 試験の機密保持　20

補習　21
- プロバイダーコース受講者の補習　21
- インストラクター向けの補習に関する概念　21
- 補習成功までの手順　22

コース後　23
- プログラムの評価　23
- プロバイダーコース修了カードの発行　23
- コースの継続的教育／医学生生涯教育単位　23

プロバイダーの更新　24
- 更新スケジュール　24

インストラクタートレーニング　25
- インストラクターの採用と指導　25
- インストラクター候補の選考　25
- インストラクターコースの前提条件　25
- インストラクターカードの受領　25
- インストラクターの資格更新の基準：PALS（小児二次救命処置）　25
- 指導要件の特別な例外　26

パート 2
コースの準備　27

コースの概要　27
- コースの概要と構成　27
- コースの内容　27
- コースの目標　28
- 学習目標　28
- 教育的設計　29
- インストラクター主導のトレーニング　30
- ブレンドラーニング　30
- ブレンドラーニングの利点　30
- ブレンドラーニングコースの指導の準備　30
- HeartCode を理解する　31
- オンラインコース修了証の確認　31
- PALS スキル　31
- PALS スキルと BLS スキルの統合　32
- 効果的なチームワーク　32
- コースで使用するビデオ　32

コースの対象者　33
- 受講者に合わせたコース　33
- コースの前提条件　33

BLS プロバイダーコース修了カード	34
PALS 受講者用リソース	34
コースの柔軟性	35
コースの指導者	35
リードインストラクター	35
教員の要件	35
専門分野の教員	36
インストラクターと受講者の比率	36
受講者とマネキンの比率	37

インストラクターによるコースの準備　　38

指導の準備	38

コース計画と補助教材　　39

受講者向け事前案内の見本（PALS コース）	39
受講者向け事前案内の見本（PALS トラディショナルコース）	40
受講者向け事前案内の見本（HeartCode PALS）	41
教室の条件	42
フロアのレイアウト見本	42
コアカリキュラム	42
器材リスト	46

パート 3
コースの指導　　53

受講者との対話　　53

受講者への挨拶	53
コースの進行中	53

学習ステーションおよびスキルの実習　　54

はじめに	54
学習ステーションの準備	54
学習ステーションのケースシナリオ	56
技術と器材の確認	57
学習ステーション／ケースシナリオの実施	57
評価と管理における体系的なアプローチ	58
教育モデルと原則	59

インストラクター用指導教材　　60

アイコンについて	60
レッスンプランについて	60
レッスンプランの使用	61
コースで使用するビデオ	61
スキルステーションについて	62
スキルステーション習熟度チェックリストの使用法	62
PALS コース進行チェックリストの使用	62
学習ステーション習熟度チェックリストの使用法	63
ケースシナリオについて	63

シミュレーションの効果的な使用	**66**
シミュレーションベースの学習に向けた受講者の準備	66
デブリーフィングツール	**67**
コースの概要と日程	**69**
PALS コースの概要と日程	69
PALS コースの概要	70
PALS トラディショナルコースの概要	72
PALS アップデートコースの概要	74
HeartCode® PALS の概要	76
PALS コース日程表見本	77
PALS トラディショナルコース日程表見本	78
PALS アップデートコース日程表見本	79
HeartCode® PALS (オプションレッスンを含まない) 日程表見本	80
HeartCode® PALS (オプションレッスンを含む) の日程表見本	81

パート 4
テスト   **83**

コース修了のためのテスト	**83**
コース修了の要件	83
PALS アップデートコースの修了要件	84
HeartCode PALS の修了	84
バッグマスク換気スキルテスト	85
質の高い BLS スキルテスト	85
スキルテスト	85
e ラーニングコースの受講者のスキルテスト	85
スキルテストの概要	85
ストップウォッチ／タイマーの使用	85
スキルテストのチェックリストおよび重要なスキルの説明の使用	86
スキルテストチェックリストのルール	86
小児に対する CPR および AED スキルテストチェックリストについて	87
PALS (小児の二次救命処置) 小児に対する CPR および AED スキルテストチェックリスト	89
乳児に対する CPR スキルテストチェックリストについて	91
PALS (小児の二次救命処置) 乳児に対する CPR スキルテストチェックリスト	93
受講者の再テスト	96
ケースシナリオテストの合格	**97**
ケースシナリオテストチェックリストを用いて, チームを評価する	97
客観的かつ一貫性のある受講者のテスト	97
テストを行うタイミング	98
補習	98
PALS スキル	99

パート 5
付録 ... 105

付録 A： スキルテストチェックリスト，スキルステーション習熟度チェックリストおよび PALS ケースシナリオテストチェックリスト ... 107
小児に対する CPR および AED のスキルテストチェックリスト ... 108
乳児に対する CPR スキルテストチェックリスト ... 109
気道管理スキルステーション習熟度チェックリスト ... 111
心リズム障害／電気的治療スキルステーション習熟度チェックリスト ... 112
血管確保スキルステーション習熟度チェックリスト ... 113
PALS ケースシナリオテストチェックリスト ... 114

付録 B：インストラクター用ケースシナリオおよびデブリーフィングツール ... 127
実習用ケースシナリオ ... 129
テスト用ケースシナリオ ... 193
チームダイナミクスデブリーフィングツール ... 249

付録 C：心電図リズム ... 253

パート 6
PALS レッスンプラン ... 1-33
PALS トラディショナルコースレッスンプラン ... 1-65
PALS アップデートコースレッスンプラン ... 1-28
HeartCode® PALS レッスンプラン ... 1-21

PALS インストラクター用リソース

これらのリソースは CPRverify（**CPRverify.org**）から利用できる。

PALS コースには受講前のオンラインビデオレッスンが含まれている。PALS トラディショナルコースには受講前のオンラインビデオレッスンは含まれていない。すべてのコースには必須の受講前自己評価が含まれている。

受講前教材

器材リスト

PALS コース日程表見本

PALS トラディショナルコース日程表見本

PALS アップデートコース日程表見本

HeartCode PALS（オプションレッスンなし）日程表見本

HeartCode PALS（オプションレッスンあり）日程表見本

受講者向け事前案内の見本（PALS コース）

受講者向け事前案内の見本（PALS トラディショナルコース）

受講者向け事前案内の見本（HeartCode PALS）

コース教材

PALS レッスンプラン

PALS トラディショナルコースレッスンプラン

PALS アップデートコースレッスンプラン

HeartCode PALS レッスンプラン

PALS コース進行チェックリスト

PALS アップデートコース進行チェックリスト

小児に対する CPR および AED のスキルテストチェックリスト

乳児に対する CPR のスキルテストチェックリスト

気道管理スキルステーション習熟度チェックリスト

心リズム障害／電気的治療スキルステーション習熟度チェックリスト

血管確保スキルステーション習熟度チェックリスト

PALS 実習用ケースシナリオ

PALS テスト用ケースシナリオ

チームダイナミクスデブリーフィングツール

PALS ケースシナリオテストチェックリスト

PALS における体系的なアプローチアルゴリズム

PALS コード時間管理／記録係シート

呼吸障害の認識フローチャート

呼吸器系緊急事態の管理フローチャート

ショックの認識フローチャート

ショックの管理フローチャート

パート 1

コースの概要

本インストラクターマニュアルについて

アメリカ心臓協会（AHA）は本インストラクターマニュアルを再構成し，蘇生トレーニングの科学的理論と教育方針，また当協会のトレーニングコースを実施するための基本準備について説明する導入セクションを追加した。パート1では，新しくインストラクターとなる人に対し，AHAインストラクターとしての第一歩を支援する重要かつ実用的なツールを提供する。また，より経験を積んだインストラクターに対しては，すべてのAHAコースの設計に組み込まれている科学的理論と教育方針に関する洞察を提供する。情報には，主にAHAのより高度な蘇生コースに適用されるものも含まれているが，これらは一次救命処置（BLS）のインストラクターにとっても有益である。本書のその他のパートには，本コース特有の情報について説明する。

パート 1

インストラクターの重要な役割

AHA コースの最終的な目標は，心血管疾患のある患者，特に，心肺蘇生（CPR）または救急心血管治療（ECC）が必要な患者の予後を改善することにある。AHA インストラクターは，学習と練習を通じて受講者の技術を向上させることにより，現実の人命救助に貢献するという特別な機会を有する。インストラクターは ECC コースの教育的設計を使用して，できるかぎり現実の救急現場に近い状況を再現する必要がある。AHA コースではこのような方法により，次の救急現場で最適な行動ができるよう受講者の準備を整えることができる。

AHA インストラクターとしての役割は，以下のように受講者を支援することである。

- 最新版の『心肺蘇生と救急心血管治療のための AHA ガイドライン（AHA Guidelines for CPR and ECC）』に従った効果的なケース管理を実演する
- 質の高い治療をモデル化する
- 目的とする結果に重点を置きながら，ディスカッションをスムーズに進行する
- 受講者の反応に耳を傾け，学習の概念を理解できるようにフィードバックを行う
- 受講者の行動を観察し，必要に応じて指導を行う
- 良い点を指摘したり，間違いを正すためフィードバックを行う
- ディスカッションやシミュレーションを管理し，教室での講習時間を有効に活用して学習効果を最大に高める
- 各シミュレーション前のプレブリーフィングと各シミュレーション後の体系的なデブリーフィングを主導および促進し，モデルを示す

さらに，AHA インストラクターによっては，ブレンドラーニングコースも指導する。これらのコースは，受講者がコースの一部をオンラインで受講する e ラーニングと，インストラクター主導による実践セッションを組み合わせたものである。ブレンドラーニングコースの詳細については本マニュアルで後述する。

インストラクターに要求される事項

最新の科学情報

科学技術や教育の更新は，定期的に行われる。AHA では，このような更新情報をリリース時に確認できるよう，以下のリソースを参照することを強く推奨している。

- ECC Beat を含む AHA のインストラクターネットワーク。アクセス方法については **www.ahainstructornetwork.org** を参照のこと。
- AHA の Web サイト（**www.international.heart.org**）
- 『心肺蘇生と救急心血管治療のための AHA ガイドライン（AHA Guidelines for CPR and ECC）』（**eccguidelines.heart.org**）※初期評価と第一印象は同様である．

インストラクターネットワーク

AHA では，インストラクター向けのリソースとしてインストラクターネットワークを提供している。このネットワークで，インストラクターは AHA の ECC プログラムと科学に関する最新のリソースおよび参考情報にアクセスすることができる。

AHA インストラクター登録
www.ahainstructornetwork.org

AHA インストラクターは全員，トレーニングセンターと連携するには，AHA への登録が求められる。登録方法に関する指示については，**www.ahainstructornetwork.org**にアクセスすること。トレーニングセンターによって連携が承認されなければ，コンテンツにはアクセスできない。登録の際には，ユーザー同意書の承諾が必要となる。

登録と承認が完了すると，インストラクター ID 番号が付与される。この番号はインストラクターカードに記載され，すべての科目で共通である。所属するトレーニングセンターが変わっても，この番号は変更されない。担当する講習のコース修了カードにはすべてこの番号が使用される。

「AHA は連携を削除または否認する権利を有する。」

コース計画と補助教材

教室でのコースや実践セッションの前に十分な時間をとって，インストラクターマニュアル，レッスンプラン，プロバイダーマニュアル，その他の受講者用資料をよく読み，ビデオを視聴して，内容を確認すること。事前の準備が指導の成功と評価への鍵となる。

ビデオとレッスンプラン（パート6）を確認するときは，コースがどのように構成されているかと，自分自身および受講者に要求されている内容に注目する。必要に応じて，レッスンプランにメモを取る。

この指導するインストラクターによる事前の準備は重要であり，このことで実際のコースでより効果的に指導できるようになる。また，コースの展開に従って，インストラクターが取るべき行動を予測できるようにもなる。これは，コースの一部で実習やテストを受けてもらうために受講者をまとめる場合やビデオを使って情報を伝える場合，ディスカッションを円滑に進める場合，器材を配布する場合，デブリーフィングを行う場合，筆記試験または実践テストを実施する場合に特に当てはまる。

コースの案内

AHA国際インストラクターは，AHAが提供するCPRverifyで受講者名簿の作成やeCardの発行ができる。コースを探している受講者は，ECC Global Connectorで最寄りの国際トレーニングセンターを検索し，問い合わせることができる。ECC Global Connector：**www.heart.org/internationaltraining**。

教材の注文

インストラクターは書籍およびその他の補助教材を，トレーニングセンターを通じて，または**https://international.heart.org/en/how-to-buy**から代理店に直接，注文することができる。ただし，コース修了カードを注文できるのは，トレーニングセンターのコーディネーターだけである。トレーニングセンターのコーディネーターと協力して，受講者がカードを受け取ることができるようにすること。

AHA教材の著作権

AHAの書籍およびその他のトレーニング教材の著作権はAHAにある。AHAによる事前の書面による同意なしに，これらの教材の一部または全部を複製することはできない。

詳しい情報，およびECCテキストまたはその他の教材の再販，複写，または使用の許可については，**copyright.heart.org**を参照のこと。

喫煙に関する方針

トレーニングセンターでは，AHA ECCトレーニングのプログラム実施中は，教室およびトレーニング施設を常に全面禁煙とすること。

コース修了カード

トレーニングセンターのコーディネーターまたはトレーニングセンターのコーディネーターに任命されたその他の公認の国際トレーニングセンターの代表者のみが，承認された科目に対するコース修了カード（eCardまたは印刷されたカード）を注文するための機密セキュリティコードを使用することができる。トレーニングセンターのコーディネーターはこのコードを極秘にする。トレーニングセンターコーディネーターは，このコードなしにコース修了コードを注文できない。

トレーニングセンターのコーディネーターは，AHAに対してセキュリティーコードに関する最終責任を担う。セキュリティコードの紛失，盗難，開示，または無許可使用の疑いがある場合，トレーニングセンターのコーディネーターはAHAに直ちに報告しなければならない。

AHA は，コードの機密性を保持するために必要であると判断した場合，コードを変更する場合がある。

機密セキュリティコードの誤用は，トレーニングセンターの契約の終了につながる場合がある。

 コース修了カードの詳細については，インストラクターネットワークおよび **cpr.heart.org** の「ECC コースカードリファレンスガイド」を参照する。

コース器材

すべての AHA ECC コースでは，主要なスキル（気道管理，適切な手の位置，圧迫の深さ，胸壁の戻りなど）の実演が可能なマネキンや器材が必要である。AHA は，成人に対する CPR スキルを指導する AHA のすべてのコースで，計装されたフィードバック装置またはマネキンを使用することを義務付けている。

AHA は特定のブランドのマネキンまたはその他の器材を保証または推奨しない。使用する器材のブランドまたはモデルは，トレーニングセンターの責任において決定する。

担当のコースや実践セッションで用いる器材の詳細なリストは，本インストラクターマニュアルのパート 2 に掲載されている。

忠実度が高いシミュレーションと低いシミュレーション

BLS の指導においては，数十年間にわたりシミュレーターが使用されてきた。シミュレーターを使用することで，受講者は実際の患者の蘇生を行う際に必要な臨床スキルを練習し，向上させる機会を得ることができる。

技術の進歩により，医療従事者はより簡単に病態生理学的徴候を観察できるようになった。シミュレータの種類は著しく多様化している。中にはオレンジを使った筋肉注射の練習など，単純で時代遅れのものも存在する。一方で，コンピュータ誘導式の器具を使用して，特定の手順を視覚的および感覚的によりリアルに再現できる洗練された装置もある。プラスチックの品質改善により，タスクトレーナー（気道管理用の練習モデルなど）の用途が広がり，よりリアルなものになっている。また，多くのマネキンに対して実物そっくりの特徴や機能強化が施されている。

「忠実度が高い」という用語は「高度なテクノロジー（ハイテク）」の同義語として使われてきたものの，「忠実度」とは，特定の学習目標に関連する現実感のレベルを示すものである。そのため，「忠実度が高い」という言葉には非常に現実に近いシミュレーションであるという意味が含まれている。その一方で，「忠実度が低い」と言った場合は，現実とのギャップを埋める想像力が受講者に要求されることを意味する。これらの定義は，装置自体ではなく，受講者の経験に基づくものである。

高度なテクノロジーと忠実度が高いシミュレーションは説得力が高く，受講者の満足度が高まるかもしれない。しかし，より簡素なシミュレータと比較して学習効果が必ず高くなるわけではなくコストだけが大幅に上昇する場合もある。実際，市場にあるどのような製品でも，忠実度の点で実際の人間にかなうものは存在しない。

「忠実度が高い」マネキンは，チームワークおよびスキルの統合には役立つが，現実感を高めることで具体的にシナリオのどの側面が改善されるのかは定かではない。学習プロセスを臨床での実践に反映させるには，忠実度が高いマネキンより，受講者にとって適切なケースや状況を用意することや，器材を受講者が現場で使用するものと一致させることのほうが重要な場合がある。インストラクターは手元にあるリソースを使用して最適なアプローチを構築することにより，受講者を満足させるとともに学習目標を達成する「忠実度が高い」環境を作り出すことができる。

フィードバック装置では，圧迫のテンポ，深さ，戻り，および換気の回数と量を正確に測定できる。このフィードバックをコース全体およびテストで使用し，受講者が考えなくても（自動的に）実施できるようになるまで練習できるようにすべきである。自動的に実施できるようにするには，受講者がこれらのスキルを一貫して正しく実行すること，チームリーダーとチームメンバーが他者の正しい手順を確認することが重要である。

感染対策

安全で衛生的な環境が教室内で保たれていることを確認することは，インストラクターの責任である。トレーニングセッションではマネキンとの密接な身体的接触が起こるということと，他の受講者のそばに寄ることを，事前に受講者に伝えておく。

コース教材と一緒に送付されるコース案内で，感染症にかかっている，気分が悪い，または手，口，口のまわりに開いた傷口または切り傷がある場合には，講習に参加してはならないことを受講者に通知しておく必要がある。参加者およびインストラクターは，感染症の活動期である場合，感染症にさらされたと確信する合理的な理由がある場合は，CPR 研修を延期する必要がある。

器材とマネキン消毒

潜在的な感染リスクを低減するため,すべてのマネキンおよびトレーニング器材は各講習終了後に徹底的に洗浄する必要がある。CPR の実習とテストに使用したマネキンは,受講者 1 人が使用するたびに特別な処置を必要とする。また AHA では,マネキンの使用と維持管理についてメーカーの推奨事項に従うことを強く推奨している。メーカーの推奨事項がない場合は,講習の実施中および終了後に下記のガイドラインを使用することができる。

「講習開講中」

- 受講者とインストラクターは,適切な手洗い法により良好な衛生状態を保つこと。
- 各自が保護フェイスシールドを使用する場合,コース中および終了後のマネキン洗浄について挙げられている汚染除去の推奨事項を引き続きすべて順守すること。さらに,各ユーザーが汚染にさらされるリスクを低減するために,使用中は受講者全員がフェイスシールドの同じ側をマネキンに当てていることを確認すること。
- コース中にフェイスシールドを使用しない場合は,受講者 1 人がマネキンを使用するたびに,70 %エチルアルコールの消毒剤を染み込ませた専用のシートでマネキンを消毒すること。
    - 箱を開け,マネキン清掃用シートを取り出し,広げる。
    - マネキンの口と鼻をシートで強くこする。
    - シートで口と鼻をぴったりと覆う。
    - そのまま 30 秒間放置する。
    - 清潔なペーパータオルなどでマネキンの顔の水分を拭き取る。
    - 人工呼吸の練習を続ける。

「講習終了後」

- メーカーの指示に従ってマネキンを分解する。マネキンの分解と消毒作業を行う作業者は,感染防護手袋を着用し,終了時に手を洗うこと。
- トレーニング中に感染の可能性のある体液に接触したマネキンのパーツは,各講習の終了後できるだけ速やかに清掃し,汚染物質がマネキンの表面で乾燥するのを防止する。
- マネキンの洗浄前に 24 時間以上保管されていた場合は,以下の手順に従う。
    - すべての表面,再利用可能な保護フェイスシールド,およびポケットマスクを,温かい石鹸水とブラシで念入りに洗浄する。
    - すべての表面を,500 ppm 以上の遊離塩素を含む次亜塩素酸ナトリウム溶液(水道水約 4 L あたり家庭用漂白剤 4 分の 1 カップ)に 10 分間浸す。この溶液は講習ごとに新しく作り,使用後は廃棄すること。4 分の 1 カップ以上の濃度を使用しても効果が高まることは証明されておらず,マネキンが変色するおそれがある。
    - すべての表面をきれいな水で洗い流し,自然乾燥してから保管する。
    - マネキンのパーツを食器洗い機で洗浄するよう推奨しているメーカーもある。使用するマネキンのメーカーに問い合わせ,この方法が適切かを判断する。マネキンの素材によっては食器洗い機で損傷することもある。
- 使い捨ての気道管理器具は,各講習終了後に交換すること。
- マネキンの衣服とマネキン収納ケースは,定期的に,または汚れた場合に洗浄すること。
- 講習で使用するその他の器具は,病院の方針に従って管理すること。受講者が触れる面は消毒液を使用して拭き取ること。

コース教材

インストラクターとして登録されると，コース指導の準備に役立つ案内文書やフォームなどの素材のテンプレートを，CPRverify から入手することができる。これらの素材のなかには，コースや実践セッションの準備に必要なことを受講者に連絡する事前案内など，カスタマイズが必要なものもある。

レッスンプラン

すべての AHA ECC インストラクターマニュアルには，以下を目的とするレッスンプランが記載されている。

- インストラクターによるコースの進行を助ける
- コース間の一貫性を保つ
- インストラクターが各レッスンの主要な目的に集中できるようにする
- コースにおけるインストラクターの責任を説明する

表 1 に記載のとおり，レッスンプランは開講前，コースの進行時，およびスキル実習とテストセッション時に使用するために作成されたものである。

表 1. レッスンプランの使用法

タイミング	使用法
コースの開講前	レッスンプランを確認し，受講者の役割と環境に基づいて，強調したいことをメモする。 • 各レッスンの目標を特定する。 • 各レッスンプランでの自分の役割を定義する。 • 各レッスンで必要なリソースを収集する。
コースの進行中	• 各レッスンプランに従ってコースを進める。 • 各ビデオセグメントの内容を受講者に周知する。 • 各レッスン用のすべてのリソース，器材，備品が整っていることを確認する。 • 各レッスンで指定されている目標を全受講者が達成できるように支援する。 • チームとして取り組み，互いに協力するよう受講者に促す。 • 最善のパフォーマンスおよび改善が得られる雰囲気を作り，それが臨床現場に反映されるようにする。
スキルテスト前の実習中	受講者は，スキルテストの特定の部分に関して質問を抱く場合がある。レッスンプランは，そうした質問に答える際のインストラクターの資料となる。

プロバイダーマニュアルの使用

受講者は，コースの受講前に目を通し，受講中および受講後に資料として使用するため，最新版のプロバイダーマニュアルを所持していなければならない。レッスンプランには，コース中に受講者にプロバイダーマニュアルの特定のセクションを参照させるタイミングが示されている。

プロバイダーマニュアルは，各自で使用するよう設計されており，受講者の教育の不可欠な要素である。受講者は更新コースやアップデートコースでは，新しい科学的ガイドラインが発表されるまで，各自のマニュアルを再利用してもよい。

ブレンドラーニングコースの受講者は，オンライン受講時にプロバイダーマニュアルおよびその他の参考教材を閲覧できる。受講者が参考教材にアクセスできる期間は，オンライン講習用キーの有効化を行った日から最大 2 年間である。このような電子資料にアクセスするため，受講者には，教室に電子機器を持ち込むことを許可すること。

受講者に合わせた調整

コース詳細の特定
コースで指導を行う前に，以下のコースの詳細を特定する。
- 受講者
- 受講者数
- 特殊な要件や地域のプロトコール
- 教室の条件
- コース器材

実施するコースや実践セッションのタイプに応じた詳細は，パート 3 に記載されている。

コースの柔軟性
AHA では，インストラクターが各コースを受講者のニーズに合わせて調整することを許可している。このようなコースの柔軟性の一例として，レッスンの一部に地域のプロトコールについてのディスカッションが組み込まれている場合がある。具体的な例については，パート 2 を参照すること。

コースを変更する場合は，本マニュアルで概説されている基本的なコース内容に付加する形で変更する。そのため，その分コースの所要時間が長くなる。インストラクターは，コースのレッスンや構成要素を削除してはならない。またコースへの追加や変更は，「AHA が作成していない」教材として明確に区別する必要がある（「AHA が作成していない内容」セクションを参照）。一部のエビデンスは，「コースに内容を追加すると，学習と定着が実際に低下する場合がある」ことを示している。コースに追加の教材を入れることはベストプラクティスとは見なされていないが，必要なレッスンやコース内容が削減されたり短縮されたりしない限り，インストラクターは関連するトピックを追加することができる。

AHA が作成していない内容
インストラクターとして最も受講者の役に立てるのは，特定の受講者のニーズに応えるよう調整ができている場合である。受講会場に固有の情報，器材，または職業特有の内容を加えることで受講者の役に立つことが明らかであり，AHA が作成していない内容を講習または配布資料において取り上げる予定である場合は，以下の規則に従うこと。

- 必須となっている AHA のレッスンまたはコース内容を省略したり短縮したりしないこと。
- コースの変更は，インストラクターマニュアルに記載された基本的な内容に追加する形で行う。
- 内容の追加によってコースの所要時間も延長される。
- 追加のトピックや情報は，必須のレッスンの流れを妨げないように，コースの「最初または最後」に説明する。
- 受講会場に固有のプロトコールまたは手順が AHA のプロセスと一致しない場合（新たな薬物，専門的な技術を代わりに使用するなど）は，受講者に対して「受講会場に固有である」ということを明確に示す必要がある。
- AHA が作成していない内容については，「AHA により認証または確認されたものではない」ことを明示し，情報源を受講者に提供しなければならない。
- 使用する副教材は，リードインストラクター（上級コースの場合にはコースディレクター），およびトレーニングセンターのコーディネーターが承認する必要がある。
- 改訂した時間割（アジェンダ）および講習で配布した印刷教材については，コピー 1 部を保存版コースファイルに入れること。
- AHA が作成していない内容について受講者にテストを行うことはできない。受講者が AHA の定義するコース修了要件を満たしたら，その受講者に対し AHA コース修了カードを必ず発行すること。

特別な支援が必要な受講者

- AHA は，障がい者への便宜・融通に関する具体的な指針を，国際トレーニングセンターまたはインストラクターに与えることはできない。国際トレーニングセンターが弁護士や危機管理責任者と相談してさらなる情報を得ることを推奨する。
- 受講者には，コース修了カードを取得するためにすべてのコース修了要件を適切に修了する能力が求められる。マネキンの配置，テキストリーダーの使用，試験内容の読み上げなど，必要に応じて合理的な対応を行うことができる。
- 受講者が障がいのためにスキルテストを適切に修了できない場合，講習受講の書面による記録に，適切に修了できなかったテスト内容の一覧を添えて受講者に渡す。

トレーニングにおける蘇生教育科学の導入

2018年の『AHA Scientific Statement（AHA科学的提言）』に掲載された研究『Resuscitation Education Science：Educational Strategies to Improve Outcomes From Cardiac Arrest（蘇生教育科学：心停止の予後を改善するための教育戦略）』によれば、プロバイダーのスキルは標準的な蘇生コースの受講後わずか数週間で低下し始める可能性があり、心停止患者の不十分な臨床ケアと生存転帰の不良につながるおそれがある。『Resuscitation Education Statement（蘇生教育に関する提言）』は、プロバイダーによる重要スキルの習得と維持のレベルを向上させる、以下のような戦略を支持するエビデンスを提示している。

- 完全習得学習：受講者が重要な蘇生スキルを完全に習得できるよう、完璧にマスターしたことを示すまで受講者に練習させる。AHAコースは、受講者がビデオによる実演を見ながら、シナリオに沿ってグループで実習するための時間を設けている。AHAインストラクターの役割は、フィードバックと指導を行い、受講者の実習時間を有意義で効果的なものとすることにある。
- 習うより慣れろ（継続は力なり）：受講者に重要スキルの実演を要求する完全習得学習モデルを使用し、受講者が達成すべき最低到達基準を設定する。受講者は、AHAコースのビデオによる実演により、正確かつ一貫した蘇生スキルを観察し、ビデオを見ながらグループシナリオに従って練習することができる。受講者が完全にスキルを習得し、スキルテストを受ける準備が整うまで、練習する時間を十分に与えること。
- 受講者を動機づけるためのパフォーマンス評価：観察可能な行動を基にしてパフォーマンス基準を設定する。患者の予後にとって重要なパフォーマンスを決定し、時間、正確さ、ベストプラクティスなどの基準を設定すること。すべてのAHAコースに含まれているスキルテストチェックリストは、重要スキルの合格基準を設定しており、インストラクターが受講者のパフォーマンスを測定し記録できるようになっている。
- 集中的な練習：完全習得が難しい行動や自動的に行うべき行動を習得させるため、体を動かす練習とフィードバックを組み合わせたスキルを反復する「集中的な練習」を行う。
- スキルの維持を図るため過剰学習を利用：時間とともに忘れやすい行動や、完全習得レベルを維持することが難しいスキルについては、「過剰学習」により最低到達基準以上のトレーニングを行う。
- 反復学習：より頻繁に、より短い学習セッションに参加する受講者は、新しい知識や手順を維持できる可能性が高い。eラーニング、復習イベント、およびその他の方法によって、予定されたトレーニング以外の学習機会を増やすことにより、講習後のトレーニングを強化することができる。Resuscitation Quality Improvement® は、プロバイダーが職場で定期的にスキルを練習して学習を強化するために使用できる、低負荷高頻度のトレーニングの一例である。インストラクターは、コースイベントの間に定期的なスキル復習の機会を提供することができる。
- 文脈学習：受講者の職務範囲と直接関連したトレーニングは、受講者の積極的な参加を促し、自らの習熟度を高める意欲を引き出すことができる。各グループアクティビティに適したチーム構成、役割、状況を設定し、適切なレベルのストレスと学習負荷をかけることを検討すること。
- プレブリーフィング、フィードバック、デブリーフィング：
  - プレブリーフィング：講習前のブリーフィングは、受講者に予想を立てさせ、受講者にとって安全な環境を作り出す。プレブリーフィングはインストラクターと受講者の間に親密な関係を築き、受講者が受講後のフィードバックをより受け入れやすくする。
  - フィードバックおよびデブリーフィングにおけるデータの使用：受講者が向上するにはパフォーマンスデータが必要である。これには、インストラクター、他の受講者、および装置からのデータが含まれる。
  - デブリーフィングツール：デブリーフィング用のツールや台本は、学習成果の改善に焦点を当てた指示と内容を提供することにより、インストラクターによるデブリーフィングの効果を向上させる。
- 評価：受講者の習熟度の評価は、有能な蘇生チームの形成に欠かせない要素である。各受講者の知識とスキルを幅広く把握するため、各コースを通じてさまざまな質の高い評価を計画すること。
- 革新的な教育戦略：最新情報に対する新しいアクセス手法は、一般の人の行動意欲、プロバイダーのパフォーマンス、および生存率を改善する可能性がある。例えば、ゲーム方式の学習は受講者の積極的な参加を促し、ソーシャルメディアは多数の人びとに対し情報をすばやく提供できる。

- ファカルティ・デベロップメント：初期のインストラクタートレーニングは不可欠だが，生涯学習に向けて努力するようインストラクターを力づけることは，トレーニングを重視する文化の醸成，受講者の啓蒙，および教室体験の強化につながる。
- 知識の転換と実践のための戦略：プロバイダーが会得した知識を臨床現場で活かすことができなければ，エビデンスの評価がいくら高くても患者の生存率を改善することはできない。『Resuscitation Education Statement（蘇生教育に関する提言）』によれば，科学的知識を臨床現場での実践に転換する手法を改善することは，発展途上の研究分野であり，心停止管理における新しい発見よりも多くの人命を救う可能性がある。AHA コースでは，蘇生スキルとともにチームスキルの教育を行っており，デブリーフィングなどのツールを使用して，受講者が重要スキルの実施方法だけでなく実際の蘇生現場における行動を評価・分析する方法を学習してチームのパフォーマンス改善に貢献できるよう支援している。

質の高い CPR の重要性

用手胸骨圧迫と換気で構成される質の高い CPR は，心停止の傷病者に対する救命蘇生の基礎である。心臓と脳への血流を維持することは，薬物の投与といった他の介入処置に先立ち最優先される。個人およびチームは，心停止時の蘇生処置中，常に心拍出量を維持することに集中する必要がある。

院外および院内の心停止では，CPR が実施されていない，あるいは実施されても中断が多すぎる事例が数多くみられる。CPR スキルの定着に関する研究では，CPR トレーニング後は，数日，数週間，数か月単位で CPR スキルが著しく後退するパターンが示されている。CPR は，CPR が必要とされるすべての学習ステーションにおいて，各受講者のパフォーマンスを支援する視聴覚的フィードバック装置を使用してリアルタイムで実行する必要がある。これは高い能力を持つチームを形成するために非常に重要である。また，胸骨圧迫の割合（CCF）（心停止中に胸骨圧迫が行われる時間の割合）は，学習ステーションにおけるパフォーマンスの向上を後押しするものだが，圧迫をリアルタイムで実行しないと測定できない。換気においても，最適なパフォーマンスを確保するため，時間を計測するか，リアルタイムの視聴覚的フィードバックを利用する必要がある。これは練習時だけでなく，テストの際にも，現実の救急現場にも当てはまる。

すべての受講者には，コース評価において救命スキルを実演する前に，質の高い CPR を練習する機会が与えられる。

成人の心停止患者に対する質の高い CPR の要素は，以下のとおりである。

- パフォーマンスの改善を支援する自動フィードバック装置を使用して，強く（少なくとも 5 cm）圧迫する。
- 1 分あたり 100〜120 回のテンポで速く押す。
- 胸骨圧迫の中断は 10 秒以内に留める。
- CCF は 80 ％以上を理想とする。
- 胸骨を圧迫した後，胸壁が完全に元に戻るのを待って再び圧迫する（圧迫と圧迫の間に，胸部にもたれないこと）。
- 過換気を避け，胸の上がりが目で確認できるように人工呼吸を 1 回につき 1 秒かけて行う。
- 約 2 分ごとに，または疲労した場合はそれより早く圧迫担当者をローテーションする。

高度なチームワーク

蘇生チームにおける高度なチームワークは，質の高い CPR を提供し，生存率を高めるための非常に重要な要素である。患者の心停止の転帰の成功はチームに依存するという事実にもかかわらず，蘇生スキルの能力は個人において検証されることが非常に多い。受講者は高度なチームワークについて学習し，教室でそれを実践する。

高い能力を持つチームは，心停止中の適切な手順について，タイミング，質，連携，および運用を，効果的に組み合わせている（図1）。これら4つの重要分野には，以下の詳細が含まれる。

- **タイミング**：最初の圧迫までの時間，最初の電気ショックまでの時間，80％以上を理想とするCCF，電気ショック前の中断の最小化，救急医療サービス（EMS）対応までの時間の短縮
- **質**：圧迫のテンポ・深さ・胸壁の戻り，中断の最小化，2分ごとまたは疲労した場合はそれより早い圧迫担当者の交代，過換気の回避，フィードバック装置の常時使用
- **連携**：チームダイナミクス，チームメンバーの協力，役割の習熟
- **運用**：リーダーシップ，測定，CQI（継続的な質向上），参加するコードチームメンバーの数

チームは，施設により，またすべての院外での状況において，さまざまに機能する。方針および手順，ならびに受講者の地域のプロトコールを知ることは，インストラクターの準備に不可欠である。

図1. 高い能力を持つチームが，生存率を改善するために重視する重要分野。

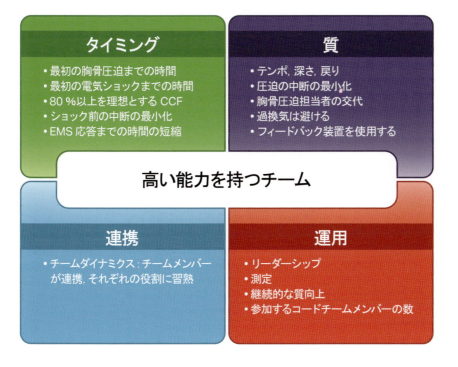

蘇生チームにおけるCPRコーチの役割

心停止を起こした傷病者の治療にあたる際，蘇生チームは数多くの重要なタスクを実行しなければならない。これらのタスクを効率的に調整することは，患者の予後を改善するために非常に重要である。チームリーダーは一般的に，多数の重要タスクの監督に加え，BLSスキルのパフォーマンスを監視する責任を負う。これほど多くのタスクを同時に調整することは難しく，治療の遅れや過誤につながるおそれがある。

そのため，現在では多くの蘇生チームで，CPRコーチという役割を設けている。CPRコーチは，質の高いBLS技能のパフォーマンスを支援することで，チームリーダーが臨床ケアの他の側面に集中できるようにする。複数の研究結果により，CPRコーチのいる蘇生チームは，CPRコーチのいないチームより，質の高いCPRをより高いCCFおよびより短い中断時間で実施できることが示されている。

CPRコーチは独立した役割である必要はなく，現在のモニター／除細動器担当者の職務に加えることが可能である。CPRコーチの責任は，CPRの開始時から発生する。主要な目的は，チームメンバーが質の高いBLSスキルを実施できるよう指導し，胸骨圧迫における中断を最小限にするよう支援することである。以下は具体的な役割を簡単にまとめたものである。

CPR開始を指揮する：患者の脈がないと判断したら，CPRコーチは直ちに「私がCPRコーチです。脈がありませんので，圧迫を始めてください。」次にCPRコーチは圧迫を最適に実施するための環境を整える。これには，ベッドとベッド柵を下げること，踏み台を用意すること，あるいは傷病者の身体を傾けてバックボードと除細動パッドを配置することなどが含まれる。これらの行為は胸骨圧迫担当者の疲労防止に寄与し，質の高い圧迫を可能とする。

胸骨圧迫と換気の質を高めるための指導：CPRコーチは，胸骨圧迫と換気の質を高めるために以下のことを行う。

- CPRフィードバック装置から得た客観的データを伝達し，胸骨圧迫担当者のパフォーマンス改善を助ける。CPRの質に関するチームメンバーの目視での評価は，一般に不正確である。
- 圧迫（深さ，テンポ，胸壁の戻りなど）と人工呼吸（換気回数，量，胸骨圧迫と人工呼吸の比率（必要な場合）など）のパフォーマンスを指導する。
- 特定の中央目標値をチームメンバーに伝え（100〜120/分ではなく110/分のテンポで圧迫するよう伝えるなど），胸骨圧迫と人工呼吸を推奨範囲内で実施できるようにする。
- CPRスキルの実演について，修正すべき点は指摘し，優れていた点は具体的に褒める（圧迫の深さは適切です，など）。

プロバイダーの交代と除細動のための調整：CPRコーチは，プロバイダーが交代したり除細動器を使用したりする際の中断時間を最小限に抑えるための支援を行う。中断時間を5秒未満とすることを目標とする。

以下にCPRコーチによる声かけの例を示す。「チームリーダー，次の脈拍チェックまで30秒です。次の胸骨圧迫担当者，今の担当者の近くで待機してください。私が除細動器をチャージした後，5秒間カウントダウンします。胸骨圧迫担当者はカウント1になったら圧迫を止めてください。その後交代して次の担当者は胸の上に手を置いてください。脈拍をチェックしますので，チームリーダーは脈拍リズムを判定してください。電気ショックを行える脈拍リズムであれば直ちに電気ショックを実施し，胸骨圧迫を再開します。」

高度な気道管理器具の装着の調整：CPRコーチは，高度な気道管理器具の装着のための調整を行い，圧迫における中断を最小限に抑える。CPRコーチはまず，チームリーダーと気道管理担当者が理解を共有していることを確認する。「圧迫を止めずに挿管を行う予定と理解しています。うまく行かなかったら，最大10秒間圧迫を中断して挿管を試みます。間違いありませんか？」次に，CPRコーチは挿管の開始を宣言し，必要に応じて圧迫中断の調整を行う。中断時間が10秒に達したら，CPRコーチは胸骨圧迫担当者に圧迫を再開するよう指示する。

「インストラクターへのヒント」

- CPRコーチは医療従事者であれば誰でもなることができる。ただし，現在有効なBLSプロバイダーカードを保有しており，CPRコーチの責任を理解し，胸骨圧迫担当者と気道管理担当者を効果的に指導してパフォーマンスを向上させる能力があることを実証する必要がある。
- CPRコーチは除細動器担当者の隣，胸骨圧迫担当者を直接監視できる場所に位置をとる。
- CPRコーチは絶えず声かけをして指導を続ける必要があるため，患者の治療の他の側面を妨げないよう声のトーンやボリュームを調節しなければならない。
- CPRコーチはチームリーダーの役割を尊重すべきであり，リーダーシップを取ろうとしていると思わせてはならない。常にチームリーダーに情報を提供して理解を共有し，重要なタスクと決定について確認を求める必要がある。

CCFの計算

ヘルスケアプロバイダーは，フィードバック装置を使用して機械的にCCFを計算でき，また，2つのタイマーを使用して手動でCCFを計算することもできる。1つ目のタイマーで救急処置の開始から終了または自己心拍再開までの救急処置の合計時間を計測し，2つ目のタイマーで胸骨圧迫の合計時間を計測する。胸骨圧迫時間を計測する際は，圧迫を開始または再開するたびに2つ目のタイマーを開始し，圧迫が中断されるたびに停止する。胸骨圧迫時間を救急処置の合計時間で割ると，CCFを算出できる。

CCF = 実際の胸骨圧迫時間／救急処置の合計時間

プレブリーフィング

講習前の効果的なブリーフィング（「プレブリーフィング」）は，安全な学習環境の構築に役立つ。

インストラクターはプレブリーフィングを実施することで，受講者に対し，ミスは想定されているものであり学習の機会として利用すべきこと，メンバー間でのリスクの分担が奨励されることを伝え，心理的に安心感のある学習環境を構築することができる。効果的なプレブリーフィングは受講者とインストラクターの間に親密な関係を築き，また，パフォーマンスの目標を明確にし，セッションで重視されるパフォーマンスフィードバックの側面を明示することによって，期待されていること（例えば，タイミング，学習の機会，目的（トレーニングなのか評価なのか））を受講者に理解させ，フィードバックに対する受容性を高める。

- プレブリーフィングでは，間違うことは恥ずかしいことではなく，そこから学ぶことができる支援的な学習環境を確立する必要がある。
- これには，重要なパフォーマンス目標とパフォーマンスに期待されること強調，実施している練習の重要性の強調，受講者がフィードバックをスムーズに受けられるような準備，デブリーフィングがいつどのように実施されるかの説明などが含まれる。
- シミュレーションに関するルールとリアリズムを設定すること。
- 高い能力を持つチームになるには，目標を設定し，実施後に体系的なデブリーフィングでこれらの目標が達成されたか討論する必要がある。

フィードバックおよび指導

受講者がスキルを習得できるよう，ときには手助けをする必要がある。これには，コミュニケーションに関する専門知識と教育的創造性が必要となる。AHAコースの基本方針は，必要なスキルをコース中に習得できない受講者でも，できるようになるまで練習できるというものである。インストラクターは個々の受講者に合った効果的で適切な手法を見つけて使用するよう努めるべきである。通常，成人向け学習の原則とデブリーフィング技術を組み合わせることで，高い効果を期待できる。ここでは，以下のようなことを提案する。

- シナリオまたはスキルステーションの目的を，受講者と見直す。
- 望ましい行動が見られた場合は正のフィードバックを行い、望ましくない行動が見られた場合は，受講者の思考過程を確認するため自由回答形式の質問をする。
- 必要であれば，受講者が目標を達成するまで同じシナリオを繰り返し使用する。

デブリーフィング

デブリーフィングは，体系化された，エビデンスに基づく，受講者に焦点を当てたプロセスであり，威嚇的でない環境で行われる。これは，行ったこと，いつそれをしたのか，なぜそれを行い，どのように行ったのか，どのように改善できるかを受講生が考える際に支援する方法である。

効果的なデブリーフィングセッションでは，インストラクターの視点のみを伝えるのではなく，インストラクターが質問して，受講者に自らの行動を分析するよう促す。このアプローチは，インストラクターの視点ではなく，受講者が考え，行うことに重点が置かれているため，受講者は実践においてレッスンを思い出し，応用しやすくなる。

「フィードバックとデブリーフィングの比較」

単純なフィードバックは，通常，インストラクターが目にした受講者の行動を修正することを目的としているが，ある間違いを正すことにより他の間違いを生むという予期しない結果をもたらす可能性がある。一方で効果的なデブリーフィングは，受講者がなぜその行動を取ったのかという考え方に焦点を当てるため，各受講者の考え方を修正することができる。一般的に，受講者は自分が納得できる理由で物事を行う。優れたデブリーフィングは，受講者が自らの行動を見直し，より深く理解することを助ける。

デブリーフィングは単純なフィードバックより時間を要するが，受講者の理解を見直すことにより，レッスンを実体験により深く応用できるようになり，今後の行動により持続的な影響を及ぼす。

「効果的なデブリーフィングの特徴」

効果的なデブリーフィングは，目的に合致し，かつパフォーマンス基準をどのように達成するかに焦点を置いたものでなければならない。具体的には，インストラクターは設定されたデブリーフィングプロセスに注意し，状況に合わせてデブリーフィングを調整し，デブリーフィング用の台本を使用してデブリーフィングの効果を高める必要がある。また，トレーニングは，実際の臨床のイベント後に行われるデブリーフィングのプロセスに備えて，受講生がデブリーフィングの実践をモデル化する機会でもある。

受講者が向上するにはパフォーマンスデータが必要である。これらのデータは可能な限りデブリーフィングに含めるべきである。蘇生教育において提供される定量的データは，インストラクター，CPR装置，シミュレーターからのデータなど，複数のソースから得る必要がある。一部のデータはリアルタイムで入手できるが，その他のデータはデブリーフィングにおいて入手される。

フィードバックとデブリーフィングは，全体的なカリキュラム設計の一部であり，単独で行うべきものではない。これらの強力な教育的介入は，包括的なカリキュラム設計の検討に不可欠な要素である。

効果的なデブリーフィングセッションの特徴を以下に示す。

- 積極的な参加
- 受講者によるディスカッション
- 自己分析
- 応用
- 情報の完全な処理

効果的なデブリーフィングでは，受講者は以下を行う。

- 起きたことを分析して評価する
- 状況を管理するためにツールがいかに役立つかを認識する
- 自己批評を行う習慣を身に付ける

AHAが推奨するのは，構造化されサポートされたデブリーフィングであり，受講者の知識と考え方に重点が置かれた，学習者が中心となったデブリーフィングモデルである。このアプローチは，行動科学から得られたエビデンスに基づく結果を利用し，批判的思考法に重点を置き，受講者が自身の動機およびパフォーマンスを分析するよう奨励している。これは，行ったこと，なぜ，どのように，いつそれを行ったのか，どのように改善できるかということを受講者に考えさせる，効果的で秩序のあるプロセスである。

構造化されサポートされたデブリーフィングでは，以下の簡単な3つの手順に従って，総合的で効果的なデブリーフィングを実現する。

- イベントに関する情報を「収集」する。
- 正確な記録を使用して情報を「分析」する。
- 目標の達成度を「要約」して，将来の改善に役立てる。

構造化された要素は，表2に示す3つの具体的な段階で構成されている。サポートされた要素には対人的サポートと，プロトコール，アルゴリズム，およびベストエビデンスの使用がある。各ケースシナリオの後には十分な時間を取って，デブリーフィングセッションを実施する。

表 2. 構造化されサポートされたデブリーフィングのプロセス

段階	目標	行動
情報収集	各ケースにおいて何が起こったかを尋ね，イベントに対する共通のメンタルモデルを形成する。受講者の言うことに耳を傾け，受講者がシミュレーションについて何を考えどのように感じているかを理解する。	・チームリーダーの感想を聴く。 ・高い能力を持つチームから情報の明確化や補足を求める。
分析	受講者に自身の行動に対する熟考と分析を促す。	・イベントの正確な記録を確認する。 ・観察内容を報告する（正しい手順と正しくない手順の両方について）。 ・受講者がシミュレーション中のパフォーマンスについて熟考および検証し，デブリーフィング中に自分の認識について振り返ることができるよう支援する。 ・セッションの目標から焦点が逸れないように，デブリーフィング中の受講者の話の方向を調整する。
要約	学習したレッスンを見直し，実践に活かせる教訓を特定するよう促進する。	・受講者からのコメントまたは記述を要約する。 ・高い能力を持つチームや個人の行動について，受講者に肯定的な面を特定させる。 ・高い能力を持つチームや個人の行動について，受講者に変更や修正が必要な領域を特定させる。

インストラクターは自分自身をファシリテーターと考え，研修セッション中の学習効果を高め，受講者が自己批評できるように促し，将来遭遇する臨床事例について考えられるようにすることを目標とする必要がある。これにより，継続的な自己啓発が促進され，個々のコースを超えた長期的な効果が期待できる。

良いファシリテーターとは，話を聞くことや誠実な質問をすること，自由に回答できる質問をするスキルを効果的に使用し，受講者が各状況をどのように理解し，どのように考えたかを判断できる人物である。特定の「行動」を修正した場合，ある1つの行動にしか影響を与えないが，「アプローチ」を修正した場合は，さまざまな状況における受講者の行動に影響を与える。

適切な間を取り，沈黙を挟むことで，受講者に自分の考えを系統立ててまとめる時間を与えることができる。プロトコルおよびアルゴリズムの有益性を示すことも，効果的なファシリテーションの一部である。

構造化されサポートされたデブリーフィングは，臨床現場で必要なスキルと技術を円滑に学ぶのに役立つ。また，実際の蘇生事例のデブリーフィングは，ヘルスケアプロバイダーが将来の臨床現場におけるパフォーマンスを向上させるのに役立つ方法となり得るため，優れたデブリーフィング技法をモデルとして示し，奨励することも重要である。

文脈学習

蘇生トレーニングの核となるもう1つの概念は，受講者が現実に遭遇する状況・文脈に応じたトレーニングを行うことである。

- 受講者によって重視することがそれぞれ異なることを考慮し，受講者のタイプ，置かれている状況，それぞれの環境において入手可能なリソースに合わせて学習内容を調整する。
- 蘇生をシミュレーションする際は，マネキンの忠実度が高いだけでは不十分であることを認識し，状況に合わせて必要なマネキン機能を使用すること。これらの機能はトレーニングに対する受講者の積極的な参加を促し，学習目標達成に貢献する。
- チームの構成，役割，状況を担当の受講者グループに適したものにすることにより，チームトレーニングのリアリズムを強化する。
- 受講者に負荷をかけることを恐れない（受講者が無理と思わない範囲で）。受講者にとって適切な負荷は，学習への取り組みを深め，経験学習の効果を強化することができる。

コース修了のためのテスト

AHA では、受講生が PALS プロバイダーコース修了カードを取得するには、スキルテストの修了に加え、インストラクター主導のコースの筆記試験または HeartCode® のオンライン講習の修了を条件としている。

プロバイダーのスキルと知識を迅速かつ正確に提供することは、患者が生存する上で非常に重要である。客観的かつ一貫性のある正確なテストを実施することは、このような救命スキルと知識の強化だけでなく、すべてのインストラクターが指導する内容に一貫性を持たせるうえでも重要である。

すべての AHA インストラクターは、以下のセクションで説明するすべてのスキルテストについて高水準のパフォーマンスを維持することが望まれる。

スキルテスト

スキルテストの実施中、受講者はインストラクターからの支援、ヒント、または指示を一切受けることなく、すべてのスキルの習熟度を実証する必要がある。

該当する科目のインストラクターは、コースの主要な精神運動スキルに関する理論的な知識と習熟度について各受講者を評価する。AHA コース修了カードの発行には、該当する科目の AHA インストラクターによる必須スキルテストを受けるか、または AHA e ラーニングコースにおいて AHA 承認の電子マネキンを使った必須スキルテストを受けることが必要である。

二次救命処置コースの受講者は、有効期限内の BLS プロバイダーカードの保有を AHA に義務付けられているわけではないが、BLS スキルに習熟していることを実証することが求められる。トレーニングセンターは、有効期限内の BLS プロバイダーカードを要求することもできるが、カードを要求しても、BLS の内容やテストが上級コースで省略されることはない。

ブレンドラーニングコースの受講者のスキルテスト

場合によってインストラクターは、ブレンドラーニングコースの実践セッションでスキルの練習とテストを実施する必要がある。これらのセッションにはパート 6 のレッスンプランを役立てることができる。実践セッションのスキルテストは、インストラクター主導のコースと同じように実施する必要がある。一部のスキルテストは、テスト実施中に他の受講者の参加を必要とする（詳細はパート 4 を参照）。

試験

試験では、ECC インストラクター主導のコースで学んだ認知的知識の習得度を評価する。各受講者がコース修了の要件を満たすには、試験で少なくとも 84 ％の正答率を得る必要がある。

AHA は、e ラーニングコースまたは教室でのコースで実施する試験について、オープンリソースポリシーを採用している。「オープンリソース」とは、受講者が試験を受けるときにリソース（資料）を参照してもよいことを意味する。持ち込み可能な資料には、『PALS プロバイダーマニュアル』の印刷版または個人用デバイスで閲覧できる e ブック、受講者が受講中に取ったノート、『ヘルスケアプロバイダー向け ECC ハンドブック 2020（2020 Handbook of ECC for Healthcare Providers）（ECC Handbook）』、『心肺蘇生と救急心血管治療のための AHA ガイドライン（AHA Guidelines for CPR and ECC）』、ポスターなどが挙げられる。他の受講者やインストラクターとの自由なディスカッションは「オープンリソース」に含まれない。試験中は、受講者どうしで話し合ってはならない。

コース教材に添えて受講者に送る事前案内では、試験で使用するためマニュアルを教室に持参することの重要性を強調すること。e ブック版を使用している受講者は、インターネット接続がない場合に備え、プロバイダーマニュアルを自分の端末の e リーダーアプリにダウンロードして持参する必要がある。

試験はオンラインで実施されるが、ときには紙での試験が必要とされる場合もある。オンラインでの試験に関する詳細は、CPRverify に掲載されている。

紙での筆記試験を行う場合は，受講者が用紙を提出した後ですぐに試験の採点をし，すべての質問に答えること。正答率が 84 %に満たない受講者は，知識と理解の程度を確認するため，2 度目の試験を受けるか，口頭での補習を受ける必要がある。受講者に 2 度目の試験を受けさせる場合は，初回の試験を受講者と一緒に見直し，受講者が不正解だった問題について学ぶ時間を与える。口頭での補習を行う場合，受講者に，間違って解答していた質問に口頭で答えてもらい，受講者がそれぞれの質問に正しく解答したかどうかを解答用紙に記録する。解答用紙には，補習が修了し受講者が合格点に達したことを記録する必要がある。

文字を読むことや文字で書かれた問題を理解することが困難な受講者がいる場合は，試験を読み上げてもよい。試験問題は書かれているとおりに読み上げ，正解を示唆するような読み方をしてはならない。必要であれば試験を口頭で翻訳してもよい。

ECC ブレンドラーニングヘルスケアコースでは，知識習得の評価がオンライン講習に組み込まれているため，受講者が教室での講習に出席した際に試験を行う必要はない。

試験の機密保持

試験の機密保持は最も重要である。

- すべての試験について機密性を確保し，教室外にてコピーまたは配布されないように注意すること。
- 試験は著作権で保護されている。したがって，トレーニングセンターまたはインストラクターはいかなる形でも試験を改変することはできず，インターネットまたはイントラネットのサイトのような学習管理システムに試験を掲載することもできない。これには受講前自己評価も含まれる。*
- 紙での試験を実施する必要があるときは，指導しているコースのオンライン試験プラットフォームから必ず最新版を印刷すること。
- 各筆記試験は配布枚数を管理する必要があり，配布したすべての試験用紙は試験時間の終了時にインストラクターに返却されなければならない。

*試験は複数の言語に翻訳されている。指導しているコースで翻訳された試験が必要な場合は，必要な翻訳版が利用可能であるか，所属するトレーニングセンターのコーディネーターに確認すること。

補習

プロバイダーコース受講者の補習

コースの一部を正しく実施できていない受講者に対しては，補習が必要になることがある。通常，これには多大なリソースが必要となり，コミュニケーションおよび教育関連の創造性で，相当量の専門知識が要求される場合もある。

必要なスキルをコース受講中に習得できなかったすべての受講者は補習を利用できるということが基本的な原則である。インストラクターは，特定の受講者に応じた効果的で適切な方法を見つけ出し，使用することに尽力すべきである。通常，成人向け学習の原則とデブリーフィング技術を組み合わせることで，高い効果を期待できる。以下のようなことを提案している。

- シナリオまたはスキルステーションの目的を，受講者と見直す。
- 望ましい行動が見られた場合は正のフィードバックを行い，望ましくない行動が見られた場合は，受講者の思考過程を確認するため自由回答形式の質問をする。
- 必要であれば，受講者が目標を達成するまで同じシナリオを繰り返し使用する。

他のインストラクターに補習を担当してもらうことを検討する。インストラクターが替わることにより，受講者にとって助けとなる異なるアプローチを提供できる可能性がある。

コース中に，コース（筆記試験やスキルテスト）の特定のセクション内で補習を無事修了できない受講者が出てくる可能性がある。その場合，受講者は補習セッションを別に手配することができる。受講者は，コース修了カードを取得する前に，コースディレクターまたはリードインストラクターが納得するように学習目標をすべて満たす必要がある。

受講者は，試験，スキルテスト，スキルステーションなどのすべての補習セッションを，元のコースの最終日から 30 日以内に修了する必要がある。補習日は，コース修了カードの発効日として表示される。

受講者が 30 日以内にコースのすべての修了要件を満たさなかった場合，コースは未修了とみなされ，コース修了カードは発行されない。

インストラクター向けの補習に関する概念

「補習」とは，インストラクターが受講者に対して，コースの必要なスキルを習得するための機会を追加する，1 つの学習プロセスである。

「簡易補習」は，コース全般で行われ，学習プロセスの一部となっている。ある受講者がスキルの習得に苦労している場合，練習やテストにおけるスキル実施時に，その受講者の順番を最後にすることができる。これにより，その受講者は他の受講者を観察して学習する時間をより多く持てることになる。

「正式な補習」は，受講者がスキルテストまたはコアケーステストステーションを正式に受験した後，習熟度を実証できなかった場合に行われる。休憩時や昼食時，講習終了時などに，受講者をインストラクターと 1 対 1 で練習させ，スキルの実施における改善点を評価する。次に，受講者に練習を促し，準備ができたらテスト開始の意思表示をさせる。

正式な補習の必要性については，テストの終了後すぐ，個別のデブリーフィングで慎重かつ客観的に受講者に伝えることが重要である。このとき，シナリオの重要行動目標を指針として使用する。

- まれな例外を除いて，すべての受講者に補習は有益である。
- 初回受講だけではコースのスキルや原則を十分に学習できなかった受講者に対しては，補習を実施するよう努めること。
- インストラクターのファシリテートスタイルが受講者の学習スタイルと合わない場合もあるため，状況によってはインストラクターの交替が必要な場合がある。
- パフォーマンスが悪い原因が知識不足だと決めてかからないこと。受講者のパフォーマンスは，他の要因（個人的な問題，職務に関連した問題など）によって左右される場合もある。
- 受講者が補習を受けた後も習得が困難な場合は，受講者の学習スタイルを検証し，調整を行う必要がある場合もある。
- インストラクターの役割は，学習を促進することにある。受講者に補習を行う際は，常に礼儀正しく丁寧で肯定的で，プロフェッショナルかつ社交的な態度で臨む。

本マニュアルの後半のセクションに，補習に役立つ追加教材が掲載されている。

補習成功までの手順

補習を行うときには，以下の手順が役立つ場合がある。

- 受講者が適切に実行できなかった，重要な行動の手順を再確認する。
- 自由に回答できる質問（デブリーフィングツール）を使用して，受講者の思考過程を確認し，必要に応じてこれを修正する。
- その他の要因（パフォーマンス不安など）が受講者のパフォーマンスに影響したかどうかを特定する。
- 受講者の再テストには，同一の，または類似するシナリオを使用する（初回のシナリオが呼吸のケースだった場合は，再テストにも呼吸のケースを使用するなど）。
- 補習が必要な他の受講者または他のインストラクターを用いて，高い能力を持つチームを編成してケースシナリオを管理する。
- パフォーマンス不安やインストラクターと受講者との相性が合わないことが要因となる場合は，他のインストラクターに補習の実施を依頼する。

インストラクターはコース中に知識やスキルの不足を修正できるようあらゆる努力をすべきである。これにより，受講者がコースの最後に正式な補習を受けなければならなくなる可能性を最小限に抑えることができる。

コース後

プログラムの評価

AHAにとって，AHAの教材およびインストラクターに対する継続的な評価と改善は重要である。各受講者には講習を評価する機会を与える必要がある。また，その機会を提供することはインストラクターとしての責務である。コース評価の実施方法にはいくつかのオプションがある。

- 用紙による評価：評価記入用のテンプレートがインストラクターネットワークから入手可能である。受講者全員がコース終了時に評価を記入してインストラクターに提出できるよう，十分な数のコピーを用意する。フィードバックに目を通し，記入済み評価用紙をトレーニングセンター・コーディネーターに送付する。
- オンライン評価（国際）：国際トレーニングセンターのインストラクターの場合，その受講者がオンラインで評価フォームに入力した後，CPRverify™でコース修了カード（eCard）の発行を申請できる。さらにインストラクターは受講者に対し，CPRverifyで入手した評価用紙に記入を求めることもできる。

プロバイダーコース修了カードの発行

コース要件を無事修了した各受講者には，AHAコース修了カードが発行される。詳細な情報は，CPRverifyに掲載されている。

AHAコース修了カードの発行には，マネキンによるスキル実習とテストが必要である。その方法として，AHA eラーニングコースの一環としてAHA承認の電子マネキンを使用する方法，または該当科目のAHAインストラクターが実施する方法がある。

コースの継続的教育／医学生生涯教育単位

ほとんどのECCオンラインコースおよびブレンドラーニングコースは，継続的教育（CE）／医学生生涯教育（CME）単位を提供しており，CE基準を満たすよう設計されている。このCE／CME証明書は，受講者がコースを修了してその単位取得を請求した時点で自動的に作成される。これは修了証明書とは異なる場合がある。

一部の教室でのコースでは，EMS従事者のための単位も提供している。AHAは，すべてのEMS資格を有する受講者に対しCommission on Accreditation for Pre-Hospital Continuing Education（CAPCE）を通じて継続的教育（CE）の時間を提供する契約を締結している。資格取得コースを修了し米国での資格を有するすべてのEMS従事者に対してCAPCE認定を与えるという契約上の義務があるため，インストラクターと所属するトレーニングセンターは，必要情報（氏名，電子メールアドレス）を収集して提出する必要がある。提出はインストラクターネットワークを介して行われる。その後，各受講者に対して詳細な必要情報を提供して認定を申請するよう，電子メールでの案内が届く。EMS資格を有するすべての受講者の情報を提供する必要があるが，受講者がその認定を取得，または請求することは義務ではない。

CAPCEの認定は，コースの内容が，いずれかの国，州または地域の基準，あるいは何らかのベストプラクティスに適合していることを示すものではない。

担当するインストラクター主導のコースに参加したその他の医療従事者にCEの単位を付与する場合は，所属するトレーニングセンターまたは雇用者と協力し，適切な承認機関を介して単位を申請する必要がある。

どのコースでCM／CMEの単位を付与しているか，また詳細な情報および最新情報については，インストラクターネットワークを確認のこと。

プロバイダーの更新

更新スケジュール

現在の AHA コース修了カードの推奨更新期間は 2 年ごとである。コースの再受講に最適な方法とタイミングを確定するうえで十分なエビデンスは得られていないが，スキル維持とトレーニングに関する研究では以下の点が示されている。

- BLS の知識とスキルは，最初のトレーニング後に急速に低下するというエビデンスが徐々に増えている。
- BLS スキルは最初のトレーニングから早くとも数ヵ月以内に低下することが，研究から実証されている。
- 短期間にトレーニングセッションの回数を増やした場合の効果を検証する研究では，胸骨圧迫のパフォーマンスの向上と除細動実施までの時間短縮が示されている。
- 追加または高頻度のトレーニングを実施した後は CPR 実施について受講者の自信や意欲の向上が認められるという研究結果もある。

トレーニング後に BLS スキルが急速に低下してしまうこと，また頻繁にトレーニングを受けた受講者にスキルと自信の向上がみられることから，定期的にプロバイダーマニュアルを復習し，できるだけスキルを練習するよう受講者に奨励すべきである。また，インストラクターおよびトレーニングセンターは，受講者がコースイベントの合間に自らのスキルを練習しテストする機会を提供することができる。

インストラクタートレーニング

インストラクターの採用と指導

担当コースの受講者の中には，AHA インストラクターになることを希望する受講者がいる可能性がある。AHA では，プロバイダーコースを満足に修了した後でインストラクターになることを希望するすべての受講者に対して，少し時間を取って以下の情報を伝えることを，インストラクターに奨励している。

AHA インストラクターコースでは，他者に効果的に教えるための方法を指導している。AHA では，AHA インストラクターコース（PALSコース）に参加する最低年齢制限を 18 歳としている。

インストラクター候補の選考

理想的なインストラクター候補は以下のとおりである。

- 指導への意欲がある
- 学習支援者としての意欲がある
- 受講者がコース修了に必要なスキルを，習得できるようにする意欲がある
- 受講者の評価を個々の知識およびスキルの向上手段として捉えている

インストラクターコースの前提条件

AHA インストラクターコースへの参加候補者は，以下の条件を満たしている必要がある。

- 指導を希望する科目において現在有効なプロバイダー資格を保有している
- インストラクター候補者申請書（国際トレーニングセンターのコーディネーターから入手）への記入を完了している

インストラクターカードの受領

担当科目のインストラクターカードは，所属するプライマリー国際トレーニングセンターから発行される。このセンターは，トレーニングやモニタリングを受けた国際トレーニングセンターと異なる場合がある。

すべてのインストラクターカードの有効期間は 2 年間である。

新規インストラクターの場合：

- 教室での講習を修了後 6 カ月以内に，コースを指導しモニタリングを受けなければならない。担当科目の現在のトレーニングセンターファカルティが，プロバイダーコースまたはアップデートコースや更新コースを指導中の新規インストラクターをモニタリングする必要がある。このモニタリングについては，インストラクターコースを実施したトレーニングセンターファカルティ，または所属する国際トレーニングセンターのコーディネーターと協力しながら，自分の責任において予定を組むこと。
- すべてのモニタリング要件を満たすことができた後，所属するプライマリー国際トレーニングセンターからインストラクターカードが付与される。有効期限は，モニタリングを含むすべての要件を修了した月から 2 年後となる。
- インストラクター ID 番号を受け取るには，所属するプライマリー国際トレーニングセンターを CPRverify に登録する必要がある。この番号はカードの裏面に記載されるため，カード発行前に取得する必要がある。インストラクターカードの取得に関する質問は，担当の国際トレーニングセンターコーディネーターに問い合わせること。

インストラクターの資格更新の基準：PALS（小児二次救命処置）

インストラクター資格は，トレーニングセンターファカルティによる更新を受ける必要がある。小児二次救命処置（PALS）インストラクター資格は，以下の基準をすべて満たす場合，または新規インストラクターの要件をすべて問題なく修了した場合に更新できる。

- 現在有効なプロバイダー資格を維持していること。これには，現在有効なプロバイダーカードを維持しているか，またはトレーニングセンターファカルティに対して優れたプロバイダースキルを実演し，プロバイダー試験を合格する必要がある（実技評価）。

- 実技評価を選択した場合、合格したことがインストラクター／トレーニングセンターファカルティ更新チェックリストに記録されていなければならない。新しいプロバイダーカードはトレーニングセンターの判断によって発行されるか、本人の希望によって発行される。ただし、これはAHAが義務付けているものではない。
- 以下の任意の組み合わせを実行して、2年ごとにインストラクター認証の4単位を取得する。
  - インストラクター主導のPALSコースまたは小児救急評価・認識・病態安定化（PEARS®）コースを指導する（1コースにつき1単位）。4単位のうち2単位はPALSコースの指導によるものでなければならない。
  - HeartCode PALSコースの実践セッションを実施する。HeartCode PALSの1日の実践セッションを1単位と数える。
- 過去2年以内に必須のアップデートコースに参加していること。アップデートコースでは新しいコースの内容や手法を検討し、トレーニングセンター、地域、および全国のECC情報を再確認する。
- インストラクター資格の有効期限が切れる前に、指導のモニタリングを受ける。インストラクターエッセンシャルコース後の初回のモニタリングはこの要件を満たさない。

指導要件の特別な例外

資格更新のためにインストラクターが2年間で最低4コースの指導を行うという要件は、特殊な状況下で免除または延長される場合がある。特殊な状況には以下のようなものがある（ただし、これらに限定されない）。

- 病気や怪我により、インストラクターとしての活動や指導の職務を休むことになった場合
- 受講者の不足またはコース教材の遅れが原因で、地域で開講できるコースの回数が限られる場合

トレーニングセンターコーディネーターは、担当のトレーニングファカルティと相談したうえで、該当する科目の指導要件の免除を決定できる。インストラクターが、インストラクターとしての職務から離れる期間、教材のリリースの遅延の長さ、指導の機会の数に対する実際に指導したコースの数を考慮する必要がある。この決定を裏付ける文書をインストラクターのファイルに保管しなければならない。そのほかすべての資格更新要件が、上記のとおり満たされていなければならない。

パート 2

コースの準備

コースの概要

コースの概要と構成

PALS プロバイダーコースでは，重篤な小児患者の評価および管理に必要な技能を習得および実習し，その習熟度を示す機会を受講者に与える。コースで主に使用される教育手法は「シミュレーション」であり，これはスキルの習得，医療における複雑な意思決定，またはチームワークのトレーニングにも採用される。他に使用される手法は，ビデオによるデモンストレーションやグループでのディスカッションである。

受講者には，以下のことを学習する機会が与えられる。

スキル：
- 小児および乳児に対する CPR の実施
- 酸素供給と気道管理器具の使用
- 骨髄路（IO）の確保および輸液の急速ボーラス投与の手法
- 心電図（ECG）モニタリングの実施
- 除細動／電気ショックの実施

小児評価：体系的なアプローチ

医学的管理：
- 急性呼吸障害の 4 つのタイプ
- 急性循環障害の 4 つのタイプ
- 心停止を含む急性心障害の 4 つのタイプ

リーダーシップ：蘇生に関わるチームダイナミクスのコミュニケーションとその他の重要な要素

その後，以下の領域に関する習熟度テストを行う。

1. 小児および乳児に対する BLS
2. 2 つのケースに対するチームワークによる対応と管理
   - 心臓系ケース 1 つおよび
   - 呼吸器系ケース 1 つ，またはショックケース 1 つ

コースの内容

PALS プロバイダーコースは，小児患者の呼吸器系や心血管の緊急事態および心肺停止の管理を指揮する，またはこれに携わる医療従事者を対象としている。また，受講前準備，理論的な説明，学習ステーションとシミュレーションケースへの積極的な参加により，呼吸器系緊急事態，ショック，心肺停止を認識し，介入する能力を強化する。

コースの目標

PALS プロバイダーコースの目的は，医療従事者が高い能力を持つチームのダイナミクスと質の高い個人のスキルを活用し，呼吸器系緊急事態，ショック，心肺停止を呈している小児患者を効率的に認識および介入できるようにすることで，そのような患者の転帰を改善することである。

学習目標

コースを修了した時点で，以下のことができるようになる。

- AHA の BLS の推奨事項に則った質の高い CPR を実施する
    - 小児に対する CPR を実施し，自動体外式除細動器（AED）を使用する
    - 乳児に対する CPR を実施する
- 早急な介入を要する患者と，そうでない患者を区別する
    - 体系的なアプローチについて説明する
    - 「評価－判定－介入」の手順を説明する
    - 「小児評価のトライアングル」を使用して，患者の状態の第一印象を形成する
    - 気道，呼吸，循環，神経学的評価，全身観察を含む一次評価の手順を適用する
    - 病歴聴取および身体診察を含む二次評価の手順を適用する
    - 「評価－判定－介入」の手順を用いて各介入後に患者の再評価を実施する
- 高い能力を持つチームの一員としての役割を実行する
    - 蘇生チームメンバー全員の役割と責任を説明する
    - 効果的なチームダイナミクスの要素を説明する
    - ケースシナリオにおいて効果的なチームダイナミクスを実施する
- 呼吸窮迫と呼吸不全を鑑別する
    - 呼吸窮迫と呼吸不全の早期自他覚症状を認識する
    - 酸素化障害について説明する
    - 換気障害について説明する
    - 上気道閉塞，下気道閉塞，肺実質病変および呼吸調節障害を含む，呼吸窮迫と呼吸不全の原因を判定する
- 呼吸窮迫と呼吸不全に対する早期介入を実施する
    - 酸素投与の各種方法を説明する
    - 呼吸窮迫または呼吸不全の小児に対する適切な非侵襲的介入（体位変換や吸引など）を実施する
    - 陽圧換気の要件を認識する
    - 効果的なバッグマスク換気を実施する
    - バッグマスク換気への補助（2人法バッグマスク換気および口咽頭エアウェイなど）を使用する
    - 高度な気道管理器具の要件を認識する
    - 呼吸窮迫と呼吸不全のさまざまな病因に対する特定の診断的検査と治療を推奨する
- 代償性ショックと非代償性（低血圧性）ショックを鑑別する
    - ショックの早期自他覚症状を認識する
    - ショックの病態生理を説明する
    - 循環血液量減少性，閉塞性，心原性および血液分布異常性など，各種ショックの原因を特定する

- ショックの治療のための早期介入を実施する
  - 骨髄路の適応を説明する
  - ショックの各種病因に対する適切な輸液蘇生を実施する
  - ショックの各種病因に対する特定の診断的検査と治療を推奨する
- 不整脈を呈している患者が安定した状態か不安定な状態かを鑑別する
  - 小児患者の一般的な不整脈を判定する
- 不整脈の治療を実施する
  - 一般的な不整脈（洞性頻拍，洞性徐脈，上室性頻拍，心室細動［VF］／無脈性心室頻拍［pVT］，心静止など）の治療を実施する
  - 手動式除細動器を安全に使用する
  - 各種不整脈に対する特定の診断的検査と治療を推奨する
- 心拍再開後の管理を実施する
  - 心拍再開後の患者への体系的なアプローチについて説明する
  - 心拍再開後の管理の最初の手順について説明する

教育的設計

PALS コースでは，医療現場（救急車の後部，救急部の病床など）を模した（シミュレーションした）環境，または場合によっては実際の医療現場で，さまざまな指導法と成人向け学習原則を用いている。教育的観点から，シミュレーションした緊急事態が実際のケース（環境，器材など）に近いほど，スキルを身に付ける効果が高まる。認知，精神運動，および一部の情動領域のスキルは，少人数グループでの指導，チームリーダーとチームメンバーによるマネキンを使用したケースシナリオ実習（実践的学習），大人数または少人数グループでの短編ビデオによるプレゼンテーションとその後のインストラクターと受講者の対話（受講者を交えたディスカッション）によって身に付けることができる。

かつて「モックコード（模擬学習）」と呼ばれたシミュレーションが，25 年以上にわたり PALS の基本教育モデルとなっている。技術が進化し，シミュレーション教育の科学が発展し続けているが，基本は変わっていない。シミュレーションは，実際の患者に適用する前に，認知および精神運動の各スキルを学習して実習する機会を受講者に提供する。そのようなシミュレーションに基づく教育が，受講者の知識，スキル，チーム行動，リーダーシップ，およびコミュニケーションを向上する上で効果的であることを立証するエビデンスが，多くの分野で得られている。したがって，PALS コースの設計には今後もこのモデルが組み込まれることになる。

AHA は，さまざまなタイプの受講者が多様な学習スタイルで参加できる幅広い体験の機会を構築している。PALS コースは，受講者の学習と定着を最大限に高めるように設計されている。受講者のニーズを満たすため，グループやセッションの場に応じたシナリオに変更する場合もある。

個々の受講者の学習ニーズに対応できるよう，またインストラクターに柔軟性を提供するために，2 種類のコース形式が用意されている。

- インストラクター主導のトレーニング
- ブレンドラーニング

どちらの形式でも学習目標は同じであるため，同じコース修了カードを取得できる。

インストラクター主導のトレーニング

インストラクター主導のトレーニングでは，受講者はトレーニングセンターやその他の施設での受講に備え，受講前準備を行う必要がある。コースの構成は以下のとおりである。

- トレーニングセンターによっては，受講者に受講前の予習としてオンラインビデオレッスンを受けさせるところや，すべてのビデオレッスンを教室で行い，受講者を交えたディスカッションを行う従来型の PALS コースを行っているところがある。パート 3 の「PALS トラディショナルコースの日程表見本」を参照すること。
- コースビデオ，インストラクター主導のディスカッション，マネキンを使用したケースシナリオを通じてオンラインで主要概念が説明される。
- インストラクターは，受講者にスキルを練習させながら指導を行う。
- インストラクターは，スキルテストチェックリストの記載内容に基づき，各受講者／チームが実演するスキルの習熟度をモニタリングする。
- 受講者が主要概念を理解できているか確認するため，筆記試験を行う。

ブレンドラーニング

ブレンドラーニングは，オンライン学習の柔軟性と現場のスキル実習とテストを組み合わせたものである。

「コースの構成」

ブレンドラーニングコースの構成は以下のとおりである。

- 主要概念は，HeartCode プログラム（「HeartCode を理解する」のセクションを参照）を用いた双方向形式のオンライン講習で学ぶ。ビデオ，双方向学習活動，認知評価活動によって双方向性を向上させている。オンライン講習は自習形式で，受講者が受講する時間，場所，ペースを管理する。
- 受講者は，トレーニングセンターやその他の実践セッションが開催されている場所で AHA インストラクターから指導を受ける。
- 実践セッションでは，このブレンドラーニングコースのスキル実習を行う。また，実践セッションでは，PALS フルコースや PALS アップデートコースで行われるスキルテストと同じスキルテストも行う。オプションのケースシナリオテストでは，各ケースシナリオに 3 人以上の受講者が参加しなければならない。

「スキル実習とテスト」

受講者は，BLS スキルテストチェックリストおよび PALS スキルテストチェックリストの記載内容に基づき，各スキルを適切に実施できることを示さなければならない。ブレンドラーニングコースでは，AHA PALS インストラクターによるスキル実習とテストを受けることができる。

ブレンドラーニングの利点

ブレンドラーニングのオンラインの構成要素は，受講者にもインストラクターにも利点がある。オンライン学習は多種多様な学習スタイルに合わせることができる。たとえば，グループではなく自主学習を希望する受講者もいる。また，オンライン学習は次のような理由から時間を効率よく利用できる。

- 受講者は自分のスケジュールに合わせてオンラインで学習ができる。トレーニングセンターなどの施設でインストラクターによる指導のもとで行う実習やテストに費やす時間を短縮できる
- インストラクターは，受講者の学習ニーズ（質疑応答，指導，技能の育成など）に応えるためにより多くの時間を割くことができる
- 主要概念の試験がオンラインで行われるため，受講者は他の受講者の試験が終わるのを待たなくてもよい

ブレンドラーニングコースの指導の準備

ブレンドラーニングコースの指導に備え，インストラクターには担当する各科目のオンラインコースを受講することが推奨される。この受講によって，受講者が学ぶ内容を把握でき，何を準備すべきか理解できる。インストラクター主導のコースと同様，オンラインコースはすべて教育原則とベストプラクティスを活用して開発されている。コース教材は，受講者にとって学習しやすく，内容が定着しやすいものとなっている。受講者は，主要概念について指導し，試験するために作られたオンラインコースのすべての活動を修了しなければならない。また，オンラインコースは受講者が知識をスキルの実施に応用して実施できるように設計されている。

インストラクターは,『PALS インストラクターマニュアル』, スキルテストチェックリスト, 重要なスキルの説明, コースで使用するビデオのスキルの部分など, すべてのコース教材に目を通さなければならない。HeartCode PALS の実践セッションでは, このマニュアルで提供されている以下の教材を使用する。

- HeartCode PALS レッスンプラン
- 付録 A の PALS スキルテストチェックリスト

HeartCode を理解する

ブレンドラーニングコースのオンライン講習には, HeartCode が含まれる。HeartCode は, 受講者が仮想の医療現場で評価や治療を行う認知評価活動を通して自分のペースで学習を進める Web ベースの指導プログラムである。HeartCode では, 受講者が自身の知見を生かしてリアルタイムの意思決定やスキルの育成を行う。学習を円滑に進めるため, 各シミュレーションの直後にデブリーフィングと指導が行われる。

HeartCode PALS の認知評価活動には, 以下が含まれる。

- 小児および乳児に対する質の高い BLS
- 上気道閉塞
- 下気道閉塞
- 肺組織病変
- 呼吸調節障害
- 循環血液量減少性ショック
- 血液分布異常性ショック
- 閉塞性ショック
- 心原性ショック
- 徐脈
- 上室性頻拍
- 無脈性電気活動（PEA）／心静止
- VF／pVT

オンラインコース修了証の確認

受講者は, AHA コースのオンライン講習を修了したら, AHA インストラクターの指導のもとでスキル実習とテストセッションを修了する必要がある。PALS インストラクターは, HeartCode PALS の実践セッションのスキル実習とテストセッションを行うよう依頼される場合がある。受講者が持参した修了証でオンラインコースの修了を確認できる。

受講者のオンラインコース修了証が有効かどうか確認するには, **elearning.heart.org/verify_certificate** にアクセスすること。

PALS スキル

心停止した患者を救助するには, 次に示す認知スキルと精神運動スキルの両方が必要となる。

- 「認知スキル」には, リズム認識, 薬物投与の優先順位付け, アルゴリズムの適用が含まれる。
- 「精神運動スキル」には, 胸骨圧迫, 換気, 基本的および高度な気道管理が含まれる。

PALS スキルと BLS スキルの統合

PALS 治療は，核となる BLS スキルに付け加えるものであり，現在行っている BLS に統合する場合は注意が必要である。受講者が有効な BLS を実施できていない場合，PALS を取り入れても失敗する可能性が非常に高い。

効果的なチームワーク

受講者は，効果的なチームワークとコミュニケーションによって蘇生成功率が高まることを理解しなければならない。チームリーダーは，チームにすべての作業を適時，的確に遂行させる責任があり，チームメンバーは（各自の職務の範囲内で）スキルに習熟していなければならない。

インストラクターは，受講者のチームとしての能力を考査ことになる。つまり，各受講者は患者と蘇生チーム全体の両方を効果的に管理できるようにならなければならない。

各受講者は次のことを行う。
- 学習ステーションで特定のスキルを学習し，実習する
- シミュレートされたケースで学習したスキルを統合する
- ケースシナリオの管理を実習し，チームリーダーとしての役割に習熟する

コースで使用するビデオ

PALS プロバイダーコースはインストラクターが指導する形式のコースであるが，多くのビデオが取り入れられている。ビデオを用いて，情報，ケースの説明，デモンストレーションを提供する。ビデオは，インストラクターがコースの内容や情報について一貫性をもって伝えられるようにすることを目的として作成されたものである。

コースの対象者

受講者に合わせたコース

「コースに内容を追加すると，学習と定着が実際に低下する」ことを示すエビデンスがある。コースに追加の教材を入れることはベストプラクティスとは見なされていないが，必要なレッスンやコース内容が削減されたり短縮されたりしない限り，インストラクターは関連するトピックを追加することができる。

トピックや情報を追加する場合は，所定のレッスンの流れを妨げないように，コースの「最初か最後」に追加すること。内容を追加すると，コースの所要時間が増える。AHA 以外の情報源からの情報を追加する場合は，その旨を受講者に伝えなければならない。コースの修了とカード発行のためのテスト要件は変更できない。

コースの前提条件

受講者が PALS プロバイダーコースを順調に修了するには，十分な準備が必要である。このコースでは，BLS スキル，心電図の判読，PALS に関する基本的な薬理学についての指導は行わない。したがって，受講者は受講前に次のことに習熟していなければならない。

- 『AHA 心肺蘇生と救急心血管治療のためのガイドライン 2020（2020 AHA Guidelines for CPR and ECC）』に則った小児および乳児に対する BLS スキルの実施
- 心電図リズムの判読
- 蘇生処置に関する基本的な薬理学の知識

受講者は，PALS 受講者用リソース（**eLearning.heart.org**）にある受講前自己評価を完了しておく必要がある。この自己評価で，受講の準備が整っていることを確認する。受講者は，70 %以上のスコアを獲得したことを示すため，スコアを印刷して PALS コースへ持参しなければならない。

各前提条件とそれを満たすためのリソースを表 3 に示した。この表に示した前提条件を満たしておらず，自己評価を完了できなかった受講者は，PALS プロバイダーコースの修了は難しい。

表 3. PALS プロバイダーコースの受講者に求められる前提条件

前提条件	目安	リソース
BLS	小児に対する質の高い CPR および AED の使用，乳児に対する質の高い CPR を実施できる	BLS コース，『AHA 心肺蘇生と救急心血管治療のためのガイドライン 2020（2020 AHA Guidelines for CPR and ECC）』
心電図リズムの判読	モニターや紙の心電図上で，以下のリズムおよびリズム異常を判別できる：正常な洞調律，洞性徐脈，洞性頻拍，上室性頻拍，心室頻拍，心静止，VF	受講者には，PALS 受講者用リソースで「心電図リズムの認識（ECG Rhythm Recognition）」の受講前自己評価を確認することを強く推奨する。この確認後，さらなる受講前準備が必要と思われる受講者には，AHA の小児心リズムに関する e ラーニングコースや，その他の適切な心電図に関する研修や講習を修了することを推奨する。
薬理学	心停止，徐脈，頻拍の管理に使用される基本的な薬剤について基本的な理解ができている	受講者には，PALS 受講者用リソースで「薬理学（Pharmacology）」の受講前自己評価を確認することを強く推奨する。この確認後，さらなる受講前準備が必要と思われる受講者には，小児薬理学に関するコースを修了することを推奨する。

（続く）

前提条件	目安	リソース
併用	心電図リズムの認識と薬理学の知識を併用できる	受講者には，PALS 受講者用リソースで「実践的応用（Practical Application）」の受講前自己評価を確認することを強く推奨する。このセクションでは，リズム認識と薬理学を併用した実践的応用について自己評価できる。

BLS プロバイダーコース修了カード

AHA は，BLS スキルを土台として PALS コースを設定した。PALS コースでは，BLS のすべてのスキルをテストするわけではない。BLS に関する筆記試験も行わない。BLS プロバイダーカードの発行には，BLS インストラクターの立ち会いのもとでスキルテストチェックリストを記入し，筆記試験に合格しなければならない。BLS のスキルテストと筆記試験を追加すると，PALS コースの所要時間が増える。

PALS 受講者用リソース

PALS 受講者用リソースには **eLearning.heart.org** からアクセスする。PALS 受講者用リソースには，受講前自己評価，受講前課題（ビデオレッスン），受講前リソース（表 4。インストラクターネットワークの PALS 受講者用リソースのアクセス手順を参照）が含まれる。

表 4. PALS 受講者用リソース

リソース	説明	使用方法
必須の受講前自己評価	受講前自己評価では，心リズムの認識，薬理学，実践的応用の 3 項目に関する受講者の知識を評価する。	自身の習熟度を評価し，補足的なレビューおよび実習の必要性を判断するために，コース受講前に完了しておくこと。
ビデオレッスン（受講前課題を行うトレーニングセンターでは必須）	ビデオレッスンでは，受講に備える受講者に向けた複数の医学的題材を扱っている。各レッスンには，受講者が取り組む質問が含まれている。	インストラクター主導のコースの受講前に，ビデオレッスンを修了しておくこと（PALS トラディショナルコースを除く）。

受講の準備が整っていることを確認するため，受講者は受講前自己評価で 70 % 以上のスコアを取らなければならない。受講前自己評価とビデオレッスンを修了したら，受講者は受講前自己評価のスコアとすべてのビデオレッスンの修了を示す証明書を印刷して，講習に持参しなければならない。トレーニングセンターで PALS トラディショナルコースを受講する受講者は，受講前にビデオレッスンを修了する必要はないが，受講前自己評価のスコアを示す証明書を講習に持参しなければならない。受講前自己評価（目安：約 1 時間）と受講前課題（オンラインビデオレッスン，約 3 時間）の修了に要する時間は受講者によって異なる。受講者のニーズによっては『PALS プロバイダーマニュアル』や補助教材で学習する時間がさらに必要となる。

HeartCode PALS の受講者は，オンラインで受講前自己評価も修了しなければならない。受講前自己評価の修了後，HeartCode PALS の受講者はコースのオンライン講習を修了する。受講者はオンライン修了証を印刷して，実践セッションに持参しなければならない。

コースの柔軟性

AHA は，受講者のニーズに合わせてインストラクターが PALS コースを調整することを許可している。

以下の例を考慮すること。

- 特定の場に合わせて状況を脚色してもよい。
- 例えば，受講者が EMS 従事者やその他の救急対応者である場合は「119 番に通報する」を省いてもよい。

コースの柔軟性の一例として，レッスンの一部に地域や施設のプロトコールについてのディスカッションを取り入れてもよい。また，地域や施設の CPR に関連するプロトコールを学習ステーションに取り入れてもよい。さまざまなプロトコールを参考にして，胸骨圧迫の割合や質の高い CPR を最適化してもよい。初期設定の胸骨圧迫と人工呼吸の比率（30：2）は，医療従事者が十分に訓練を受けていない場合，または 30：2 が既定のプロトコールである場合に使用する。ただし，学習ステーションで用いる CPR のプロトコールは，2 分間サイクルの枠組みに収まるものでなければならない。また，より多様な受講者に対応するためにケースシナリオの数を増やしたり，インストラクターのオリジナルのシナリオを設定したりすることで，PALS コースを調整する柔軟性はさらに高まる。

コースの変更は，本マニュアルに記載されている基本的なコース内容に追加する形で行うため，コースの所要時間が増える。インストラクターは，コースのレッスンや構成要素を削除してはならない。またコースへの追加や変更は，AHA が作成していない教材として明確に区別する必要がある。詳細については，本インストラクターマニュアルの「AHA が作成していない内容」のセクションを参照のこと。

コースの指導者

AHA のコースは，担当科目について現在有効なインストラクター資格を持つ AHA 認定インストラクターが指導しなければならない（インストラクターになるための詳細な情報は「ECC Global Connector」にアクセスし，最寄りのトレーニングセンターに問い合わせること）。

各 AHA コースには，コースディレクターが必要である。コースディレクターは，コースの最初から最後まで立ち会わなければならない。コースディレクターは，コースの実施計画と品質保証に関する責任を担い，また専門分野の教員が指導するすべてのコースにおいて AHA のガイドラインに従っていることを確認する責任を担う。

AHA 認定インストラクターは，担当する科目において受講者の正式な評価またはテストを実施しなければならない。

リードインストラクター

複数のインストラクターで PALS コースの指導にあたる場合には，リードインストラクターを指定する必要がある。リードインストラクターは，コースの前およびコース進行中のすべてのインストラクター間のやりとりを監督する。またリードインストラクターは，インストラクターが所属するトレーニングセンターからコース修了カードが発行され，このカードを受講者が受け取ること，およびコースのすべての書類（名簿，スキルテストチェックリスト，コース評価など）がトレーニング用に供給されていることを確認する責任がある。

プロバイダーコースのリードインストラクターには，以下のガイドラインが適用される。

- 各 PALS プロバイダーコースでは，コースの最初から最後までリードインストラクターが立ち会わなければならない。
- リードインストラクターは，コースのインストラクターの役割を務めることもできる。
- リードインストラクターは，コースの実施計画と品質保証に関する責任を担う。
- リードインストラクターは，トレーニングセンターのコーディネーターによって指名される。

教員の要件

PALS コースの教員要件を表 5 に示した。なお，1 人が複数の役割を兼ねる場合がある。各学習ステーションおよび各ケースシナリオテストステーションに 1 人のインストラクターが必要である。

表 5. PALS プロバイダーコースの教員の役割と責任

役割	責任
コースディレクター	PALS プログラムの質を監督する。PALS コース進行中の質問に回答する
PALS インストラクター	各ビデオケースディスカッションおよびシミュレーションステーションでのケースシナリオ実習に 1 人のインストラクターが必要。以下の各スキルステーションに 1 人のインストラクターが必要：気道管理，心リズム障害／電気的治療，血管確保。BLS 習熟度テストステーションに 1 人のインストラクターが必要。シミュレーションステーションでの各ケースシナリオ実習と各 PALS ケースシナリオテストステーションに 1 人のインストラクターが必要

専門分野の教員

専門分野の教員は，担当科目の分野における専門家である（集中治療専門医，救急専門医，麻酔専門医など）。専門分野の教員は，コースの指導に必要な主要スタッフを補完する存在である。つまり，専門分野の教員は PALS インストラクターの代わりとならない。また，専門分野の教員はスキルステーションでの指導はできるが，受講者の評価やテストプロセスへの関与はできない。

AHA コースの専門分野の教員に関する詳細については，最新版の『プログラム運営マニュアル』を参照のこと。

専門分野の教員の責任：
- PALS の担当科目の分野に関する専門家として従事する
- AHA ガイドラインを遵守しながら必要な内容を提供する
- 受講者に対してテストを実施したり，テストプロセスに参加したりしてはならない

インストラクターと受講者の比率

このコースへの参加が許可されている受講者数は，施設，インストラクターの数，利用できる器材により異なる。PALS コースは最大 12 人の受講者を想定して構成されている。つまり，受講者 6 名のステーションが 2 つと各ステーションにインストラクター 1 名という構成である。望ましい比率は，1 つの学習ステーションに 1 人のインストラクターと 6 人の受講者である。ステーションのローテーションスケジュールは，この比率が前提となっている。

各ステーションに必要となる最小受講者数は特にないが，各ステーションに，チームの役割に積極的に参加できるだけの受講者がいる必要がある。この目標は，各ステーションに受講者 4 人とインストラクター 1 人がいれば達成できると思われる。

場合によっては，1 つの学習ステーションでインストラクター 1 人に対して最大 8 人の受講者が認められる。ただし，インストラクター 1 人に対して受講者 6 人という理想的な比率の場合と比べ，受講者 1 人の追加につき所要時間が 80 分以上増える。これは，受講者が 1 人追加されるごとに各学習ステーションでの実習時間が長くなるためである。また，追加の受講者に対処するために，説明するケースの数も追加されるだけでなく，テストにも追加の時間を割り当てる必要がある。

表 6 に示したように，活動によってインストラクターと受講者の比率は異なる。

表 6. PALS プロバイダーコースの活動に適した人数の比率

活動	推奨規模または比率
大人数グループのやり取り	グループの規模は，教室の大きさとビデオモニターまたはプロジェクタースクリーンの数によって制限される。
BLS ステーション	受講者とインストラクターの比率は 6：1，受講者とマネキンの比率は 3：1
スキルステーションおよび学習ステーション	受講者とインストラクターの比率は 6：1，最大で 8：1（上述した追加時間がかかる）
PALS ケースシナリオテスト	受講者とインストラクターの比率は最大で 8：1。各チームを全体として評価する。受講者は，PALS コースおよび PALS トラディショナルコースでは 2 回以上，HeartCode PALS および PALS アップデートコースでは 1 回以上，実習でチームリーダー役を経験しなければならない。

受講者とマネキンの比率

気道管理ステーションおよび質の高い BLS ステーションでは，受講者 3 人に対して 1 体のマネキンが必要である。上気道閉塞，下気道閉塞，肺組織病変，呼吸調節障害，循環血液量減少性ショック，血液分布異常性ショック，閉塞性ショック，心原性ショック，徐脈，頻拍，PEA／心静止および VF／pVT ステーションでは，受講者とマネキンの比率は 6：1 である（表 6 に示したとおり最大は 8：1）。

インストラクターによるコースの準備

指導の準備

インストラクターによるコースの準備は，PALS プロバイダーコースの指導において極めて重要な要素である。PALS コースまたは HeartCode PALS ハンズオンセッションを指導する前に，以下のプログラムの要素すべてに細かく目を通して確認しておく必要がある。

- 『PALS インストラクターマニュアル』
- すべてのレッスンプラン（レッスンプランの詳細については，このマニュアルで後述）
- すべてのビデオ教材
- 『PALS プロバイダーマニュアル』および受講者用リソース

ビデオとレッスンプラン（パート 6）を確認するときは，コースがどのように構成されているかと，自分自身および受講者に要求されている内容に注目する。必要に応じて，レッスンプランにメモを取る。

この指導するインストラクターによる事前の準備は重要であり，このことで実際のコースでより効果的に指導できるようになる。また，コースの展開に従って，インストラクターが取るべき行動を予測できるようにもなる。実習やテストでの受講者の編成，ビデオによる情報の提供，ディスカッションの円滑な進行，器材の配布，デブリーフィングの実施，筆記試験や実践テストの実施パートなどでは，特に事前の準備が必要である。

インストラクターによる十分なコースの準備がなければ，実際のPALS コースでは適切な指導を行うことはできない。

コース計画と補助教材

講習の開始前にインストラクターは，各受講者に事前案内を送付する。事前案内の見本はインストラクター向け参考資料にも掲載されており，CPRverify でも入手できる。インストラクターの事情や所属する国際トレーニングセンターの事情に合わせて文面を修正する必要がある。

受講者向け事前案内の見本（PALS コース）

（日付）

PALS コース受講者各位

PALS（小児二次救命処置）プロバイダーコースへようこそ。

コース開催の日時と場所

日付：

時間：

場所：

コースが始まってしまうと遅れを取り戻すのが困難であるため，遅刻せず時間どおりに到着するようにしてください。受講生は，コース全体に出席して参加することが求められます。

同封物

コース日程表と『PALS プロバイダーマニュアル』を同封致します。以下の手順に従って受講生用リソースにアクセスしてください。

1. elearning.heart.org/courses にアクセスします。
2. コース名（**インストラクター：カタログから正しいコース名をここに挿入する**）を探します。
3. コース名が見つかったら，「コースを開始する」を選択します。

「注意」：まだログインしていない場合は，指示に従ってログインしてください。初めてサイトにアクセスする場合は，指示に従ってアカウントを登録してください。

受講の準備

PALS プロバイダーコースは，病院の内外を問わずチームメンバーおよびチームリーダーの両方の立場に求められる救命スキルを学んでいただけるように設計されています。PALS プロバイダーコースでは短時間に広範囲のことを学習するため，事前の準備が必要です。

受講前の要件

以下の手順に従って，コースの準備をする必要があります。

1. 『PALS プロバイダーマニュアル』に記載されている内容を読み，理解してください。
2. 必須の受講前自己評価を実施し，内容を理解し，合格してください。
3. 必須の受講前課題（ビデオレッスン）を実施し，内容を理解し，完了してください。ビデオレッスンにアクセスする前に，受講前自己評価に合格する必要があります。受講前自己評価に合格し，ビデオレッスンを完了したら，修了証明書とスコアレポートを印刷して持参してください。
4. 蘇生法のシナリオに関する BLS スキルと知識が最新のものであることを確認してください。PALS コースの最初に，フィードバックマネキンを用いて小児および乳児に対する質の高い BLS スキルをテストします。CPR の実施方法や AED の使用方法に関する指導は行いませんので，これらのスキルについては事前に習得しておく必要があります。

持ち物および服装

受講時には『PALS プロバイダーマニュアル』を必ず持参してください。コースの各レッスン時に必要となります。また，任意ですが『ECC（救急心血管治療）ハンドブック 2020（2020 Emergency Cardiovascular Care for Healthcare Providers）』をご購入いただくこともできます。受講時に持参し，コースの一部のステーションで参考書として使用することができます。

講習にはゆったりとした動きやすい服装でお越しください。また，コースでは腰を曲げたり，立ち上がったり，持ち上げたりするなどの作業も必要になります。このような動作が必要となる実習に支障をきたすような健康状態の方は，インストラクターにお知らせください。腰，膝，腰などの調子が悪い場合は，インストラクターが器材を調整できる場合があります。

それでは，（コースの日時）にお会いできることを楽しみにしております。コースに関する質問は，（名前）までお電話（電話番号）でお問い合わせください。

敬具

（名前），リードインストラクター

パート 2

受講者向け事前案内の見本（PALS トラディショナルコース）

（日付）
PALS コース受講者各位
PALS（小児二次救命処置）プロバイダーコースへようこそ。

コース開催の日時と場所

日付：

時間：

場所：

コースが始まってしまうと遅れを取り戻すのが困難であるため，遅刻せず時間どおりに到着するようにしてください。受講生は，コース全体に出席して参加することが求められます。

同封物

コース日程表と『PALS プロバイダーマニュアル』を同封致します。以下の手順に従って受講生用リソースにアクセスしてください。

1. **elearning.heart.org/courses にアクセスします。**
2. **コース名（インストラクター：カタログから正しいコース名をここに挿入する）を探します。**
3. **コース名が見つかったら，「コースを開始する」を選択します。**

「注意」：まだログインしていない場合は，指示に従ってログインしてください。初めてサイトにアクセスする場合は，指示に従ってアカウントを登録してください。

受講の準備

PALS プロバイダーコースは，病院の内外を問わずチームメンバーおよびチームリーダーの両方の立場に求められる救命スキルを学んでいただけるように設計されています。PALS プロバイダーコースでは短時間に広範囲のことを学習するため，事前の準備が必要です。

受講前の要件

以下の手順に従って，コースの準備をする必要があります。

1. コース日程に目を通し，受講前に知識を補っておくことが必要と思われるコース内容を確認してください。
2. 小児に対する CPR および AED スキルテストチェックリストおよび乳児に対する CPR スキルテストチェックリストに合格するように準備してください。コースでは CPR の実施方法や AED の使用方法に関する指導は行いません。蘇生法のシナリオでは，最新の BLS スキルと知識が必要になります。2020 BLS ガイドラインのすべて，特に小児患者に関連するガイドラインに目を通し，書かれている内容を理解してください。この情報は，『BLS プロバイダーマニュアル』や『AHA 心肺蘇生と救急心血管治療のためのガイドライン 2020（2020 AHA Guidelines Update for Cardiopulmonary Resuscitation and Emergency Cardiovascular Care）』に関するその他の出版物（**cpr.heart.org** を参照）で確認できます。
3. 『PALS プロバイダーマニュアル』や受講者用リソースに目を通し，書かれている内容を理解してください。小児評価のための体系的なアプローチ，「評価－判定－介入」モデル，呼吸障害や循環障害の管理には，特に注意してください。
4. 受講者用リソースにある受講前自己評価（必須）を実施し，内容を理解し，合格してください。**elearning.heart.org/courses** の受講前自己評価にアクセスしてください。この自己評価テストは 3 つのセクションから構成されています。心電図リズムの判定，薬理学，実践的応用の各領域に関する知識を評価します。この評価を参考に，知識を深めておく必要のある領域を確認してください。
5. 受講前自己評価のスコアを印刷してください。受講前自己評価の合格には 70 ％以上のスコアが必要です。この合格スコアに達するまで，受講前自己評価を何度でも行うことができます。印刷したスコアを PALS コース受講時に持参してください。
6. PALS アルゴリズムおよびフローチャートを理解し，臨床シナリオに応用できるようにしてください。PALS コースでは，各アルゴリズムの詳細については説明しません。

本コースで扱わないこと

PALS プロバイダーコースでは，CPR，心電図リズムの判定，PALS に関する薬理学，アルゴリズムについての講義は行いません。CPR を復習しておらず，受講前自己評価で心電図や薬理学について学んで理解していないと，PALS プロバイダーコースの修了は難しくなります。本コースでは，心電図の判読方法，PALS に関する薬理学についての詳しい講義は行いません。

受講時には，『PALS プロバイダーマニュアル』を忘れずに持参してください。コース中の各レッスンで必要になります。

また，『ECC（救急心血管治療）ハンドブック 2020』（オプション）を参照することもできます。受講時に持参し，コースの一部のステーションで参考書として使用することもできます。

受講時の服装

ゆったりとした動きやすい服装でお越しください。また，コースでは腰を曲げたり，立ち上がったり，持ち上げたりするなどの作業も必要になります。このような動作の実習に支障があるような健康状態の方は，インストラクターにお知らせください。腰，膝，腰などの調子が悪い場合は，インストラクターが器材を調整できる場合があります。

それでは，（コースの日時）にお会いできることを楽しみにしております。コースに関する質問は，（名前）までお電話（電話番号）でお問い合わせください。

敬具

（名前），リードインストラクター

受講者向け事前案内の見本（HeartCode PALS）

（日付）

PALS コース受講者各位

HeartCode® PALS コースにお申込みいただき，ありがとうございます。このコースは，オンライン講習と，「ハンズオンセッション」と呼ばれるインストラクターが主導する教室での講習の 2 部構成になっています。まず，オンライン講習を修了していただく必要があります。

オンライン講習には，URL：[受講生のライセンス URL] からアクセスできます。

重要：オンライン講習終了時には修了証を必ず印刷してください。この修了証は教室での講習に出席する際にインストラクターに提出してください。オンライン講習を修了したことを証明するために必要なものです。修了証がないと，このコースのスキル実習とテストを修了することができません。

教室での講習のスケジュール

日付：

時間：

場所：

ゆったりとした動きやすい服装でお越しください。スキルの練習時には，手や膝をつく，腰を曲げる，立ち上がる，持ち上げるといった実技も必要になります。コースへの参加に支障があるようなら健康状態の方は，会場に到着したときにインストラクターの 1 人にお知らせください。インストラクターが規定のコース修了要件の範囲内でご要望にお応えできるように取り計らいます。体調不良の場合は，インストラクターにその旨を連絡して受講日程を変更してください。

それでは，（コースの日時）にお会いできることを楽しみにしております。コースに関する質問は，（名前）までお電話（電話番号）でお問い合わせください。

敬具

（名前），リードインストラクター

教室の条件

一般的な PALS コース（平均的な講習の人数は受講者 12 人，インストラクター 2～3 人）の指導は，大教室 1 つと小教室 1 つまたは 2 つあれば実施できる。大教室は 20 人が無理なく座れる広さでなければならない。ケースシナリオを受講者 7 人で実施する場合もあるので，小教室は図 2 に示すように必要なマネキンおよび器材とともに最大 8 人（受講者 7 人，インストラクター 1 人）を収容できる広さでなければならない。

大教室と各小教室は，以下の条件を満たしていなければならない。

- 音響効果がよい
- 照明が明るく，ビデオ教材用に調整できる
- インストラクターが操作するモニターまたはスクリーンが，すべての受講者から見える大きさである（受講者が数人だけの小教室であれば TV でもよいが，複数のマネキンを使用する大教室では大画面の TV またはコンピューターと LCD プロジェクターが必要になる）
- 受講者 1 人につき 1 つの椅子が用意されている
- 筆記試験用の机が配置されている

フロアのレイアウト見本

PALS プロバイダーコースのケースシナリオ実習（シミュレーションディスカッションを含む）とケースシナリオテストに使用する小教室のレイアウトの見本を図 2 に示す。

図 2. PALS プロバイダーコースの教室レイアウト。

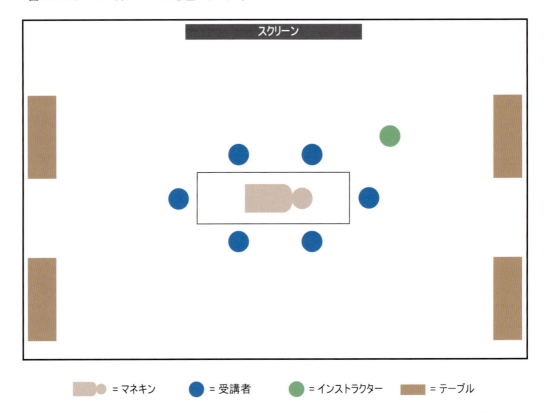

コアカリキュラム

AHA の各コースは，最新版の『PALS プロバイダーマニュアル』および『PALS インストラクターマニュアル』に記載されているガイドラインおよびコアカリキュラムに従わなければならない。コース中は，AHA の最新版のコース教材を最優先教材として使用しなければならない。

PALS インストラクター用資材には，以下の教材や参考資料が含まれる。
- インストラクターマニュアル
- 受講者用リソース
- コースビデオ
- レッスンプラン
- ケースシナリオ
- ポスター
- チェックリスト
- アルゴリズムおよびフローチャート
- 『ヘルスケアプロバイダー向け ECC ハンドブック 2020（2020 Handbook of ECC for Healthcare Providers）』（任意）
- 器材リスト

「PALS インストラクターマニュアルおよびインストラクター用リソース」

インストラクター用リソースには，レッスンプラン，ケースシナリオ，テストチェックリストなど，『PALS インストラクターマニュアル』に含まれる重要な教材のコピーが含まれており，CPRverify で入手できる。2 種類の形式の教材が用意されているので，インストラクターとコースコーディネーターは柔軟に情報を取得できる。

「レッスンプラン」

インストラクターは，パート 6 にあるレッスンプランを各レッスンのガイドとして用いる。レッスンプランは，コースの各レッスンを指導する際の指針を提供する。

「ケースシナリオ」

インストラクター用ケースシナリオがケースシナリオごとに作成されているので，インストラクターは受講者の職務範囲や経験レベルに応じたケースシナリオを取り上げることができる。ケースシナリオには，インストラクターがケースディスカッションやケースシミュレーションを円滑に進めるために必要な情報が含まれている。各ページには，シナリオごとのデブリーフィングツールが含まれている。シナリオは，最も簡単なものから最も複雑なものまでグループ分けされている。

「ポスター（任意）」
- PALS における体系的なアプローチアルゴリズム
- PALS における体系的なアプローチの概要
- 小児の心停止アルゴリズム
- 小児の脈拍のある徐脈アルゴリズム
- 小児の脈拍のある頻拍アルゴリズム
- 小児の敗血症性ショックアルゴリズム
- PALS における自己心拍再開後のショック管理アルゴリズム
- 呼吸器系緊急事態の管理フローチャート
- ショックの管理フローチャート

スキル実習のガイドと強化するために，コースの各学習ステーションの目立つ場所にポスターを掲示するか，AHA アルゴリズムが記載されている他の AHA 教材を受講者に参照してもらう。また，このような教材を職場や部署の共有エリア（給湯室，作業室，休憩室など）に掲示し，緊急時に取るべき行動を従業員やスタッフに再認識してもらう。

「ケースシナリオテストチェックリスト」
- 上気道閉塞
- 下気道閉塞
- 肺組織病変
- 呼吸調節障害
- 循環血液量減少性ショック
- 閉塞性ショック
- 血液分布異常性ショック
- 心原性ショック
- 上室性頻拍
- 徐脈
- 心静止／PEA
- VF／pVT

「学習ステーション習熟度チェックリスト」
- 気道管理
- 心リズム障害／電気的治療
- 血管確保

「アルゴリズムおよびフローチャート」
学習ステーションでは，以下のアルゴリズムおよびフローチャートを使用する。
- PALSにおける体系的なアプローチアルゴリズム
- 小児の心停止アルゴリズム
- 小児の脈拍のある徐脈アルゴリズム
- 小児の脈拍のある頻拍アルゴリズム
- 小児の敗血症性ショックアルゴリズム
- 呼吸障害の認識フローチャート
- 呼吸器系緊急事態の管理フローチャート
- ショックの認識フローチャート
- ショックの管理フローチャート

「ECCハンドブック（任意）」
『ECCハンドブック』はWebサイト www.international.heart.org から購入できる（任意）。受講者はすべての学習ステーションおよび筆記試験で『ECCハンドブック』を使用できるが，以下の制約がある。
- 受講者は，学習ステーションおよびテストステーション中に，投与量を確認する目的で『ECCハンドブック』を使用できる。
- 受講者は，ケース管理の詳細を調べるために『ECCハンドブック』を用いて長時間を費やすことはあってはならない。

『PALSプロバイダーマニュアル』
『PALSプロバイダーマニュアル』は，独立した出版物としても，PALSコースを補完する資料としても使用することができる。各コースセッションの前に，インストラクターと受講者の両方により，該当するセクションを必ず確認しておく。受講者は，コース実施中は常にマニュアルを手元に置いておく必要がある。

各クラスセッション中は，頻繁にこのマニュアルを参照すること。

『PALSプロバイダーマニュアル』にはPALS受講者用リソースへのアクセスが含まれており，ここで受講前自己評価が行える。受講前自己評価では，心電図リズムの判定，薬理学，実践的応用に関する受講者の知識をテストする。

「PALS コースビデオ」

PALS コースビデオでは，以下のトピックを扱う。

- コースの紹介
- 小児蘇生の科学
- 小児に対する質の高い BLS
- 乳児に対する質の高い BLS
- 高い能力を持つチーム
- CPRコーチ
- 窒息の解除（オプション）
- 体系的なアプローチ
- 二次評価
- 呼吸器系緊急事態の管理
- PALS 呼吸器ビデオケースディスカッション
- ショックによる緊急事態の管理
- PALS ショックビデオケースディスカッション
- 骨髄路
- 不整脈による緊急事態の管理
- PALS 不整脈ビデオケースディスカッション
- 心拍再開後の治療の管理
- 死への対応（オプション）

受講者には，PALS コースビデオを見ながら『PALS プロバイダーマニュアル』の内容を追うように促す。

「コース開講前の準備」

受講者によるコースの事前準備は，PALS コースの受講と修了に必要不可欠である。受講者がコースを受講するには，受講前自己評価に合格し，オンラインの双方向型ビデオレッスン（受講前課題オプションを選択した場合）を修了する必要がある。この自己評価により，受講者はコースの受講と修了に必要な知識とのギャップを認識することができる。受講者が，基本的な不整脈，薬理学，質の高い BLS，バッグマスク換気に関する知識とスキルに習熟せずに PALS コースを受講した場合には，学習ステーションやテストステーションで十分な蘇生チームでの役割を果たすことができないために，PALS コースの修了は難しい。ビデオレッスンを活用することで，受講に必要となる重要な知識を学習強化することができ，実際に実技習得する時間を増やすことができる。

受講者は，次の手順でPALS プロバイダーコースの準備をする必要がある。

1. コース日程表を確認する。
2. 『PALS プロバイダーマニュアル』に目を通し，記載されている内容を理解する。
3. 受講者用リソースにある受講前自己評価に目を通し，内容を理解し，合格する。
4. 受講者用リソースで受講前課題ビデオレッスンを視聴し，内容を理解し，修了する（トラディショナルコースの受講者を除く。PALS トラディショナルコースの日程表見本を参照）。
5. 受講前自己評価のスコアとすべてのビデオレッスンの修了を示す証明書を印刷して講習時に持参する。自己評価で合格するには 70 %以上のスコアが必要である。この合格スコアに達するまで，受講前自己評価は何度でも行うことができる。
   - 受講者が印刷した証明書を持参しなかった場合には，受講者に受講者用リソースに再度ログインして証明書を印刷するように指示する。
   - 受講者がインストラクターに 70 %以上のスコアを証明できない場合は，受講者に PALS コースの受講日程を再調整してもらう。

器材リスト

各講習に必要な器材を表7に示した。使用する器材はすべて清潔で，適切に作動することを確認し，良好な整備状態であることを確認しておく必要がある。

表には，このコースを適切に実施する上で必要な器材と備品が記載されている。院内（医療施設内）プロバイダー用の救急カート，院外（病院搬送前）プロバイダー用の携帯救急キットおよび除細動器ユニットも含まれている。救急カート／携帯救急キットには，表に記載されている器材と備品が含まれる。

表 7. PALS プロバイダーコースの器材と備品

器材と備品	必要な数量	使用する場所・タイミング
書類		
事前案内	受講者 1 人あたり 1 部	開講前
受講者名簿（コースロスター）	1 クラスあたり 1 部	コースの最初
名札	受講者 1 人およびインストラクター 1 人あたり 1 個	すべて
コース日程（アジェンダ）	受講者 1 人およびインストラクター 1 人あたり 1 個	すべて
コース修了カード	受講者 1 人あたり 1 部	コースの終了時
PALS プロバイダーマニュアル	受講者 1 人およびインストラクター 1 人あたり 1 個	すべて
レッスンプラン付き『PALS インストラクターマニュアル』	インストラクター 1 人あたり 1 個	すべて
インストラクター用ケースシナリオ	インストラクター 1 人あたり 1 個	すべて
チームメンバー役割ラベル	1 ステーションにつき 1 組（各受講者のチームでの役割識別用）	すべての少人数グループのステーション
スキルステーション習熟度チェックリスト	受講者 1 人およびインストラクター 1 人あたり 1 個	BLS およびスキルステーション
PALS コース進行チェックリスト	インストラクター 1 人あたり 1 個	すべて
心臓系，ショック，呼吸器系の練習シナリオチェックリスト	受講者 1 人あたり 1 部	学習ステーション：気道管理，学習ステーション：血管確保，学習ステーション：心リズム障害／電気的治療
小児および乳児に対する BLS スキルテストチェックリスト	受講者 1 人あたり 1 部	小児および乳児に対する質の高い BLS 実習とテスト
ECC ハンドブック（任意）	受講者 1 人およびインストラクター 1 人あたり 1 個	任意，すべて
PALS アルゴリズム／フローチャート	ステーションごとに 1 セット	すべて
PALS 筆記試験の問題用紙（インストラクター主導のコースのみ）	オンライン筆記試験の予備として必要な枚数の試験問題用紙	筆記試験

（続く）

パート 2

器材と備品	必要な数量	使用する場所・タイミング
未記入の解答用紙（インストラクター主導のコースのみ）	必要に応じて受講者1人あたり解答用紙2枚	筆記試験
解答集／注釈付きの解答集（インストラクター主導のコースのみ）	1クラスあたり1部	筆記試験
アルゴリズムポスター	1クラスあたり1部	心臓系ケースシナリオディスカッション, 学習ステーション：心リズム障害／電気的治療
施設で用いられている書式	1クラスあたり1部	心臓系ケースシナリオディスカッション
学習ステーション習熟度チェックリスト	受講者1人あたり1部	小児および乳児に対する質の高いBLS実習とテスト, 学習ステーション：気道管理, 学習ステーション：心リズム障害／電気的治療, 学習ステーション：血管確保
AV機器		
インターネットにアクセスでき、ストリーミングが可能な性能を備えたコンピュータとプロジェクションスクリーン	ステーションごとに1台	コースの概要, PALS科学の概要, 小児および乳児に対する質の高いBLS実習とテスト, 学習ステーション：気道管理, 学習ステーション：心リズム障害／電気的治療, 学習ステーション：血管確保, 体系的アプローチ, チームダイナミクス
コースビデオ	1部	コースの概要, PALS科学の概要, 小児および乳児に対する質の高いBLS実習とテスト, 学習ステーション：気道管理, 学習ステーション：心リズム障害／電気的治療, 学習ステーション：血管確保, 体系的アプローチ, チームダイナミクス
CPRおよびAEDの器材		
BLSフィードバック装置	ステーションごとに1台	小児および乳児に対する質の高いBLS実習とテスト, 学習ステーション：心リズム障害／電気的治療, 心臓ケースシナリオディスカッション
シャツを着た小児CPRマネキン（フィードバック装置）	受講者3人ごとに1台	小児および乳児に対する質の高いBLS実習とテスト, 学習ステーション：心リズム障害／電気的治療, 心臓系ケースシナリオディスカッション, ショックケースシナリオディスカッション
乳児CPRマネキン（フィードバック装置）	受講者3人ごとに1台	小児および乳児に対する質の高いBLSの実習とテスト, 心臓系緊急事態の管理学習ステーション, 心臓系ケースシナリオディスカッション, ショックケースシナリオディスカッション
小児気道マネキンまたは挿管ヘッド	受講者3人ごとに1台	ステーションごとに1個学習ステーション：気道管理, 呼吸器系ケースシナリオディスカッション
乳児気道マネキンまたは挿管ヘッド	受講者3人ごとに1台	ステーションごとに1個学習ステーション：気道管理, 呼吸器系ケースシナリオディスカッション
ストップウォッチ／タイマー	インストラクター1人あたり1個	小児および乳児に対する質の高いBLS実習とテスト
カウントダウンタイマー	インストラクター1人あたり1個	小児および乳児に対する質の高いBLS実習とテスト
成人および小児用AEDトレーニングパッド付きAEDトレーナー	受講者3人ごとに1台	小児および乳児に対する質の高いBLS実習とテスト, 学習ステーション：心リズム障害／電気的治療, 心臓ケースシナリオディスカッション
CPR用バックボード	受講者3人ごとに1台	小児および乳児に対する質の高いBLSの実習とテスト, 心臓系ケースシナリオディスカッション
CPR用の踏み台	受講者3人ごとに1台	小児および乳児に対する質の高いBLSの実習とテスト, 心臓系ケースシナリオディスカッション

（続く）

コースの準備

器材と備品	必要な数量	使用する場所・タイミング
気道および換気		
乳児気道マネキンまたは挿管ヘッド	受講者3人ごとに1台	学習ステーション：気道管理，呼吸器系ケースシナリオディスカッション
小児用ポケットマスクおよび乳児用ポケットマスク	受講者3人あたり1個，または受講者1人あたり1個	小児および乳児に対する質の高いBLSの実習とテスト，呼吸器系ケースシナリオディスカッション
一方向弁	受講者1人あたり1部	小児および乳児に対する質の高いBLSの実習とテスト，呼吸器系ケースシナリオディスカッション
バッグマスク ・乳幼児用 450～500 mL ・年長児/青少年用 1000 mL	受講者3人ごとに1台	小児および乳児に対する質の高いBLS実習とテスト，学習ステーション：心リズム障害／電気的治療，呼吸器系ケースシナリオディスカッション，ショックケースシナリオディスカッション
リザーバー付き非再呼吸式マスク	ステーションごとに1個	学習ステーション：気道管理，呼吸器系ケースシナリオディスカッション，ショックケースシナリオディスカッション
鼻カニューレ	ステーションごとに1個	学習ステーション：気道管理，呼吸器系ケースシナリオディスカッション
高流量鼻カニューレ（任意）	ステーションごとに1個	学習ステーション：気道管理，呼吸器系ケースシナリオディスカッション
簡易酸素マスク	ステーションごとに1個	学習ステーション：気道管理，呼吸器系ケースシナリオディスカッション
吸引カテーテル	1ステーションあたり各種サイズ1組	学習ステーション：気道管理，呼吸器系ケースシナリオディスカッション
噴霧器（吸入器）	ステーションごとに1セット	学習ステーション：気道管理，呼吸器系ケースシナリオディスカッション
波形表示呼気 CO_2 モニター（フィードバック装置）	写真で代用してもよい	学習ステーション：気道管理，学習ステーション：心リズム障害／電気的治療，呼吸器系ケースシナリオディスカッション，心臓系ケースシナリオディスカッション，ショックケースシナリオディスカッション
聴診器	マネキンごとに1個	学習ステーション：気道管理，呼吸器系ケースシナリオディスカッション，ショックケースシナリオディスカッション
身長別カラーコード化蘇生テープ	ステーションごとに1枚	学習ステーション：気道管理，学習ステーション：心リズム障害／電気的治療，呼吸器系ケースシナリオディスカッション，心臓系ケースシナリオディスカッション，ショックケースシナリオディスカッション，学習ステーション：血管確保
タオル	受講者3人ごとに1台	学習ステーション：気道管理，呼吸器系ケースシナリオディスカッション
呼気 CO_2 検知器：成人・小児・乳児用	ステーションごとに1個	学習ステーション：気道管理，呼吸器系ケースシナリオディスカッション，ショックケースシナリオディスカッション
チューブ固定具またはテープ（小児用）	マネキンごとに1個	学習ステーション：気道管理，呼吸器系ケースシナリオディスカッション
リズム認識および電気的治療		
リード線付き心電図モニター，電極，パッド（乳児，小児用／成人用）	ステーションごとに1セット	学習ステーション：心リズム障害／電気的治療，心臓ケースシナリオディスカッション
リズムジェネレータ	コースごとに1個	学習ステーション：心リズム障害／電気的治療，心臓ケースシナリオディスカッション

（続く）

器材と備品	必要な数量	使用する場所・タイミング
AEDトレーナー	ステーションごとに1台	学習ステーション:心リズム障害／電気的治療,心臓ケースシナリオディスカッション
身長別カラーコード化蘇生テープ		学習ステーション:心リズム障害／電気的治療
BLSフィードバック装置		学習ステーション:心リズム障害／電気的治療
波形表示呼気CO_2モニター(推奨)		学習ステーション:心リズム障害／電気的治療
器材および薬剤		
骨髄路確保用マネキン	1台(代替骨付き)	学習ステーション:血管確保,ショックケースシナリオディスカッション
骨髄穿刺ドリルおよび針(推奨)	ドリル1本,各種サイズの針1組	学習ステーション:血管確保,ショックケースシナリオディスカッション
用手用骨髄針	ステーションごとに3本	学習ステーション:血管確保,ショックケースシナリオディスカッション
呼吸器系の薬剤:蘇生薬または薬剤カード • サルブタモール • イプラトロピウム • ラセミ体アドレナリン 1 mg/mL (2.25 %) • 筋注用アドレナリン 1 mg/mL	受講者1人あたり1部	呼吸器系ケースシナリオディスカッション
心臓系の薬剤:蘇生薬または薬剤カード • アデノシン • アミオダロン • 硫酸アトロピン • アドレナリン 0.1 mg/mL • グルコース • リドカイン • 硫酸マグネシウム		心臓系ケースシナリオディスカッション
ショックの薬剤:蘇生薬または薬剤カード • 硫酸アトロピン • アドレナリン 0.1 mg/mL • 輸液 • グルコース • 陽性変力作用薬 • 血管収縮薬		ショックケースシナリオディスカッション
輸液バッグ	1本	学習ステーション:血管確保,ショックケースシナリオディスカッション
三方活栓	1本	学習ステーション:血管確保,ショックケースシナリオディスカッション
60 ccロック式シリンジ	1本	学習ステーション:血管確保,ショックケースシナリオディスカッション

(続く)

コースの準備

器材と備品	必要な数量	使用する場所・タイミング
シリンジ	1ステーションあたり2～3本	学習ステーション：血管確保, ショックケースシナリオディスカッション
高度な気道管理（気管チューブと1つ以上の声門上デバイスを選択すること）		
口咽頭エアウェイ	各種乳児用／小児用サイズ／各1個	小児および乳児に対する質の高いBLS実習とテスト, 呼吸器系ケースシナリオディスカッション, 気道管理, 緊急事態の管理学習ステーション
声門上エアウェイ	各種サンプルサイズ	学習ステーション：気道管理, 呼吸器系ケースシナリオディスカッション
MDI（定量吸入器）, スペーサー, マウスピース／マスク	ステーションごとに1セット	学習ステーション：気道管理, 呼吸器系ケースシナリオディスカッション
水溶性潤滑剤	ステーションごとに1個	学習ステーション：気道管理, 呼吸器系ケースシナリオディスカッション
喉頭鏡ハンドル	受講者3人あたり成人用と小児用1本ずつ	学習ステーション：気道管理, 呼吸器系ケースシナリオディスカッション
喉頭鏡ブレード	複数の直線型ブレードと曲型（マッキントッシュ型）ブレード	学習ステーション：気道管理, 呼吸器系ケースシナリオディスカッション
スタイレット付きのカフ付きおよびカフなし気管チューブ	気道管理用マネキンに合う各種サイズ	学習ステーション：気道管理, 呼吸器系ケースシナリオディスカッション
安全性		
鋭利医療器具廃棄容器（本物の針を使用している場合）	ステーションごとに1個	学習ステーション：血管確保, ショックケースシナリオディスカッション
実習交代時およびコース後の器材消毒用備品		
マネキン消毒用備品	受講者交代時に必要に応じて	小児および乳児に対する質の高いBLS実習とテスト, 学習ステーション：気道管理, 学習ステーション：心リズム障害／電気的治療, 学習ステーション：血管確保, 呼吸器系ケースシナリオディスカッション, 心臓系ケースシナリオディスカッション, ショックケースシナリオディスカッション

パート 2

パート 3

コースの指導

受講者との対話

受講者への挨拶
受講者が到着したら個別に挨拶をし,受講生は歓迎され,インストラクターのことを快適と感じてもらえるようにすること。

コースの進行中
コース全体を通して各受講者について把握するように努め,各個人の得手と不得手を観察する。また,各個人,学習の機会が起きていることを確認する。コースが進むにつれ,各受講者がどのインストラクターからも指導,フィードバック,および励ましの機会を得られるよう,各受講者の情報を他のインストラクターと共有する。

学習ステーションおよびスキルの実習

はじめに

学習ステーションでは，受講者とともに具体的なスキルとケースシナリオを復習しましょう。各学習ステーションとテストステーションには，複数のケースシナリオが用意されている（付録 B には，院外と院内の両方のシナリオが掲載されている）。

各受講者が各ケースで何らかの役割を担うことと，各受講者が受講中に 2 回チームリーダー役を経験することが必要である。受講者の役割は，ステーションの受講者数によって変わる。受講者が余った場合は，追加の記録係または 2 人目の気道担当メンバーなどに割り当てる。インストラクターは，特定の順序でケース進行する必要はないが，割り当てられた受講者の役割を変更しない。後続の学習ステーションでは，受講者の順序を変更しいつも同じ受講者がステーションの最初にならないようにする。

各 PALS フルコース（受講前課題のある教室でのコース，従来の教室でのコース）の場合，受講者は以下のステーションで 2 回チームリーダー役を務めなければならない。

- 上気道閉塞
- 下気道閉塞
- 肺組織病変
- 呼吸調節障害
- 循環血液量減少性ショック
- 閉塞性ショック
- 血液分布異常性ショック
- 心原性ショック
- 徐脈
- 上室性頻拍
- 心静止／PEA
- VF／pVT

PALS アップデートコースの場合，受講者は少なくとも 1 回チームリーダー役を務めなければならない。

- シミュレーションを用いたケースシナリオ実習

学習ステーションの準備

以下の学習ステーションを指導する。

- 気道管理
- 血管確保
- 心リズム障害／電気的治療
- シミュレーションを用いたケースシナリオ実習

見本の日程表は，国際トレーニングセンターの事情に応じて変更することができる。最初の 3 つのレッスンは 順番通りに行う。BLS および気道管理のテストはPALS コースの基礎となるため，初日の早い段階で終える必要がある。

学習ステーションの準備のため，各ステーションで用いる教材を本マニュアルの「パート 6：レッスンプラン」と『PALS プロバイダーマニュアル』で入念に確認する。準備には，学習ステーションの内容の練習も含まれる。最初の数回は，インストラクター同士でリハーサルを行うとよい。練習セッションを行うことで教材に精通でき，どのインストラクターがどのセクションの指導に最適かを知ることができる。

追加の準備には,以下が含まれる。

- 学習ステーションの準備をする－必要な器材と備品がすべて揃っており,すべて正しく動作することを確認する。
- 十分な備品が用意されていることを確認する。
- バッテリーが満充電されていることと,予備が用意されていることを確認する。
- シミュレータおよびマネキンが適切に動作することを確認する。
- レッスンプランを確認する。
- 『ECC ハンドブック』(任意) と『AHA 心肺蘇生と救急心血管治療のためのガイドライン 2020 (2020 AHA Guidelines for CPR and ECC)』を確認する。

学習ステーションでは,3つのカテゴリーのケースシナリオを提示する。受講者は各ケースに対し,「PALS における体系的なアプローチアルゴリズム」で概説されている体系的なアプローチを用いる。このアプローチには,「評価－判定－介入」で構成されている。

ケースディスカッションおよびケースシナリオシミュレーションを効果的に進めるために,「PALS における体系的なアプローチアルゴリズム」を十分理解しておく必要がある。この中心概念の詳細については,『PALS プロバイダーマニュアル』の「パート 4:重症の疾患や外傷のある小児に対する体系的なアプローチ」を参照のこと。

各 10 分のケースディスカッションでは,最初に,重症の疾患や外傷のある乳児または小児の短いビデオクリップの共覧から始まる。受講者は,この小児の外観,呼吸,皮膚色を評価して,小児の状態に対する「第一印象」をまとめる。これに基づき,以降の手順を進める。小児に反応がなく,呼吸していない (または死戦期呼吸のみ) 場合は,ただちに CPR を開始する必要がある。小児の脈拍が 60 回/分を超え,呼吸が正常な場合は,「評価－判定－介入」の手順へ進む。ビデオの後半部分では,受講者が小児の状態の評価を容易にする情報が提供される。評価には,一次評価,二次評価,および診断的評価が含まれる。受講者はこの情報に基づき,小児の臨床状態の種類 (呼吸障害,循環障害,またはその両方) と重症度をより具体的に判断できるようになる。ケースディスカッションは毎回,ビデオによる重要所見の要約で締めくくる。**ケースディスカッション中は,治療についてディスカッションしてはならない。**

ケースシナリオシミュレーションでは,受講者はマネキンに対し,重要な様々な処置を行う。ケースごとに 1 人のチームリーダーを指名する。チームリーダーは他のチームメンバーに対し,ケースを管理するための作業を指示する。インストラクターはケースシナリオを使用してシミュレーションを進行させ,受講者がシミュレートされた患者の処置に実際に携わっているような現実に近い状況を作りあげる。ケースシナリオごとに 5 分のプレブリーフィングを行う。この時間に学習内容の予測,安心できる学習環境を作りあげ,受講者にケースシナリオに対する目標を設定させる。チームが患者の処置を行っている間は,各受講者を観察し,それぞれの行動をメモして,シミュレーションシナリオのデブリーフィングに備える。ケースシミュレーションは必ず 10 分以内に終えるようにして,すぐにデブリーフィングを始めること。デブリーフィングはケースシミュレーションの重要な要素なので,必ず 10 分間行う (ストップウォッチやタイマーを使用)。ケースシナリオにプリントされたデブリーフィングツールの両面を使用して,詳細なデブリーフィングを行う。否定的な表現ではなく,肯定的で建設的な表現によるフィードバックを与えること。また,チームリーダーやメンバーの行動を批判することは避ける。学習ステーションの目的は,受講者がケースシミュレーションから学べるように支援することである。したがってインストラクターは,ケースシミュレーションが受講者にとって有益な体験となるよう努力する必要がある。試験を受けているような体験としてはならない。

各学習ステーションの進め方についての詳細は,レッスンプランを参照のこと。

スキルステーションおよび学習ステーションを準備するため,各学習ステーションで用いるすべての教材を『PALS プロバイダーマニュアル』,本インストラクターマニュアル,レッスンプラン,ケースシナリオで入念に確認すること。

- ケースシミュレーションステーションでは,チームメンバーの役割ラベルを用いて各受講者のチーム内での役割を識別する。
- シミュレーション (10 分) とデブリーフィング (10 分) の時間を計るために,ストップウォッチ (腕時計は不可) を使用する。
- ステーションにケースシナリオが含まれる場合は,ケースシナリオの導入部分を読み上げる。ケースディスカッションとケースシミュレーションでは,ケースの展開に応じて重要な情報を提供できるように準備しておく。ケースについてはケースシナリオに記載された患者情報を参考にすること。記載された患者情報から逸脱してはならない (バイタルサインなど)。
- ケースシナリオシミュレーション中は,チームメンバーがマネキンに対し,評価に関する適切な作業を実施した後に限り,ケース情報に関する質問に応えること。例えば,小児の血圧を問わ

れた場合，血圧計カフが取り付けられ，チームメンバーが血圧測定をシミュレートしてから情報を提供する。
- グループが学習ステーションの目的から逸脱した場合は，目的に沿って実習を進行できるようにメンバーを導くようチームリーダーを促す。インストラクターがヒントや助言を与えることはできるが，チームリーダーおよび各受講者に「評価－判定－介入」モデルに沿って作業を遂行させること。
- チームとして連携して作業するように受講者を促す。チームリーダーとチームメンバーのチームスキルと適切な行動を積極的に後押しする。
- ケースシミュレーションだけで実習を終えるのではなく，各ケースの最後に必ずデブリーフィングのための適切な時間を確保すること。臨床シナリオを完了することも重要だが，デブリーフィングとディスカッションに十分な時間を割くことも同じように重要であることを忘れてはならない。
- デブリーフィングでは最初にインストラクターがチームリーダーに対してケースの流れを尋ねる。次に，時間管理／記録係に質問した後，各チームメンバーに質問する（レッスンプランを参照）。

前向きに励ます姿勢を持つこと。不適切または不正確な行動を目にした場合は，適切な介入を行うためのより良い方法を提案する。チームリーダーやチームメンバーを否定的に批判してはならない。代わりに，修正または変更すべき行動を肯定的な表現で指摘すること。

学習ステーションのケースシナリオ

ケースシナリオは受講者に合わせて調整してもよい。ケースごとに多種多様なケースシナリオが用意されているので，受講者の職務範囲や経験レベルに応じたケースシナリオを用いることができる。受講者の学習への取り組みを深めるため，PALSコースでは，呼吸，ショック，心臓のケースシナリオを取り上げている。

ケースシナリオには，インストラクターがケースディスカッションやケースシミュレーションを円滑に進めるために必要な情報が含まれている。シナリオごとに，そのシナリオに応じたデブリーフィングツールが含まれている。

呼吸：
- 上気道閉塞
- 下気道閉塞
- 肺組織病変
- 呼吸調節障害

ショック：
- 循環血液量減少性ショック
- 閉塞性ショック
- 血液分布異常性ショック
- 心原性ショック

心臓：
- 徐脈
- 上室性頻拍
- 心静止／PEA
- VF
- pVT

技術と器材の確認

学習ステーションを実施する前に，各受講者がモニターや除細動器など講習で用いるすべての器材に精通し，操作できることを確認する。

- 蘇生用器材が揃っているか確認する。
- ペーシングや電気ショックなど，ステーションでのモニター／除細動器の使用方法を確認する。
- 各受講者に除細動器のボタンを押してもらい，無理なく使用できるように慣れてもらう。
- 安全の重要性を強調する。
- 受講者に，ペーシングと電気ショックに慣れてもらう。

各受講者が AED を正しく使えるようになってから，手動式除細動器の使用に進むこと。以下を強調する。

- パッドコネクターの形状が異なる場合の対策（できるだけ迅速にアダプターまたはスイッチパッドを使用する）
- 中断のない連続した胸骨圧迫の重要性（手動式除細動器の充電時間が 10 秒を超える場合は，その充電中も圧迫を継続する）

学習ステーション／ケースシナリオの実施

学習ステーションを実施する場合は，受講者が入室したら，必要に応じて自己紹介をする。また，学習ステーションの目的について説明する。学習ステーションでは，受講者が実際に操作を行う実習が非常に重要であることに留意する。

インストラクターの役割は受講者を指導することであり，特定のスキルについて講義を行うことではない。ステーションではスキル実習をスムーズに進行させ，ステーションのレッスンプランで示されている場合のみデモンストレーションを行う。

ステーションでの学習内容にケースシナリオが含まれている場合は，ケースに関する情報をチームリーダーとチームメンバーに伝える（ケースシミュレーション時に推奨されるチームリーダーとチームメンバーの配置については，以下の図 3 を参照のこと）。

図3. ケースシミュレーション時に推奨されるチームリーダーとチームメンバーの配置。

6名で構成される高い能力を持つチームの配置*

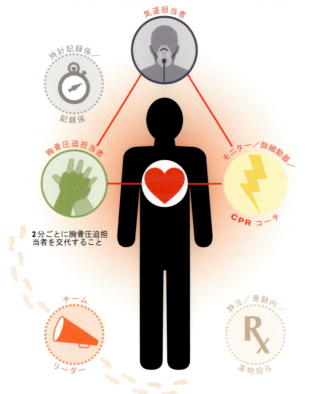

蘇生における役割のトライアングル

胸骨圧迫担当者
- 患者を評価する
- 地域のプロトコールにて圧迫をを実施する
- 2分ごとに，または疲労した場合はそれより早く交代する

モニター／除細動器／CPRコーチ
- AED／モニター／除細動器を準備して操作し，指名されているCPRコーチとして行動する
- モニターがある場合，チームリーダー（およびチームのほとんどのメンバー）から見える位置にモニターを設置する

気道担当者
- 気道を確保する
- バッグマスク換気を行う
- 適宜，気道補助用具を挿入する

チームにはそれぞれ役割と手順が定められている。どのチームメンバーも，胸骨圧迫を交代する，または自身の安全を確保する目的を除き，トライアングルから離れない。

リーダーシップの役割

チームリーダー
- どの蘇生チームも，決められたリーダーがいなければならない
- チームメンバーに役割を割り当てる
- 治療に関する決定を行う
- 必要に応じて他のチームメンバーにフィードバックする
- 割り当てられていない役割の責任を負う

静注／骨髄内／薬物投与担当者
- PALSプロバイダーの役割
- 静脈路／骨髄路の確保を開始する
- 薬物を投与する

時間管理／記録係
- 介入時間および薬物投与を記録する（およびこれらを次に行うべき時に知らせる）
- 圧迫時の中断の頻度と長さを記録する
- これらをチームリーダー（および他のチームメンバー）に伝える

*これはチームのフォーメーションの一例である。役割については，地域のプロトコルに適応させてもよい。

ケースの展開に従って重要な情報を提供できるように準備しておく。グループが学習ステーションの目的から逸脱した場合は，目的に沿って実習を進行できるように導く。インストラクターはヒントや助言を与えることはできるが，チームリーダーの役割を担う受講者の指揮下で，各受講者がアルゴリズムや評価に取り組めるようにすること。

新人のインストラクターや，初めて指導を行うインストラクターは，1人で指導する前に，経験を積んだPALSインストラクターが実施する学習ステーションを見学したり，手伝ったりするとよい。ケースシミュレーションにすべての時間を費やしてはならない。各ケースの実施後に，デブリーフィングのための適度な時間を確保すること。ケース実習時は，各ケースを臨床的に解決する必要はない。それよりも，時間通りにケースを終了させ，ディスカッションの時間を十分に取ること。

学習ステーションでのケースシミュレーションの際には，実際の緊急時に使用するのと同様に手袋を着用してもよい。このような場合も，手袋を着用するために，胸骨圧迫の開始が遅れることがあってはならない。

評価と管理における体系的なアプローチ

経験豊富なプロバイダーは，体系的なアプローチを用いて重症の疾患や外傷のある小児の評価と管理を行う。このコースでは受講者に対し，以下の重要なスキルを学び，実習する機会を与える。

- 評価：小児評価のための体系的なアプローチを用いて患児を評価する
- 判定：臨床状態の種類と重症度を判断し，適切な処置について医学的判断を行う
- 介入：治療と介入を行う

重篤な小児患者の評価および管理のための体系的なアプローチに習熟できるよう，すべての受講者に十分な機会を与えること。

教育モデルと原則

かつてモックコード(模擬学習)と呼ばれたケースシナリオシミュレーションは,25年以上にもわたりPALSの基本教育モデルとなっている。技術が進化し,シミュレーション教育の科学が発展し続けているが,基本は変わっていない。シミュレーションは,実際の患者に適用する前に,認知および精神運動の各スキルを学習して実習する機会を受講者に提供する。

そのようなシミュレーションに基づく教育が,受講者の知識,スキル,チーム行動,リーダーシップ,およびコミュニケーションを向上する上で効果的であることを立証するエビデンスが,多くの分野で得られている。したがって,PALSコースの設計には今後もこのモデルが組み込まれることになる。

シミュレーションベースの教育手法の他,PALSコースの構成には,いくつかの成人向け学習原則が採用されている。

- 原則:成人の学習効果が最大となるのは,学習プロセスに積極的に参加したときである。このコースで最優先されるものは,受講者の積極的かつ一貫した参加である。
- 原則:インストラクターの効果が最も高くなるのは,講師としてではなく,ファシリテーター(進行役)としての役割を果たしたときである。コースの大部分は,3つのカテゴリーのケースに対するディスカッション,シミュレーション,デブリーフィングから成る。インストラクターの役割は,受講者のディスカッションを促し,適切な管理活動を実行できるように受講者を指導することである。
- 原則:成人の学習効果が最大となるのは,恐怖心や羞恥心が取り除かれ,安心感が得られたときである。インストラクターはすべてのPALS受講者に対し,安心できる害のない学習環境を提供するよう,最善を尽くさなければならない。

PALSインストラクターは,特殊な器具(骨髄路確保用の器具など)を使用したスキルの学習時に限らず,シナリオの中での医学的評価や意思決定の学習時であっても,上記原則に従うように努める必要がある。

PALSインストラクターの役割は,緊急事態を可能な限り現実的にシミュレートした環境を受講者に提供し,受講者の行動を観察して,受講者の行動および思考プロセスの検証を促し,建設的なフィードバックを与えることである。高度な技術によって現実に似せた環境を作り出すことは可能であるが,学習プロセスは恐らく,その後のディスカッションをいかに円滑に進めるかというスキルに大きく左右される。この円滑に進めるプロセスを,「デブリーフィング」と呼ぶ。

インストラクター用指導教材

アイコンについて

本マニュアルのレッスンプランやコースビデオで使用されているアイコンは，コースのどの時点でどのような作業をするかをインストラクターに示すためのものである。コースで用いられるアイコンを表 8 に示した。

表 8. PALS プロバイダーコースのアイコン

アイコン	行うこと
▶	ビデオを再生する
⏸	ビデオを一時停止する
👤	受講者はビデオを見ながら練習する
📖	受講者は『PALS プロバイダーマニュアル』を参照する
💬	ディスカッション
🧎	受講者による実習
🔄	2 つのステーション間で受講者を交代させる
✓	試験またはスキルテスト

レッスンプランについて

すべての AHA ECC インストラクターマニュアルにはレッスンプランが記載されている。レッスンプランには以下の目的がある。

- インストラクターによるコースの進行を助ける
- コース間の一貫性を保つ
- インストラクターが各レッスンの主要な目的に集中できるようにする
- コースにおけるインストラクターの責任を説明する

レッスンプランはインストラクターのみが使用することを想定している。これは，インストラクターのガイドとなるツールであるため，各自でメモをとり，自分だけのオリジナルツールにするとよい。

レッスンプランの見本を図 4 に示した。

図 4. PALS レッスンプランの見本。

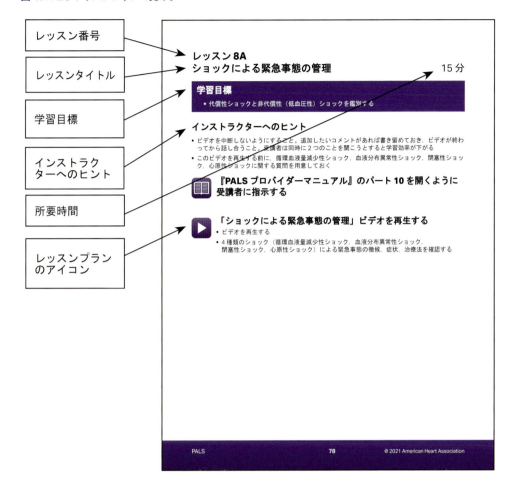

レッスンプランの使用

表 9 に示したとおり，開講前，コースの進行中，スキル実習とテスト時に使用するレッスンプランが用意されている。

表 9. レッスンプランを使用するタイミングと使用方法

タイミング	使用方法
コースの開講前	レッスンプランを確認し，各レッスンの目的，各レッスンでのインストラクターの役割，各レッスンに必要なリソースを把握する。覚えておきたいことや追加したいことをメモしておく。
コースの進行中	各レッスンプランに従ってコースを進める。各ビデオセグメントの内容を受講者に周知する。各レッスン用のすべてのリソース，器材，備品が整っていることを確認する。各レッスンで指定されている目標を受講者が達成できるように支援する。
スキルテスト前の実習中	受講者は，スキルテストの特定の部分に関して質問を抱く場合がある。レッスンプランは，そうした質問に答える際のインストラクターの資料となる。

コースで使用するビデオ

PALS コースはインストラクターが指導する形式のコースであるが，多くのビデオがコースに取り入れられている。ビデオでは，情報，ケースの説明，デモンストレーションが提供される。また，ビデオを利用することで，コースの内容と情報を一貫した方法で伝えることができる。

スキルステーションについて

スキルステーションの目的は，バッグマスク換気や骨髄路確保などの蘇生処置について実習を行い，習熟させる機会を受講者に与えることである。PALS コースには次のスキルステーションがある。

- 気道管理
- 血管確保
- 心リズム障害／電気的治療

スキルステーション習熟度チェックリストに記載された各スキルを受講者ごとに評価する。評価結果を PALS コース進行チェックリストに記載する。

各スキルステーションの進め方についての詳細は，レッスンプランを参照のこと。

スキルステーション習熟度チェックリストの使用法

受講者：

- ステーションの受講前に確認し，改善の余地がある箇所を判断する
- 実習中に，必要なスキルを参照するために使用する
- スキルの向上方法についてメモを取るのに使用する

インストラクター：

- チェックリストに記載された各スキルの習熟度を受講者ごとに評価するのに使用する

PALS コース進行チェックリストの使用

インストラクターは PALS コース進行チェックリストを使用して，各ステーションで必要とされるすべての活動に積極的に参加し，完了しているかどうかを受講者ごとにチェックする。チェック項目は次のとおり。

「スキルステーション」

- **BLS テスト**：必要とされる BLS スキルテストに合格したか
- **呼吸**：気道管理スキルステーションの習熟度チェックリストに記載されたすべてのスキルに習熟したか
- **血管**：血管確保スキルステーションの習熟度チェックリストに記載されたすべてのスキルに習熟したか
- **ECG**：心リズム障害／電気的治療スキルステーションの習熟度チェックリストに記載されたすべてのスキルに習熟したか

「ケースシナリオ」

- **グループ 1**：チームリーダーまたはチームメンバーとして，以下のシミュレーションステーションでケースシナリオシミュレーションに積極的に参加したか
  - 循環血液量減少性ショック
  - 下気道閉塞
  - 上気道閉塞
  - 心静止／PEA
- **グループ 2**：チームリーダーまたはチームメンバーとして，以下のシミュレーションステーションでケースシナリオシミュレーションに積極的に参加したか
  - 肺実質病変
  - 敗血症性／血液分布異常性ショック
  - 上室性頻拍
  - VF／pVT
- **グループ 3**：チームリーダーまたはチームメンバーとして，以下のシミュレーションステーションでケースシナリオシミュレーションに積極的に参加したか
  - 閉塞性ショック
  - 心原性ショック
  - 呼吸調節障害
  - 徐脈

「テスト」
- **心臓系ケースシナリオ**：チームリーダーまたはチームメンバーとして PALS ケースシナリオ 1 のテストに合格したか
- **呼吸／ショックのケースシナリオ**：チームリーダーまたはチームメンバーとして PALS ケースシナリオ 2 のテストに合格したか
- **試験**：84％以上のスコアで試験に合格したか（インストラクター主導のコースのみ）

このチェックリストは内部使用を目的としており，持ち出し禁止である。インストラクター，コースディレクター，およびコースコーディネーターはこのチェックリストを使用することで，コース全体を通して，各受講者の進捗状況を確認できる。コースの早い時点でこのチェックリストを使用して，受講者の弱点を把握し，補習すること。

学習ステーション習熟度チェックリストの使用法
受講者：
- 受講前に確認し，ケースシミュレーションおよびケースシナリオでの評価に用いられる基準について理解しておく。
- ケースシミュレーション中，時間管理／記録係に割り当てられたときに使用する。チームが行う作業をチェックし，デブリーフィングでの報告に役立てる。

インストラクター：
- ケースシミュレーション中，ケースシナリオと合わせて参照する。

ケースシナリオについて
PALS コースのケースシナリオは，小児蘇生の専門家によってきめ細かく作成されている。受講者のニーズを満たすため，グループやセッションの場に適したシナリオに変更してもよい。シナリオの導入部分を変更することは容易であるが，シナリオの詳細を変更する場合には十分に注意し，提示されている患者情報（バイタルサインなど）から逸脱しないようにすること。

1 組のシナリオカードが用意されている。シナリオは，最も簡単なものから最も複雑なものへと 3 つのカテゴリーに分けられている。3 つのカテゴリーは，以下のとおりである。

グループ 1：
- 循環血液量減少性ショック
- 下気道閉塞
- 上気道閉塞
- 心静止／無脈性電気活動

グループ 2：
- 肺実質病変
- 敗血症性／血液分布異常性ショック
- 上室性頻拍
- 心室細動／無脈性心室頻拍

グループ 3：
- 閉塞性ショック
- 心原性ショック
- 呼吸調節障害
- 徐脈

「ケースシナリオのレイアウト」
ケースシナリオは数ページに及ぶ（図 5 および 6）。
- 各シナリオの最初の部分には，シナリオ導入部とバイタルサインが記載されている。
- その次には，シナリオの概要と目標が記載されている。
- 受講者は，緊急対応の「評価−判定−介入」の手順に沿ってシミュレーションを実施する。
- 各シナリオの最後は，デブリーフィングツールとなっている。
- デブリーフィングツールの最初の部分には，一般的な学習目標とケースごとの学習目標が記載されている。
- 次に，デブリーフィングの一般原則が記載されている。
- デブリーフィングツールの最後の部分には，ディスカッションの「情報収集，分析，要約」を導くヒントが書かれている。

図 5. PALS ケースシナリオの最初のページの見本。

実習ケースシナリオ 3
下気道閉塞
（小児，重症）

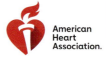

シナリオ導入部
病院搬送前：あなたは，呼吸困難を呈している 10 歳児に関する 119 番通報に対応している。
救急部：母親から娘が呼吸困難を呈していると 119 番通報があり，第 1 救助者によって 10 歳女児が搬送されてきた。
一般病棟：あなたは，呼吸窮迫のため救急部から入院してきた 10 歳女児の病室に呼び出された。
PICU：あなたは，呼吸窮迫のため救急部から入院してきた 10 歳児の病室に呼び出された。

バイタルサイン	
心拍数	140 回/分
血圧	106/68 mmHg
呼吸数	40 回/分
SpO₂	室内気吸入下で 86 %
体温	36.9 ℃
体重	35 kg
年齢	10 歳

シナリオの概要および学習目標

シナリオの概要
このシナリオでは，下気道閉塞／喘息に起因する呼吸窮迫／おそらく呼吸不全の迅速な判定と管理に重点を置く。プロバイダーは，呼吸窮迫の徴候（重度の頻呼吸と室内気吸入下での低酸素血症）を素早く認識し，100 %酸素の投与，サルブタモールの噴霧吸入，イプラトロピウムおよび副腎皮質ステロイド薬の経口投与を含む，初期治療を実施する必要がある。サルブタモールの噴霧吸入の継続が必要な場合もある。この小児には集中治療室（ICU）への複数回の入院を要した喘息発作重積状態の既往があるため，喘息発作重積状態の小児の治療に長けた専門医への早めの相談が必要である。小児は改善しており，治療を急ぐ必要はない。デブリーフィングの際に，受講者に気管挿管の適応について質問する。

このシナリオでの目標
- 下気道閉塞に起因する呼吸窮迫の自他覚症状を認識する。このシナリオでは，呼吸数および呼吸努力の増加，呼気時間の延長，呼気性喘鳴などが該当する
- 下気道閉塞に対する適切な初期介入を実施する。このシナリオでは，酸素の投与，サルブタモールの噴霧吸入，臭化イプラトロピウムおよび副腎皮質ステロイド薬の投与などが該当する
- 喘息を有する小児で ICU への入院歴がある場合，あるいは初期介入が奏効しない場合に専門医に相談することの重要性についてディスカッションする

評価－初期評価（小児評価のトライアングル）

外観（Appearance）
- 不安，中等度の窮迫，直立座位

呼吸（Breathing）
- 呼吸仕事量の増加，陥没呼吸

循環（Circulation）
- 皮膚蒼白

判定
- 即時介入が必要

介入
- 救急対応システムに通報する。必要であれば，救急医療サービスは追加支援を要請する。
- 非再呼吸式マスクを使用して 100 %酸素を投与する。
- 心電図モニターを装着する。
- パルスオキシメータを装着する。

評価－一次評価（気道の確保，酸素化，換気，循環の補助に必要な的を絞った評価）

- **気道（A**irway**）**：閉塞なし，聞き取れる異常な呼吸音なし
- **呼吸（B**reathing**）**：中等度の肋骨上および肋骨間陥没，呼気時間の延長，下葉での呼気性喘鳴，呼吸数 40 回/分，100 %酸素投与直前の室内気吸入下での SpO₂ 86 %
- **循環（C**irculation**）**：心拍数 140 回/分，皮膚蒼白，力強い橈骨動脈拍動，毛細血管再充満時間 2 秒，血圧 106/68 mm Hg
- **神経学的評価（D**isability**）**：覚醒，2～3 語文を話す
- **全身観察（E**xposure**）**：無熱，発疹なし，体重 35 kg

図 6. PALS ケースシナリオの 2 ページ目の見本。

判定

- 呼吸窮迫，おそらく呼吸不全
- 下気道閉塞

介入

- 小児に楽な体位をとらせる。
- 酸素投与に対する反応を評価する。
- サルブタモールの噴霧吸入および臭化イプラトロピウムの噴霧吸入を行う。
- 副腎皮質ステロイド薬を経口投与する。

評価−二次評価（治療可能な原因を特定するが，残りの二次評価は気道，酸素化，換気が安定するまで延期する）

病歴聴取（SAMPLE）
- 自他覚症状（**S**igns and symptoms）：咳嗽，呼吸窮迫
- アレルギー（**A**llergies）：カビ，イネ科植物
- 薬物（**M**edications）：ここ数週間，吸入器を詰め替えていない
- 病歴（**P**ast medical history）：喘息の病歴あり。医療処置の遵守不良によるコントロール不良。呼吸不全に対して ICU への 3 回の入院。家族が住居内で喫煙している
- 最後の食事（**L**ast meal）：3 時間前
- イベント（**E**vents）（発症）：3 日前から風邪症状あり。24 時間前から咳嗽と呼吸窮迫が増悪

身体診察
- 酸素および輸液投与後に再度バイタルサインを測定する：心拍数 140 回/分，呼吸数 32 回/分，非再呼吸式フェイスマスクによる 100 ％酸素投与下での SpO_2 94 %，血圧 112/71 mm Hg
- 頭部，眼，耳，鼻，咽喉／頸部：正常
- 心肺：下葉での呼気性喘鳴。気流の減弱。持続する中等度の肋骨上および肋骨間陥没
- 腹部：正常
- 四肢：正常
- 背部：正常
- 神経系：不安。その他の異常なし。現在 3〜4 語文を話す

判定

- 呼吸窮迫
- 下気道閉塞

介入

- サルブタモールとイプラトロピウムに対する反応を評価する。
- 呼気性喘鳴と換気が改善しなければ，サルブタモールの噴霧吸入の継続を検討する。
- 血管を確保する。
- 小児の喘息発作重積状態の管理に関して専門医への相談を検討する。
- サルブタモールの持続的吸入および臭化イプラトロピウムの吸入にもかかわらず，下気道閉塞の徴候の改善がなければ，追加の介入（硫酸マグネシウムなど）および診断的検査（動脈血ガス分析，胸部 X 線撮影）を検討し，小児の喘息発作重積状態の管理に長けた専門医に相談する（まだ相談していない場合）。
- 小児がさらなるモニタリングおよび治療を受けられるよう，集中治療室（ICU）への転科を手配する（小児がまだ ICU にいない場合）。
- 小児の状態が改善したら，忍容できる場合，SpO_2 94 ％以上を維持するように吸入酸素濃度を調節する。
- ベッドサイド（POC）血糖測定を実施する。

評価−診断的評価（状況が許せば患者評価のどの段階で行ってもよい）

臨床検査データ
- 血糖値（POC 検査）126 mg/dL（7.0 mmol/L）

判定／介入

- 緊急処置中の臨床検査は一般的には適切ではないが，重篤な乳児および小児患者においては，合理的に可能な限り速やかに血糖値を測定すべきである。低血糖は直ちに治療しなければならない。
- 小児がその他の呼吸器系の自他覚症状を呈している場合は，追加の検査（胸部 X 線撮影など）を実施してもよい。

各介入後に再評価−判定−介入を行う。

シミュレーションの効果的な使用

シミュレーションベースの学習に向けた受講者の準備

シミュレーションベースの学習が初めての受講者がいることを想定して,インストラクターはシミュレートされたシナリオを始める前に,シミュレーションベースの学習方法について簡単に説明する必要がある。説明には以下を含む。

- シミュレーションベースの学習についての説明:シミュレーションベースの学習方法では,受講者は患者に実際に危害を加える心配がなく,現実に近い環境で学習および実習を行えることを強調する。失敗も,学習機会として活用される。
- シミュレーション中に期待される行動:受講者に対し,懐疑的な態度は差し控えること,事象が現実のものとして振る舞うこと,シミュレーション中の役割になりきることを奨励する。そうすることで学習体験が強化されることを伝える。
- シミュレーション環境の紹介:シミュレーションを開始する前に,マネキン(忠実度の高低を問わない)またはタスクトレーナーの物理的な特性について,簡単に説明する。この説明によって,受講者にどのような処置が行えるのか,マネキンからどのような手がかりが得られるのかを理解させる。例えば,マネキンに対して骨髄針を挿入する位置や,除細動の実施時にパドルを取り付ける位置を受講者に説明する。
- デブリーフィングの説明:各シミュレーションの実施後に,インストラクターが進行役となってデブリーフィングを行うことを受講者に説明する。デブリーフィングの目的は,シミュレーションでの各自の行動について率直に振り返り,今後の治療を向上させるための方法を明らかにすることである。

デブリーフィングツール

すべてのケースシナリオにはデブリーフィングツール（図7）が用意されている。管理の目標から，必要とされる重要な処置，事象の要約まで，シミュレーションの重要な局面についてのディスカッションを円滑に進めるために用いる。デブリーフィングのディスカッションを促すには，行動欄から重要な医療処置を選び，「情報収集・分析・要約」欄にある質問を問いかける。

図 7. デブリーフィングツール。

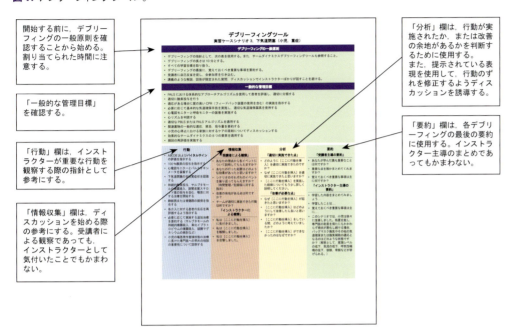

デブリーフィングツールを使って2つの重要な処置について受講者とインストラクターがディスカッションを行う方法を図8に示した。

図 8. 重要な行動とそれに関するデブリーフィングでの質問の例。

行うこと	情報収集	分析	まとめ
受講者による観察			
・100％酸素を投与する	・あなたの行った治療はどのような効果があったと思いますか？	・100％酸素を適時に投与できなかったのはなぜですか？	・100％酸素の投与について学んだことをまとめてみましょう。
インストラクターによる観察			
・静脈路／骨髄路の確保を指示する。	・気付いた点は，あなたが骨髄針を挿入できなかったことです。	・なぜそのような事態になったと思いますか？	・骨髄路の確保について学んだことをまとめてみましょう。

チームダイナミクスに関するデブリーフィングツール（図9）は別に作られており，リーダーシップ，コミュニケーション，その他のチームダイナミクスに関連する問題についてのディスカッションを円滑に進めるためのツールである。このツールは，各ケースシナリオでの使用を想定されている。医療処置に関するデブリーフィングツール（図7）と同様に，チームダイナミクスに関連する行動（行動欄）を選び，「情報収集・分析・要約」の原則に従って質問を問いかける。

図 9. チームダイナミクスに関するデブリーフィングツール。

チームダイナミクス デブリーフィングツール

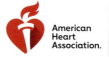

指示事項

- デブリーフィング時の指針として、次の表を使用する。
- チームダイナミクスの各要素を観察し、記録する。
- 各デブリーフィングセッションで、チームダイナミクスの要素を2～3項目ずつ取り上げてディスカッションする。

行動	情報収集	分析	要約
「クローズドループコミュニケーション」 ・指示を出した時にその内容が了解されて（復唱などで）確認される ・指示された内容を声に出して実施する **「明確なメッセージ」** ・チームメンバーの話し方が明確である ・指示に疑問があれば質問する **「明確な役割」** ・チームメンバー全員に適切な役割が与えられている ・必要に応じて役割分担を見直す **「自分の限界の把握」** ・支援を要請する ・必要に応じて助言を求める **「知識の共有」** ・チームメンバー間で情報を共有する ・意見や提案を求める **「建設的な介入」** ・優先順位を決める ・間違いを犯した仲間に質問する **「再評価と要約」** ・患者を再評価する ・患者の病状と治療計画を要約する **「相互尊重」** ・落ち着いた、親しみやすい口調で話す ・良い点を指摘する	**「受講者による観察」** ・あなたの視点から各イベントについて説明してもらえますか？ ・あなたの行った処置はどのような効果があったと思いますか？ ・シナリオのそれぞれのイベントを振り返ってもらえますか？（時間管理／記録係に対する指示） ・改善の余地がある点は何ですか？ ・チームが適切に実施できた行動は何ですか？ **「インストラクターによる観察」** ・私は［ここに行動を挿入］に気付きました。 ・私は［ここに行動を挿入］を観察しました。 ・私は［ここに行動を挿入］を目撃しました。	**「適切に実施できた点」** ・どのように［ここに行動を挿入］を適切に実施できたのですか？ ・なぜ［ここに行動を挿入］を適切に実施できたと思いますか？ ・［ここに行動を挿入］を実施した経緯についてもう少し詳しく説明してください。 **「改善が必要な点」** ・なぜ［ここに行動を挿入］が起きたと思いますか？ ・［ここに行動を挿入］はどのようにして改善したら良いと思いますか？ ・［ここに行動を挿入］をしている間、どのように考えていましたか？ ・［ここに行動を挿入］ができなかったのはなぜですか？	**「受講者主導の要約」** ・あなたが学んだ最も重要なことは何ですか？ ・重要な点を誰かまとめてくれますか？ ・覚えておくべき重要な事項は主に何ですか？ **「インストラクター主導の要約」** ・学習した内容をまとめてみましょう… ・学習したことは… ・覚えておくべき重要な事項は主に…

© 2021 American Heart Association

コースの概要と日程

PALS コースの概要と日程

PALS トラディショナルコースは，23 のレッスンと筆記試験で構成されている。コースは，マネキン 1 体または 1 ステーションに対して 1 人のインストラクター，6 人の受講者という比率で行うように設計されている。質の高い BLS の実習とテストステーション，および気道管理ステーションでは，1 ステーションあたり 6 人の受講者に対して 1 人のインストラクターおよび 2 体のマネキンが必要となる。

AHA の PALS コースでは，1 人のインストラクターに対して受講者が 8 人を超えてはならない。7 人目または 8 人目の受講者を加えることで，コースの合計時間は，受講者 1 人あたり約 80 分増加する。

この項では，PALS コースおよび PALS アップデートコースの概要と日程の見本を示す。見本に示した所要時間はおよその時間であり，クラスごとに異なる場合がある。また，コースディレクターは，現在の活動から別の活動への移行時間と，現在の教室から別の教室への移動時間を考慮する必要がある。

PALS コースの概要

コースのおよその所要時間：10 時間 45 分（休憩含まず）
（学習ステーションの受講者とインストラクターの人数比は 6：1）

レッスン	コースイベント	推定所要時間（分）	レッスンプランの活動
はじめに	コースの紹介	5	
1	CPRコーチと高い能力を持つチーム	20	
2A	テストステーション：小児に対する質の高い BLS テスト	30	
2B	テストステーション：乳児に対する質の高い BLS の実習	30	
2C（任意）	学習／テストステーション：小児および乳児の窒息	20	
3A	評価ビデオケースディスカッション	15	
3B	呼吸ビデオケースディスカッション	10	
3C	ショックビデオケースディスカッション	10	
3D	不整脈ビデオケースディスカッション	10	
4A	学習ステーション：気道管理	20	
4B	学習ステーション：血管確保	20	
4C	学習ステーション：心リズム障害／電気的治療	20	
5	シミュレーションを用いたケースシナリオ実習 12 例のケースシナリオ	25（1つのシナリオあたり）	

（続く）

レッスン	コースイベント	推定所要時間（分）	レッスンプランの活動
6	ケースシナリオテストの合格 3例のケースシナリオ	25（1つのシナリオあたり）	☑
7	試験	60	☑

受講者・インストラクター比が6：1の場合の合計所要時間：約645分＝10時間45分（休憩時間や移行時間を含まず）

パート 3

PALS トラディショナルコースの概要

コースのおよその所要時間：14 時間 50 分（休憩含まず）
（学習ステーションの受講者とインストラクターの人数比は 6：1）

レッスン	コースイベント	推定所要時間（分）	レッスンプランの活動
はじめに	コースの紹介	5	
1	コースの概要	5	
2	小児蘇生の科学	10	
3A	小児に対する質の高い BLS の実習	25	
3B	乳児に対する質の高い BLS の実習	25	
4	CPRコーチと高い能力を持つチーム	30	
5A	テストステーション：小児に対する質の高い BLS テスト	30	
5B	テストステーション：乳児に対する質の高い BLS の実習	30	
5C（任意）	学習／テストステーション：小児および乳児の窒息	20	
6A	体系的なアプローチの概要	45	
6B	二次評価	15	
7A	呼吸器系緊急事態の管理	15	
7B	呼吸ビデオケースディスカッション	25	
7C	学習ステーション：気道管理	20	

（続く）

コースの指導

レッスン	コースイベント	推定所要時間（分）	レッスンプランの活動
8A	ショックによる緊急事態の管理	15	📖 ▶
8B	ショックビデオケースディスカッション	25	▶ 💬
8C	学習ステーション：血管確保	20	▶ 🧍 💬
9A	不整脈による緊急事態の管理	15	📖 ▶
9B	不整脈ビデオケースディスカッション	25	▶ 💬
9C	学習ステーション：心リズム障害／電気的治療	20	💬 🧍
10	心拍再開後の治療の管理	15	📖 ▶
11（オプション）	学習ステーション：死への対応（オプション）	20	▶ 💬
12	シミュレーションを用いたケースシナリオ実習 12例のケースシナリオ	25（1つのシナリオあたり）	🧍
13	ケースシナリオテストの合格 3例のケースシナリオ	25（1つのシナリオあたり）	✅
14	試験	60	✅
REM	補習	状況によって異なる	✅

受講者・インストラクター比が 6：1 の場合の合計所要時間：約 900 分 = 15 時間（休憩時間や移行時間を含まず）

パート 3

PALS アップデートコースの概要

コースのおよその所要時間：8 時間 5 分（休憩含まず）
（学習ステーションの受講者とインストラクターの人数比は 6：1）

レッスン	コースイベント	推定所要時間（分）	レッスンプランの活動
はじめに	コースの紹介	5	
1	コースの概要	5	
2	小児蘇生の科学	10	
3	CPR コーチと高い能力を持つチーム	20	
4A	テストステーション：小児に対する質の高い BLS テスト	30	
4B	テストステーション：乳児に対する質の高い BLS の実習	30	
4C（オプション）	学習／テストステーション：小児および乳児の窒息	20	
5A（オプション）	学習ステーション：気道管理	20	
5B（オプション）	学習ステーション：血管確保	20	
5C（オプション）	学習ステーション：心リズム障害／電気的治療	20	
6（オプション）	学習ステーション：死への対応（オプション）	20	
7	シミュレーションを用いたケースシナリオ実習 6 例のケースシナリオ	25（1 つのシナリオあたり）	
8	ケースシナリオテストの合格 3 例のケースシナリオ	25（1 つのシナリオあたり）	
9	試験	60	

（続く）

レッスン	コースイベント	推定所要時間（分）	レッスンプランの活動
REM	補習	状況によって異なる	☑

受講者・インストラクター比が 6：1 の場合の合計所要時間：約 485 分 = 8 時間 5 分（休憩時間や移行時間を含まず）

HeartCode® PALS の概要

コースのおよその所要時間：4 時間 5 分（オプションレッスンを含まず）
または 5 時間（オプションレッスンを含む）
（学習ステーションの受講者とインストラクターの人数比は 6：1）

レッスン	コースイベント	推定所要時間（分）	レッスンプランの活動
はじめに	コースの紹介	5	💬
1A	テストステーション：小児に対する質の高い BLS テスト	30	☑
1B	テストステーション：乳児に対する質の高い BLS の実習	30	☑
1C（任意）	学習／テストステーション：小児および乳児の窒息	20	▶ 🧑‍⚕️ 💬
2A	学習ステーション：気道管理	20	🧑‍⚕️
2B	学習ステーション：血管確保	20	▶ 🧑‍⚕️ 💬
2C	学習ステーション：心リズム障害／電気的治療	20	💬 🧑‍⚕️
3（任意）	学習ステーション：死への対応（オプション）	20	▶ 💬
4	シミュレーションを用いたケースシナリオ実習 2 例のケースシナリオ	25（1 つのシナリオあたり）	🧑‍⚕️
5	ケースシナリオテストの合格 2 例のケースシナリオ	25（1 つのシナリオあたり）	☑

PALS コース日程表見本

受講者 18 人，PALS インストラクター 3 人
約 12 時間 30 分（休憩を含む），11 時間 40 分（休憩を含まず）

	1 日目
8:00～8:05	**コースの紹介**
8:05～8:25	**レッスン 1**：CPR コーチと高い能力を持つチーム
8:25～9:25	**レッスン 2A および 2B**：BLS テストステーション • 小児に対する質の高い BLS の実習（30 分） • 乳児に対する質の高い BLS の実習（30 分）
9:25～10:10	**レッスン 3A～D**：呼吸ビデオケースディスカッション • 初期評価（5 分） • 一次評価（10 分） • 呼吸（10 分） • ショック（10 分） • 不整脈（10 分）
10:10～10:20	**休憩**
10:20～10:40	**レッスン 4A**：学習ステーション：気道管理
10:40～12:20	**レッスン 5**：レッスン 5：呼吸のケースシナリオ実習（4）
12:20～12:50	**昼食**
12:50～1:10	**レッスン 4B**：学習ステーション：血管確保
1:10～2:50	**レッスン 5**：レッスン 5：ショックのケースシナリオ実習（4）
2:50～3:10	**レッスン 4C**：学習ステーション：心リズム障害／電気的治療
3:10～4:00	**レッスン 5**：レッスン 5：不整脈のケースシナリオ実習（2）

	2 日目
8:00～8:15	**前日のまとめ**
8:15～9:05	**レッスン 5**：レッスン 5：不整脈のケースシナリオ実習（2）
9:05～10:20	**レッスン 6**：「ケースシナリオテスト 3」
10:20～10:30	**休憩**
10:30～11:30	**レッスン 7**：試験
11:30～12:30	**コース終了および補習**

PALS トラディショナルコース日程表見本

受講者 18 人，PALS インストラクター 3 人
約 17 時間 30 分（休憩を含む）

1 日目			
8:00～8:05	**コースの紹介**		
8:05～8:10	**レッスン 1**：コースの概要		
8:10～8:20	**レッスン 2**：小児蘇生の科学		
8:20～8:45	**レッスン 3A**：小児に対する質の高い BLS の実習		
8:45～9:10	**レッスン 3B**：乳児に対する質の高い BLS の実習		
9:10～9:40	**レッスン 4**：CPR コーチと高い能力を持つチーム		
9:40～9:50	**休憩**		
クラスを 2 グループに分ける	**レッスン 5A および 5B**：BLS テストステーション：小児および乳児に対する質の高い BLS テスト*	**レッスン 6A および 6B**：体系的なアプローチ，二次評価	
9:50～10:50	グループ A	グループ B	
10:50～11:50	グループ B	グループ A	
11:50～12:20	**昼食**		
クラスを 3 グループに分ける	**レッスン 7A～7C**：呼吸器系緊急事態の管理，呼吸ビデオケースディスカッション，学習ステーション：気道管理	**レッスン 8A～8C**：ショックによる緊急事態の管理，ショックビデオケースディスカッション，学習ステーション：血管確保	**レッスン 9A～9C**：不整脈による緊急事態の管理，不整脈ビデオケースディスカッション，学習ステーション：心リズム障害／電気的治療
12:20～1:20	グループ A	グループ B	グループ C
1:20～2:20	グループ B	グループ C	グループ A
2:20～2:30	**休憩**		
2:30～3:30	グループ C	グループ A	グループ B
3:30～3:45	**レッスン 10**：心拍再開後の管理		
3:45～4:05	**レッスン 11**：学習ステーション：死への対応（オプション）		
4:05～4:15	**1 日目の終わりのデブリーフィング**		

2 日目	
8:00～8:10	**前日のまとめ**
クラスを 3 グループに分ける	**レッスン 12**：シミュレーションを用いたケースシナリオ実習
8:10～10:40	1 グループあたり 6 つのケースシナリオ
10:40～10:50	休憩
10:50～12:05	1 グループあたり 3 つのケースシナリオ
12:05～12:35	**昼食**
12:35～1:50	1 グループあたり 3 つのケースシナリオ
1:50～2:00	休憩
クラスを 3 グループに分ける	**レッスン 13**：ケースシナリオテスト
2:00～3:15	1 グループあたり 3 つのケースシナリオ
3:15～4:15	**レッスン 14**：試験
4:15～5:00	**コース終了および補習**

*レッスン 5C：学習／テストステーション：小児および乳児の窒息（オプション）（20 分）を，この時間枠内で進めてもよい．

PALS アップデートコース日程表見本

受講者 18 人，PALS インストラクター 3 人
約 9 時間（休憩を含む），8 時間 10 分（休憩を含まず）

時間	レッスン
8:00～8:05	**コースの紹介**
8:05～8:10	**レッスン 1**：コースの概要
8:10～8:20	**レッスン 2**：小児蘇生の科学
8:20～8:40	**レッスン 3**：CPRコーチと高い能力を持つチーム
8:40～9:40	**レッスン 4A および 4B**：BLS テストステーション • 小児に対する質の高い BLS の実習（30 分） • 乳児に対する質の高い BLS の実習（30 分）
9:40～10:00	**レッスン 5A**：学習ステーション：気道管理（オプション）
10:00～10:10	**休憩**
10:10～10:30	**レッスン 5B**：学習ステーション：血管確保（オプション）
10:30～10:50	**レッスン 5C**：学習ステーション：心リズム障害／電気的治療（オプション）
10:50～12:05	**レッスン 7**：シミュレーションを用いたケースシナリオ実習（3）
12:05～12:35	**昼食**
12:35～1:50	**レッスン 7**：シミュレーションを用いたケースシナリオ実習（3）
1:50～3:05	**レッスン 8**：ケースシナリオテスト（3）
3:05～3:15	**休憩**
3:15～4:15	**レッスン 9**：試験
4:15～5:00	**コース終了および補習**

HeartCode® PALS（オプションレッスンを含まない）日程表見本

受講者とインストラクターの人数比は 6：1，約 5 時間

時間	レッスン
8:00～8:05	コースの紹介
8:05～9:05	**レッスン 1A および 1B**：BLS テストステーション • 小児に対する質の高い BLS の実習（30 分） • 乳児に対する質の高い BLS の実習（30 分）
9:05～9:25	**レッスン 2A**：学習ステーション：気道管理
9:25～9:45	**レッスン 2B**：学習ステーション：血管確保
9:45～10:05	**レッスン 2C**：学習ステーション：心リズム障害／電気的治療
10:05～10:15	**休憩**
10:15～11:05	**レッスン 4**：シミュレーションを用いたケースシナリオ実習（2）
11:05～11:55	**レッスン 5**：ケースシナリオテスト（3）
11:55～12:55	コース終了および補習

HeartCode® PALS（オプションレッスンを含む）の日程表見本

受講者とインストラクターの人数比は 6：1，約 5 時間 30 分

時間	レッスン
8:00〜8:05	**コースの紹介**
8:05〜9:05	**レッスン 1A および 1B**：BLS テストステーション • 小児に対する質の高い BLS の実習（30 分） • 乳児に対する質の高い BLS の実習（30 分）
9:05〜9:25	**レッスン 1C**：学習／テストステーション：小児および乳児の窒息（オプション）
9:25〜9:45	**レッスン 2A**：学習ステーション：気道管理
9:45〜10:05	**レッスン 2B**：学習ステーション：血管確保
10:05〜10:15	**休憩**
10:15〜10:35	**レッスン 2C**：学習ステーション：心リズム障害／電気的治療
10:35〜10:55	**レッスン 3**：学習ステーション：死への対応（オプション）
10:55〜11:45	**レッスン 4**：シミュレーションを用いたケースシナリオ実習（2）
11:45〜12:35	**レッスン 5**：ケースシナリオテスト（3）
12:35〜1:30	**コース終了および補習**

パート 3

パート 4

テスト

コース修了のためのテスト

AHA では，受講生が PALS プロバイダーコース修了カードを取得するには，スキルテストの修了に加え，インストラクター主導のコースの筆記試験または HeartCode のオンライン講習の修了を条件としている。テストと修了条件の詳細については，本パートを通して説明されている。

PALS のスキルと知識を迅速かつ正確に駆使することは，患者の救命にきわめて重要である。客観的かつ一貫性のある正確なテストを実施することは，このような救命スキルや知識を強化するだけでなく，すべてのインストラクターが提供する PALS プロバイダーコースの内容に一貫性を持たせる上でも重要である。

PALS インストラクターは，本セクションで後述するすべての PALS スキルテストについて高水準のパフォーマンスを保つことが望まれる。

重要：PALS テストの実施中，受講者はインストラクターからの支援，ヒント，または指示をいっさい受けることなく，習熟度を実証する必要がある。

コース修了の要件

フルコースを受講する受講者がコース修了カードを受け取るには，コースのすべてのレッスンに出席して受講し，すべてのスキルテストに合格し，さらに筆記試験に合格する必要がある（インストラクター主導のコースの場合）。

すべての AHA コースに推奨される更新間隔は 2 年である。アップデートコースの受講を希望する受講者は，登録の際に有効なプロバイダーカードを提示する必要がある。トレーニングセンターのコーディネーター，コースディレクターまたはリードインストラクターの裁量により，例外が認められる場合がある。有効な AHA プロバイダーカードを持っていない受講者にアップデートコースの受講を許可することについての最終的な権限と責任は，トレーニングセンターのコーディネーターにある。有効期限切れのプロバイダーカードを提示した受講者やプロバイダーカードを持っていない受講者は，アップデートコースの受講を認められる場合はあるが，補習は受けられない。受講者がテスト時にコース修了要件を満たすことができない場合は，プロバイダーコース全体を修了する必要がある。いずれかのスキルテストで不合格になった受講者は，PALS コース全体を再受講する必要がある。インストラクターの裁量で。

さらに，HeartCode PALS の受講者は，スキル実習とスキルテストを含む実践セッションに参加する必要がある。オンライン講習を修了した受講者は，AHA インストラクターの立ち会いのもとで，すべてのスキルテストに合格しなければならない。

受講生が行動を正しく実施できなかった場合は，どの行動が「不合格」の原因となったのかを明確に説明し，補習が必要であることを伝える（気道管理器具の装着確認を怠った，灌流がある可能性があるリズムが見られるのにショックを与えたなど）。

『AHA 心肺蘇生と救急心血管治療のためのガイドライン 2020（2020 AHA Guidelines for CPR and ECC）』を理解しておくことは，受講者の責任である。

受講者がコースの必要条件をすべて満たし，コース修了カードを受け取る資格があると認められるには，以下のスキルテストに合格しなければならない：

- 小児に対する CPR および AED のスキルテスト
- 乳児に対する CPR のスキルテスト
- PALS ケースシナリオテスト 1−心臓（チームリーダーまたはチームメンバーとして）
- PALS ケースシナリオテスト 2−呼吸またはショック（チームリーダーまたはチームメンバーとして）

さらに，インストラクター主導のコースを受講する受講者は，筆記試験で 84 %以上のスコアを達成しなければならない。

PALS アップデートコースの修了要件

PALS アップデートコースを修了し，コース修了カードを取得するための要件は，以下のとおりである。

- 小児に対する CPR および AED のスキルテストと乳児に対する CPR のスキルテストに合格する（「質の高い BLS テスト」を参照）
- すべての学習ステーションに積極的に参加し，実習を行い，修了する
- 資料持ち込み可の筆記試験において，84 %以上のスコアで合格する
- PALS の 2 つのケースシナリオ（1 つは心臓系，もう 1 つは呼吸器系またはショック）において，チームリーダーまたはチームメンバーとして適切な医療処置を実施し，効果的なチームダイナミクスを実証して，各ケーステストに合格する

HeartCode PALS の修了

HeartCode PALS のオンライン講習は，認知評価，ビデオおよび双方向型学習活動を活用した自主学習プログラムである。

コースを修了するには，コンピューターを使用した認知オンライン講習と，スキル実習とスキルテストを含む実践セッションを修了しなければならない。実践セッションは，AHA PALS インストラクターの立ち会いのもとで修了する必要がある。

HeartCode PALS でコースを修了し，AHA コース修了カードを取得するための条件は，次のとおりである。

1. HeartCode PALS のオンライン講習で全ケースを修了する
2. AHA PALS インストラクターの立ち会いのもとで，所定の BLS スキルテストを修了する
3. すべての学習ステーションに積極的に参加し，実習を行い，修了する
4. チームリーダーまたはチームメンバーとして PALS の 2 つのケースシナリオテストを修了する

各受講者は，呼吸器系緊急事態を管理するための精神運動スキルを独力で実践する必要がある。インストラクターはこのスキルの評価に，インストラクターリソースに収録されている，気道管理スキルステーション用習熟度チェックリストを使用する。このスキル評価は，必要に応じて，PALS ケースシナリオテストに組み込むことができる。

各受講者は独力で，骨髄路確保の適応および禁忌について説明し，骨髄路確保の精神運動スキルを実証する必要がある。インストラクターはこのスキルの評価に，インストラクターリソースに収録されている，血管確保スキルステーション用習熟度チェックシートを使用する。PALS ケースシナリオテストを行う場合，このスキルの評価をケースシナリオテストに組み込むことができる。

各受講者は，心リズム障害／電気的治療の精神運動スキルを独力で実践する必要がある。インストラクターはこのスキルの評価に，インストラクターリソースに収録されている，心リズム障害／電気的治療スキルステーション習熟度チェックリストを使用する。このスキル評価は，必要に応じて，PALS ケースシナリオテストに組み込むことができる。

スキルテストのいずれかの要件を修了できなかった受講者は，教室でのコース向けの『PALS インストラクターマニュアル』に記載されているものと同じ補習ガイドラインに基づき，補習および再テストを受ける必要がある。

バッグマスク換気スキルテスト

PALS コースの受講者は，気道管理に関するレッスンを受講し，バッグマスク換気スキルテストに合格しなければならない。受講者は，呼吸停止シナリオで口咽頭エアウェイの挿入を含む効果的なバッグマスク換気を 1 分間実施するよう求められる (付録 A のチェックリストを参照)。

質の高い BLS スキルテスト

PALS コースの受講者は，準備方法または以前に受けた CPR トレーニングにかかわらず，質の高い BLS の実習とテストに参加し，小児に対する CPR および AED スキルテスト，および乳児に対する CPR スキルテストに合格する必要がある。

スキルテスト

AHA は，より適切な指導と学習を重要視する。その一環として，一貫性を保ち客観的に CPR スキルをテストできるよう，CPR スキルテストを策定した。スキルテストのチェックリストは，インストラクターが各受講者の CPR スキルを評価する際に役立つ。AHA が承認した音声アシストマネキンは，スキルチェックリストに合わせて設計されている。AHA は，コース設計およびスキルテストの効果として，CPR クラスの受講者がより効果的に学習し，インストラクターが受講者の CPR スキルの習熟度を高められると想定している。

CPR の習熟は，傷病者の生存率を高めるために不可欠である。すべての PALS コースで，スキルテストチェックリストを使用して各受講者の能力を評価し，一貫性のあるテストと学習を提供することが重要である。このようなテストの手順に従うことによって，受講者の CPR の習熟度が向上する。不合格の受講者についても，記入済みスキルテストチェックリストのコピーを保管しなければならない。

e ラーニングコースの受講者のスキルテスト

インストラクターは e ラーニングコースの実践セッションを実施しなければならない場合がある。PALS コースの特定の内容がブレンドラーニングコースの実践セッションに組み込まれている。実践セッションには，スキル実習とスキルテストが含まれている (「HeartCode PALS レッスンプラン」を参照)。実践セッションのスキルテストは，インストラクター主導のコースと同じように実施する必要がある。ケースシナリオテストの実施には，3 人以上の受講者が必要である。

スキルテストの概要

このセクションでは，BLS スキルテストの実施方法について説明する。ここでは，スキルテストの際に受講者の能力を評価するうえで必要となる詳細情報を示す。

評価に必要な用紙とその使い方を以下にまとめた。

BLS スキルテストチェックリスト

- 受講者のテスト結果を記録する
- テスト前に，受講者に実習させる
- テスト中，さらなる実習が必要であることを指摘する

スキルテストの重要スキルの説明

- 受講者がスキルの各手順を正確に実施できているか判断する

ストップウォッチ／タイマーの使用

スキル実習とスキルテスト中の正確性を期すために，ストップウォッチを使用して，胸骨圧迫のテンポを測る。以下のルールに従うこと。

- 受講者が胸骨圧迫を開始したらストップウォッチをスタートさせる。
- 30 回目の圧迫が終了した時点で，ストップウォッチを停止する。
- 秒数が 15〜18 秒であった場合，手順が正しく実行されたものと見なしてチェックマークを記入する。

スキルテストのチェックリストおよび重要なスキルの説明の使用

コースのスキルテストセクションにおける受講者の成績は，スキルテストチェックリストを使用して記録する。受講者がスキルを実施している間にスキルテストチェックリストを記入する。スキルテストの重要なスキルの説明を参考に，受講者がスキルの各手順を正しく実施できたかどうかを判断する。

- 受講者が問題なく手順を完了した場合は，スキルテストチェックリストに記載されているその手順の右側にあるボックスにチェック（✓）を記入する。
- 受講者が手順を正しく実演できなかった場合は，その手順の隣にあるボックスを空白のままにする。受講者が正しく完了できなかった手順については，重要なスキルの説明の下に記載されたその手順に丸を付ける。

受講者がスキルの各手順を正しく実演できた場合は，該当するスキルテストの合格者とする。すべてのボックスにチェックマークが付かなかった受講者については，コース終了時にその受講者に補習を受けさせ，該当するスキルについて再テストする。また，重要なスキルの説明で丸を付けた分野について，および丸が付けられたスキルを正しく行う方法について，受講者と話し合う。

インストラクターは，BLS スキルテストを正しく行うことができるよう，重要なスキルの説明はすべて熟知していなければならない。

スキルテストチェックリストのルール

スキルテストチェックリストを使用するときは，以下のルールに従うこと。

受講者が正しく行った手順のみにチェックを付ける。

- 受講者が，重要なスキルの説明に基づいて手順を正しく実施できた場合は，BLS スキルテストチェックリストの該当する手順の隣にあるボックスにチェックを記入する。
- 受講者がその手順を正しく行わなかった場合，その手順のチェックリストに印を付けない。
- すべての手順を正しく実演した受講者は，スキルテストの合格者となる。

テスト時にはヒントを与えてはならない。

- 評価手順について受講者に特定の情報を与えてはならない。例えば，受講者が呼吸を確認する際に，「呼吸なし」と言ってはならない。
- テスト中は，受講者が実施したスキルのパフォーマンスについて言及してはならない。これにより，以下のことが可能になる。
  - 受講者が，インストラクターに頼ることなく，傷病者について自身の評価能力でどうするべきかを判断して CPR を実施する。
  - 実際の CPR の状況を反映した正確なテストを実施する。これは，CPR のスキル習熟度を判断する上で重要な基準となる。

観察すべき項目の詳細については，重要なスキルの説明を参照する。

- 重要なスキルの説明に何らかの解釈を加えたり深読みしたりしない。また，各スキルについてスキルの説明で明確に示されていない内容を考慮しないこと。
- 受講者が，説明で示されている内容に正確に従って手順を実行できているかどうかを判断する。
  - できている場合は，その手順についてチェックリストの「正解」に印を付ける。
  - できていない場合は，その手順についてチェックリストを空白のままにしておく。

BLS スキルテストチェックリストの指示に従い，テストを終了する。

- 受講者のスキルテストに対し，「合格」または「要補習」の印を付ける。
- 要補習の印を付けた受講者については，以下のように対処する。
  - さらに実習が必要な手順については，その受講者の実習シートに印を付けておく。
  - コースで後ほど再テストを実施するまでに，その手順を練習しておくように受講者に伝える。
  - コースの最後に実施する補習レッスンの一環として，追加の練習と再テストを行う。

合格できなかった受講者に対しては，時間があれば BLS テストステーション中に再テストできるが，補習時に再テストしてもよい。

- チェックリストで指示されている終了ポイントより前に受講者がテストを止めてしまった場合は，以下のように対処する。
  - この受講者に要補習の印を付ける。
  - さらに練習するように受講者に伝える。

スキル全体の再テストを行う。
- 補習レッスン中に受講者に再テストを実施する場合は、スキル全体についてテストを実施する必要がある。

小児に対する CPR および AED スキルテストチェックリストについて

「評価と通報」

評価と通報の欄の手順は特定の順序で完了する必要はない。受講者が胸骨圧迫を開始する前にすべての手順を完了していればよい。また、受講者は呼吸の確認および脈拍の確認を 5～10 秒で行わなければならない（理想的にはこれらの確認は同時に行う）。

セリフ

受講者が助けを求めたら、インストラクターは「ここに感染防護具があります。私は AED を取ってきます」と言う。

「小児に対する胸骨圧迫」

このセクションでは、質の高い胸骨圧迫を実施する受講者の能力を評価する。胸骨圧迫を客観的に評価するには、忠実度の高いマネキンが最適なフィードバック装置であり、その使用を強く推奨する。胸骨圧迫は心停止の認識から 10 秒以内に開始する必要がある。

手の位置

受講者を評価するには、手の位置が胸骨の下半分の位置にあり、片方の手のひらの付け根を使用しているかを確認する。受講者が両手を使用する場合、一方の手の上にもう一方を重ねるか、最初に置いた手の手首をつかむ。

テンポ

圧迫のテンポはストップウォッチを使って測定する。1 分あたり 100～120 回の圧迫のテンポを達成するには、受講者は 15～18 秒間に 30 回の圧迫を行わなければならない。

深さと胸壁の戻り

フィードバック装置またはマネキンがない状況で深さおよび胸壁の戻りを評価することは、信頼性に欠ける。そのため、テストの正当性と信頼性を高めるため、深さと胸壁の戻りを客観的に評価する機能のある市販のフィードバック装置またはマネキンを使用する。正しい深さと胸壁の戻りをライトや電子表示で示す、忠実度の高いマネキンの使用を強く推奨する。圧迫の深さが十分である場合にクリック音が鳴る深さインジケータが付いたマネキンを使用してもよい。

「ヒント」：受講者が適切な深さで圧迫を行い、疲労を最小限に抑えられるように、ひじは動かさず、肩が傷病者の上に来るようにして胸骨圧迫を行うよう指導する。

「小児に対する人工呼吸」

人工呼吸を行う場合は、ポケットマスクやフェイスシールドなどの感染防護具を付けること。使用する防護具は、受講者が現場で使用するものと同じようなものでなければならない。防護具の種類が不明である場合、インストラクターは受講者にトレーニングで使用した防護具を提供しなければならない。職場にバッグマスクしかない受講者がいる場合、その受講者はバッグマスクを使用してスキルテストを完了してもよい。インストラクターは、臨床現場においては、救助者 1 人で行う CPR の際に救助者がバッグマスクを使用していると、10 秒で 2 回人工呼吸を行うことが困難であることを強調する。

1 回の人工呼吸は 1 秒かけて行う

受講者は頭部後屈 – 顎先挙上法で傷病者の気道を確保する。受講者 1 人につき，人工呼吸を 2 回行う。1 回の人工呼吸は 1 秒かけ，受講者は胸壁の上がりを確認すること。

目に見える胸壁の上がり

受講者は，胸壁の上がりを目視できるように十分な空気を送り込むこと。

「ヒント」：受講者がうまく人工呼吸を行えない場合は，密着が適切で気道が開通していることを確認する。受講者が適切に密閉できるよう，ポケットマスクまたはバッグマスクの上の手の位置を受講者に教える必要がある。

中断の最小化

1 つのサイクルの最後の圧迫から次のサイクルの最初の圧迫までの間隔が 10 秒以内となるようにする。これは，バッグマスクを用いた場合は達成が困難である可能性がある。

「小児のサイクル 2」

受講者はもう一度胸骨圧迫 30 回と人工呼吸 2 回のサイクルを行う。受講者の評価には，サイクル 1 と同じ基準を用いる。

「小児に対する AED」

2 人目の救助者（もう 1 人の受講者またはインストラクター）は CPR に参加するか，AED を持ってきてもよい。

インストラクターまたは 2 人目の受講者は，AED を持ってきて，1 人目の受講者に手渡してもよい。2 人目の受講者またはインストラクターが圧迫を交代してもよい。2 人目の受講者がいない場合，インストラクターが受講者に AED を手渡し，受講者に AED を使用するよう指示してもよい。インストラクターはもう 1 人の救助者に胸骨圧迫を行っていると受講者に伝えてもよい。受講者が，AED パッドの貼り付けにより胸骨圧迫が中断してはならないということを理解していることが重要である。受講者はそれぞれの機器の要件に従って AED の電源を入れる。これには，受講者が AED の電源を押す必要があるか，またはケースを開けると AED の電源が自動的に入る場合もある。受講者は，パッドに描かれた図に従い，マネキンに AED パッドを貼り付ける。受講者は使用している AED の指示に従う。インストラクターは，スキルテストチェックリストに記載された AED の手順が装置によっては完全に当てはまらない場合もあることに注意すること。解析と充電のサイクルの間も傷病者から離れる必要がある AED もあれば，装置の充電中は圧迫を続けることができる AED もある。AED がショックを実行する準備ができたら，受講者は口頭および目視で患者から離れたことを確認する。全員が離れたら，ショックボタンを押す。受講者は直ちに胸骨圧迫を再開する。

「注意」：AED は 乳児のテストでは使用しない。

「胸骨圧迫を再開する」

評価を受ける受講者は，ショックが実行された後，胸骨圧迫を直ちに開始するか，またはショックが実行された後，インストラクターに直ちに胸骨圧迫を開始するよう指示する。ショックが実行された後，受講者が胸骨圧迫を直ちに開始できたかどうかを評価する。圧迫についてサイクル 1 と同じ基準で受講者を評価する。受講者が直ちに圧迫を再開できた場合，またはインストラクターに直ちに圧迫を開始するよう指示できた場合は，テストを終了する。テスト結果：受講者がすべてのスキルを適切に実施できた場合は，その受講者のスキルテストチェックリストの「合格」に丸を付ける。受講者がうまく実施できないスキルがあった場合は，「要補習」に丸を付ける。インストラクターは受講者が正しく実施できなかったスキルについて，新しいスキルテストチェックリストを使用してスキルを再テスト（再評価）すること。補習が必要な場合，補習が必要であるということを示したスキルチェックリストと受講者が合格したということを示す新しいスキルチェックリストをコース記録とともに保管する。イニシャル，インストラクター ID，日付をチェックリストの最後のボックスに記入する。

PALS（小児の二次救命処置）
小児に対するCPRおよびAED
スキルテストチェックリスト

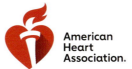
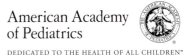

受講者名＿＿＿＿＿＿＿＿＿＿＿＿＿＿＿＿＿＿＿＿＿＿＿　テスト日＿＿＿＿＿＿＿＿＿＿＿＿＿＿＿＿

院内シナリオ：「病院，またはクリニックで働いているあなたは，廊下で突然，小児が倒れるのを目撃した。現場が安全であることを確認してから，傷病者に近づいた。その次に何を行うかを実演してください」

病院搬送前のシナリオ：「あなたは呼吸をしていない小児がいる現場に到着した。バイスタンダー（その場に居合わせた人）によるCPRは行われていない。現場に近づき，安全を確認した。その次に何を行うかを実演してください」

評価と通報
- ☐ 反応を確認する
- ☐ 呼吸を確認する
- ☐ 大声で助けを呼ぶ／救急対応システムに出動を要請する／AEDを持って来てもらう
- ☐ 脈拍を確認する

「受講者が助けを呼んだら，インストラクターは「ここに感染防護具があります。私はAEDを取ってきます」と言う。」

CPRサイクル1（30：2）　　「*正確に行うためには，CPRフィードバック装置の使用が望ましい」

小児に対する胸骨圧迫
- ☐ 質の高い胸骨圧迫を行う
  - 胸骨の下半分の位置に手を置く
  - 15～18秒間に30回の圧迫を行う
  - 胸部厚さの少なくとも1/3（約5 cm）の深さまで圧迫する
  - 圧迫を行うたびに胸壁が完全に元に戻す

小児に対する人工呼吸
- ☐ 感染防護具を使用して人工呼吸を2回行う
  - 1回の人工呼吸は1秒かけて行う
  - 1回の人工呼吸ごとの目視可能な胸の上がりを確認する
  - 10秒以内に胸骨圧迫を再開する

CPRサイクル2（サイクル1の手順を繰り返す）　　「各手順の実施が完了できた場合のみ，☐をチェックする」
- ☐ 胸骨圧迫　　☐ 人工呼吸　　☐ 10秒以内に胸骨圧迫を再開する

「救助者2が「AEDを持ってきました。圧迫を替わりますから，あなたがAEDを使ってください」と言う。」

AED（AEDの指示に従う）
- ☐ AEDの電源を入れる　　☐ 正しくパッドを貼る　　☐ 解析のため離れさせる
- ☐ 安全にショックを実施するために離れさせる　　☐ 安全にショックを実施する

胸骨圧迫を再開する
- ☐ 電気ショック実施後，ただちに胸骨圧迫を再開する
  - 受講者が胸骨圧迫を再開するようにインストラクターに指示する，または
  - 受講者が胸骨圧迫を再開する

テスト終了

インストラクターメモ
- 受講者が正常に完了した手順の横にあるボックスにチェックを記入する。
- 受講者がすべての手順を正常に完了できなかった場合（つまり，チェックされていないボックスが残っている場合），その受講者は補習を受ける必要がある。補習を必要とするスキルについて，ここにメモしておくこと（補習については，インストラクターマニュアルを参照）。

テスト結果　合格の場合は**合格**，補習が必要である場合は**要補習**を〇で囲む：	合格	要補習

インストラクターイニシャル＿＿＿＿＿＿　インストラクター番号＿＿＿＿＿＿＿＿＿＿　日付＿＿＿＿＿＿＿＿＿＿

© 2021 American Heart Association

パート 4

PALS
小児に対する CPR および AED
スキルテストの重要なスキルの説明

1. 30秒以内に，傷病者を評価し，救急対応システムに出動を要請する（胸骨圧迫開始前に行わなければならない）。現場の安全を確認したら，以下を実行する。
   - 軽くたたいて大きな声で呼びかけ，反応を確認する
   - 大声で助けを呼ぶか，助けを呼ぶよう人に指示し，AED／除細動器を入手する
   - 呼吸をしていないか，あるいは正常な呼吸をしていない（死戦期呼吸のみ）かを確認する
     – 5秒以上10秒以内で頭部から胸部にかけて確認する
   - 頸動脈の脈拍をチェックする
     – 呼吸の確認と同時に実施しても良い。
     – 確認には5秒以上かけ，10秒以内に抑える

2. 質の高い胸骨圧迫を実施する（心停止を認識したら，ただちに胸骨圧迫を開始する）
   - 正しい手の位置
     – 胸骨の下半分
     – 両手（一方の手の上にもう一方を重ねるか，最初に置いた手の手首をつかむ）または片手を使用
   - 圧迫のテンポ 100～120回/分
     – 15～18秒で圧迫30回
   - 圧迫の深さと胸郭の戻り：胸部厚さの1/3以上，約5 cm
     – 市販のフィードバック装置または忠実度の高いマネキンの使用が必要
     – 圧迫を行うたびに胸が完全に元に戻るまで待つ
   - 胸骨圧迫の中断を最小限に抑える
     – 1つのサイクルの最後の圧迫から次のサイクルの最初の圧迫までの経過時間が10秒未満になるように，2回の人工呼吸を行う
     – ショック後，あるいはショック適応ではないと確認された後，ただちに圧迫を再開する

3. 感染防護具を使用して2回の人工呼吸を行う
   - 気道を十分に確保する
     – 頭部後屈-あご先挙上法，または下顎挙上法を使用する
   - 1回の人工呼吸は1秒かけて行う
   - 人工呼吸は胸の上がりを目視できるように行う
   - 過換気を避ける
   - 10秒以内に胸骨圧迫を再開する

4. 2サイクル目の圧迫と人工呼吸を同じ手順で実施する

5. AEDの使用
   - AEDの電源を入れる
     – AEDが到着したら，ただちにボタンを押すか蓋を開けて電源を入れる
   - パッドを正しく装着する
     – 傷病者の年齢に応じた適切なサイズのパッドを，正しい位置に配置する
   - 解析のために傷病者から離れる
     – AEDで心リズムを解析できるように，すべての救助者が傷病者から離れるようにする（器具によっては，解析ボタンを押す）
     – 他のすべての救助者に対して，傷病者に触れないように明確に伝える
   - 安全に電気ショックを実行できるように傷病者から離れる
     – 他のすべての救助者に対して，傷病者に触れないように明確に伝える
   - 電気ショックを実行する
     – 電気ショック実施後は，ただちに胸骨圧迫を再開する
     – CPR中はAEDの電源を切ってはならない

6. 胸骨圧迫を再開する
   - 電気ショック実施直後から質の高い胸骨圧迫を再開する
   - 同じ手順で圧迫を繰り返す

乳児に対する CPR スキルテストチェックリストについて

「評価と通報」

この欄の手順は特定の順序で完了する必要はない。受講者は胸骨圧迫を開始する前にすべての手順を完了していればよい。また、受講者は呼吸の確認および脈拍の確認を 5〜10 秒で行わなければならない（理想的にはこれらの確認は同時に行う）。

セリフ

受講者が助けを求めたら、インストラクターは「ここに感染防護具があります」と言う。

「乳児の胸骨圧迫」

このセクションでは、質の高い胸骨圧迫を実施する受講者の能力を評価する。胸骨圧迫を客観的に評価するには、忠実度の高いマネキンが最適なフィードバック装置であり、その使用を強く推奨する。心停止を認識してから 10 秒以内に胸骨圧迫を開始すること。

指の位置、サイクル 1 および 2（1 人法の CPR）

受講者の指が胸部中央に置かれていること、および 2 本の指または両母指が乳頭間線のすぐ下に置かれていることを確認して評価する。

指の位置、サイクル 3（2 人法の CPR）

2 人法の CPR の場合、受講者による乳児の胸骨圧迫のための胸郭包み込み両母指圧迫法を評価する。受講者の両母指が、胸骨の下半分、乳頭間線のすぐ下に置かれていることを確認する。

テンポ、サイクル 1 および 2（1 人法の CPR）

圧迫のテンポはストップウォッチを使って測定する。1 分あたり 100〜120 回の圧迫のテンポを達成するには、受講者は 15〜18 秒間に 30 回の圧迫を行わなければならない。

テンポ、サイクル 3（2 人法の CPR）

圧迫のテンポはストップウォッチを使って測定する。1 分あたり 100〜120 回の圧迫のテンポを達成するには、受講者は 7〜9 秒間に 15 回の圧迫を行わなければならない。

深さと胸壁の戻り

フィードバック装置またはマネキンがない状況で深さおよび胸壁の戻りを評価することは、信頼性に欠ける。そのため、テストの妥当性と信頼性を高めるため、深さと胸壁の戻りを客観的に評価する機能のある市販のフィードバック装置を使用する。正しい深さと胸壁の戻りをライトや電子表示で示す、忠実度の高いマネキンの使用を強く推奨する。圧迫の深さが十分である場合にクリック音が鳴る深さインジケータが付いたマネキンを使用してもよい。

「乳児に対する人工呼吸」

人工呼吸を行う場合は、ポケットマスクやフェイスシールドなどの感染防護具を付けること。使用する防護具は、受講者が現場で使用するものと同じようなものでなければならない。防護具の種類が不明である場合、インストラクターは受講者にトレーニングで使用した防護具を提供しなければならない。職場にバッグマスクしかない受講者がいる場合、

パート 4

その受講者はバッグマスクを使用してスキルテストを完了してもよい。インストラクターは，臨床現場においては，救助者 1 人で行う CPR の際に救助者がバッグマスクを使用していると，10 秒で 2 回人工呼吸を行うことが困難であることを強調する。

人工呼吸, サイクル 4（2 人法の CPR）

人工呼吸はバッグマスクを使用して行う。

1 回の人工呼吸は 1 秒かけて行う

受講者は頭部後屈 – 顎先挙上法で傷病者の気道を確保する。受講者 1 人につき，人工呼吸を 2 回行う。1 回の人工呼吸は 1 秒かけ，受講者は胸壁の上がりを確認すること。

目に見える胸壁の上がり

受講者は，胸壁の上がりを目視できるように十分な空気を送り込むこと。「ヒント」：受講者がうまく人工呼吸を行えない場合は，密着が適切で気道が開通していることを確認する。受講者が適切に密閉できるよう，ポケットマスクまたはバッグマスクの上の手の位置を受講者に教える必要がある。

中断の最小化

1 つのサイクルの最後の圧迫から次のサイクルの最初の圧迫までの間隔が 10 秒以内となるようにする。これは，バッグマスクを用いた場合は達成が困難である可能性がある。

「乳児のサイクル 2」

受講者はもう一度胸骨圧迫 30 回と人工呼吸 2 回のサイクルを行う。受講者の評価には，サイクル 1 と同じ基準を用いる。

「乳児のサイクル 3」

評価を受ける受講者は，2 人目の救助者（別の受講者またはインストラクター）がバッグマスクを使用して人工呼吸を行う準備ができるまで，胸骨圧迫を継続する。評価を受ける受講者は，2 本の親指を乳頭間線のすぐ下（胸骨の下半分）に置き，胸郭包み込み両母指圧迫法で圧迫する。圧迫を 15 回行った後，2 人目の救助者が人工呼吸を 2 回行えるように圧迫を止めた時点で，テスト終了とする。

「注意」：このサイクルの後，受講者は役割を交代して，サイクル 4 に進む。

「乳児のサイクル 4」

評価を受ける受講者がバックマスクを使った人工呼吸を行う準備ができるまで，2 人目の受講者が圧迫を続けてもよい。15 回（1 サイクル）の圧迫を行った後，評価を受ける受講者がバックマスクを使って 2 回の人工呼吸を行う。人工呼吸 1 回につき 1 秒かける。補助呼吸を行うたびに胸壁の上がりを確認する。人工呼吸を行うための胸骨圧迫の間隔は 10 秒以内とする。

「テスト結果」

受講者がすべてのスキルを正しく実施できた場合は，その受講者のスキルテストチェックリストの「合格」に丸を付ける。受講者がうまく実施できないスキルがあった場合は，「要補習」に丸を付ける。インストラクターは受講者が正しく実施できなかったスキルについて，新しいスキルテストチェックリストを使用してスキルを再テスト（再評価）すること。補習が必要な場合，補習が必要であるということを示したスキルチェックリストと受講者が合格したということを示す新しいスキルチェックリストをコース記録とともに保管する。イニシャル，インストラクター ID, 日付をチェックリストの最後のボックスに記入する。

PALS（小児の二次救命処置）
乳児に対するCPR
スキルテストチェックリスト（1／2）

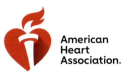

受講者名＿＿＿＿＿＿＿＿＿＿＿＿＿＿＿＿＿＿＿＿＿＿　テスト日＿＿＿＿＿＿＿＿＿＿＿＿＿＿＿＿

院内シナリオ：「あなたは病院または診療所で勤務しています。そこへ，乳児を抱いた女性が走りこんできました。女性は「助けてください！この子が呼吸していないんです」と叫んでいます。あなたは手袋とポケットマスクを持っています。あなたは同僚に頼んで救急対応システムに通報してもらい，救急治療用器材を取ってきてもらいます」

病院搬送前のシナリオ：「あなたは呼吸をしていない乳児がいる現場に到着しました。バイスタンダー（その場に居合わせた人）によるCPRは行われていない。現場に近づき，安全を確認した。その次に何を行うかを実演してください」

評価と通報
- ☐ 反応を確認する　　　☐ 大声で助けを呼ぶ／救急対応システムに出動を要請する
- ☐ 呼吸を確認する　　　☐ 脈拍を確認する

「受講者が助けを呼んだら，インストラクターは「ここに感染防護具があります」と言う。」

CPRサイクル1（30：2）　　「*正確に行うためには，CPRフィードバック装置の使用が望ましい」

乳児に対する胸骨圧迫
- ☐ 質の高い胸骨圧迫を行う
  - 乳児の胸部中央の乳頭間線のすぐ下に2本の指または両母指を置く
  - 15〜18秒間に30回の圧迫を行う
  - 胸部厚さの少なくとも1/3（約4 cm）の深さまで圧迫する
  - 圧迫を行うたびに胸壁が完全に元に戻す

乳児に対する人工呼吸
- ☐ 感染防護具を使用して人工呼吸を2回行う
  - 1回の人工呼吸は1秒かけて行う
  - 1回の人工呼吸ごとの目視可能な胸の上がりを確認する
  - 10秒以内に胸骨圧迫を再開する

CPRサイクル2（サイクル1の手順を繰り返す）　　「各手順の実施が完了できた場合のみ，☐をチェックする」
- ☐ 胸骨圧迫　　☐ 人工呼吸　　☐ 10秒以内に胸骨圧迫を再開する

「救助者2がバッグマスクを持って到着し，人工呼吸を開始する。その間，救助者1は胸郭包み込み両母指圧迫法による圧迫を継続する。」

CPRサイクル3

救助者1：乳児に対する胸骨圧迫
- ☐ 質の高い胸骨圧迫を行う
  - 胸郭包み込み両母指圧迫法で15回圧迫する
  - 7〜9秒間に15回の圧迫を行う
  - 胸部厚さの少なくとも1/3（約4 cm）の深さまで圧迫する
  - 圧迫を行うたびに胸壁が完全に元に戻す

救助者2：乳児に対する人工呼吸
「この救助者は評価対象ではない。」

（続く）

© 2021 American Heart Association

パート 4

PALS（小児の二次救命処置）
乳児に対する CPR
スキルテストチェックリスト（2／2）

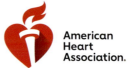

受講者名＿＿＿＿＿＿＿＿＿＿＿＿＿＿＿＿＿＿＿＿＿＿＿　テスト日＿＿＿＿＿＿＿＿＿＿＿＿

（続き）

CPR サイクル 4
救助者 2：乳児に対する胸骨圧迫
「この救助者は評価対象ではない。」
救助者 1：乳児に対する人工呼吸
☐ バッグマスクを使用して人工呼吸を 2 回行う
- 1 回の人工呼吸は 1 秒かけて行う
- 1 回の人工呼吸ごとの目視可能な胸の上がりを確認する
- 10 秒以内に胸骨圧迫を再開する

テスト終了

インストラクターメモ
- 受講者が正常に完了した手順の横にあるボックスにチェックを記入する。
- 受講者がすべての手順を正常に完了できなかった場合（つまり，チェックされていないボックスが残っている場合），その受講者は補習を受ける必要がある。補習を必要とするスキルについて，ここにメモしておくこと（補習については，インストラクターマニュアルを参照）。

テスト結果　合格の場合は**合格**，補習が必要である場合は**要補習**を〇で囲む：	**合格**	**要補習**
インストラクターイニシャル＿＿＿＿＿　インストラクター番号＿＿＿＿＿＿＿＿＿＿　日付＿＿＿＿＿＿＿＿＿＿＿＿		

© 2021 American Heart Association

PALS
乳児に対するCPR
スキルテストの重要スキルの説明

1. **最大でも30秒以内に傷病者を評価して救急対応システムに出動を要請する（これは必ず胸骨圧迫を開始する前に実行する）。現場の安全を確認したら，以下を実行する。**
   - 軽くたたいて大きな声で呼びかけ，反応を確認する
   - 大声で助けを呼ぶか，助けを呼ぶよう人に指示し，救急治療用器材を入手する
   - 呼吸をしていないか，あるいは正常な呼吸をしていない（死戦期呼吸のみ）かを確認する
     - 5秒以上10秒以内で頭部から胸部にかけて確認する
   - 上腕動脈の脈拍をチェックする
     - 呼吸の確認と同時に実施してもかまわない
     - 確認には5秒以上かけ，10秒以内に抑える

2. **1人法のCPR中に質の高い胸骨圧迫を実施する（心停止を判定してから10秒以内に圧迫を開始する）**
   - 胸部中央の正しい位置に手または指を置く
     - 1人法：乳頭間線のすぐ下に2本の指を置く，または胸郭包み込み両母指圧迫法
   - 圧迫のテンポ100〜120回/分
     - 15〜18秒で圧迫30回
   - 年齢に応じた十分な深さ
     - 乳児：胸部厚さの少なくとも1/3（約4 cm）の深さまで
     - 市販のフィードバック装置または忠実度の高いマネキンの使用が必要
   - 圧迫を行うたびに胸が完全に元に戻るまで待つ
   - 年齢と救助者の数に応じた適切な比率
     - 1人法：胸骨圧迫30回に対し人工呼吸2回
   - 胸骨圧迫の中断を最小限に抑える
     - 1つのサイクルの最後の圧迫から次のサイクルの最初の圧迫までの経過時間が10秒未満になるように，2回の人工呼吸を行う

3. **2人法のCPRを実施する際，バッグマスクで効果的な人工呼吸を行う**
   - 気道を十分に確保する
   - 1回の人工呼吸は1秒かけて行う
   - 人工呼吸は胸の上がりを目視できるように行う
   - 過換気を避ける
   - 10秒以内に胸骨圧迫を再開する

4. **（この評価のために出される）インストラクターの指示に従い，適切な間隔で圧迫担当を交代する。交代に5秒以上かけてはならない。**

5. **2人法のCPRを実施する際，質の高い胸骨圧迫を行う**
   - 胸部中央の正しい位置に手または指を置く
     - 2人法：乳頭間線のすぐ下で胸郭包み込み両母指圧迫を行う
   - 圧迫のテンポ100〜120回/分
     - 7〜9秒で圧迫15回
   - 年齢に応じた十分な深さ
     - 乳児：胸部厚さの少なくとも1/3（約4 cm）の深さまで
   - 圧迫を行うたびに胸が完全に元に戻るまで待つ
   - 年齢と救助者の数に応じた適切な比率
     - 2人法：胸骨圧迫15回に対し人工呼吸2回
   - 胸骨圧迫の中断を最小限に抑える
     - 1つのサイクルの最後の圧迫から次のサイクルの最初の圧迫までの経過時間が10秒未満になるように，2回の人工呼吸を行う

受講者の再テスト

スキルテストの時間に余裕がある場合は，受講者が合格できなかった項目について再テストを1回実施することができる。コースの最後の補習時に再テストを行ってもよい（本マニュアルの「補習」の項を参照すること）。

再テストを行う場合は，常に受講者のスキル「全体」をテストする。場合によっては，再テストをコース終了後の別日程に延期してもかまわない。例えば，補習によって成果を上げられなかった場合は，まず改善計画を策定し，受講者がその計画を完了してから再テストのスケジュールを決定できる。かなりの補習が必要な場合，その受講者に PALS プロバイダーコースを再受講するよう勧めてもよい。

ケースシナリオテストの合格

ケースシナリオテストチェックリストを用いて、チームを評価する

合格するには、チームがケースシナリオテスト全体を完了し、すべての重要な手順に対して「正解」にチェックされていなければならない。

合格するには、チームがケースシナリオテスト全体を完了し、すべての重要な手順に対して「正解」にチェックされていなければならない。

チームが重要な実施手順を適切に実施できなかった場合、テスト結果は「要補習」となる。

客観的かつ一貫性のある受講者のテスト

ケースシナリオテストでのチームの評価が客観的かつ一貫性のあるものとなるように、以下の手順に従う。

「ケースシナリオテストチェックリストを使用する。」

- ケースシナリオテストチェックリストに従う。ケースシナリオテストチェックリストの各手順に関する基本的な基準となるのは、PALS コースで指導した内容、原則、および行動である。受講者は、PALS コースで指導されていない手順やスキルを行ってはならない。
- チームが実施していることを慎重に観察し、実施を確認できたスキルだけを評価する。チームに対する適切な口頭での指示や、チームとの適切な行動を実施できたかどうかによってスキルが実証される場合もある。
- チームの成績は、テスト後でなく、テスト中にケースシナリオテストチェックリストに記録する。テスト中にチームが行ったこと、あるいは行わなかったことについて、記憶に頼って判断してはならない。
- 合格するには、ケースシナリオテストチェックリストに記載された重要な手順をすべて適切に実施する必要がある。

「手引きしたり、ヒントを与えたりしてはならない。」

- ケースシナリオテストの最中に、チームを手引きしたり先導したりしてはならない。
- ケースシナリオテストの最中に、チームが行うべきこと、または行ってはならないことについて、質問に答えたりヒントを与えたりしてはならない。
- ただし、ケースシナリオテストチェックリストに指示がある場合は、チームに重要な手順を口頭で答えさせるような誘導的な質問をしてもよい。

「チームメンバーが、実際と同じようにそれぞれの役割を担っていることを確認する。」

- テスト中は、すべての受講者が自らの役割を現実と同じように担っていることを確認する（シミュレーションではなく、実際に圧迫していることなど）。テストを開始する前に、受講者がこの点について理解しているか確認する。

「各チームメンバーの職務範囲内の処置を許可する。」

- チームメンバーの職務範囲内で適切な処置であれば、チームリーダーはこの処置を指示することができる。例えば、高度な気道管理器具の挿入はケースシナリオテストの合格には必要ではないが、チームリーダーが指示した場合、その処置が気道担当メンバーの職務範囲内であり、胸骨圧迫の中断が最小限であれば、実施してもよい。

「テストを現実的なものにする。」

- ケースシナリオテスト中は、何をしているか、あるいは何をすべきかを話し合ってはならない。テストは、リアルタイムでスキルの実技を行う、あるいはシミュレートする現実的なシナリオに対処する形式にすること。

「テストの中断や、最初からやり直すことを許可しない。」

- 受講者がテストを中断した場合，患者の蘇生に必要な処置の途中でテストを中断することは認められていないことを受講者に伝える。
- 受講者がテストの途中まで進んだ後，最初からやり直すことを許可してはならない。受講者が能力不足であればテストを中止し，能力不足について個別にフィードバックを与え，その受講者に補習に参加するように伝えるのが適切である。
- テストを中断し，フィードバックを与えた後でテストを再開してはならない。

「受講者のミスを誘導してはならない。」

- わざと受講者のミスを誘導するような行為をしてはならない。また，受講者のパフォーマンスを妨げるような行為もしてはならない。順調に手順をこなしている受講者については，その受講者がどの程度深い知識を持っているかについてや，さらに困難なケースでも対処できるかどうかについて探ろうとせずに，妥当なエンドポイントまでケースを進めさせること。

「テストを適切な時点で終了する。」

- 受講者が重要な手順をすべて終えた時点で，または受講者に補習が必要なことが明らかになった時点で，テストを終了する。テストでは，各ケースシナリオについて現実的な結末まで実施する必要はない。

「テストを適切な時点で終了する。」

- ケースシナリオテストステーション中に受講者の再テストを行わないこと。再テストが必要な受講者に対しては，補習時に再テストを行う。

「フィードバックは個別に与える。」

- テスト後に受講者にフィードバックを与える場合は，他の受講者から見えたり聞こえたりしないように，個別に行うこと。
- 受講者同士でテストのフィードバックを与えてはならない。ケースシナリオテストの結果についてフィードバックを与えることができるのは，インストラクターのみである。
- 受講者がケースシナリオテストを適切に実施できていたか，あるいは補習が必要かどうかについて，他の受講者に意見を求めてはならない。これは，テストの結果について受講者の意見とインストラクターの意見が食い違うことを避けるためである。また，インストラクターのフィードバックだけをもとに受講者のパフォーマンスを評価することを徹底することにもなる。

「公平性と一貫性を保つ。」

- テストの際は，できる限り公平性，一貫性，客観性を保つこと。
- ケースシナリオテストチェックリストに従い，ケースを適切に実施できた受講者を合格とし，そうでない受講者には補習を受けさせる。
- PALS コースの一貫性と品質は，テストの公平性と客観性によるところが大きいことを念頭に置くこと。

テストを行うタイミング

レッスンプランの記載に従って受講者のテストを行う。

スキルテストは，インストラクターの判断で，コースの途中または最後に行う。スキルテストを行うタイミングについてはレッスンプランを参照のこと。

インストラクター主導の PALS コースでは，コースの最後に筆記試験を行う。

補習

インストラクター主導のコースで 1, 2 問の間違いによって必要な合格水準（84 %）に達しなかった受講者は，間違った箇所について話し合い，受講者の理解を確認するだけでも十分な補習となり，合格とみなせる。

1, 2問以上の間違いによって必要な合格水準（84 %）に達しなかった受講者は，知識が不十分である可能性が高い。そのような受講者に対しては，『PALS プロバイダーマニュアル』を復習するように指示し，後日あらためて筆記試験を受けさせる。

一貫して判断の裏付けや知識に関して欠如がある受講者は，コース不合格とみなす。

PALS スキル

心停止した患者を救助するには，次に示す認知スキルと精神運動スキルの両方が必要となる。

- 認知スキルには，リズム認識，投与すべき薬剤および投与量とタイミング，アルゴリズムの応用などのスキルが含まれる。
- 精神運動スキルには，胸骨圧迫，換気，基本的および高度な気道管理，血管／骨髄路確保，薬剤投与などのスキルが含まれる。

パート 4

テスト

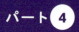

テスト

パート 4

パート 5

付録

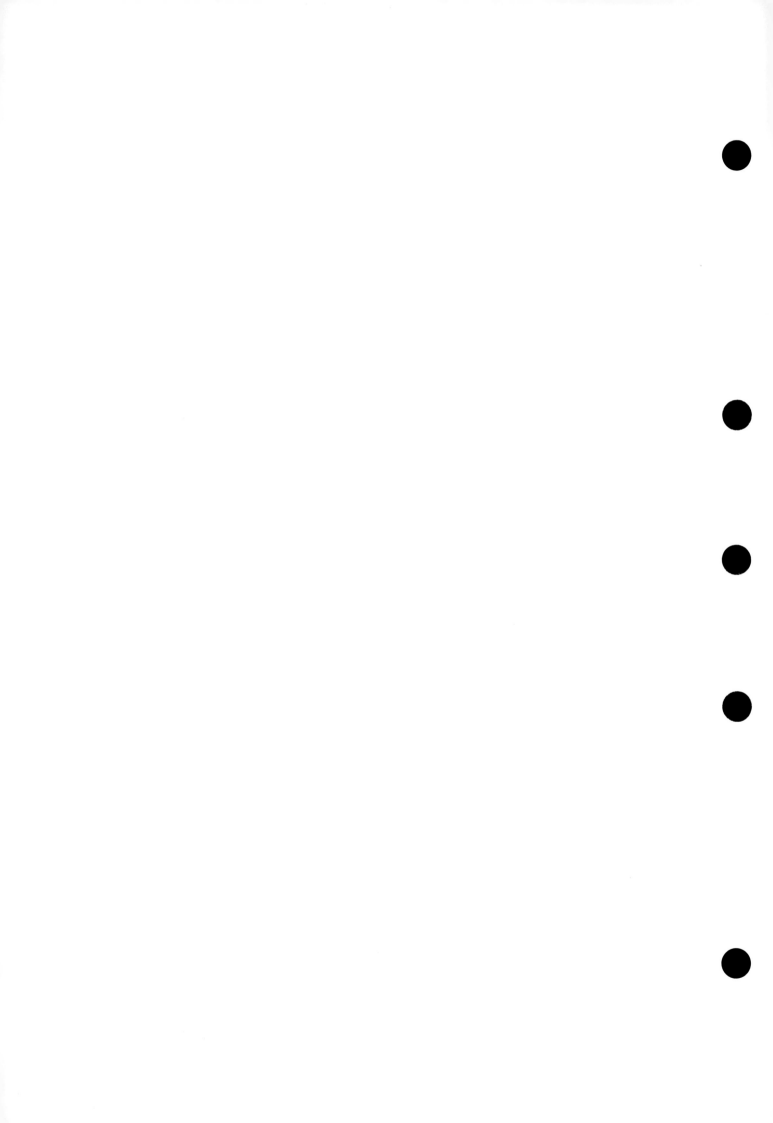

付録 A

スキルテストチェックリスト，スキルステーション習熟度チェックリストおよび PALS ケースシナリオテストチェックリスト

PALS（小児の二次救命処置）
小児に対する CPR および AED のスキルテストチェックリスト

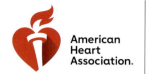
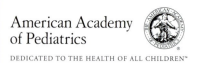

受講者名＿＿＿＿＿＿＿＿＿＿＿＿＿＿＿＿＿＿＿＿＿＿　テスト日＿＿＿＿＿＿＿＿＿＿

院内シナリオ：「病院，またはクリニックで働いているあなたは，廊下で突然，小児が倒れるのを目撃した。現場が安全であることを確認してから，傷病者に近づいた。その次に何を行うかを実演してください」

病院搬送前のシナリオ：「あなたは呼吸をしていない小児がいる現場に到着した。バイスタンダー（その場に居合わせた人）による CPR は行われていない。現場に近づき，安全を確認した。その次に何を行うかを実演してください」

評価と通報
- ☐ 反応を確認する
- ☐ 大声で助けを呼ぶ／救急対応システムに出動を要請する／AED を持って来てもらう
- ☐ 呼吸を確認する
- ☐ 脈拍を確認する

「受講者が助けを呼んだら，インストラクターは「ここに感染防護具があります。私は AED を取ってきます」と言う。」

CPR サイクル 1（30：2）　　「*正確に行うためには，CPR フィードバック装置の使用が望ましい」

小児に対する胸骨圧迫
- ☐ 質の高い胸骨圧迫を行う
  - 胸骨の下半分の位置に手を置く
  - 15～18 秒間に 30 回の圧迫を行う
  - 胸部厚さの少なくとも 1/3（約 5 cm）の深さまで圧迫する
  - 圧迫を行うたびに胸壁が完全に元に戻す

小児に対する人工呼吸
- ☐ 感染防護具を使用して人工呼吸を 2 回行う
  - 1 回の人工呼吸は 1 秒かけて行う
  - 1 回の人工呼吸ごとの目視可能な胸の上がりを確認する
  - 10 秒以内に胸骨圧迫を再開する

CPR サイクル 2（サイクル 1 の手順を繰り返す）　　「各手順の実施が完了できた場合のみ，☐をチェックする」
- ☐ 胸骨圧迫　　☐ 人工呼吸　　☐ 10 秒以内に胸骨圧迫を再開する

「救助者 2 が「AED を持ってきました。圧迫を替わりますから，あなたが AED を使ってください」と言う。」

AED（AED の指示に従う）
- ☐ AED の電源を入れる
- ☐ 正しくパッドを貼る
- ☐ 解析のため離れさせる
- ☐ 安全にショックを実施するために離れさせる
- ☐ 安全にショックを実施する

胸骨圧迫を再開する
- ☐ 電気ショック実施後，ただちに胸骨圧迫を再開する
  - 受講者が胸骨圧迫を再開するようにインストラクターに指示する，または
  - 受講者が胸骨圧迫を再開する

テスト終了

インストラクターメモ

- 受講者が正常に完了した手順の横にあるボックスにチェックを記入する。
- 受講者がすべての手順を正常に完了できなかった場合（つまり，チェックされていないボックスが残っている場合），その受講者は補習を受ける必要がある。補習を必要とするスキルについて，ここにメモしておくこと（補習については，インストラクターマニュアルを参照）。

テスト結果　合格の場合は**合格**，補習が必要である場合は**要補習**を〇で囲む：	合格	要補習
インストラクターイニシャル＿＿＿＿　インストラクター番号＿＿＿＿＿＿＿＿＿＿　日付＿＿＿＿＿＿＿＿＿＿		

© 2021 American Heart Association

PALS（小児の二次救命処置）
乳児に対する CPR
スキルテストチェックリスト（1／2）

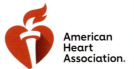
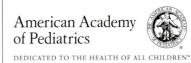

受講者名＿＿＿＿＿＿＿＿＿＿＿＿＿＿＿＿＿＿＿＿＿＿＿＿＿　テスト日＿＿＿＿＿＿＿＿＿＿＿＿＿＿

院内シナリオ：「あなたは病院または診療所で勤務しています。そこへ，乳児を抱いた女性が走りこんできました。女性は「助けてください！この子が呼吸していないんです」と叫んでいます。あなたは手袋とポケットマスクを持っています。あなたは同僚に頼んで救急対応システムに通報してもらい，救急治療用器材を取ってきてもらいます」

病院搬送前のシナリオ：「あなたは呼吸をしていない乳児がいる現場に到着しました。バイスタンダー（その場に居合わせた人）による CPR は行われていない。現場に近づき，安全を確認した。その次に何を行うかを実演してください」

評価と通報
- ☐ 反応を確認する
- ☐ 大声で助けを呼ぶ／救急対応システムに出動を要請する
- ☐ 呼吸を確認する
- ☐ 脈拍を確認する

「受講者が助けを呼んだら，インストラクターは「ここに感染防護具があります」と言う。」

CPR サイクル 1（30：2）　「*正確に行うためには，CPR フィードバック装置の使用が望ましい」

乳児に対する胸骨圧迫
- ☐ 質の高い胸骨圧迫を行う
  - 乳児の胸部中央の乳頭間線のすぐ下に 2 本の指または両母指を置く
  - 15〜18 秒間に 30 回の圧迫を行う
  - 胸部厚さの少なくとも 1/3（約 4 cm）の深さまで圧迫する
  - 圧迫を行うたびに胸壁が完全に元に戻す

乳児に対する人工呼吸
- ☐ 感染防護具を使用して人工呼吸を 2 回行う
  - 1 回の人工呼吸は 1 秒かけて行う
  - 1 回の人工呼吸ごとの目視可能な胸の上がりを確認する
  - 10 秒以内に胸骨圧迫を再開する

CPR サイクル 2（サイクル 1 の手順を繰り返す）　「各手順の実施が完了できた場合のみ，□をチェックする」
- ☐ 胸骨圧迫　　☐ 人工呼吸　　☐ 10 秒以内に胸骨圧迫を再開する

「救助者 2 がバッグマスクを持って到着し，人工呼吸を開始する。その間，救助者 1 は胸郭包み込み両母指圧迫法による圧迫を継続する。」

CPR サイクル 3

救助者 1：乳児に対する胸骨圧迫
- ☐ 質の高い胸骨圧迫を行う
  - 胸郭包み込み両母指圧迫法で 15 回圧迫する
  - 7〜9 秒間に 15 回の圧迫を行う
  - 胸部厚さの少なくとも 1/3（約 4 cm）の深さまで圧迫する
  - 圧迫を行うたびに胸壁が完全に元に戻す

救助者 2：乳児に対する人工呼吸
「この救助者は評価対象ではない。」

（続く）

© 2021 American Heart Association

PALS（小児の二次救命処置）
乳児に対する CPR
スキルテストチェックリスト（2／2）

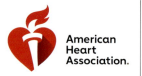
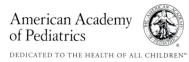

受講者名＿＿＿＿＿＿＿＿＿＿＿＿＿＿＿＿＿＿＿＿＿＿　テスト日＿＿＿＿＿＿＿＿＿＿＿＿＿＿＿＿＿＿＿＿＿

（続き）

CPR サイクル 4

救助者 2：乳児に対する胸骨圧迫
「この救助者は評価対象ではない。」

救助者 1：乳児に対する人工呼吸
☐ バッグマスクを使用して人工呼吸を 2 回行う
- 1 回の人工呼吸は 1 秒かけて行う
- 1 回の人工呼吸ごとの目視可能な胸の上がりを確認する
- 10 秒以内に胸骨圧迫を再開する

テスト終了

インストラクターメモ

- 受講者が正常に完了した手順の横にあるボックスにチェックを記入する。
- 受講者がすべての手順を正常に完了できなかった場合（つまり，チェックされていないボックスが残っている場合），その受講者は補習を受ける必要がある。補習を必要とするスキルについて，ここにメモしておくこと（補習については，インストラクターマニュアルを参照）。

テスト結果　合格の場合は**合格**，補習が必要である場合は**要補習**を〇で囲む：	**合格**	**要補習**

インストラクターイニシャル＿＿＿＿＿＿　インストラクター番号＿＿＿＿＿＿＿＿＿＿　日付＿＿＿＿＿＿＿＿＿＿

© 2021 American Heart Association

気道管理
スキルステーション習熟度チェックリスト

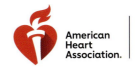
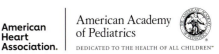

受講者名 _____　試験日 _____

重要な能力基準	正しく完了した場合はチェックを入れる
高流量および低流量の酸素供給システムの違いを口頭で説明する • 高流量：システムが密着している場合は、酸素流量が患者の吸気流量を上回り、室内気の混入が阻止され、ほぼ 1.00 の FIO_2 が供給される（リザーバー付き非再呼吸式マスク、高流量鼻カニューレなど） • 低流量（≦ 10 L/分）：患者の吸気流量が O_2 流量を超えるため、室内気が混入し、0.22～0.60 の FIO_2 が供給される（標準的な鼻カニューレ、簡易酸素マスクなど）	
標準鼻カニューレの最大流量（4 L/分）を口頭で説明する	
口が開いた状態を維持しながら、頭部後屈 - あご先挙上を行って気道を確保する（外傷患者には下顎（かがく）挙上を行う）	
OPA と NPA の適応について口頭で説明する • OPA は咽頭反射のない、無意識の患者にのみ適応 • NPA は意識のある患者、または意識の薄れた患者に適応	
測定を行い、適切なサイズの気道確保器具を選択する • OPA は口角から下顎角まで	
OPA を正しく挿入する	
OPA 挿入後の適切な呼吸の評価について口頭で説明する	
OPA を適切に留置し吸引をする。吸引に 10 秒以上かけないことを口頭で説明する	
換気用の正しいサイズのマスクを選択する	
バッグマスク器具を組み立て、気道を確保し、EC クランプ法を用いてマスクと顔を密着させる	
バッグマスクを用いて、2～3 秒ごとに 1 回の人工呼吸を 30 秒間実施する。1 回の人工呼吸を約 1 秒かけて行い、1 回ごとに胸が上がらなければならない	
気管挿管 • 気管チューブの挿管手順に必要な器材について説明する • 身体診察と呼気 CO_2 検知器によって気管チューブが適切な位置にあるかどうかを確認する方法を実演する • 気管チューブを固定する • 挿管された気管チューブで吸引を行う	
以下の手順はオプションである。気管挿管が受講者の業務範囲に含まれる場合のみ、これらを実施し評価を行う。	
気管挿管 • 気管挿管に必要な物品を準備する • 適切に気管挿管する	

テスト終了

インストラクターメモ
- 受講者が正しく実行した場合、各手順のボックスにチェックマークを記入する。
- 受講者がすべての手順を正しく実行できなかった場合（つまり、チェックマークのないボックスが 1 つ以上残っている場合）、その受講者は補習を受ける必要がある。補習を必要とするスキルについて、ここにメモしておくこと（補習については、インストラクターマニュアルを参照）。

テスト結果　合格の場合は**合格**、補習が必要な場合は**要補習**を〇で囲む：	**合格**	**要補習**

インストラクターイニシャル _____ インストラクター番号 _____ 日付 _____

© 2021 American Heart Association

心リズム障害／電気的治療スキルステーション 習熟度チェックリスト

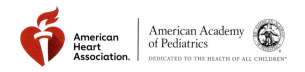

受講者名 _____ 試験日 _____

重要な能力基準	正しく完了した場合はチェックを入れる
3本の心電図リード線を正しく取り付ける（4本以上のリード線が使用されている装置の場合） • 負（白）リード：右肩に装着 • 正（赤）リード：左側下部肋骨に装着 • グラウンド（黒，緑，茶色）リード：左肩に装着	
モニターの正しい操作を実演する • モニターの電源を入れる • 装置を手動モード（AEDモードではなく）に調整し，標準的な四肢誘導（I, II, III）またはパドル／電極パッドの心リズムを表示させる	
主要な心リズムについて正しい電気的治療を口頭で説明する • 不安定なSVTまたは脈拍のあるVTに対する同期電気ショック • 無脈性VTおよびVFに対する除細動（非同期電気ショック）	
乳児または小児に対して正しいパドル／電極パッドを選択し，パドル／電極パッドを正しい位置に装着する	
正しく安全な同期電気ショックを実演する • 装置を同期モードにする • 適切なエネルギー量を選択する（初回ショックは0.5～1 J/kg） • 充電し，周囲の人間を遠ざけ，ショックを実行する	
正しく安全な手動による除細動（非同期電気ショック）を実演する • 装置を非同期モードにする • エネルギー量を選択する（初回ショックは2～4 J/kg） • 充電し，周囲の人間を遠ざけ，ショックを実行する	

テスト終了

インストラクターメモ
• 受講者が正しく実行した場合，各手順のボックスにチェックマークを記入する。
• 受講者がすべての手順を正しく実行できなかった場合（つまり，チェックマークのないボックスが1つ以上残っている場合），その受講者は補習を受ける必要がある。補習を必要とするスキルについて，ここにメモしておくこと（補習については，インストラクターマニュアルを参照）。

テスト結果　合格の場合は**合格**，補習が必要な場合は**要補習**を○で囲む：	合格	要補習
インストラクターイニシャル _____ インストラクター番号 _____ 日付 _____		

© 2021 American Heart Association

血管確保
スキルステーション
習熟度チェックリスト

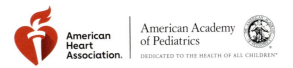

受講者名 _____ 試験日 _____

重要な能力基準	正しく完了した場合はチェックを入れる
骨髄内投与の適応について口頭で説明する	
骨髄針刺入部位について口頭で説明する（前脛骨，大腿遠位，内果，上前腸骨棘）	
骨髄針刺入の禁忌を口頭で説明する • 四肢の骨折 • 以前にも挿入を試みている骨 • 骨を覆う局所の感染	
骨髄針を安全に挿入する	
骨髄針が正しい位置にあることを確認する方法，および骨髄針を固定する方法を口頭で説明する	
骨髄針に静注ラインを取り付け，三方活栓とシリンジを使用して骨髄へのボーラス投与投与を実演する	
身長別カラーコード化蘇生テープやその他のリソースを使用して適切な投与量を決定する方法を実演する	
以下はオプションである。	
静脈ラインを確保するための正しい手順を口頭で説明する	

テスト終了

インストラクターメモ
- 受講者が正しく実行した場合，各手順のボックスにチェックマークを記入する。
- 受講者がすべての手順を正しく実行できなかった場合（つまり，チェックマークのないボックスが1つ以上残っている場合），その受講者は補習を受ける必要がある。補習を必要とするスキルについて，ここにメモしておくこと（補習については，インストラクターマニュアルを参照）。

テスト結果 合格の場合は**合格**，補習が必要な場合は**要補習**を〇で囲む：	**合格**	**要補習**

インストラクターイニシャル _____ インストラクター番号 _____ 日付 _____

© 2021 American Heart Association

PALS ケースシナリオ
テストチェックリスト
呼吸ケースシナリオ
上気道閉塞

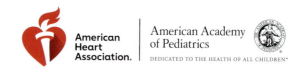

受講者名 _____ 試験日 _____

重要な能力基準	正しく完了した場合はチェックを入れる
チームリーダー	
チームメンバーに役割を割り当てる	
全体を通じて効果的なコミュニケーションを行う	
患者管理	
気道,呼吸,循環,神経学的評価,全身観察(バイタルサインを含む)の評価を指示する	
100%酸素の投与,または酸素化を補助するために必要な濃度の酸素投与を指示する	
心電図モニターおよびパルスオキシメータの装着を指示する	
徴候や症状から上気道閉塞を判定する	
呼吸窮迫か呼吸不全かを分類する	
アドレナリンと副腎皮質ステロイドの噴霧吸入(クループの場合),またはアドレナリン筋注と副腎皮質ステロイド静注(アナフィラキシーの場合)を指示する	
バッグマスク換気やその他の気道確保,または換気補助の適応について述べる	
受講者が上記の内容を口頭で説明できない場合は,次の質問により受講者の回答を促す。「バッグマスク換気やその他の気道確保,または換気補助の適応となるのはどのような場合ですか?」	
適応がある場合は,静脈路または骨髄路の確保を指示する	
治療に対する患者の反応を再評価するよう指示する	
ケースのまとめ/デブリーフィング	
次の手順は,受講者の業務範囲内である場合にのみ評価する	
患者に対して正しい気管チューブサイズを推定する方法を説明する	
受講者が上記の内容を口頭で説明できない場合は,次の質問により受講者の回答を促す。「上気道閉塞の乳児に適した気管チューブのサイズをどのように推定しますか?」	

テスト終了

インストラクターメモ
・受講者が正しく実行した場合,各手順のボックスにチェックマークを記入する。 ・受講者がすべての手順を正しく実行できなかった場合(つまり,チェックマークのないボックスが1つ以上残っている場合),その受講者は補習を受ける必要がある。補習を必要とするスキルについて,ここにメモしておくこと(補習については,インストラクターマニュアルを参照)。

テスト結果 合格の場合は**合格**,補習が必要な場合は**要補習**を○で囲む:	**合格**	**要補習**
インストラクターイニシャル _____ インストラクター番号 _____ 日付 _____		

© 2021 American Heart Association

PALSケースシナリオ
テストチェックリスト
呼吸ケースシナリオ
下気道閉塞

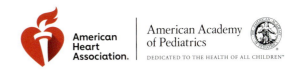

受講者名 _____ 試験日 _____

重要な能力基準	正しく完了した場合はチェックを入れる
チームリーダー	
チームメンバーに役割を割り当てる	
全体を通じて効果的なコミュニケーションを行う	
患者管理	
気道，呼吸，循環，神経学的評価，全身観察（バイタルサインを含む）の評価を指示する	
100％酸素の投与，または酸素化を補助するために必要な濃度の酸素投与を指示する	
心電図モニターおよびパルスオキシメータの装着を指示する	
徴候や症状から下気道閉塞を判定する	
呼吸窮迫か呼吸不全かを分類する	
サルブタモールと副腎皮質ステロイドの投与（喘息の場合），または吸引もしくは追加の臨床検査（細気管支炎の場合）を指示する	
バッグマスク換気やその他の気道確保，または換気補助の適応について述べる	
受講者が上記の内容を口頭で説明できない場合は，次の質問により受講者の回答を促す。「バッグマスク換気やその他の気道確保，または換気補助の適応となるのはどのような場合ですか？」	
必要に応じて，静脈路または骨髄路の確保を指示する	
治療に対する患者の反応を再評価するよう指示する	
ケースのまとめ／デブリーフィング	
次の手順は，受講者の業務範囲内である場合にのみ評価する	
気管挿管の適応について述べる	
受講者が上記の内容を口頭で説明できない場合は，次の質問により受講者の回答を促す。「気管挿管が適応となるのはどのような症状の場合ですか？」	

テスト終了

インストラクターメモ
- 受講者が正しく実行した場合，各手順のボックスにチェックマークを記入する。
- 受講者がすべての手順を正しく実行できなかった場合（つまり，チェックマークのないボックスが1つ以上残っている場合），その受講者は補習を受ける必要がある。補習を必要とするスキルについて，ここにメモしておくこと（補習については，インストラクターマニュアルを参照）。

テスト結果　合格の場合は**合格**，補習が必要な場合は**要補習**を○で囲む：	**合格**	**要補習**

インストラクターイニシャル _____　インストラクター番号 _____　日付 _____

© 2021 American Heart Association

PALS ケースシナリオ
テストチェックリスト
呼吸ケースシナリオ
肺組織疾患

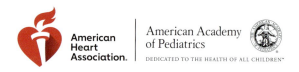

受講者名 _____ 試験日 _____

重要な能力基準	正しく完了した場合はチェックを入れる
チームリーダー	
チームメンバーに役割を割り当てる	
全体を通じて効果的なコミュニケーションを行う	
患者管理	
気道,呼吸,循環,神経学的評価,全身観察(バイタルサインを含む)の評価を指示する	
100%酸素の投与(または酸素化の補助に必要な濃度の酸素投与)および反応の評価を指示する	
バッグマスク換気,または他の気道確保や補助換気の適応について判定する	
バッグマスク換気が有効であることを確認する方法について説明する	
心電図モニターおよびパルスオキシメータの装着を指示する	
徴候や症状から肺組織疾患を判定する	
呼吸窮迫か呼吸不全かを分類する	
静脈路または骨髄路の確保を指示する	
治療に対する患者の反応を再評価するよう指示する	
小児の挿管と人工呼吸管理に関する専門知識を持つ上級プロバイダーの関与が必要かどうかを判断する	
ケースのまとめ/デブリーフィング	
次の手順は,受講者の業務範囲内である場合にのみ評価する	
気管挿管の適応について述べる	
受講者が上記の内容を口頭で説明できない場合は,次の質問により受講者の回答を促す。「気管挿管が適応となるのはどのような場合ですか?」	

テスト終了

インストラクターメモ
- 受講者が正しく実行した場合,各手順のボックスにチェックマークを記入する。
- 受講者がすべての手順を正しく実行できなかった場合(つまり,チェックマークのないボックスが1つ以上残っている場合),その受講者は補習を受ける必要がある。補習を必要とするスキルについて,ここにメモしておくこと(補習については,インストラクターマニュアルを参照)。

テスト結果 合格の場合は**合格**,補習が必要な場合は**要補習**を○で囲む:	**合格**	**要補習**
インストラクターイニシャル _____ インストラクター番号 _____ 日付 _____		

© 2021 American Heart Association

PALS ケースシナリオ
テストチェックリスト
呼吸ケースシナリオ
呼吸調節障害

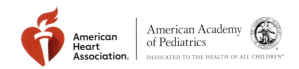

受講者名 _____ 試験日 _____

重要な能力基準	正しく完了した場合はチェックを入れる
チームリーダー	
チームメンバーに役割を割り当てる	
全体を通じて効果的なコミュニケーションを行う	
患者管理	
気道，呼吸，循環，神経学的評価，全身観察（バイタルサインを含む）の評価を指示する	
100％酸素の投与（または酸素化の補助に必要な濃度の酸素投与）および反応の評価を指示する	
バッグマスク換気，または他の気道確保や補助換気の適応について判定するついて判定する	
バッグマスク換気が有効であることを確認する方法について説明する	
心電図モニターおよびパルスオキシメータの装着を指示する	
徴候や症状から呼吸調節障害を判定する判定する	
呼吸窮迫か呼吸不全かを分類する	
静脈路または骨髄路の確保を指示する	
治療に対する患者の反応を再評価するよう指示する	
小児の挿管と人工呼吸管理に関する専門知識を持つ上級プロバイダーの関与が必要かどうかを判断する	
ケースのまとめ／デブリーフィング	
次の手順は，受講者の業務範囲内である場合にのみ評価する	
気管挿管の適応について述べる	
受講者が上記の内容を口頭で説明できない場合は，次の質問により受講者の回答を促す。「気管挿管が適応となるのはどのような場合ですか？」	

テスト終了

インストラクターメモ
- 受講者が正しく実行した場合，各手順のボックスにチェックマークを記入する。
- 受講者がすべての手順を正しく実行できなかった場合（つまり，チェックマークのないボックスが1つ以上残っている場合），その受講者は補習を受ける必要がある。補習を必要とするスキルについて，ここにメモしておくこと（補習については，インストラクターマニュアルを参照）。

テスト結果　合格の場合は**合格**，補習が必要な場合は**要補習**を〇で囲む：	合格	要補習

インストラクターイニシャル _____ インストラクター番号 _____ 日付 _____

© 2021 American Heart Association

PALS ケースシナリオ
テストチェックリスト
ショックケースシナリオ
循環血液量減少性ショック

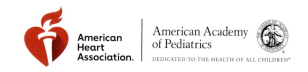

受講者名 _____ 試験日 _____

重要な能力基準	正しく完了した場合はチェックを入れる
チームリーダー	
チームメンバーに役割を割り当てる	
全体を通じて効果的なコミュニケーションを行う	
患者管理	
気道，呼吸，循環，神経学的評価，全身観察（バイタルサインを含む）の評価を指示する	
100％酸素の投与を指示する	
心電図モニターおよびパルスオキシメータの装着を指示する	
徴候や症状から循環血液量減少性ショックを判定する	
代償性ショックか低血圧性ショックかを分類する	
静脈路または骨髄路の確保を指示する	
20 mL/kg の等張晶質液を急速に輸液ボーラス投与するよう指示し，ショックの徴候を治療するため必要に応じて繰り返し投与する	
輸液ボーラスの投与中および投与後に患者を再評価する。心不全の徴候（呼吸窮迫の悪化，肝腫大の発現，またはラ音の発症）がみられる場合は，輸液ボーラス投与を中止する	
各治療に応じて患者の再評価を指示する	
ケースのまとめ／デブリーフィング	
ショック管理中の治療エンドポイントについて述べる	
受講者が上記の内容を口頭で説明できない場合は，次の質問により受講者の回答を促す。「ショック管理中の治療エンドポイントは何ですか？」	

テスト終了

インストラクターメモ
- 受講者が正しく実行した場合，各手順のボックスにチェックマークを記入する。
- 受講者がすべての手順を正しく実行できなかった場合（つまり，チェックマークのないボックスが1つ以上残っている場合），その受講者は補習を受ける必要がある。補習を必要とするスキルについて，ここにメモしておくこと（補習については，インストラクターマニュアルを参照）。

テスト結果　　合格の場合は**合格**，補習が必要な場合は**要補習**を〇で囲む：	**合格**	**要補習**

インストラクターイニシャル _____ インストラクター番号 _____ 日付 _____

© 2021 American Heart Association

PALS ケースシナリオ
テストチェックリスト
ショックケースシナリオ
閉塞性ショック

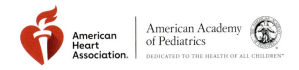

受講者名 _____ 試験日 _____

重要な能力基準	正しく完了した場合はチェックを入れる
チームリーダー	
チームメンバーに役割を割り当てる	
全体を通じて効果的なコミュニケーションを行う	
患者管理	
気道，呼吸，循環，神経学的評価，全身観察（バイタルサインを含む）の評価を指示する	
心電図モニターおよびパルスオキシメータの装着を指示する	
気管挿管中の悪化に対する「DOPE」暗記法を口頭で述べる	
受講者が上記の内容を口述できない場合は，次の質問により受講者の回答を促す。「挿管された患者が悪化した場合に覚えておくと役立つ略語は何ですか？その略語は何を意味していますか？」	
徴候や症状から閉塞性ショックを判定する	
閉塞性ショックの原因を少なくとも2つ述べる	
受講者が上記の内容を口述できない場合は，次の質問により受講者の回答を促す。「閉塞性ショックの原因を少なくとも2つ述べてください。」	
代償性ショックか低血圧性ショックかを分類する	
必要に応じて，静脈路または骨髄路の確保を指示する	
必要に応じて（心タンポナーデ，広範性肺塞栓症の場合），等張晶質液の急速なボーラス投与を指示する	
閉塞性ショックに対する適切な治療（緊張性気胸に対する胸腔穿刺減圧，心タンポナーデに対する輸液ボーラス投与および心膜穿刺，広範性肺塞栓症に対する酸素，換気補助，輸液ボーラス投与，および専門医への相談，動脈管依存性の先天性心疾患および動脈管の収縮／閉塞のある新生児に対するプロスタグランジン注入および専門医への相談）を指示する	
治療に対する患者の反応を再評価するよう指示する	
ケースのまとめ／デブリーフィング	
ショック管理中の治療エンドポイントについて述べる	
受講者が上記の内容を口頭で説明できない場合は，次の質問により受講者の回答を促す。「ショック管理中の治療エンドポイントは何ですか？」	

テスト終了

インストラクターメモ
- 受講者が正しく実行した場合，各手順のボックスにチェックマークを記入する。
- 受講者がすべての手順を正しく実行できなかった場合（つまり，チェックマークのないボックスが1つ以上残っている場合），その受講者は補習を受ける必要がある。補習を必要とするスキルについて，ここにメモしておくこと（補習については，インストラクターマニュアルを参照）。

テスト結果 合格の場合は**合格**，補習が必要な場合は**要補習**を○で囲む：	**合格**	**要補習**

インストラクターイニシャル _____ インストラクター番号 _____ 日付 _____

© 2021 American Heart Association

PALS ケースシナリオ テストチェックリスト ショックケースシナリオ 血液分布異常性ショック

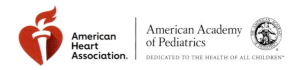

受講者名 _____ 試験日 _____

重要な能力基準	正しく完了した場合はチェックを入れる
チームリーダー	
チームメンバーに役割を割り当てる	
全体を通じて効果的なコミュニケーションを行う	
患者管理	
気道，呼吸，循環，神経学的評価，全身観察（バイタルサインを含む）の評価を指示する	
100％酸素の投与を指示する	
心電図モニターおよびパルスオキシメータの装着を指示する	
徴候や症状から血液分布異常性（敗血症性）ショックを判定する	
代償性ショックか低血圧性ショックかを分類する	
静脈路または骨髄路の確保を指示する	
敗血性ショックの場合は等張晶質液 10～20 mL/kg，アナフィラキシーショックの場合は等張晶質液 20 mL/kg を急速に輸液ボーラス投与するように指示し，必要な場合は（慎重な再評価とともに）繰り返す。	
輸液ボーラスの投与中および投与後に患者を再評価する。心不全の徴候（呼吸窮迫の悪化，肝腫大の発現，またはラ音／クラックル音の発症）がみられた場合は輸液ボーラス投与を中止する	
輸液抵抗性ショックの治療では，最初の 1 時間以内に血管作動薬の投与を開始できるよう指示する	
治療に対する患者の反応を再評価するよう指示する	
抗生物質の早期投与（ショックの判定から最初の 1 時間以内）を指示する	
ケースのまとめ／デブリーフィング	
ショック管理中の治療エンドポイントについて述べる	
受講者が上記の内容を口頭で説明できない場合は，次の質問により受講者の回答を促す。「ショック管理中の治療エンドポイントは何ですか？」	

テスト終了

インストラクターメモ
- 受講者が正しく実行した場合，各手順のボックスにチェックマークを記入する。
- 受講者がすべての手順を正しく実行できなかった場合（つまり，チェックマークのないボックスが 1 つ以上残っている場合），その受講者は補習を受ける必要がある。補習を必要とするスキルについて，ここにメモしておくこと（補習については，インストラクターマニュアルを参照）。

テスト結果　　合格の場合は**合格**，補習が必要な場合は**要補習**を○で囲む：　　**合格**　　**要補習**

インストラクターイニシャル _____　インストラクター番号 _____　日付 _____

© 2021 American Heart Association

PALS ケースシナリオ
テストチェックリスト
ショックケースシナリオ
心原性ショック

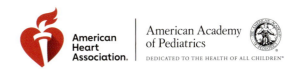

受講者名 _____ 試験日 _____

重要な能力基準	正しく完了した場合はチェックを入れる
チームリーダー	
チームメンバーに役割を割り当てる	
全体を通じて効果的なコミュニケーションを行う	
患者管理	
気道, 呼吸, 循環, 神経学的評価, 全身観察（バイタルサインを含む）の評価を指示する	
100％酸素の投与を指示する	
心電図モニターおよびパルスオキシメータの装着を指示する	
徴候や症状から心原性ショックを判定する	
代償性ショックか低血圧性ショックかを分類する	
静脈路または骨髄路の確保を指示する	
10～20分かけて等張晶質液5～10 mL/kgの輸液ボーラスの緩徐投与を行い, 輸液ボーラス投与の実施中および実施後に患者を再評価するように指示する。心不全の徴候が悪化した場合は輸液ボーラス投与を中止する	
治療に対する患者の反応を再評価するよう指示する	
小児心臓専門医への相談の必要性を認識する	
心原性ショックの治療中に陽性変力作用薬／血管作動薬の必要性を判断する	
受講者が上記の内容を説明できない場合は, 次の質問により受講者の回答を促す。「心原性ショック時に陽性変力作用薬／血管作動薬が適応となるのはどのような場合ですか？」	
ケースのまとめ／デブリーフィング	
ショック管理中の治療エンドポイントについて述べる	
受講者が上記の内容を口頭で説明できない場合は, 次の質問により受講者の回答を促す。「ショック管理中の治療エンドポイントは何ですか？」	

テスト終了

インストラクターメモ
- 受講者が正しく実行した場合, 各手順のボックスにチェックマークを記入する。
- 受講者がすべての手順を正しく実行できなかった場合（つまり, チェックマークのないボックスが1つ以上残っている場合）, その受講者は補習を受ける必要がある。補習を必要とするスキルについて, ここにメモしておくこと（補習については, インストラクターマニュアルを参照）。

テスト結果 合格の場合は**合格**, 補習が必要な場合は**要補習**を〇で囲む：	合格	要補習

インストラクターイニシャル _____ インストラクター番号 _____ 日付 _____

© 2021 American Heart Association

PALS ケースシナリオ
テストチェックリスト
心臓ケースシナリオ
上室性頻拍

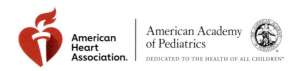

受講者名 _____ 試験日 _____

重要な能力基準	正しく完了した場合はチェックを入れる
チームリーダー	
チームメンバーに役割を割り当てる	
全体を通じて効果的なコミュニケーションを行う	
患者管理	
気道，呼吸，循環，神経学的評価，全身観察（バイタルサインを含む）の評価を指示する	
心電図モニターおよびパルスオキシメータの装着を指示する	
酸素の投与を指示する	
QRS 幅の狭い頻拍（循環が良好な SVT）を判定し，ST と SVT の鑑別方法を口頭で伝える	
受講者が上記の内容を口頭で説明できない場合は，次の質問により受講者の回答を促す。「ST と SVT はどのように識別しますか？」	
適切な迷走神経刺激の実施を指示する	
静脈路または骨髄路の確保を指示する	
適切な用量のアデノシン（1 回，必要であれば 2 回）を準備し投与するように指示する	
安定した SVT の小児が迷走神経刺激およびアデノシンに反応しなかった場合は，同期電気ショックを実施する前に専門医へ相談することを強く推奨する根拠について述べる	
0.5 〜 1 J/kg の同期電気ショック（以降のエネルギー量は 0.5 〜 1 J/kg ずつ増加し，2 J/kg を超えない）の実施について，適応と安全なショック実行を指示または説明する	
治療に対する患者の反応を再評価する	
ケースのまとめ／デブリーフィング	
同期電気ショックの適応と適切なエネルギー量について検討する	
受講者が上記の内容を口頭で説明できない場合は，次の質問により受講者の回答を促す。「同期電気ショックの適応と適切なエネルギー量は何 J /kg ですか？」	

テスト終了

インストラクターメモ
- 受講者が正しく実行した場合，各手順のボックスにチェックマークを記入する。
- 受講者がすべての手順を正しく実行できなかった場合（つまり，チェックマークのないボックスが 1 つ以上残っている場合），その受講者は補習を受ける必要がある。補習を必要とするスキルについて，ここにメモしておくこと（補習については，インストラクターマニュアルを参照）。

テスト結果 合格の場合は**合格**，補習が必要な場合は**要補習**を〇で囲む：	**合格**	**要補習**

インストラクターイニシャル _____ インストラクター番号 _____ 日付 _____

© 2021 American Heart Association

PALS ケースシナリオ
テストチェックリスト
心臓ケースシナリオ
徐脈

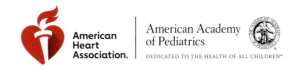

受講者名 _____ 試験日 _____

重要な能力基準	正しく完了した場合はチェックを入れる
チームリーダー	
チームメンバーに役割を割り当てる	
全体を通じて効果的なコミュニケーションを行う	
患者管理	
気道，呼吸，循環，神経学的評価，全身観察（バイタルサインを含む）の評価を指示する	
心肺障害／心肺機能不全に伴う徐脈を判定する	
100％酸素によるバッグマスク換気の開始を指示する	
心電図モニターおよびパルスオキシメータの装着を指示する	
バッグマスク換気の開始後に，心拍数および全身の循環徴候を再評価する	
徐脈患者における質の高い CPR（胸骨圧迫および換気）の適応を認識する	
受講者が上記の内容を説明できない場合は，次の質問により受講者の回答を促す。「徐脈の患者に質の高い CPR を実施するのはどのような場合ですか？」	
静脈路または骨髄路の確保を指示する	
アドレナリンの適切な投与および用量（0.01 mg/kg IV/IO［濃度 0.1 mg/mL を 0.1 mL/kg 投与］）の準備を指示するか検討する	
治療に対する患者の反応を再評価する	
ケースのまとめ／デブリーフィング	
乳児および小児における徐脈の潜在的原因を 3 つ考察し口頭で説明する	
受講者が上記の内容を口頭で説明できない場合は，次の質問により受講者の回答を促す。「乳児および小児における徐脈の潜在的原因を 3 つ考察し述べてください。」	

テスト終了

インストラクターメモ
- 受講者が正しく実行した場合，各手順のボックスにチェックマークを記入する。
- 受講者がすべての手順を正しく実行できなかった場合（つまり，チェックマークのないボックスが 1 つ以上残っている場合），その受講者は補習を受ける必要がある。補習を必要とするスキルについて，ここにメモしておくこと（補習については，インストラクターマニュアルを参照）。

テスト結果 合格の場合は**合格**，補習が必要な場合は**要補習**を○で囲む：	**合格**	**要補習**
インストラクターイニシャル _____ インストラクター番号 _____ 日付 _____		

© 2021 American Heart Association

PALS ケースシナリオ
テストチェックリスト
心臓ケースシナリオ
心静止／PEA

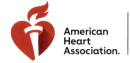
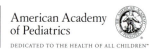

受講者名 _____ 試験日 _____

重要な能力基準	正しく完了した場合はチェックを入れる
チームリーダー	
チームメンバーに役割を割り当てる	
全体を通じて効果的なコミュニケーションを行う	
患者管理	
心停止を判定する	
CPRをただちに開始するように指示し，常に質の高いCPRが実施されるようにする	
パッド／リードの配置とモニター／除細動器の起動を指示する	
心静止またはPEAを判定する	
骨髄路または静脈路の確保を指示する	
適切な用量のアドレナリンを準備し，適切な間隔で投与するよう指示する	
胸骨圧迫の中断を最小限にしながら，約2分ごとに心リズムをチェックするように指示する	
ケースのまとめ／デブリーフィング	
PEAまたは心静止の治療可能な原因を少なくとも3つ口頭で説明する	
受講者が上記の内容を口頭で説明できない場合は，次の質問により受講者の回答を促す。「PEAまたは心静止の治療可能な原因を少なくとも3つ述べてください。」	

テスト終了

インストラクターメモ
- 受講者が正しく実行した場合，各手順のボックスにチェックマークを記入する。
- 受講者がすべての手順を正しく実行できなかった場合（つまり，チェックマークのないボックスが1つ以上残っている場合），その受講者は補習を受ける必要がある。補習を必要とするスキルについて，ここにメモしておくこと（補習については，インストラクターマニュアルを参照）。

テスト結果 合格の場合は**合格**，補習が必要な場合は**要補習**を〇で囲む：	**合格**	**要補習**
インストラクターイニシャル _____ インストラクター番号 _____ 日付 _____		

© 2021 American Heart Association

PALS ケースシナリオ
テストチェックリスト
心臓ケースシナリオ
VF／無脈性 VT

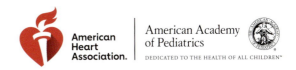

受講者名 _____　試験日 _____

重要な能力基準	正しく完了した場合はチェックを入れる
チームリーダー	
チームメンバーに役割を割り当てる	
全体を通じて効果的なコミュニケーションを行う	
患者管理	
心停止を判定する	
CPR をただちに開始するように指示し，常に質の高い CPR が実施されるようにする	
パッド／リードの配置とモニター／除細動器の起動を指示する	
VF または無脈性 VT を判定する	
除細動を 2 J/kg で安全に実施するように指示する	
毎回の電気ショックの実施後は，胸骨圧迫から CPR をただちに再開するように指示する	
骨髄路または静脈路の確保を指示する	
適切な用量のアドレナリンを準備し，適切な間隔で投与するよう指示する	
4 J/kg のエネルギー量で 2 回目の電気ショックを安全に実施する（それ以降は 4〜10 J/kg のエネルギー量で，10 J/kg または成人に対する標準的な除細動器のエネルギー量を超えない）ように指示する	
適切な用量の抗不整脈薬（アミオダロンまたはリドカイン）を準備し，適切なタイミングで投与するよう指示する	
ケースのまとめ／デブリーフィング	
アドレナリンおよび抗不整脈薬（アミオダロンまたはリドカイン）の追加投与が必要になる可能性と，治療可能と考えられる心停止原因（「H と T」）の考慮事項を口頭で説明する	
受講者が上記の内容を口頭で説明できない場合は，次の質問により受講者の回答を促す。「治療を施しても VF が持続している場合は，他に何を投与，検討する必要がありますか？」	

テスト終了

インストラクターメモ
- 受講者が正しく実行した場合，各手順のボックスにチェックマークを記入する。
- 受講者がすべての手順を正しく実行できなかった場合（つまり，チェックマークのないボックスが 1 つ以上残っている場合），その受講者は補習を受ける必要がある。補習を必要とするスキルについて，ここにメモしておくこと（補習については，インストラクターマニュアルを参照）。

テスト結果　　合格の場合は**合格**，補習が必要な場合は**要補習**を〇で囲む：	**合格**	**要補習**

インストラクターイニシャル _____　インストラクター番号 _____　日付 _____

© 2021 American Heart Association

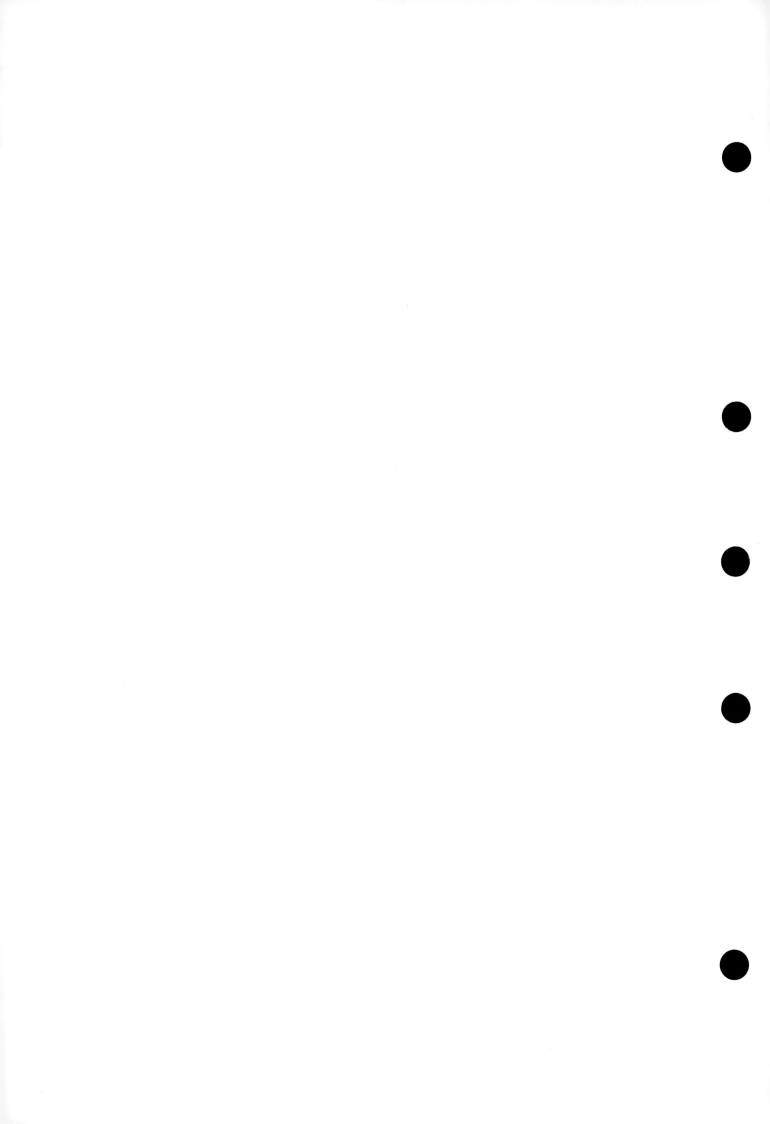

付録 B

インストラクター用ケースシナリオおよびデブリーフィングツール

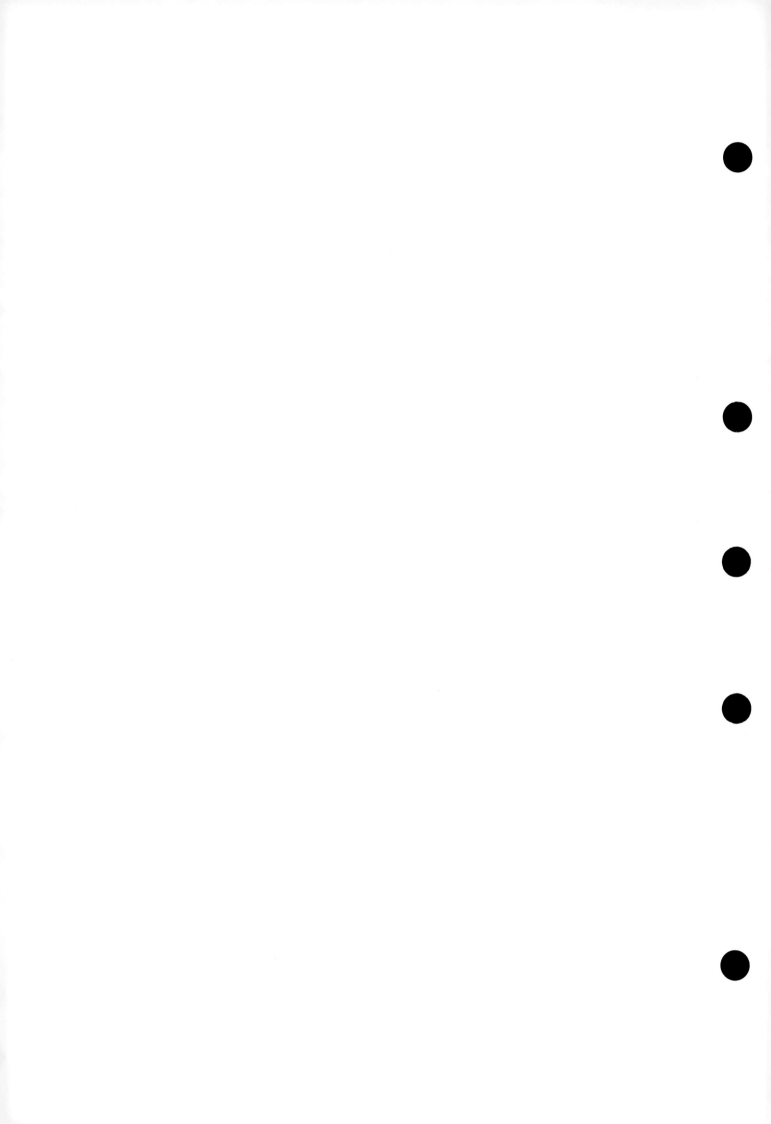

実習ケースシナリオ1
循環血液量減少性ショック
（小児，非代償性ショック）

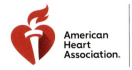
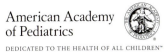

シナリオ導入部

病院搬送前：あなたは，自転車のハンドル越しにひっくり返って腹部損傷を負った12歳児を搬送するために出動した。母親の報告によると，事故は約4時間前に発生した。意識喪失はなく，患者はヘルメットをかぶっていた。患者は苦悶の表情を呈しており，腹痛がひどくなってきていると訴えている。脊椎損傷の徴候はない。

救急部：自転車のハンドル越しにひっくり返って腹部損傷を負った12歳児と両親と到着した。母親の報告によると，事故は約4時間前に発生した。意識喪失はなく，患者はヘルメットをかぶっていた。患者は苦悶の表情を呈しており，腹痛がひどくなってきていると訴えている。脊椎損傷は除外されている。

一般病棟：あなたは，迅速対応チームのメンバーとして，自転車のハンドル越しにひっくり返って腹部損傷を負った12歳児に対応している。既往歴および身体診察は一致しており，現場での意識喪失はなく，患者はヘルメットを着用していた。患者は苦悶の表情を呈しており，腹痛がひどくなってきていると訴えている。脊椎損傷は除外されている。

ICU：あなたは，自転車のハンドル越しにひっくり返って腹部損傷を負い，集中治療室にいる12歳児のベッドサイドに呼ばれた。既往歴および身体診察は一致しており，現場での意識喪失はなく，患者はヘルメットを着用していた。患者は苦悶の表情を呈しており，腹痛がひどくなってきていると訴えている。脊椎損傷は除外されている。

バイタルサイン	
心拍数	130回/分
血圧	110/50 mmHg
呼吸数	30回/分
SpO$_2$	室内気吸入下で92%
体温	37.5 ℃
体重	46 kg
年齢	12歳

シナリオの概要および学習目標

シナリオの概要

輸液ボーラス投与にもかかわらず低血圧性ショックへと進行する代償性外傷性循環血液量減少性ショックの判定に重点を置く必要がある。優先事項として，ショック徴候の治療のため，静脈路（IV）／骨髄路（IO）を即時確保し，等張晶質液の輸液ボーラス投与を必要に応じて繰り返す。

輸液ボーラス投与中および各投与後に心肺状態の再評価が必要である。血糖値をベッドサイド（Point-Of-Care，POC）検査で確認する。この小児のショックが等張晶質液20 mL/kgの2～3回のボーラス投与に反応しない場合，濃厚赤血球の投与の適応となる。

濃厚赤血球の持続的な投与が必要である場合，濃厚赤血球の反復注入による凝固障害を回避するため，血小板および新鮮凍結血漿の投与を是非検討すべきである。プロバイダーは専門医への相談（例：小児外傷外科医），およびさらなる診断的検査の必要性を認識する必要がある。

このシナリオでの目標

- 初期の代償性ショックとその後の低血圧性ショックを認識する
- 循環血液量減少性ショックの自他覚症状を要約する。このシナリオでの重要な指標には，腹部外傷，頻拍，まだら模様の皮膚，微弱な脈拍，意識レベルの低下などが該当する
- 循環血液量減少性ショックに対する正しい介入を実施する。この患者には，酸素投与，等張晶質液20 mL/kgの2～3回のボーラス投与とボーラス投与中および各投与後の慎重な再評価，必要に応じて濃厚赤血球の投与，外科医への相談が必要である
- 全身（終末臓器）循環の評価方法を要約する。このシナリオに適した指標には，皮膚温／色，意識レベルおよび尿量などが該当する

評価-初期評価（小児評価のトライアングル）

外観（Appearance）
- 覚醒している，苦悶様の表情

呼吸（Breathing）
- 呼吸仕事量の増加，軽度の頻呼吸

循環（Circulation）
- 蒼白，手足のまだら模様

判定

- 即時介入が必要

介入

- 救急対応システムに通報する。
- 非再呼吸式マスクにより100%酸素を投与する。
- 心電図モニターを装着する。
- パルスオキシメータを装着する。

© 2021 American Heart Association

評価－一次評価（気道の確保，酸素化，換気，循環の補助に必要な的を絞った評価）

- **気**道（**A**irway）：開存している
- **呼**吸（**B**reathing）：呼吸数約 30 回/分，軽度の肋骨下および肋骨間陥没，軽度の鼻翼呼吸，SpO_2 は室内気吸入下で 92 %，非再呼吸式マスクによる 100 %酸素の投与で 95 %に上昇，聴診で肺音正常
- **循**環（**C**irculation）：心拍数 130 回/分，中枢脈拍が微弱，末梢脈拍はわずかに触知可能，毛細血管再充満時間約 4 秒，手足の冷感とまだら模様，血圧 110/50 mm Hg

気道，換気，循環が適切に補助されていれば，残りの一次評価を実施

- **神**経学的評価（**D**isability）：覚醒
- **全**身観察（**E**xposure）：直腸温 37.5 ℃，体重 46 kg

判定

- 呼吸窮迫
- 代償性ショック
- 洞性頻脈

介入

- 血管を確保する（静脈路／骨髄路）。血液型および交差適合試験のために血液サンプルを送る。
- 等張晶質液 20 mL/kg をボーラス投与する。同じ投与量で急速静脈／骨髄内ボーラス投与を繰り返す。循環を評価する。輸液ボーラス投与中および各投与直後に心肺機能の状態を慎重にモニターする。
  - 心不全の徴候（呼吸窮迫の悪化，ラ音の出現，肝腫大など）が現れたら輸液ボーラス投与を中止する。
- ベッドサイド（POC）血糖値をチェックし，必要に応じて低血糖を治療する。
- 酸素投与に対する反応を評価する。

評価－二次評価（治療可能な原因を特定するが，残りの二次評価は初期ショック治療後まで延期する）

病歴聴取（SAMPLE）（治療可能な原因の評価に必要な範囲に限る）

- **自**他覚症状（**S**igns and symptoms）：受傷機転，腹痛，膨隆腹
- **ア**レルギー（**A**llergies）：既往なし
- **薬**物（**M**edications）：噴霧式吸入器によるサルブタモール
- **病**歴（**P**ast medical history）：軽度の喘息
- **最**後の食事（**L**ast meal）：6 時間前
- **イ**ベント（**E**vents）（発症）：4 時間前に自転車から投げ出され，ハンドルに腹部が引っかかった。初期の痛み，現在は悪化。呼吸仕事量の増加

身体診察

- 酸素投与および輸液 20 mL/kg の 2 回ボーラス投与後にバイタルサインの測定を繰り返す：心拍数 90～100 回/分，呼吸数 15 回/分，非再呼吸式マスクによる 100 %酸素投与下での SpO_2 96 %，血圧 90/50 mm Hg，毛細血管再充満時間 4 秒
- 頭部，眼，耳，鼻，咽喉／頸部：粘膜は湿っている
- 心肺：過剰心音または心雑音なし
- 腹部：膨隆，圧痛。
- 表在性擦過傷。中枢脈拍は容易に触知でき，末梢脈拍は微弱。毛細血管再充満時間 4 秒
- 背部：正常
- 神経系：質問に適切に反応しているが，明らかに痛みがある状態。瞳孔 4 mm，左右同大，素早い対光反射

判定

- 低血圧性ショック（おそらく血液喪失に関連する循環血液量減少）

介入

- 等張晶質液 20 mL/kg の静脈内／骨髄内ボーラス投与を繰り返す。ショック症状が持続する場合は，同じ投与量で輸液ボーラス投与を繰り返す。
- 輸液ボーラス投与中および各投与後に慎重かつ頻繁な心肺状態の評価を実施する。
  - 心不全の徴候（呼吸窮迫の悪化，ラ音の出現，肝腫大など）がある場合は輸液ボーラス投与を中止する。
- 2 回の等張晶質液のボーラス投与を行っても，ショックの徴候および不安定な血行動態が持続する場合は，濃厚赤血球 10 mL/kg の投与を検討する。
- 血行動態の安定化が達成されない場合は，外科への転科を手配する。
- 専門医に相談する（外傷外科医または小児外科医など）。追加の診断的検査が必要となる。
- 小児がまだ集中治療室（ICU）にいない場合，厳密なモニタリングのため ICU への転科を手配する。

評価－診断的評価（状況が許せば患者評価のどの段階で行ってもよい）

臨床検査データ
- 血液ガス分析：pH 7.30，PCO_2 25 mm Hg，PO_2 30 mm Hg，重炭酸イオン 18 mEq/L，乳酸 4.2 mg/dL，ヘモグロビン 7 g/dL
- 血糖値（POC）135 mg/dL（7.5 mmol/L）
- 保留中：電解質，血中尿素窒素／クレアチニン，カルシウム，全血球算定と分画，プロトロンビン時間／国際標準化比／部分トロンボプラスチン時間

画像診断
- 胸部 X 線撮影：小さい心臓，肺野は清明
- 腹部 CT：中等度の肝臓裂傷

判定／介入

- 重篤な小児患者では，合理的に可能な限り速やかに血糖値を測定する必要がある。低血糖は直ちに治療しなければならない。
- 小児は血液喪失と等張晶質液投与によって貧血状態にある。
- 呼吸性代償を伴う代謝性アシドーシス。小児の腹部損傷が安定化し，効果的なショック蘇生が実施されれば，代謝性アシドーシスは是正される。
- 腹部損傷を評価するための追加検査が必要となる。

各介入後に再評価－判定－介入を行う。

デブリーフィングツール
実習ケースシナリオ 1，循環血液量減少性ショック
（小児，非代償性ショック）

デブリーフィングの一般原則

- デブリーフィングの指針として，次の表を使用する。また，チームダイナミクスデブリーフィングツールも参照すること。
- デブリーフィングの長さは 10 分とする。
- すべての学習目標を取り扱う。
- デブリーフィングの最後に，覚えておくべき重要な事項を要約する。
- 受講者に自己反省を促し，全参加者を引き込む。
- 講義のような解説，回答が限定された質問，ディスカッションでインストラクターばかりが話すことを避ける。

一般的な管理目標

- PALS における体系的なアプローチアルゴリズムを使用して患者を評価し，適切に分類する
- 適切に酸素投与を行う
- 適応がある場合に質の高い CPR（フィードバック装置の使用を含む）の実施を指示する
- 必要に応じて基本的な気道確保手技を実施し，適切な気道確保器具を使用する
- 心電図モニターと呼吸モニターの装着を実施する
- 心リズムを判読する
- 適切な PBLS または PALS アルゴリズムを適用する
- 関連薬物の一般的な適応，禁忌，投与量を要約する
- 小児の心停止における家族に対するケアの原則についてディスカッションする
- 効果的なチームダイナミクスの 8 つの要素を適用する
- 頻繁な再評価を実施する

行動	情報収集「受講者による観察」	分析「適切に実施できた点」	要約「受講者主導の要約」
- **バイタルサイン**を含む ABCDE を評価する - 100％酸素を投与する - 心電図モニターとパルスオキシメータを装着する - 循環血液量減少性ショックの自他覚症状を認識する - ショックを代償性，その後低血圧性として分類する - 静脈路または骨髄路を確保する - 等張晶質液の急速ボーラス投与を指示する。等張晶質液のボーラス投与中および投与後に心不全の徴候を観察する - 介入中および介入に対する反応について，特に輸液ボーラス投与中および各投与後に，患者を再評価する - ショックの治療のため，必要に応じて輸液ボーラス投与を繰り返し，濃厚赤血球を投与する - ベッドサイド（POC）血糖測定を実施する - 小児外傷外科医に相談する	- あなたの視点から各イベントについて説明してもらえますか？ - あなたの行った治療はどのような効果があったと思いますか？ - シナリオのそれぞれのイベントを振り返ってもらえますか？（時間管理／記録係に対する指示） - 改善の余地がある点は何ですか？ - チームが適切に実施できた行動は何ですか？ **「インストラクターによる観察」** - 私は［ここに行動を挿入］に気付きました。 - 私は［ここに行動を挿入］を観察しました。 - 私は［ここに行動を挿入］を目撃しました。	- どのように［ここに行動を挿入］を適切に実施できたのですか？ - なぜ［ここに行動を挿入］を適切に実施できたと思いますか？ - ［ここに行動を挿入］を実施した経緯についてもう少し詳しく説明してください。 **「改善が必要な点」** - なぜ［ここに行動を挿入］が起きたと思いますか？ - ［ここに行動を挿入］はどのようにして改善したら良いと思いますか？ - ［ここに行動を挿入］をしている間，どのように考えていましたか？ - ［ここに行動を挿入］ができなかったのはなぜですか？	- あなたが学んだ最も重要なことは何ですか？ - 重要な点を誰かまとめてくれますか？ - 覚えておくべき重要な事項は主に何ですか？ **「インストラクター主導の要約」** - 学習した内容をまとめてみましょう・・・ - 学習したことは・・・ - 覚えておくべき重要な事項は主に・・・ - ショック管理における治療エンドポイントは何ですか？（解答：心拍数の正常化。末梢循環，精神状態，尿量の改善。血圧の維持） - 終末臓器の機能改善を間接的に示す徴候はどれですか？（解答：皮膚血流の改善，反応の改善／意識レベルの改善，尿量の増加，乳酸アシドーシスの是正）

実習ケースシナリオ 2
循環血液量減少性ショック
（乳児，非偶発性の外傷）

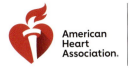
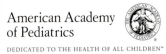

バイタルサイン	
心拍数	160 回/分
血圧	84/30 mmHg
呼吸数	10～18 回/分
SpO_2	室内気吸入下で 93 %
体温	37.0 °C
体重	8.6 kg
年齢	生後 6 カ月

シナリオ導入部
病院搬送前：あなたは，意識レベルの変容を呈する生後 6 カ月の乳児を搬送するため出動した。報告によると，今朝，保育園に迎えに行き，自宅へ向かう車の中で乳児は眠っていた。乳児の父親は，乳児にミルクを与えることができなかったと報告している。乳児はぐったりとして父親に抱かれている。

救急部：救急医療サービスのプロバイダーが，意識レベルの変容を呈する生後 6 カ月の乳児を連れて到着した。報告によると，保育園に迎えに行き，自宅へ向かう車の中で乳児は眠っていた。乳児の父親は，乳児にミルクを与えることができなかったと報告している。乳児はぐったりとして父親に抱かれている。救急医療サービスのプロバイダーは，末梢静脈路を確保できなかった。

一般病棟：あなたは，迅速対応チームのメンバーとして，かかりつけの医院から直接入院した意識レベルの変容を呈する生後 6 カ月の乳児に対応している。父親は，乳児を保育園に迎えに行き，自宅へ向かう車の中で乳児は眠っていたと報告した。父親は，乳児にミルクを与えることができなかったと報告している。乳児はベビーベッドでぐったりとしている。病棟チームは，末梢静脈路を確保できなかった。

ICU：あなたは，意識レベルの変容を呈する生後 6 カ月の乳児の評価と管理を依頼された。乳児の父親は，乳児を保育園に迎えに行き，自宅へ向かう車の中で乳児は眠っていたと報告した。父親は，乳児に夕食を与えることができなかったと報告している。乳児はベビーベッドでぐったりとしている。乳児の末梢静脈路に浸潤が認められた。

シナリオの概要および学習目標

シナリオの概要
代償性循環血液量減少性ショックの判定に重点を置かねばならない。優先事項として，ショック徴候の治療のため，静脈路（IV）／骨髄路（IO）を即時確保し，等張晶質液の輸液ボーラス投与を必要に応じて繰り返す。輸液ボーラス投与中および各投与後に心肺状態の再評価が必要である。

血糖値をベッドサイド（Point-Of-Care，POC）検査で確認する。この乳児のショックには，おそらく頭蓋内損傷による頭蓋内圧亢進の徴候が合併している。プロバイダーは，専門医への相談とさらなる診断的検査の必要性を認識する必要がある。

このシナリオでの目標
- 代償性および低血圧性ショックの徴候を認識する。このシナリオは頭蓋内圧亢進を合併する非代償性循環血液量減少性ショックを示している（重要な指標には，意識レベルの低下，頻拍，皮膚の冷感とまだら模様，毛細血管再充満時間の遅延，低血圧などが該当する）
- 循環血液量減少性ショックの自他覚症状を要約する。このケースの重要な指標は，外傷の徴候を伴うショックの徴候である
- 循環血液量減少性ショックに対する適切な介入を実施する。このケースは，酸素の投与，等張晶質液のボーラス投与と輸液ボーラス投与中および投与後の慎重な再評価，外科医（小児外科医または神経外科医）への相談を必要とする
- 全身（終末臓器）循環の評価方法を要約する。このケースに適した指標として，皮膚温／色，意識レベル，尿量などが該当する
- 虐待の可能性の報告と介入の必要性を認識する

評価－初期評価（小児評価のトライアングル）

外観（Appearance）
- 嗜眠

呼吸（Breathing）
- 不規則な浅呼吸

循環（Circulation）
- 蒼白で四肢に著しいまだら模様を伴う

判定
- 即時介入が必要

介入
- 救急対応システムに通報する。必要であれば，救急医療サービスは追加支援を要請する。
- 100 %酸素によるバッグマスク換気を行う。
- 心電図モニターを装着する。
- パルスオキシメータを装着する。

© 2021 American Heart Association

評価—一次評価（気道の確保，酸素化，換気，循環の補助に必要な的を絞った評価）

- **気**道（**A**irway）：開存している
- **呼**吸（**B**reathing）：呼吸数 10〜18 回/分で不規則，軽度の肋骨下および肋骨間陥没，室内気吸入下で SpO$_2$ 93％，100％酸素によるバッグマスク換気下で 95％まで上昇，聴診で肺音正常
- **循**環（**C**irculation）：心拍数 160 回/分，蒼白，中枢脈拍は良好，末梢脈拍が微弱，毛細血管再充満時間約 4 秒，腕と脚のまだら模様，手足の冷感と黒ずみ，血圧 84/30 mm Hg
- **神**経学的評価（**D**isability）：嗜眠，痛みに対する反応あり，瞳孔は左右とも 4 mm，緩徐であるが左右均等な対光反射あり
- **全**身観察（**E**xposure）：直腸温 37.0 °C，体重 8.6 kg

判定

- 呼吸不全
- 代償性ショック
- 洞性頻脈
- 頭蓋内圧亢進の可能性あり

介入

- 血管を確保する（静脈路／骨髄路）。
- 等張晶質液 20 mL/kg の急速な静脈内／骨髄内ボーラス投与。輸液ボーラス投与中および各投与直後に循環を評価し，心肺機能の状態をモニターする。
  - 心不全の徴候（呼吸窮迫の悪化，ラ音の出現，肝腫大など）が現れたら輸液ボーラス投与を中止する。
- ベッドサイド（POC）血糖値をチェックし，必要に応じて低血糖を治療する。
- 酸素投与に対する反応を評価する。

評価—二次評価（治療可能な原因を特定するが，残りの二次評価は初期ショック治療後まで延期する）

病歴聴取（SAMPLE）（治療可能な原因の評価に必要な範囲に限る）

- 自他覚症状（**S**igns and symptoms）：嗜眠，不規則な呼吸
- **ア**レルギー（**A**llergies）：既往なし
- **薬**物（**M**edications）：なし
- **病**歴（**P**ast medical history）：正期産児
- **最**後の食事（**L**ast meal）：6 時間前
- **イ**ベント（**E**vents）（発症）：報告によると，保育園に預けるまでは患者は「ふだん通り」だった。父親は，迎えに行くまでに 2 回目の昼寝をしたと保育園から説明を受けた。乳児は，嗜眠の増悪，呼吸仕事量の低下，不規則な呼吸数を示している。

身体診察

- 酸素および輸液投与後に再度バイタルサインを測定する：洞調律，心拍数 140 回/分，バックマスク換気下での呼吸数 30 回/分，100％酸素によるバックマスク換気下での SpO$_2$ 100％，血圧 80/50 mm Hg，体温 36.1℃
- 頭部，眼，鼻，咽喉／頸部：大泉門が開存し，柔らかく平坦，耳に皮下出血
- 心肺：頻拍，過剰心音または心雑音なし，肺音は正常
- 腹部：膨隆し，新旧さまざまな挫傷が散在している。腹部に軽く触れると患者は泣く。腸雑音なし。肝脾腫大の評価不能
- 四肢：正常な皮膚のツルゴール
- 背部：正常
- 神経系：嗜眠。瞳孔 4 mm，左右同大，緩徐な対光反射あり

判定

- 代償性循環血液量減少性ショック
- 呼吸調節障害を伴う呼吸不全（意識レベルの低下）
- 頭蓋内損傷の可能性あり

介入

- 等張晶質液 20 mL/kg の静脈内／骨髄内ボーラス投与を繰り返す。ショック症状が持続する場合は，輸液ボーラス投与を繰り返す。
- 輸液ボーラス投与中および各投与後に慎重かつ頻繁な心肺状態の評価を実施する。
  - 心不全の徴候（呼吸窮迫の悪化，ラ音の出現，肝腫大など）がある場合は輸液ボーラス投与を中止する。
- バッグマスク換気を継続する。高度な気道確保器具の挿入を準備する。
- 専門医へ相談する（外傷外科医，小児外科医，神経外科医）。
  - 追加の診断的検査が必要となる。
- 乳児がまだ集中治療室（ICU）にいない場合，厳密なモニタリングのため ICU への転科を手配する。

評価-診断的評価（状況が許せば患者評価のどの段階で行ってもよい）

臨床検査データ
- 血液ガス分析：pH 7.20，PCO_2 55 mm Hg，PO_2 34 mm Hg，ベースエクセス（塩基過剰）-9，ヘモグロビン 10 g/dL
- 血糖値（POC）80 mg/dL（10.3 mmol/L）
- 保留中：電解質，血中尿素窒素／クレアチニン，カルシウム，全血球算定と分画，プロトロンビン時間／国際標準化比／部分トロンボプラスチン時間
- 培養検査：血液，尿

画像診断：コンピュータ断層撮影（CT）／磁気共鳴画像（MRI）／迅速超音波検査
- 胸部X線撮影：小さい心臓，肺野は清明
- 頭部CT
- 腹部画像診断（超音波検査，X線撮影，CT）

判定／介入

- 重篤な乳児および小児患者では，合理的に可能な限り速やかに血糖値を測定する必要がある。低血糖は直ちに治療しなければならない。
- 混合性呼吸性および代謝性アシドーシスは，換気と酸素化の補助，循環血液量減少性ショックと思われる症状に対する治療で改善するはずである。
- 意識レベル，瞳孔反応不良，耳の皮下出血に基づき，頭部損傷を評価するための追加検査（CTスキャンなど）が必要となる。
- 患者の循環血液量減少性ショックの原因と思われる腹部検査所見の原因を評価するための追加検査が必要となる。

各介入後に再評価-判定-介入を行う。

デブリーフィングツール
実習ケースシナリオ2，循環血液量減少性ショック（乳児，非偶発性の外傷）

デブリーフィングの一般原則

- デブリーフィングの指針として，次の表を使用する。また，チームダイナミクスデブリーフィングツールも参照すること。
- デブリーフィングの長さは10分とする。
- すべての学習目標を取り扱う。
- デブリーフィングの最後に，覚えておくべき重要な事項を要約する。
- 受講者に自己反省を促し，全参加者を引き込む。
- 講義のような解説，回答が限定された質問，ディスカッションでインストラクターばかりが話すことを避ける。

一般的な管理目標

- PALSにおける体系的なアプローチアルゴリズムを使用して患者を評価し，適切に分類する
- 適切に酸素投与を行う
- 適応がある場合に質の高いCPR（フィードバック装置の使用を含む）の実施を指示する
- 必要に応じて基本的な気道確保手技を実施し，適切な気道確保器具を使用する
- 心電図モニターと呼吸モニターの装着を実施する
- 心リズムを判読する
- 適切なPBLSまたはPALSアルゴリズムを適用する
- 関連薬物の一般的な適応，禁忌，投与量を要約する
- 小児の心停止における家族に対するケアの原則についてディスカッションする
- 効果的なチームダイナミクスの8つの要素を適用する
- 頻繁な再評価を実施する

行動	情報収集 「受講者による観察」	分析 「適切に実施できた点」	要約 「受講者主導の要約」
・バイタルサインを含むABCDEを評価する ・100%酸素を投与する ・心電図モニターとパルスオキシメータを装着する ・循環血液量減少性ショックの自他覚症状を認識する ・ショックを代償性，その後循環血液量減少性として分類する ・静脈路または骨髄路を確保する ・等張晶質液の急速なボーラス投与を指示する。輸液ボーラス投与中および投与後に心不全の徴候を観察する ・介入に対する反応について，特に輸液ボーラス投与中および各投与後に，患者を再評価する ・ショックを治療するため，必要に応じて輸液ボーラス投与を繰り返す ・ベッドサイド血糖測定を実施する	・あなたの視点から各イベントについて説明してもらえますか？ ・あなたの行った治療はどのような効果があったと思いますか？ ・シナリオのそれぞれのイベントを振り返ってもらえますか？（時間管理／記録係に対する指示） ・改善の余地がある点は何ですか？ ・チームが適切に実施できた行動は何ですか？ **「インストラクターによる観察」** ・私は[ここに行動を挿入]に気付きました。 ・私は[ここに行動を挿入]を観察しました。 ・私は[ここに行動を挿入]を目撃しました。	・どのように[ここに行動を挿入]を適切に実施できたのですか？ ・なぜ[ここに行動を挿入]を適切に実施できたと思いますか？ ・[ここに行動を挿入]を実施した経緯についてもう少し詳しく説明してください。 **「改善が必要な点」** ・なぜ[ここに行動を挿入]が起きたと思いますか？ ・[ここに行動を挿入]はどのようにして改善したら良いと思いますか？ ・[ここに行動を挿入]をしている間，どのように考えていましたか？ ・[ここに行動を挿入]ができなかったのはなぜですか？	・あなたが学んだ最も重要なことは何ですか？ ・重要な点を誰かまとめてくれますか？ ・覚えておくべき重要な事項は主に何ですか？ **「インストラクター主導の要約」** ・学習した内容をまとめてみましょう・・・ ・学習したことは・・・ ・覚えておくべき重要な事項は主に・・・ ・ショック管理における治療エンドポイントは何ですか？（解答：心拍数の正常化，末梢循環，精神状態，尿量の改善，血圧の維持） ・終末臓器の機能改善を間接的に示す徴候はどれですか？（解答：皮膚血流の改善，反応の改善／意識レベルの改善，尿量の増加，乳酸アシドーシスの是正）

実習ケースシナリオ 3
下気道閉塞
（小児，重症）

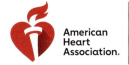
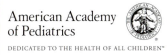

シナリオ導入部
病院搬送前：あなたは，呼吸困難を呈している 10 歳児に関する 119 番通報に対応している。
救急部：母親から娘が呼吸困難を呈していると 119 番通報があり，第 1 救助者によって 10 歳女児が搬送されてきた。
一般病棟：あなたは，呼吸窮迫のため救急部から入院してきた 10 歳女児の病室に呼び出された。
PICU：あなたは，呼吸窮迫のため救急部から入院してきた 10 歳女児の病室に呼び出された。

バイタルサイン	
心拍数	140 回/分
血圧	106/68 mmHg
呼吸数	40 回/分
SpO₂	室内気吸入下で 86 %
体温	36.9 ℃
体重	35 kg
年齢	10 歳

シナリオの概要および学習目標

シナリオの概要
このシナリオでは，下気道閉塞／喘息に起因する呼吸窮迫／おそらく呼吸不全の迅速な判定と管理に重点を置く。プロバイダーは，呼吸窮迫の徴候（重度の頻呼吸と室内気吸入下での低酸素血症）を素早く認識し，100 % 酸素の投与，サルブタモールの噴霧吸入，イプラトロピウムおよび副腎皮質ステロイド薬の経口投与を含む，初期治療を実施する必要がある。サルブタモールの噴霧吸入の継続が必要な場合もある。この小児には集中治療室（ICU）への複数回の入院を要した喘息発作重積状態の既往があるため，喘息発作重積状態の小児の治療に長けた専門医への早めの相談が必要である。小児は改善しており，治療を急ぐ必要はない。デブリーフィングの際に，受講者に気管挿管の適応について質問する。

このシナリオでの目標
- 下気道閉塞に起因する呼吸窮迫の自他覚症状を認識する。このシナリオでは，呼吸数および呼吸努力の増加，呼気時間の延長，呼気性喘鳴などが該当する
- 下気道閉塞に対する適切な初期介入を実施する。このシナリオでは，酸素の投与，サルブタモールの噴霧吸入，臭化イプラトロピウムおよび副腎皮質ステロイド薬の投与などが該当する
- 喘息を有する小児でICUへの入院歴がある場合，あるいは初期介入が奏効しない場合に専門医に相談することの重要性についてディスカッションする

評価-初期評価（小児評価のトライアングル）

外観（Appearance）
- 不安，中等度の窮迫，直立座位

呼吸（Breathing）
- 呼吸仕事量の増加，陥没呼吸

循環（Circulation）
- 皮膚蒼白

判定
- 即時介入が必要

介入
- 救急対応システムに通報する。必要であれば，救急医療サービスは追加支援を要請する。
- 非再呼吸式マスクを使用して 100 % 酸素を投与する。
- 心電図モニターを装着する。
- パルスオキシメータを装着する。

評価―一次評価（気道の確保，酸素化，換気，循環の補助に必要な的を絞った評価）

- **気道（Airway）**：閉塞なし，聞き取れる異常な呼吸音なし
- **呼吸（Breathing）**：中等度の肋骨上および肋骨間陥没，呼気時間の延長，下葉での呼気性喘鳴，呼吸数 40 回/分，100 % 酸素投与直前の室内気吸入下での SpO₂ 86 %
- **循環（Circulation）**：心拍数 140 回/分，皮膚蒼白，力強い橈骨動脈拍動，毛細血管再充満時間 2 秒，血圧 106/68 mm Hg
- **神経学的評価（Disability）**：覚醒，2〜3 語文を話す
- **全身観察（Exposure）**：無熱，発疹なし，体重 35 kg

© 2021 American Heart Association

判定

- 呼吸窮迫，おそらく呼吸不全
- 下気道閉塞

介入

- 小児に楽な体位をとらせる。
- 酸素投与に対する反応を評価する。
- サルブタモールの噴霧吸入および臭化イプラトロピウムの噴霧吸入を行う。
- 副腎皮質ステロイド薬を経口投与する。

評価-二次評価（治療可能な原因を特定するが，残りの二次評価は気道，酸素化，換気が安定するまで延期する）

病歴聴取（SAMPLE）

- **自他覚症状（S**igns and symptoms）：咳嗽，呼吸窮迫
- **ア**レルギー（**A**llergies）：カビ，イネ科植物
- **薬**物（**M**edications）：ここ数週間，吸入器を詰め替えていない
- **病**歴（**P**ast medical history）：喘息の病歴あり。医療処置の遵守不良によるコントロール不良。呼吸不全に対してICUへの3回の入院。家族が住居内で喫煙している
- **最**後の食事（**L**ast meal）：3時間前
- **イ**ベント（**E**vents）（発症）：3日前から風邪症状あり。24時間前から咳嗽と呼吸窮迫が増悪

身体診察

- 酸素および輸液投与後に再度バイタルサインを測定する：心拍数140回/分，呼吸数32回/分，非再呼吸式フェイスマスクによる100％酸素投与下でのSpO$_2$ 94％，血圧112/71 mm Hg
- 頭部，眼，耳，鼻，咽喉／頸部：正常
- 心肺：下葉での呼気性喘鳴。気流の減弱。持続する中等度の肋骨上および肋骨間陥没
- 腹部：正常
- 四肢：正常
- 背部：正常
- 神経系：不安。その他の異常なし。現在3〜4語文を話す

判定

- 呼吸窮迫
- 下気道閉塞

介入

- サルブタモールとイプラトロピウムに対する反応を評価する。
- 呼気性喘鳴と換気が改善しなければ，サルブタモールの噴霧吸入の継続を検討する。
- 血管を確保する。
- 小児の喘息発作重積状態の管理に関して専門医への相談を検討する。
- サルブタモールの持続的吸入および臭化イプラトロピウムの吸入にもかかわらず，下気道閉塞の徴候の改善がなければ，追加の介入（硫酸マグネシウムなど）および診断的検査（動脈血ガス分析，胸部X線撮影）を検討し，小児の喘息発作重積状態の管理に長けた専門医に相談する（まだ相談していない場合）。
- 小児がさらなるモニタリングおよび治療を受けられるよう，集中治療室（ICU）への転科を手配する（小児がまだICUにいない場合）。
- 小児の状態が改善したら，忍容できる場合，SpO$_2$ 94％以上を維持するように吸入酸素濃度を調節する。
- ベッドサイド（POC）血糖測定を実施する。

評価－診断的評価（状況が許せば患者評価のどの段階で行ってもよい）

臨床検査データ

- 血糖値（POC検査）126 mg/dL（7.0 mmol/L）

判定／介入

- 緊急処置中の臨床検査は一般的には適切ではないが，重篤な乳児および小児患者においては，合理的に可能な限り速やかに血糖値を測定すべきである。低血糖は直ちに治療しなければならない。
- 小児がその他の呼吸器系の自他覚症状を呈している場合は，追加の検査（胸部X線撮影など）を実施してもよい。

各介入後に再評価－判定－介入を行う。

デブリーフィングツール
実習ケースシナリオ3，下気道閉塞（小児，重症）

デブリーフィングの一般原則

- デブリーフィングの指針として，次の表を使用する。また，チームダイナミクスデブリーフィングツールも参照すること。
- デブリーフィングの長さは10分とする。
- すべての学習目標を取り扱う。
- デブリーフィングの最後に，覚えておくべき重要な事項を要約する。
- 受講者に自己反省を促し，全参加者を引き込む。
- 講義のような解説，回答が限定された質問，ディスカッションでインストラクターばかりが話すことを避ける。

一般的な管理目標

- PALSにおける体系的なアプローチアルゴリズムを使用して患者を評価し，適切に分類する
- 適切に酸素投与を行う
- 適応がある場合に質の高いCPR（フィードバック装置の使用を含む）の実施を指示する
- 必要に応じて基本的な気道確保手技を実施し，適切な気道確保器具を使用する
- 心電図モニターと呼吸モニターの装着を実施する
- 心リズムを判読する
- 適切なPBLSまたはPALSアルゴリズムを適用する
- 関連薬物の一般的な適応，禁忌，投与量を要約する
- 小児の心停止における家族に対するケアの原則についてディスカッションする
- 効果的なチームダイナミクスの8つの要素を適用する
- 頻繁な再評価を実施する

行動	情報収集「受講者による観察」	分析「適切に実施できた点」	要約「受講者主導の要約」
・ABCDEおよび**バイタルサイン**の評価を指示する ・100%酸素の投与を指示する ・心電図モニターとパルスオキシメータを装着する ・下気道閉塞の自他覚症状を認識する ・持続的酸素投与，サルブタモールの噴霧吸入，副腎皮質ステロイド薬の投与を含む，喘息に対する治療を開始する ・静脈路または骨髄路の確保を指示する ・各介入に対する患者の反応を再評価するよう指示する ・必要に応じて実施する追加治療を要約する（サルブタモールの持続的噴霧吸入，臭化イプラトロピウムの噴霧吸入，硫酸マグネシウムの検討など） ・小児の喘息発作重積状態の治療に長けた専門医への早めの相談の重要性について説明する	・あなたの視点から各イベントについて説明してもらえますか？ ・あなたの行った治療はどのような効果があったと思いますか？ ・シナリオのそれぞれのイベントを振り返ってもらえますか？（時間管理／記録係に対する指示） ・改善の余地がある点は何ですか？ ・チームが適切に実施できた行動は何ですか？ **「インストラクターによる観察」** ・私は［ここに行動を挿入］に気付きました。 ・私は［ここに行動を挿入］を観察しました。 ・私は［ここに行動を挿入］を目撃しました。	・どのように［ここに行動を挿入］を適切に実施できたのですか？ ・なぜ［ここに行動を挿入］を適切に実施できたと思いますか？ ・［ここに行動を挿入］を実施した経緯についてもう少し詳しく説明してください。 **「改善が必要な点」** ・なぜ［ここに行動を挿入］が起きたと思いますか？ ・［ここに行動を挿入］はどのようにして改善したら良いと思いますか？ ・［ここに行動を挿入］をしている間，どのように考えていましたか？ ・［ここに行動を挿入］ができなかったのはなぜですか？	・あなたが学んだ最も重要なことは何ですか？ ・重要な点を誰かまとめてくれますか？ ・覚えておくべき重要な事項は主に何ですか？ **「インストラクター主導の要約」** ・学習した内容をまとめてみましょう・・・ ・学習したことは・・・ ・覚えておくべき重要な事項は主に・・・ ・このシナリオでは，小児は徐々に改善しました。処置を施し，専門医の助言を得たにもかかわらず病状が悪化し続ける場合，バッグマスク換気やその他の気道確保または換気補助の適応となるのはどのような状態ですか？（解答として，意識レベルの低下，気流の低下，呼気性喘鳴の低下，徐脈，奇脈などがある。）

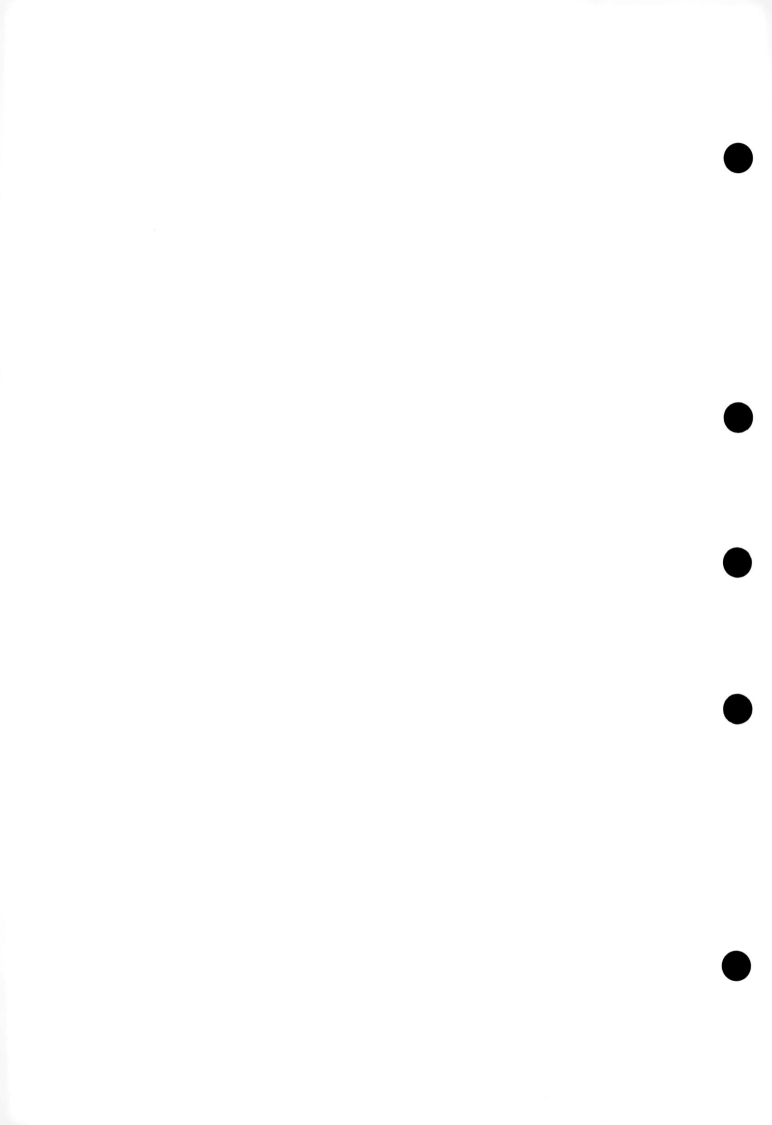

実習ケースシナリオ 4
上気道閉塞
（小児，中等度～重度）

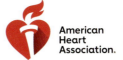
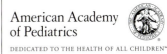

シナリオ導入部
病院搬送前：あなたは，呼吸困難を呈している1歳児に関する119番通報に対応している。
救急部：母親から娘が呼吸困難を呈していると119番通報があり，第1救助者によって1歳女児が搬送されてきた。
一般病棟：あなたは，呼吸窮迫およびクループ様の症状のために救急部から入院した1歳女児の病室に呼び出された。
ICU：あなたは，呼吸窮迫およびクループ様の症状のために救急部から入院した1歳女児の病室に呼び出された。

バイタルサイン	
心拍数	154 回/分
血圧	75/43 mmHg
呼吸数	64 回/分
SpO$_2$	室内気吸入下で 84 %
体温	36.3 ℃
体重	10 kg
年齢	1 歳

シナリオの概要および学習目標

シナリオの概要
このシナリオでは，著しい上気道閉塞による呼吸窮迫の迅速な認識と管理に重点を置く。小児は嗜眠状態にあり，呼吸努力の増加の徴候および安静時の吸気性喘鳴を呈しているため，小児を両親から離し，体位変換によって気道を開通し，鼻腔内を吸引し，アドレナリンおよびデキサメタゾンを噴霧吸入させ，専門医への早めの相談を含めてより高度な処置に備える必要性がある。デブリーフィング中のディスカッションでは，気管チューブのサイズの推定を取り上げる。

このシナリオでの目標
- 著しい上気道閉塞の自他覚症状を判定する。このシナリオでは，著しい頻呼吸および呼吸仕事量の増加，吸気性喘鳴，軽度の浅呼吸，意識レベルの低下が該当する
- この小児の場合は，抱いている両親から離さなければならないことを認識する。このシナリオでは，胸の上がりはかろうじて良好でチアノーゼは軽度であるが，小児は嗜眠状態にある
- 著しい上気道閉塞に対する適切な介入を実施する。このシナリオでは，体位変換による気道確保，鼻腔内の吸引，酸素投与，アドレナリンの噴霧吸入（繰り返す可能性あり），デキサメタゾンの投与，呼吸補助の準備が該当する
- 高度な気道確保器具の挿入に備えて，専門医への相談の必要性を判定する

評価-初期評価（小児評価のトライアングル）

外観（Appearance）
- 親に抱かれている。一見して嗜眠状態にあり，あまり動かない

呼吸（Breathing）
- 呼吸仕事量の増加を伴う頻呼吸，高調性の吸気性喘鳴，軽度の浅呼吸を認める

循環（Circulation）
- 口唇の軽度のチアノーゼ

判定
- 即時介入が必要

介入
- 救急対応システムに通報する。必要であれば，救急医療サービスは追加支援を要請する。
- 患者をベッドに寝かせ，頭部後屈-あご先挙上法を用いた体位変換により気道を確保する。
- 非再呼吸式マスクを使用して100％酸素を投与する。
- 心電図モニターを装着する。
- パルスオキシメータを装着する。

評価-一次評価（気道の確保，酸素化，換気，循環の補助に必要な的を絞った評価）

- **気道（Airway）**：開存，口腔内閉塞なし
- **呼吸（Breathing）**：高調性の微弱な吸気性喘鳴，呼吸数64回/分，中等度の胸骨上，肋骨間，肋骨下陥没，酸素投与前のSpO$_2$ 84％，100％酸素吸入下で95％，多量の分泌物を伴う鼻翼呼吸，体位変換により胸の上がりが改善，全体的な吸気不良を伴う上気道音の伝播以外は肺音は明瞭
- **循環（Circulation）**：心拍数154回/分，酸素投与前の口唇は軽度のチアノーゼ（現在の口唇はピンク色），皮膚温は体幹部および末梢部とも温かい，力強い中枢および末梢脈拍，毛細血管再充満時間3秒，血圧75/43 mm Hg
- **神経学的評価（Disability）**：嗜眠状態だが，触覚刺激に対する逃避反応およびぐずり。大泉門は軟らかく，隆起なし
- **全身観察（Exposure）**：体温36.3 ℃，体重10 kg

© 2021 American Heart Association

判定

- 呼吸窮迫または呼吸不全
- 上気道閉塞

介入

- 体位変換／酸素投与を継続する。
- 鼻腔内を吸引する。
- アドレナリンの噴霧吸入を行う。
- 状態が改善しない，またはさらに悪化する場合に備え，専門医に出動および治療計画の策定を依頼する。

評価−二次評価（治療可能な原因を特定するが，残りの二次評価は気道，酸素化，換気が安定するまで延期する）

病歴聴取（SAMPLE）

- **自**他覚症状（**S**igns and symptoms）：昨日，発熱，犬吠様，オットセイ様咳嗽を伴って目を覚ました。昨日は改善したように見えたが，夜間に悪化した
- **ア**レルギー（**A**llergies）：既往なし
- **薬**物（**M**edications）：2時間前に母親が発熱に対してアセトアミノフェンを与えた
- **病**歴（**P**ast medical history）：生後10カ月および11カ月時に中耳炎
- **最**後の食事（**L**ast meal）：8時間前，今朝はミルクと朝食を受け付けなかった
- **イ**ベント（**E**vents）（発症）：夜間に症状が悪化。今朝になって呼吸仕事量の増加，嗜眠傾向が強まる

身体診察

- 酸素およびラセミ体アドレナリンの投与後に再度バイタルサインを測定する：心拍数161回/分，呼吸数56回/分，100％酸素吸入下でのSpO$_2$ 100％，血圧77/48 mm Hg
- 頭部，眼，耳，鼻，咽喉／頸部：鼻翼呼吸が持続している，鼻汁減少，支持および体位変換により気道が確保されている，粘膜は湿っている
- 心肺：肺音正常，上気道音の伝播（不明瞭），胸骨上，肋骨間，肋骨下陥没は改善，胸の上がりは両側とも改善。吸気性喘鳴が増大
- 腹部：正常
- 四肢：正常
- 背部：正常
- 神経系：意識清明になった

判定

- 呼吸窮迫
- 上気道閉塞

介入

- アドレナリンの噴霧吸入に対する反応を評価する。
- アドレナリンの噴霧吸入を繰り返し，反応を再評価する。
- プロバイダーは，ヘリオックスの使用を検討してもよいが，小児が高濃度の酸素吸入を必要とする場合は使用できない。
- ベッドサイド血糖測定を実施する。
- 副腎皮質ステロイド（デキサメタゾンなど）の経口／静脈内／筋肉内投与を行う。小児が十分に意識清明であれば，副腎皮質ステロイドを経口投与する。
- 小児の状態が改善しない，またはさらに悪化する場合は，直ちにバッグマスク換気を開始するなど，初期高度処置の実施に備える。
- 集中治療室（ICU）への転科を要する重篤な症状が再発する可能性があるため，（小児がまだICUにいない場合）ICUで小児の厳密なモニタリングができるよう手配する。

評価−診断的評価（状況が許せば患者評価のどの段階で行ってもよい）

臨床検査データ

- 血糖値72 mg/dL（4.2 mmol/L）
- 全血球算定および電解質濃度の測定を検討する

画像診断

- 頸部側面軟線撮影を検討してもよいが，通常は必要ない

判定／介入

- 緊急処置中の臨床検査は一般的には適切ではない（小児の気道閉塞および呼吸仕事量が安定化するまで，初期段階では，プロバイダーは刺激を最小限にすべきである）。
- 重篤な乳児および小児患者では，合理的に可能な限り速やかに血糖値を測定する必要がある。
  - この小児は飲食が不十分であったため，血糖値の測定は重要である。低血糖は直ちに治療しなければならない。
- 初期の介入に反応しなければ，上気道閉塞の原因を特定するため頸部側面X線撮影を検討してもよい。

各介入後に再評価－判定－介入を行う。

デブリーフィングツール
実習ケースシナリオ 4，上気道閉塞（小児，中等度〜重度）

デブリーフィングの一般原則

- デブリーフィングの指針として，次の表を使用する。また，チームダイナミクスデブリーフィングツールも参照すること。
- デブリーフィングの長さは 10 分とする。
- すべての学習目標を取り扱う。
- デブリーフィングの最後に，覚えておくべき重要な事項を要約する。
- 受講者に自己反省を促し，全参加者を引き込む。
- 講義のような解説，回答が限定された質問，ディスカッションでインストラクターばかりが話すことを避ける。

一般的な管理目標

- PALS における体系的なアプローチアルゴリズムを使用して患者を評価し，適切に分類する
- 適切に酸素投与を行う
- 適応がある場合に質の高い CPR（フィードバック装置の使用を含む）の実施を指示する
- 必要に応じて基本的な気道確保手技を実施し，適切な気道確保器具を使用する
- 心電図モニターと呼吸モニターの装着を実施する
- 心リズムを判読する
- 適切な PBLS または PALS アルゴリズムを適用する
- 関連薬物の一般的な適応，禁忌，投与量を要約する
- 小児の心停止における家族に対するケアの原則についてディスカッションする
- 効果的なチームダイナミクスの 8 つの要素を適用する
- 頻繁な再評価を実施する

行動	情報収集	分析	要約
	「受講者による観察」	「適切に実施できた点」	「受講者主導の要約」
・ABCDE および**バイタルサイン**の評価を指示する ・100％酸素を投与する ・心電図モニターとパルスオキシメータを装着する ・重度の上気道閉塞の徴候を認識する ・小児の体位変換，気道確保，鼻腔内吸引，酸素投与，アドレナリンおよびデキサメタゾンの噴霧吸入など，著しい上気道閉塞に対する適切な初期管理を実施する ・小児を頻回に再評価し，悪化の徴候を注意深く観察し，介入に対する反応を評価する ・小児がさらに悪化する場合には，高度気道確保器具の挿入およびその他の高度処置およびモニタリングを含め，治療計画の策定のため専門医への早めの相談の必要性を判定する ・集中治療室（ICU）への転科（小児がまだ ICU にいない場合）を手配する	・あなたの視点から各イベントについて説明してもらえますか？ ・あなたの行った治療はどのような効果があったと思いますか？ ・シナリオのそれぞれのイベントを振り返ってもらえますか？（時間管理／記録係に対する指示） ・改善の余地がある点は何ですか？ ・チームが適切に実施できた行動は何ですか？ 「インストラクターによる観察」 ・私は［ここに行動を挿入］に気付きました。 ・私は［ここに行動を挿入］を観察しました。 ・私は［ここに行動を挿入］を目撃しました。	・どのように［ここに行動を挿入］を適切に実施できたのですか？ ・なぜ［ここに行動を挿入］を適切に実施できたと思いますか？ ・［ここに行動を挿入］を実施した経緯についてもう少し詳しく説明してください。 「改善が必要な点」 ・なぜ［ここに行動を挿入］が起きたと思いますか？ ・［ここに行動を挿入］はどのようにして改善したら良いと思いますか？ ・［ここに行動を挿入］をしている間，どのように考えていましたか？ ・［ここに行動を挿入］ができなかったのはなぜですか？	・あなたが学んだ最も重要なことは何ですか？ ・重要な点を誰かまとめてくれますか？ ・覚えておくべき重要な事項は主に何ですか？ 「インストラクター主導の要約」 ・学習した内容をまとめてみましょう・・・ ・学習したことは・・・ ・覚えておくべき重要な事項は主に・・・ ・このシナリオでは，上気道閉塞を解除するための介入後，小児の状態はある程度改善しました。悪化の徴候はどのようなものですか？バッグマスク換気やその他の気道確保または換気補助の適応となるのはどのような場合ですか？（解答：呼吸数が非常に高い，または不十分，あるいは不規則な呼吸パターン，呼吸仕事量の増加の徴候，呼吸音または換気の減弱，意識レベルの低下，低酸素血症，またはチアノーゼ）

実習ケースシナリオ 5
心静止
（乳児，心停止）

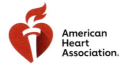
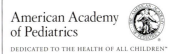

シナリオ導入部
病院搬送前：あなたは，呼吸窮迫を呈した生後 6 カ月の乳児のいる住宅へ出動した。現在，乳児は無反応である。
救急部：ベビーベッドにて無反応の状態で発見された生後 6 カ月の乳児を，救急車が救急部へ搬送中である。CPR が実施されている。
一般病棟：あなたは，迅速対応チームのメンバーとして，呼吸窮迫により入院した生後 6 カ月の乳児を診察するため呼び出されたが，現在，乳児はぐったりして無反応である。
ICU：あなたは，徐々にぐったりして反応がなくなった生後 6 カ月の乳児を診察するために呼び出された。乳児は呼吸窮迫のために入院となり，それ以外の救急部での検査で特筆すべき点はなかった。

バイタルサイン	
心拍数	CPR 続行中
血圧	CPR 続行中
呼吸数	バッグマスク換気中（CPR）
SpO_2	測定不可
体温	延期
体重	7 kg
年齢	生後 6 カ月

シナリオの概要および学習目標

シナリオの概要
このシナリオの要点は，心停止および「ショック非適応」心リズムの判定と管理である。質の高い CPR の迅速な実施とアドレナリンの早期投与に重点を置く。受講者は，心静止の治療可能な原因（「H と T」）を特定しなければならない。このシナリオでは，呼吸窮迫および呼吸不全によって低酸素症とアシドーシスが生じている可能性がある。シナリオの完了には必要ないが，インストラクターは（時間が許せば）心拍再開後の治療の重要な要素（吸入酸素濃度の調節による SpO_2 94〜99 ％の維持，目標体温管理［特に発熱の回避または発熱に対する積極的な治療］，血行動態の保持，気道確保，換気および循環の補助，神経系やその他の終末臓器機能の維持など）についてディスカッションしてもよい。

このシナリオでの目標
- ショック非適応の心リズムを伴う心停止を判定する。このシナリオでは，乳児は心静止を呈している
- アドレナリンの適切な投与量と投与の根拠を説明する心室細動（VF）／無脈性心室頻拍（VT）に対する適切な抗不整脈薬を使用する。
- 治療可能な心停止の原因を要約する。このシナリオでは，受講者は治療可能な心停止の原因を検討する（「H と T」で始まる条件から想起する）。
- 心拍再開後の処置の原則についてディスカッションする。このシナリオでは，忍容できる場合，吸入酸素濃度の調節，目標体温管理（特に発熱の回避），血行動態の維持，気道確保，酸素化および換気補助，神経系やその他の終末臓器機能の維持が該当する

評価–初期評価（小児評価のトライアングル）

外観（Appearance）
- 一見して四肢がだらんとしている。自発運動なく，音に対して目に見える反応なし

呼吸（Breathing）
- 自発呼吸なし

循環（Circulation）
- 四肢および口唇のチアノーゼ／蒼白，重度のまだら模様

判定
- 即時介入が必要

介入
- 救急対応システムに通報する。必要であれば，救急医療サービスは追加支援を要請する。
- 反応の有無を確認し（無反応），呼吸（なし）および上腕動脈の脈拍（なし）を同時に確認する。
- 質の高い CPR を直ちに開始する。

評価–一次評価（一次救命処置の実施のため延期）
- 軽く叩き，大きな声で呼びかけても無反応
- 呼吸なし
- 脈拍なし
- 身長別カラーコード化蘇生テープで推定した体重 7 kg

© 2021 American Heart Association

判定

- 心肺停止

介入

- CPRフィードバック装置を使用して，CPR実施の指針とする。
- 除細動器が到着したら，パッド／リードを装着し，モニターの電源を入れる。
- 心リズムを判定する（心静止）。質の高いCPRを直ちに再開し，胸骨圧迫を交代しながら，2分ごとに心リズムをチェックする。
- 血管を確保する（静脈路［IV］／骨髄路［IO］）。
- 胸骨圧迫中にアドレナリン0.01 mg/kg（濃度0.1 mg/mLの注射液を0.1 mL/kg）を静脈内／骨髄内投与する。続けて，生理食塩液でフラッシュする。心停止中は，3～5分ごとに繰り返す。
- パルスオキシメータを装着する（地域や施設のプロトコールに従う，自己心拍再開［ROSC］まで延期される場合がある）。

評価−二次評価（治療可能な原因を特定するためでなければ延期）

病歴聴取（SAMPLE）（ROSCまで延期，または治療可能な原因（「HとT」）を評価するために必要な範囲に限定する，蘇生処置を中断しない）

- 自他覚症状（**S**igns and symptoms）：**シナリオ導入部**で報告されたとおりの既往
- **ア**レルギー（**A**llergies）：なし
- 薬物（**M**edications）：なし
- 病歴（**P**ast medical history）：なし
- 最後の食事（**L**ast meal）：4時間前
- イベント（**E**vents）（発症）：**シナリオ導入部**で報告されたとおり

身体診察（ROSCまで延期，または治療可能な原因を評価するために必要な範囲に限定する）

- その他の「HとT」はすべて正常範囲内洞調律，心拍数170回/分，呼吸数20回/分（バッグマスク換気，100％酸素投与下），SpO_2 99％，血圧73/42 mmHg，体温36℃

アドレナリンが投与されず，CPRの質が低ければ，心静止が持続する。

判定

- 心肺停止
- 心静止
- ROSC

介入

- 質の高いCPRを続行する。
- 心リズムを再評価し，2分ごとに胸骨圧迫を交代する。圧迫の中断は最小限とし，10秒以内に抑える。
- 心静止の治療可能な原因（「HとT」）を検討する。
- 特に，バッグマスクで十分な換気ができず，高度処置ができるプロバイダーがいる場合は，気管挿管を検討する。
- ROSC後
  - パルスオキシメータを装着する（未装着の場合）。吸入酸素濃度を調節してSpO_2を94～99％に保つ。
  - 発熱の回避または速やかな治療を含む，目標体温管理を実施する。
  - 血管作動薬の投与量を調節し，血圧を正常範囲に保つ。
  - 気道を確保し，酸素化および換気を補助する。
  - 神経系やその他の終末臓器機能を維持する。

評価−診断的評価（状況が許せば患者評価のどの段階で行ってもよい）

臨床検査データ（適宜）

- 血糖値96 mg/dL（ROSC後）
- 動脈血／静脈血ガス分析，電解質，カルシウム，マグネシウム濃度測定

ROSC後の画像診断

- 胸部X線撮影（ROSC後）：心臓および肺野は正常心臓および肺野は正常

判定／介入

- このシナリオでは，血液検査および胸部X線撮影を実施できない。

各介入後に再評価−判定−介入を行う。

デブリーフィングツール
実習ケースシナリオ 5，心静止（乳児，心停止）

デブリーフィングの一般原則

- デブリーフィングの指針として，次の表を使用する。また，チームダイナミクスデブリーフィングツールも参照すること。
- デブリーフィングの長さは 10 分とする。
- すべての学習目標を取り扱う。
- デブリーフィングの最後に，覚えておくべき重要な事項を要約する。
- 受講者に自己反省を促し，全参加者を引き込む。
- 講義のような解説，回答が限定された質問，ディスカッションでインストラクターばかりが話すことを避ける。

一般的な管理目標

- PALS における体系的なアプローチアルゴリズムを使用して患者を評価し，適切に分類する
- 適切に酸素投与を行う
- 適応がある場合に質の高い CPR（フィードバック装置の使用を含む）の実施を指示する
- 必要に応じて基本的な気道確保手技を実施し，適切な気道確保器具を使用する
- 心電図モニターと呼吸モニターの装着を実施する
- 心リズムを判読する
- 適切な PBLS または PALS アルゴリズムを適用する
- 関連薬物の一般的な適応，禁忌，投与量を要約する
- 小児の心停止における家族に対するケアの原則についてディスカッションする
- 効果的なチームダイナミクスの 8 つの要素を適用する
- 頻繁な再評価を実施する

行動	情報収集	分析	要約
	「受講者による観察」	「適切に実施できた点」	「受講者主導の要約」
・心停止を判定する ・フィードバック装置を併用した（使用可能な場合）質の高い CPR を直ちに開始するよう指示する ・リード／パッドを装着し，モニターを起動する ・2 本のリードで心静止を確認する ・静脈路または骨髄路の確保を指示する ・アドレナリン 0.01 mg/kg（濃度 0.1 mg/mL の注射液 0.1 mL/kg）の静脈内／骨髄内ボーラス投与の準備と，適切な間隔での投与を指示する ・胸骨圧迫の中断を最小限にしながら，約 2 分ごとに心リズムをチェックするように指示する ・無脈性電気活動の治療可能な原因（「H と T」から想起する）を 3 つ以上特定する ・適切な再評価を実施する	・あなたの視点から各イベントについて説明してもらえますか？ ・あなたの行った治療はどのような効果があったと思いますか？ ・シナリオのそれぞれのイベントを振り返ってもらえますか？（時間管理／記録係に対する指示） ・改善の余地がある点は何ですか？ ・チームが適切に実施できた行動は何ですか？ **「インストラクターによる観察」** ・私は［ここに行動を挿入］に気付きました。 ・私は［ここに行動を挿入］を観察しました。 ・私は［ここに行動を挿入］を目撃しました。	・どのように［ここに行動を挿入］を適切に実施できたのですか？ ・なぜ［ここに行動を挿入］を適切に実施できたと思いますか？ ・［ここに行動を挿入］を実施した経緯についてもう少し詳しく説明してください。 **「改善が必要な点」** ・なぜ［ここに行動を挿入］が起きたと思いますか？ ・［ここに行動を挿入］はどのようにして改善したら良いと思いますか？ ・［ここに行動を挿入］をしている間，どのように考えていましたか？ ・［ここに行動を挿入］ができなかったのはなぜですか？	・あなたが学んだ最も重要なことは何ですか？ ・重要な点を誰かまとめてくれますか？ ・覚えておくべき重要な事項は主に何ですか？ **「インストラクター主導の要約」** ・学習した内容をまとめてみましょう・・・ ・学習したことは・・・ ・覚えておくべき重要な事項は主に・・・ ・この患者の心静止の治療可能な原因のうち，どれが最も可能性が高いですか？（解答：低酸素症） ・このシナリオでは扱いませんが，心拍再開後の処置の重要な要素は何ですか？（解答として，酸素投与量の調節，目標体温管理，血行動態の維持，気道確保，酸素化および換気の補助，神経系やその他の終末臓器機能の維持などが該当する）

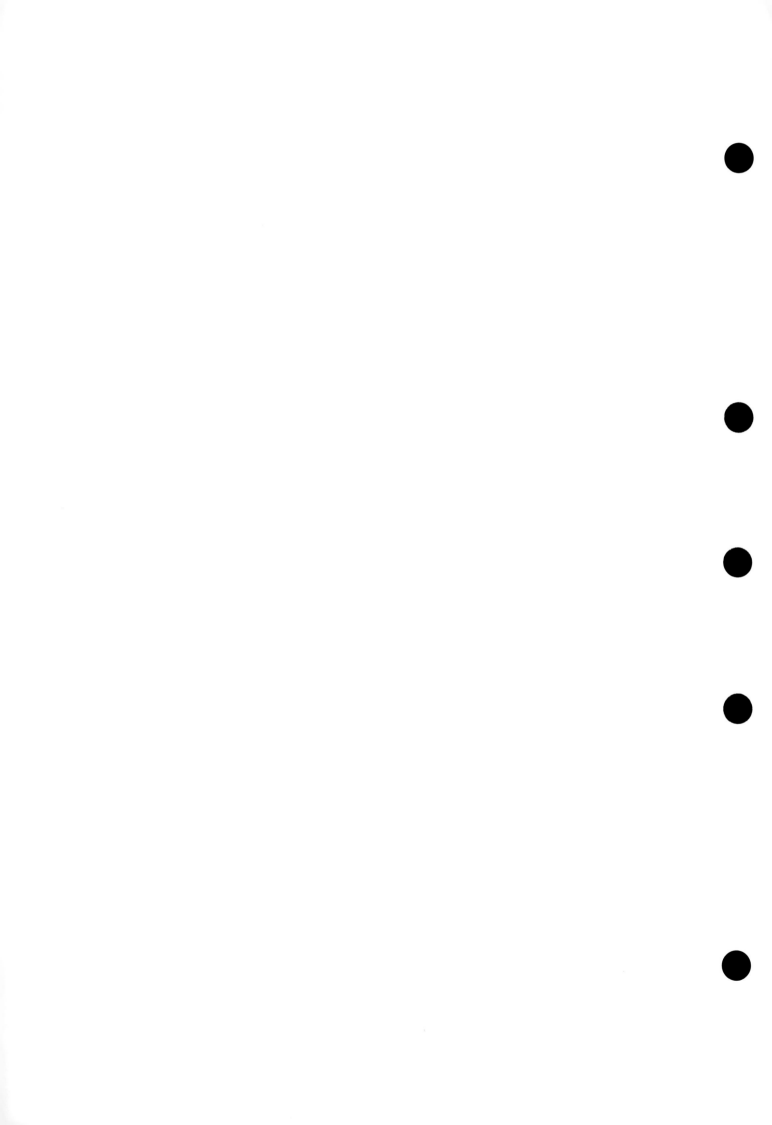

実習ケースシナリオ 6
無脈性電気活動
（小児，心停止）

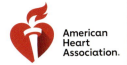
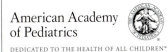

シナリオ導入部
病院搬送前：あなたは，無反応の状態にある 3 歳児がいる住居に出動している。小児の部屋には，祖母が服用している経口血糖降下薬（グリブリド）を含め，処方薬が散らばっている。

救急部：ベッドにて無反応の状態で発見された 3 歳児を，救急車が救急部へ搬送中である。小児の部屋には，祖母が服用している経口血糖降下薬（グリブリド）を含め，処方薬が散らばっていた。

一般病棟：あなたは，迅速対応チームのメンバーとして，嗜眠を呈して入院した 3 歳児を診察するために呼び出された。現在，小児はぐったりして無反応である。救急医療サービスは，小児の部屋に，祖母が服用している経口血糖降下薬を含む処方薬が散らばっているのを確認した。

ICU：あなたは，嗜眠を呈して入院した 3 歳児を診察するために呼び出された。現在，小児はぐったりして無反応である。救急医療サービスは，小児の部屋に，祖母が服用している経口血糖降下薬を含む処方薬が散らばっているのを確認した。

バイタルサイン	
心拍数	CPR 続行中
血圧	CPR 続行中
呼吸数	100 % バッグマスク換気（CPR）
SpO₂	測定不可
体温	延期
体重	17 kg
年齢	3 歳

シナリオの概要および学習目標

シナリオの概要
このシナリオの要点は，心停止および「ショック非適応」心リズムの判定と管理である。質の高い CPR の迅速な実施とアドレナリンの早期投与に重点を置く。受講者は，無脈性電気活動（PEA）の考えられる原因を特定する（「H と T」）。小児は是正すべき著しい低血糖を呈しており，その他の薬物中毒も存在する可能性がある（チームは救急医療サービス [EMS] のプロバイダーが回収した薬物を同定しなければならない）。シナリオの完了には必要ないが，インストラクターは（時間が許せば）心拍再開後の治療の重要な要素（吸入酸素濃度の調節による SpO_2 94～99 % の維持，目標体温管理［特に発熱の回避または発熱に対する積極的な治療］，血行動態の保持，気道確保，換気および循環の補助，神経系やその他の終末臓器機能の維持など）についてディスカッションしてもよい。

このシナリオでの目標
- ショック非適応の心リズムを伴う心停止を判定する。このシナリオでは，小児は PEA を呈している
- アドレナリンの適切な投与量と投与の根拠を説明する心室細動（VF）／無脈性心室頻拍（VT）に対する適切な抗不整脈薬を使用する。
- PEA の治療可能な原因を要約する。このシナリオでは，受講者／プロバイダーは心停止の治療可能な原因を検討する（「H と T」で始まる条件から想起する）。この小児の場合，著しい低血糖とその他の薬物中毒が心停止の原因である
- 心拍再開後の処置の原則についてディスカッションする。忍容できる場合，吸入酸素濃度の調節，目標体温管理（特に発熱の回避），血行動態の維持，気道確保，酸素化および換気補助，神経系やその他の終末臓器機能の維持が該当する

評価－初期評価（小児評価のトライアングル）

外観（Appearance）
- 一見してぐったりしている。

呼吸（Breathing）
- 自発呼吸なし

循環（Circulation）
- 四肢および口唇のチアノーゼ／蒼白，重度のまだら模様

判定
- 即時介入が必要

介入
- 救急対応システムに通報する。必要であれば，救急医療サービスは追加支援を要請する。
- 必要であれば，救急医療サービスは追加支援を要請する。
- 質の高い CPR を直ちに開始する。

評価－一次評価（一次救命処置の実施のため延期）
- 軽く叩き，大きな声で呼びかけても無反応
- 呼吸なし
- 脈拍なし
- 身長別カラーコード化蘇生テープで推定した体重 17 kg

© 2021 American Heart Association

判定

- 心肺停止

介入

- CPR フィードバック装置を使用して，CPR 実施の指針とする。
- 除細動器が到着したら，パッド／リードを装着し，モニターの電源を入れる。
- リズムを判定する（PEA）。質の高い CPR を直ちに再開し，胸骨圧迫を交代しながら，2 分ごとに心リズムをチェックする。
- 血管を確保する（静脈路［IV］／骨髄路［IO］）。
- 胸骨圧迫中にアドレナリン 0.01 mg/kg（濃度 0.1 mg/mL の注射液を 0.1 mL/kg）を静脈内／骨髄内投与する。続けて，生理食塩液でフラッシュする。心停止中は，3～5 分ごとに繰り返す。
- パルスオキシメータを装着する（地域や施設のプロトコールに従う，自己心拍再開［ROSC］まで延期される場合がある）。

評価－二次評価（治療可能な原因を特定するためでなければ延期）

病歴聴取（SAMPLE）（ROSC まで延期，または治療可能な原因（「H と T」）を評価するために必要な範囲に限定する，蘇生処置を中断しない）
- 自他覚症状（**S**igns and symptoms）：**シナリオ導入部**で報告されたとおりの既往
- ア レ ル ギ ー（**A**llergies）：なし
- 薬物（**M**edications）：なし
- 病歴（**P**ast medical history）：なし
- 最後の食事（**L**ast meal）：5 時間前
- イベント（**E**vents）（発症）：**シナリオ導入部**で報告されたとおり

身体診察（ROSC まで延期，または治療可能な原因を評価するために必要な範囲に限定する）
- 血糖値 35 mg/dL（1.9 mmol/L）。
- その他の「H と T」はすべて正常範囲内質の高い CPR およびアドレナリンの 2 回投与による ROSC 後のバイタルサイン：洞調律，心拍数 172 回/分，呼吸数 20 回/分（バッグマスク換気，100 ％酸素投与下），SpO_2 98 %，血圧 90/60 mm Hg，体温 36 ℃ アドレナリンが投与されていない，CPR の質が低い，または低血糖が是正されない場合は，PEA が持続し，悪化して心静止となる。

判定

- 心肺停止
- PEA
- ROSC

介入

- 質の高い CPR を続行する。
- 心リズムを再評価し，2 分ごとに胸骨圧迫を交代する。圧迫の中断は最小限とし，10 秒以内に抑える。
- PEA の治療可能な原因（「H と T」）を検討する。
- ベッドサイド（POC）血糖測定を実施する。低血糖が確認されたらすぐにブドウ糖を静注する。
- 特に，バッグマスクで十分な換気ができず，高度処置ができるプロバイダーがいる場合は，気管挿管を検討する。
- ROSC 後
  - パルスオキシメータを装着する（未装着の場合）。吸入酸素濃度を調節して SpO_2 を 94～99 ％に保つ。
  - 発熱の回避または速やかな治療を含む，目標体温管理を実施する。
  - 血管作動薬の投与量を調節し，血圧を正常範囲に保つ。
  - 気道を確保し，酸素化および換気を補助する。
  - 神経系やその他の終末臓器機能を維持する。
  - 血糖測定を繰り返し，心停止のその他の考えられる原因を探る。

評価－診断的評価（状況が許せば患者評価のどの段階で行ってもよい）

臨床検査データ（適宜）
- 血糖値 108 mg/dL（6.0 mmol/L）（グルコース投与および ROSC 後）
- 動脈血／静脈血ガス分析，電解質，カルシウム，マグネシウム濃度測定

ROSC 後の画像診断
- 胸部 X 線撮影（ROSC 後）：心臓および肺野は正常心臓および肺野は正常

判定／介入

- このシナリオでは，血液検査および胸部 X 線撮影を実施できない。

各介入後に再評価－判定－介入を行う。

デブリーフィングツール
実習ケースシナリオ 6，PEA（小児，心停止）

デブリーフィングの一般原則

- デブリーフィングの指針として，次の表を使用する．また，チームダイナミクスデブリーフィングツールも参照すること．
- デブリーフィングの長さは 10 分とする．
- すべての学習目標を取り扱う．
- デブリーフィングの最後に，覚えておくべき重要な事項を要約する．
- 受講者に自己反省を促し，全参加者を引き込む．
- 講義のような解説，回答が限定された質問，ディスカッションでインストラクターばかりが話すことを避ける．

一般的な管理目標

- PALS における体系的なアプローチアルゴリズムを使用して患者を評価し，適切に分類する
- 適切に酸素投与を行う
- 適応がある場合に質の高い CPR（フィードバック装置の使用を含む）の実施を指示する
- 必要に応じて基本的な気道確保手技を実施し，適切な気道確保器具を使用する
- 心電図モニターと呼吸モニターの装着を実施する
- 心リズムを判読する
- 適切な PBLS または PALS アルゴリズムを適用する
- 関連薬物の一般的な適応，禁忌，投与量を要約する
- 小児の心停止における家族に対するケアの原則についてディスカッションする
- 効果的なチームダイナミクスの 8 つの要素を適用する
- 頻繁な再評価を実施する

行動	情報収集「受講者による観察」	分析「適切に実施できた点」	要約「受講者主導の要約」
・心停止を判定する ・フィードバック装置を併用した（使用可能な場合）質の高い CPR を直ちに開始するよう指示する ・心電図モニターとパルスオキシメータを装着する ・PEA を判定する ・静脈路または骨髄路の確保を指示する ・アドレナリン 0.01 mg/kg（濃度 0.1 mg/mL の注射液 0.1 mL/kg）の静脈内／骨髄内ボーラス投与の準備と，適切な間隔での投与を指示する ・胸骨圧迫の中断を最小限にしながら，約 2 分ごとに心リズムをモニターでチェックするように指示する ・PEA の治療可能な原因（「H と T」から想起する）を 3 つ以上特定する ・小児は血糖降下薬を服用した可能性が高いため，ベッドサイド（POC）での血糖測定を早期に実施する ・適切な再評価を実施する	・あなたの視点から各イベントについて説明してもらえますか？ ・あなたの行った治療はどのような効果があったと思いますか？ ・シナリオのそれぞれのイベントを振り返ってもらえますか？（時間管理／記録係に対する指示） ・改善の余地がある点は何ですか？ ・チームが適切に実施できた行動は何ですか？ **「インストラクターによる観察」** ・私は［ここに行動を挿入］に気付きました． ・私は［ここに行動を挿入］を観察しました． ・私は［ここに行動を挿入］を目撃しました．	・どのように［ここに行動を挿入］を適切に実施できたのですか？ ・なぜ［ここに行動を挿入］を適切に実施できたと思いますか？ ・［ここに行動を挿入］を実施した経緯についてもう少し詳しく説明してください． **「改善が必要な点」** ・なぜ［ここに行動を挿入］が起きたと思いますか？ ・［ここに行動を挿入］はどのようにして改善したら良いと思いますか？ ・［ここに行動を挿入］をしている間，どのように考えていましたか？ ・［ここに行動を挿入］ができなかったのはなぜですか？	・あなたが学んだ最も重要なことは何ですか？ ・重要な点を誰かまとめてくれますか？ ・覚えておくべき重要な事項は主に何ですか？ **「インストラクター主導の要約」** ・学習した内容をまとめてみましょう・・・ ・学習したことは・・・ ・覚えておくべき重要な事項は主に・・・ ・この患者の PEA の治療可能な原因のうち，どれが最も可能性が高いですか？（解答：低血糖，おそらくその他の電解質平衡異常） ・このシナリオでは扱いませんが，心拍再開後の処置の重要な要素は何ですか？（解答として，酸素投与量の調節，目標体温管理，血行動態の維持，気道確保，酸素化および換気の補助，神経系やその他の終末臓器機能の維持などが該当する）

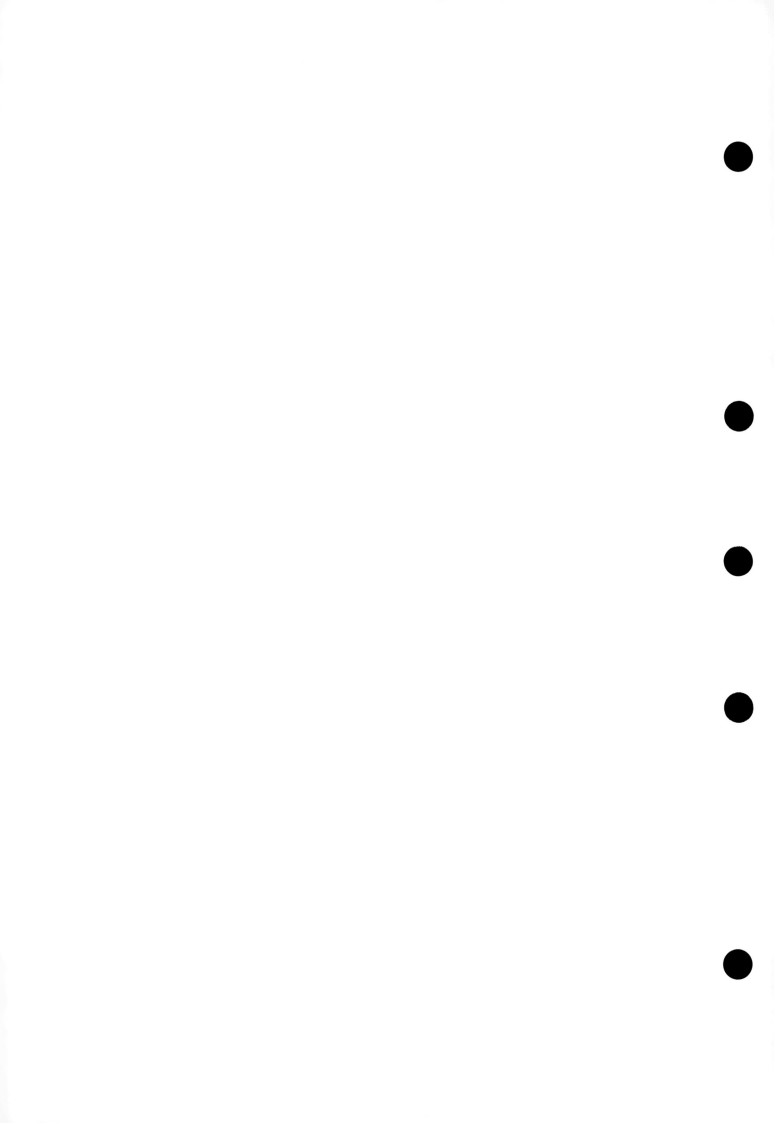

実習ケースシナリオ 7
肺組織（実質）病変
（乳児）

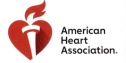
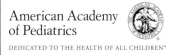

シナリオ導入部
病院搬送前：あなたは，呼吸窮迫を呈する生後 6 カ月の乳児に対応している。
救急部：救急医療サービスのプロバイダーが，呼吸窮迫を呈する生後 6 カ月の男児を自宅から搬送してきた。
一般病棟：あなたは，呼吸窮迫を呈して直接入院した生後 6 カ月の男児の病室に呼び出された。
PICU：あなたは，呼吸窮迫を呈して集中治療室に入院したばかりの生後 6 カ月の男児の病室に呼び出された。

バイタルサイン	
心拍数	160 回/分
血圧	90/60 mmHg
呼吸数	80 回/分
SpO_2	室内気吸入下で 82 %
体温	39.2 ℃
体重	6 kg
年齢	生後 6 カ月

シナリオの概要および学習目標

シナリオの概要
このシナリオの要点は，肺組織（実質）病変による呼吸不全の迅速な認識である。呼吸不全の徴候（著しい呼吸努力，高流量酸素投与下での低酸素血症，意識レベルの低下，チアノーゼ）を認識したら，直ちに適切な処置を開始する必要があり，まず 100 %酸素の投与とバッグマスク換気を行わねばならない。乳児の状態が改善しない場合，プロバイダーは，高度な専門知識を持つプロバイダーに速やかに相談する必要がある。この乳児には，呼吸不全を呈する小児の処置に長けた専門家による挿管と機械的換気が必要である。小児集中治療室（Pediatric Intensive Care Unit，PICU）での治療が必要である。デブリーフィングの際に，気管チューブのサイズの推定方法についてディスカッションする。シナリオの完了には必要ないが，持続的気道陽圧法（CPAP）または非侵襲的換気について扱う場合は，継続的なモニタリングが行われ，挿管器具や専門的な技能を持つ適切なプロバイダーが存在する状況で実施しなければならない点を強調する。

このシナリオでの目標
- 呼吸窮迫と呼吸不全とを鑑別する。このシナリオでは，乳児の臨床徴候は呼吸不全と一致している
- 小児患者における肺組織病変の自他覚症状を判定する。このシナリオでは，頻呼吸，呼吸努力の増加，呻吟，ラ音，頻拍，酸素投与下での低酸素血症が該当する
- 肺組織病変に対する適切な介入を実施する。このシナリオでは，高濃度酸素の投与，適切なモニタリング，乳児の再評価，乳児の状態が改善しない場合は酸素化および換気の補助の強化が該当する
- 肺組織病変の一般的な原因を想起する。一般的な原因として肺炎や誤嚥が挙げられる

評価–初期評価（小児評価のトライアングル）

外観（Appearance）
- 嗜眠

呼吸（Breathing）
- 浅く急速な呼吸，呻吟

循環（Circulation）
- 皮膚蒼白，チアノーゼ

判定
- 即時介入が必要

介入
- 非再呼吸式マスクを使用して 100 %酸素を投与する。
- 心電図モニターを装着する。
- パルスオキシメータを装着する。

© 2021 American Heart Association

評価—一次評価（気道の確保，酸素化，換気，循環の補助に必要な的を絞った評価）

- **気道**（**A**irway）：閉塞はないが雑音交じり，呻吟
- **呼吸**（**B**reathing）：浅く急速な呼吸，軽度の肋骨間および肋骨下陥没，両側からのラ音，吸気性喘鳴または呼気性喘鳴なし，呼気相の延長なし，呼吸数80回/分，室内気吸入下のSpO$_2$ 82％，非再呼吸式フェイスマスクによる100％酸素投与下で88％に上昇
- **循環**（**C**irculation）：心拍数160回/分，皮膚蒼白，チアノーゼ，力強い中枢および末梢脈拍，毛細血管再充満時間2秒，血圧90/60 mm Hg
- **神経学的評価**（**D**isability）：嗜眠，声かけによって覚醒する
- **全身観察**（**E**xposure）：体温39.2℃，体重6 kg

判定

- 呼吸不全
- 肺組織病変

介入

- 酸素投与に対する反応を評価する。
- 100％酸素によるバッグマスク換気を行う。

評価-二次評価（治療可能な原因を特定するが，残りの二次評価は気道，酸素化，換気が安定するまで延期する）

病歴聴取（SAMPLE）

- 自他覚症状（**S**igns and symptoms）：嘔吐後に呼吸窮迫の突然の発症。発症前に風邪症状や咳嗽なし
- アレルギー（**A**llergies）：既往なし
- 薬物（**M**edications）：メトクロプラミド
- 病歴（**P**ast medical history）：なし
- 最後の食事（**L**ast meal）：2時間前
- イベント（**E**vents）（発症）：重度の胃食道逆流の既往を除き，発症前は良好

身体診察

- 100％酸素によるバッグマスク換気後，バイタルサインを再測定する：呼吸数30回/分（バッグマスク換気下），心拍数160回/分，バッグマスク換気下でのSpO$_2$ 96％，血圧100/70 mm Hg
- 頭部，眼，耳，鼻，咽喉／頸部：正常
- 心肺：呼吸音の減弱，両肺野に拡散する捻髪音
- 腹部：正常
- 四肢：正常
- 背部：正常
- 神経系：嗜眠。反応が低下し，覚醒困難

判定

- 呼吸窮迫
- 肺組織病変

介入

- バッグマスク換気を続行する。
- 適切な専門的技能を持つプロバイダーに連絡をとる。
  - 「注意」：小児の意識レベルが改善し，継続的なモニタリングが行われる場合，迅速な挿管に必要な器具と適切な専門的技能を持つプロバイダーを直ちに用意できるのであれば，非侵襲的換気補助（CPAPまたは非侵襲的陽圧換気）の実施を検討してもよい。
- 血管を確保する。
- 動／静脈血ガス分析を行う。
- ベッドサイド（POC）血糖測定を実施する。
- カフ付き気管チューブを使用する気管挿管に必要な器具と適切な技能を持つプロバイダーを用意する。
- 解熱薬で発熱を治療する。
- 小児の集中治療室（ICU）への転科を手配する（小児がまだICUにいない場合）。
- 肺組織病変に特異的な介入（肺炎が疑われる場合は抗生物質など）を検討する。

評価－診断的評価（状況が許せば患者評価のどの段階で行ってもよい）

臨床検査データ
- 血糖値（POC 検査）136 mg/dL（7.5 mmol/L）
- 全血球算定，血液培養，動／静脈血ガス分析は保留中

画像診断
- 胸部 X 線撮影

判定／介入

- 一般的に，重度の呼吸窮迫／呼吸不全を呈している低酸素状態の小児の安定化を試みている最初の 5～10 分間に臨床検査を行うのは適切ではない。
- 重篤な乳児および小児患者では，合理的に可能な限り速やかに血糖値を測定する必要がある。低血糖は直ちに治療しなければならない。
- 胸部 X 線像には，両肺野にびまん性の気腔陰影が認められる。

各介入後に再評価－判定－介入を行う。

デブリーフィングツール
実習ケースシナリオ 7，肺組織（実質）病変（乳児）

デブリーフィングの一般原則

- デブリーフィングの指針として，次の表を使用する。また，チームダイナミクスデブリーフィングツールも参照すること。
- デブリーフィングの長さは 10 分とする。
- すべての学習目標を取り扱う。
- デブリーフィングの最後に，覚えておくべき重要な事項を要約する。
- 受講者に自己反省を促し，全参加者を引き込む。
- 講義のような解説，回答が限定された質問，ディスカッションでインストラクターばかりが話すことを避ける。

一般的な管理目標

- PALS における体系的なアプローチアルゴリズムを使用して患者を評価し，適切に分類する
- 適切に酸素投与を行う
- 適応がある場合に質の高い CPR（フィードバック装置の使用を含む）の実施を指示する
- 必要に応じて基本的な気道確保手技を実施し，適切な気道確保器具を使用する
- 心電図モニターと呼吸モニターの装着を実施する
- 心リズムを判読する
- 適切な PBLS または PALS アルゴリズムを適用する
- 関連薬物の一般的な適応，禁忌，投与量を要約する
- 小児の心停止における家族に対するケアの原則についてディスカッションする
- 効果的なチームダイナミクスの 8 つの要素を適用する
- 頻繁な再評価を実施する

行動	情報収集 「受講者による観察」	分析 「適切に実施できた点」	要約 「受講者主導の要約」
・ABCDE および**バイタルサイン**の評価を指示する ・非再呼吸式フェイスマスクを使用した 100 %酸素の投与を指示し，反応を評価する ・心電図モニターとパルスオキシメータを装着する ・呼吸不全を判定する ・肺組織病変の徴候を判定する ・小児を再評価し，追加の介入（非再呼吸式フェイスマスクを使用した 100 %酸素の投与に加えて）の必要性を判定する ・バッグマスク換気を実施する，または指示する ・静脈路または骨髄路の確保を指示する ・患者の頻回の再評価を実施する ・小児の挿管と機械的換気に関する専門的技能を持つプロバイダーの関与が必要かどうかを判断する ・肺組織病変に対する治療を要約する ・気管挿管の適応を判定する	・あなたの視点から各イベントについて説明してもらえますか？ ・あなたの行った治療はどのような効果があったと思いますか？ ・シナリオのそれぞれのイベントを振り返ってもらえますか？（時間管理／記録係に対する指示） ・改善の余地がある点は何ですか？ ・チームが適切に実施できた行動は何ですか？ **「インストラクターによる観察」** ・私は［ここに行動を挿入］に気付きました。 ・私は［ここに行動を挿入］を観察しました。 ・私は［ここに行動を挿入］を目撃しました。	・どのように［ここに行動を挿入］を適切に実施できたのですか？ ・なぜ［ここに行動を挿入］を適切に実施できたと思いますか？ ・［ここに行動を挿入］を実施した経緯についてもう少し詳しく説明してください。 **「改善が必要な点」** ・なぜ［ここに行動を挿入］が起きたと思いますか？ ・［ここに行動を挿入］はどのようにして改善したら良いと思いますか？ ・［ここに行動を挿入］をしている間，どのように考えていましたか？ ・［ここに行動を挿入］ができなかったのはなぜですか？	・あなたが学んだ最も重要なことは何ですか？ ・重要な点を誰かまとめてくれますか？ ・覚えておくべき重要な事項は主に何ですか？ **「インストラクター主導の要約」** ・学習した内容をまとめてみましょう・・・ ・学習したことは・・・ ・覚えておくべき重要な事項は主に・・・ ・この乳児には挿管が必要です。カフ付き気管チューブの適切なサイズをどうやって推定しますか？ ・CPAP または非侵襲的陽圧換気がこの小児の酸素化を改善しうる理由を説明できますか？（解答：肺胞換気量が増し，換気血流比が改善する。）小児の継続的なモニタリングができ，適切な専門医が直ちに対応できる状況でこの処置を実施することが重要である理由についてディスカッションする。

実習ケースシナリオ 8
血液分布異常性ショック
（青年，敗血症性ショック）

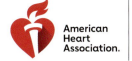
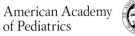

シナリオ導入部
病院搬送前：あなたは，24時間前から高熱と嗜眠が続いている12歳女児を搬送するために出動した。女児はこの1時間で徐々に錯乱状態が悪化した。

救急部：24時間前から高熱と嗜眠が続いている12歳女児が，両親とともに到着した。女児はこの1時間で徐々に錯乱状態が悪化した。

一般病棟：あなたは，かかりつけの医院から病棟に直接入院した12歳女児を受け入れたところである。女児は24時間前から高熱と嗜眠が続いている。女児はこの1時間で徐々に錯乱状態が悪化した。静脈路を確保できない。

ICU：あなたは，24時間前から高熱と嗜眠が続き，集中治療室に入院した12歳女児のベッドサイドに呼び出された。女児はこの1時間で徐々に錯乱状態が悪化した。入院時に留置した静脈留置カテーテル部位に浸潤が認められた。

バイタルサイン	
心拍数	130回/分
血圧	80/30 mmHg
呼吸数	35回/分
SpO_2	室内気吸入下で93%
体温	39.0℃
体重	41 kg
年齢	12歳

シナリオの概要および学習目標

シナリオの概要
低血圧性血液分布異常性／敗血症性ショックの判定に重点を置かねばならない。優先事項として，静脈路（IV）／骨髄路（IO）の迅速な確保，調整／緩衝晶質液のボーラス投与，投与中および各投与後の心肺機能の慎重な再評価が挙げられる。プロバイダーは，心不全の徴候を検出することの重要性と，このような徴候が現れた場合には輸液ボーラス投与を中止する必要性について説明できなければならない。敗血症性ショックの徴候を同定してから1時間以内に，プロバイダーは輸液ボーラス投与を行い，抗生物質を投与し，（輸液ボーラス投与にもかかわらずショックが持続する場合に）血管作動薬の投与を開始しなければならない。プロバイダーは，小児を適切な治療環境に移す計画を策定しなければならない（小児がまだ集中治療室［ICU］にいない場合）。

このシナリオでの目標
- 低血圧性（以前は「非代償性」と呼ばれていた）ショックと代償性ショックの違いを認識する。このシナリオでは，小児は低血圧性ショックの状態にある
- 早期／即時介入として，調整／緩衝晶質液のボーラス投与と，輸液ボーラス投与後もショックの自他覚症状が持続している場合，処置開始から1時間以内の血管作動薬の投与が必要であることを認識する
- 輸液ボーラス投与の推奨事項について，輸液を調整／緩衝晶質液に，投与量を1回あたり10～20 mL/kgにそれぞれ変更したことを理解する
- 輸液ボーラス投与中および各投与後に心肺状態の慎重かつ頻回な再評価が必要であることを認識する。プロバイダーは，心不全の徴候（呼吸窮迫の増悪，ラ音の出現，肝腫大）に注意し，心不全の徴候が現れたら輸液ボーラス投与を中止しなければならない
- 抗生物質の早期／迅速な投与が必要であることを認識する（ショック症状の判定後1時間以内）

評価-初期評価（小児評価のトライアングル）

外観（Appearance）
- 嗜眠，易刺激的，発語不明瞭

呼吸（Breathing）
- 呼吸数が増加しているが，呼吸窮迫は見られない

循環（Circulation）
- 蒼白でまだら模様

判定
- 即時介入が必要

介入
- 救急対応システムに通報する。必要であれば，救急医療サービスは追加支援を要請する。
- 非再呼吸式マスクを使用して100%酸素を投与する。
- 心電図モニターを装着する。
- パルスオキシメータを装着する。

© 2021 American Heart Association

評価—一次評価（気道の確保，酸素化，換気，循環の補助に必要な的を絞った評価）

- **気道（A**irway）：開存している
- **呼吸（B**reathing）：呼吸数約 35 回/分，室内気吸入下での SpO$_2$ 93 %，100 %酸素投与下で 97 %に上昇，聴診で肺音正常
- **循環（C**irculation）：心拍数 130 回/分，中枢脈拍は良好，末梢脈拍は反跳，「一瞬で」毛細血管再充満（1 秒未満），手足は暖かいがまだら模様，血圧 80/30 mm Hg
- **神経学的評価（D**isability）：嗜眠，発語不明瞭，錯乱状態
- **全身観察（E**xposure）：直腸温 39.0℃。四肢および体幹全体に点状出血／紫斑。体重 41 kg

判定

- 低血圧性ショック（おそらく敗血症性ショック）
- 洞性頻脈

介入

- 血管を確保する（静脈路／骨髄路）。
- 調整／緩衝晶質液 10〜20 mL/kg を静脈内／骨髄内に急速ボーラス投与する。輸液ボーラス投与中および投与後に再評価する。輸液ボーラス投与中および投与後に再評価する。
  - 心不全の徴候（呼吸窮迫の悪化，ラ音の出現，肝腫大など）が現れたら輸液ボーラス投与を中止する。
- ショックの判定から 1 時間以内に抗生物質を投与する（投与がまだの場合）。可能であれば，抗生物質投与前に血液培養検査を実施する。しかし，抗生物質や輸液の投与を遅らせない。
- ベッドサイド（POC）血糖測定を実施し，必要に応じて低血糖を治療する。

評価—二次評価（治療可能な原因を特定するが，残りの二次評価は初期ショック治療後まで延期する）

病歴聴取（SAMPLE）（治療可能な原因の評価に必要な範囲に限る）

- **自他覚症状（S**igns and symptoms）：発熱と嗜眠が 24 時間続いている
- **アレルギー（A**llergies）：既往なし
- **薬物（M**edications）：なし
- **病歴（P**ast medical history）：発症以前は良好
- **最後の食事（L**ast meal）：6 時間経口摂取なし
- **イベント（E**vents）（発症）：24 時間前から高熱および嗜眠の増悪，直近 2 時間で錯乱状態が認められた

身体診察

- 酸素および輸液投与後に再度バイタルサインを測定する：酸素および輸液投与後に再度バイタルサインを測定する：心拍数 122 回/分，呼吸数 35 回/分，100 %酸素吸入下での SpO$_2$ 100 %，血圧 84/32 mm Hg
- 頭部，眼，耳，鼻，咽喉／頸部：粘膜はわずかに乾燥，頸部は柔軟
- 心肺：頻拍，過剰心音または心雑音なし，肺音は正常
- 腹部：肝辺縁の触知不可能，膨隆なし，圧痛なし，正常な腸雑音
- 四肢：暖かい手足，まだら模様，末梢脈拍の反跳
- 背部：正常
- 神経系：嗜眠，瞳孔 4 mm，左右同大，反射正常

判定

- 低血圧性血液分布異常性／敗血症性ショック

介入

- ショックの徴候が持続する場合は，必要に応じて調整／緩衝晶質液 10〜20 mL/kg の静脈内／骨髄内ボーラス投与を繰り返す。輸液ボーラス投与中および各投与後に再評価する。
- 心不全の徴候（呼吸窮迫の悪化，ラ音，肝腫大）が現れたら，輸液ボーラス投与を中止する。
- 輸液ボーラス投与後に全身循環が改善しない場合は，ショックの判定から 1 時間以内に血管作動薬の投与を開始する。
- アドレナリンまたはノルアドレナリンの投与を検討する。
- 輸液ボーラス投与，抗生物質投与，血管作動薬の投与開始（輸液を投与してもショックの症状が改善しない場合）は，敗血症性ショックの徴候の判定から 1 時間以内にすべて遂行する。
- 酸素投与に対する反応を評価する。
- 小児がまだ ICU にいない場合，厳密なモニタリングのため ICU への転科を手配する。

評価－診断的評価（状況が許せば患者評価のどの段階で行ってもよい）

臨床検査データ
- 血液ガス分析：pH 7.16，PCO_2 20 mm Hg，PO_2 20 mm Hg，塩基欠乏／過剰 −10，乳酸 5.0 mmol/L，ヘモグロビン 11 g/dL
- 血糖値（POC）185 mg/dL（10.3 mmol/L）
- 保留中：電解質，血中尿素窒素／クレアチニン，カルシウム，全血球算定と分画，プロトロンビン時間／国際標準化比／部分トロンボプラスチン時間
- 培養検査：血液，尿

画像診断
- 胸部X線撮影

判定／介入

- 乳児または小児が重篤な状態であれば，必ず血糖値をベッドサイド（POC）検査で測定する。低血糖は直ちに治療しなければならない。
- 部分的な呼吸性代償を伴う代謝性アシドーシスは，ショックに対する蘇生処置が効果的なものであれば是正される。

各介入後に再評価－判定－介入を行う。

デブリーフィングツール
実習ケースシナリオ 8，血液分布異常性ショック（青年，敗血症性ショック）

デブリーフィングの一般原則

- デブリーフィングの指針として，次の表を使用する。また，チームダイナミクスデブリーフィングツールも参照すること。
- デブリーフィングの長さは 10 分とする。
- すべての学習目標を取り扱う。
- デブリーフィングの最後に，覚えておくべき重要な事項を要約する。
- 受講者に自己反省を促し，全参加者を引き込む。
- 講義のような解説，回答が限定された質問，ディスカッションでインストラクターばかりが話すことを避ける。

一般的な管理目標

- PALS における体系的なアプローチアルゴリズムを使用して患者を評価し，適切に分類する
- 適切に酸素投与を行う
- 適応がある場合に質の高い CPR（フィードバック装置の使用を含む）の実施を指示する
- 必要に応じて基本的な気道確保手技を実施し，適切な気道確保器具を使用する
- 心電図モニターと呼吸モニターの装着を実施する
- 心リズムを判読する
- 適切な PBLS または PALS アルゴリズムを適用する
- 関連薬物の一般的な適応，禁忌，投与量を要約する
- 小児の心停止における家族に対するケアの原則についてディスカッションする
- 効果的なチームダイナミクスの 8 つの要素を適用する
- 頻繁な再評価を実施する

行動	情報収集「受講者による観察」	分析「適切に実施できた点」	要約「受講者主導の要約」
・ABCDE および**バイタルサイン**の評価を指示する ・100 % 酸素を投与する ・心電図モニターとパルスオキシメータを装着する ・青年における，血液分布異常性（敗血症性）ショックの自他覚症状を判定する ・ショックを低血圧性として分類する ・静脈路または骨髄路の確保を指示する ・調整／緩衝晶質液 10〜20 mL/kg の急速ボーラス投与を指示する ・介入中および介入後，特に輸液ボーラス投与中および各投与後に，患者を再評価する。心不全の徴候が現れたら，輸液ボーラス投与を中止する ・ショックを治療するために必要であれば輸液ボーラス投与を繰り返し，輸液ボーラス投与中および各投与後に慎重に再評価する ・嗜眠状態にある乳児を処置する場合は，早期にベッドサイド（POC）検査による血糖測定を行う ・抗生物質の早期（ショックの徴候の判定後 1 時間以内）投与を指示する ・輸液ボーラス投与を行ってもショックの症状が改善しない場合，ショックの判定後 1 時間以内に血管作動薬の投与開始を指示する ・ショック管理における治療エンドポイントを口述する（心拍数および血圧の正常化，末梢循環，精神状態，尿量の改善）	・あなたの視点から各イベントについて説明してもらえますか？ ・あなたの行った治療はどのような効果があったと思いますか？ ・シナリオのそれぞれのイベントを振り返ってもらえますか？（時間管理／記録係に対する指示） ・改善の余地がある点は何ですか？ ・チームが適切に実施できた行動は何ですか？ **「インストラクターによる観察」** ・私は［ここに行動を挿入］に気付きました。 ・私は［ここに行動を挿入］を観察しました。 ・私は［ここに行動を挿入］を目撃しました。	・どのように［ここに行動を挿入］を適切に実施できたのですか？ ・なぜ［ここに行動を挿入］を適切に実施できたと思いますか？ ・［ここに行動を挿入］を実施した経緯についてもう少し詳しく説明してください。 **「改善が必要な点」** ・なぜ［ここに行動を挿入］が起きたと思いますか？ ・［ここに行動を挿入］はどのようにして改善したら良いと思いますか？ ・［ここに行動を挿入］をしている間，どのように考えていましたか？ ・［ここに行動を挿入］ができなかったのはなぜですか？	・あなたが学んだ最も重要なことは何ですか？ ・重要な点を誰かまとめてくれますか？ ・覚えておくべき重要な事項は主に何ですか？ **「インストラクター主導の要約」** ・学習した内容をまとめてみましょう・・・ ・学習したことは・・・ ・覚えておくべき重要な事項は主に・・・ ・ショック管理における治療エンドポイントは何ですか？（解答：心拍数の正常化，末梢循環，精神状態，尿量の改善，血圧の正常化，代謝性／乳酸アシドーシスの是正）

実習ケースシナリオ 9
上室性頻拍
（青年，不安定）

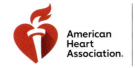
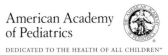

シナリオ導入部
病院搬送前：あなたは嗜眠，頻呼吸，動悸を呈する 12 歳男児のいる住宅へ出動した。
救急部：嗜眠，頻呼吸，動悸を呈する 12 歳男児を，救急車が救急部へ搬送中である。
一般病棟：あなたは，嗜眠，頻呼吸，動悸を呈する 12 歳男児の診察のため呼び出された。
ICU：あなたは，動悸を訴え，現在嗜眠状態にある 12 歳男児のベッドサイドに呼び出された。

バイタルサイン	
心拍数	235 回/分
血圧	70/40 mmHg
呼吸数	34 回/分
SpO_2	室内気吸入下で 92 %
体温	37.6 ℃
体重	50 kg
年齢	12 歳

シナリオの概要および学習目標

シナリオの概要
不安定な患者における上質性頻拍（SVT）の診断と管理に重点を置かねばならない。アデノシンの急速ボーラス投与（静脈路［IV］／骨髄路［IO］がすでに確保されている場合のみ），適切なエネルギー量での同期電気ショックの安全な実施が該当する。時間が許せば，インストラクターは，血行動態が不安定な小児に対して電気ショック前の鎮静剤を投与する前に，専門医への相談が必要であることについて手短に説明してもよい。

このシナリオでの目標
- SVT と洞性頻脈を鑑別する。このシナリオでは，小児は SVT を呈している
- SVT が安定か不安定かを鑑別する。このシナリオでは，小児は不安定な SVT を呈している
- 適切な急速ボーラス投与法を用いてアデノシンを投与する
- 同期電気ショックの適応についてディスカッションする。このシナリオでは，小児は不安定な SVT を呈しており，低血圧，急性意識障害（現在は嗜眠状態），ショックの徴候などの循環不良を呈している
- SVT および循環不良を呈している患者に対して，適切なエネルギー量で同期電気ショックを安全に実施する

評価−初期評価（小児評価のトライアングル）

外観（Appearance）
- 呻吟，介護者に対する最小限の反応

呼吸（Breathing）
- 鼻翼呼吸を伴う呼吸数および呼吸努力の増加

循環（Circulation）
- 蒼白でまだら模様

判定
- 即時介入が必要

介入
- 救急対応システムに通報する。必要であれば，救急医療サービスは追加支援を要請する。
- 非再呼吸式マスクを使用して 100 %酸素を投与する。
- 心電図モニターを装着する。
- パルスオキシメータを装着する。

評価−一次評価（気道の確保，酸素化，換気，循環の補助に必要な的を絞った評価）

- **気道（Airway）**：開存している
- **呼吸（Breathing）**：呼吸数 34 回/分，酸素投与前の SpO_2 92 %，酸素投与下で 100 %，肺野全体にラ音
- **循環（Circulation）**：心拍数 235 回/分，微弱な中枢脈拍，糸様の末梢脈拍，冷たい／まだら模様の皮膚，毛細血管再充満時間約 6 秒，血圧 75/55 mm Hg
- **神経学的評価（Disability）**：洞調律化に成功するまで延期する
- **全身観察（Exposure）**：体温 37.6 ℃，体重 50 kg

© 2021 American Heart Association

判定

- 意識レベルの変容
- 脈拍があり循環不良を伴うQRS幅の狭い頻拍／SVT
- 呼吸窮迫／呼吸不全
- 低血圧性ショック

介入

- 可能であれば静脈路／骨髄路を確保するが，静脈路／骨髄路をすぐに確保できない場合，同期電気ショックを遅らせてはならない。
- 有効な静脈路があるか，静脈路が直ちに確保された場合はアデノシンを投与する。
  - 心電図の連続記録を開始する。
  - アデノシン0.1 mg/kg（最大6 mg）の静脈内／骨髄内急速ボーラス投与に続けて，生理食塩液を急速注入する。
  - アデノシンの初回投与が奏効しなかった場合，同期電気ショックよりも早く実施できるならアデノシン0.2 mg/kgの急速ボーラス投与（最大12 mg）を行う。アデノシンの投与には，必ず急速ボーラス投与法を用いる。
- アデノシンが無効である場合，またはアデノシンの投与が遅れる場合には，直ちに電気ショックを実施する。
- 同期電気ショックが実施できるようになるまでに，他の処置（アデノシンなど）が奏効しなかった場合は，準備でき次第，同期電気ショックを実施する。（「注意」：同期電気ショックを直ちに実施できる場合は，他の治療を試みることで電気ショックの実施を遅らせない。）
  - 有効な静脈路／骨髄路があり，専門医が直ちに対応できる場合，電気ショックの実施が遅れないのであれば，電気ショックの前に鎮静剤を投与する。慎重に実施する。不安定な血行動態の悪化を回避するために，専門医が必要である。
  - モニター／除細動器が到着したら，すぐにパッドを装着し，心電図の記録を開始する。
  - 患者から離れ，同期電気ショックを実施する（0.5～1 J/kg）。
  - 同期電気ショックで洞調律化しなかった場合，患者から離れ，2 J/kgで同期電気ショックを実施する。
- 必要に応じて，（バッグマスクを用いて）換気補助を準備する。

評価－二次評価（洞調律化後まで延期する）

病歴聴取（SAMPLE）
- 自他覚症状（**S**igns and symptoms）：頻拍，嗜眠，低血圧
- アレルギー（**A**llergies）：既往なし
- 薬物（**M**edications）：なし
- 病歴（**P**ast medical history）：4年前にSVTの既往
- 最後の食事（**L**ast meal）：6時間前に摂取
- イベント（**E**vents）（発症）：30分前に急性発症

身体診察
- 洞調律化に成功した後，再度バイタルサインを測定する：心拍数104回/分，洞調律，呼吸数28回/分，非再呼吸式フェイスマスクを使用した100%酸素投与下でSpO$_2$ 100%，血圧100/60 mm Hg
- 頭部，眼，耳，鼻，咽喉／頸部：正常。異常な呼吸音なし
- 心肺：洞調律，力強い中枢および末梢脈拍，毛細血管再充満時間3秒。心雑音，ギャロップ，摩擦音はなし。聴診時に微細な散在性のラ音
- 腹部：肋骨縁下に肝臓を触知不可
- 四肢：末梢の冷感
- 背部：特筆すべきことはない
- 神経系：同期電気ショックに伴う呻吟，開眼および自発運動，1語または短い語句で質問に答える
- ベッドサイド（POC）血糖測定（以下の「評価」および「判定／介入」欄を参照）

洞調律化しない，またはアデノシンの投与や同期電気ショックの実施に遅れがあった場合
- バイタルサイン：心拍数235回/分，微弱な中枢脈拍，末梢脈拍はかろうじて触知可能，皮膚の冷感とまだら模様，毛細血管再充満時間約6秒，呼吸数34回/分，非再呼吸式フェイスマスクを使用した100%酸素投与下でのSpO$_2$ 93%，肺野全体にラ音，血圧72/54 mm Hg

判定

- アデノシンの急速投与または同期電気ショックを実施した場合，循環不良を伴うSVTは洞調律化する。

介入

- 洞調律化後
  - 患者の心肺機能の状態を再評価し，モニターする。
  - 心不全の徴候（肝腫大，過剰心音または心雑音，ラ音）を評価する。
  - 必要に応じて，高度な気道確保器具の挿入に備える。
  - 小児が安定化した場合，忍容できるなら酸素投与を中止する。
  - 12誘導心電図（ECG）を記録する。
  - ベッドサイド（POC）血糖測定を実施する。

評価ー診断的評価（状況が許せば患者評価のどの段階で行ってもよい）
臨床検査データ • 血糖 • 電解質濃度測定 **画像診断** • 胸部 X 線撮影，除細動器による心電図記録，洞調律での 12 誘導心電図
判定／介入
• 緊急処置中の臨床検査は一般的には適切ではないが，重篤な乳児および小児患者においては，合理的に可能な限り速やかに血糖値を測定すべきである。低血糖は直ちに治療しなければならない。 • 臨床検査（POC 血糖測定以外）は，洞調律化し，全身循環と血行動態が改善するまで延期する。
各介入後に再評価ー判定ー介入を行う。

デブリーフィングツール
実習ケースシナリオ9，SVT（青年，不安定）

デブリーフィングの一般原則

- デブリーフィングの指針として，次の表を使用する．また，チームダイナミクスデブリーフィングツールも参照すること．
- デブリーフィングの長さは10分とする．
- すべての学習目標を取り扱う．
- デブリーフィングの最後に，覚えておくべき重要な事項を要約する．
- 受講者に自己反省を促し，全参加者を引き込む．
- 講義のような解説，回答が限定された質問，ディスカッションでインストラクターばかりが話すことを避ける．

一般的な管理目標

- PALSにおける体系的なアプローチアルゴリズムを使用して患者を評価し，適切に分類する
- 適切に酸素投与を行う
- 適応がある場合に質の高いCPR（フィードバック装置の使用を含む）の実施を指示する
- 必要に応じて基本的な気道確保手技を実施し，適切な気道確保器具を使用する
- 心電図モニターと呼吸モニターの装着を実施する
- 心リズムを判読する
- 適切なPBLSまたはPALSアルゴリズムを適用する
- 関連薬物の一般的な適応，禁忌，投与量を要約する
- 小児の心停止における家族に対するケアの原則についてディスカッションする
- 効果的なチームダイナミクスの8つの要素を適用する
- 頻繁な再評価を実施する

行動	情報収集	分析	要約
	「受講者による観察」	「適切に実施できた点」	「受講者主導の要約」
・ABCDEおよび**バイタルサイン**の評価を指示する ・心電図モニターとパルスオキシメータを装着する ・酸素の投与を指示する ・脈拍があり循環不良を伴うSVTとして心リズムを判読し，洞性頻脈のリズムと鑑別する ・小児に対する適切な迷走神経刺激の実施方法を説明する ・同期電気ショックの実施が遅れなければ，静脈路／骨髄路の確保を指示する ・適切な投与量のアデノシンの急速ボーラス投与を準備し，投与するよう指示する ・エネルギー量0.5 J/kgでの電気ショックの安全な実施を試みるよう指示し，効果がなければ2 J/kgに増量させる ・各介入後に頻回の再評価を実施する	・あなたの視点から各イベントについて説明してもらえますか？ ・あなたの行った治療はどのような効果があったと思いますか？ ・シナリオのそれぞれのイベントを振り返ってもらえますか？（時間管理／記録係に対する指示） ・改善の余地がある点は何ですか？ ・チームが適切に実施できた行動は何ですか？ 「インストラクターによる観察」 ・私は［ここに行動を挿入］に気付きました． ・私は［ここに行動を挿入］を観察しました． ・私は［ここに行動を挿入］を目撃しました．	・どのように［ここに行動を挿入］を適切に実施できたのですか？ ・なぜ［ここに行動を挿入］を適切に実施できたと思いますか？ ・［ここに行動を挿入］を実施した経緯についてもう少し詳しく説明してください． 「改善が必要な点」 ・なぜ［ここに行動を挿入］が起きたと思いますか？ ・［ここに行動を挿入］はどのようにして改善したら良いと思いますか？ ・［ここに行動を挿入］をしている間，どのように考えていましたか？ ・［ここに行動を挿入］ができなかったのはなぜですか？	・あなたが学んだ最も重要なことは何ですか？ ・重要な点を誰かまとめてくれますか？ ・覚えておくべき重要な事項は主に何ですか？ 「インストラクター主導の要約」 ・学習した内容をまとめてみましょう・・・ ・学習したことは・・・ ・覚えておくべき重要な事項は主に・・・ ・受講生に同期電気ショックの適応について述べさせる． ・時間が許せば，SVTおよび不安定な血行動態を呈する小児に対して電気ショック実施前の鎮静剤を投与する前に，専門医に相談する必要があることについて説明する．

実習ケースシナリオ 10
QRS 幅の広い頻拍，おそらく心室頻拍
（乳児，安定）

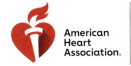
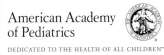

バイタルサイン	
心拍数	220 回/分
血圧	96/54 mmHg
呼吸数	36 回/分
SpO$_2$	フェイスマスクによる酸素投与下で 97 %
体温	無熱
体重	6 kg
年齢	生後 3 カ月

シナリオ導入部
病院搬送前：あなたは，易刺激性および感冒様の症状を呈する生後 3 カ月の乳児に関する 119 番通報に対応するため出動している。
救急部：あなたは，易刺激性および感冒様の症状を呈する生後 3 カ月の乳児に対応するため，救急部に呼び出された。
一般病棟：あなたは，易刺激性および感冒様の症状を呈して入院した生後 3 カ月の乳児のベッドサイドに呼び出された。
ICU：あなたは，易刺激性および感冒様の症状を呈して集中治療室に入院した生後 3 カ月の乳児を診察するために呼び出された。

シナリオの概要および学習目標

シナリオの概要
QRS 幅の広い頻拍の認識と，患者は安定しており，緊急の電気ショックおよび／または抗不整脈薬の投与は不要であるという評価に重点を置く必要がある。プロバイダーは治療可能な原因（低カリウム血症，高カリウム血症）を探り，治療しなければならない。規則的で単形性の，QRS 幅の広い頻拍を呈する患者には治療および／または診断上安全にアデノシンを投与できる。QRS 幅の広い頻拍を呈する患者では血行動態への悪影響が生じる可能性があるため，安定性にかかわらず小児心臓専門医への相談が強く推奨される。

このシナリオでの目標
- 無脈性 VT と脈拍のある QRS 幅の広い頻拍（おそらく VT）を鑑別する
- VT を呈しているが安定状態にある小児に対する同期電気ショックの実施前に専門医への相談が望ましい理由について説明する
- QRS 幅の広い頻拍を呈する小児にアデノシンの投与を検討する適切なタイミングを鑑別する

評価-初期評価（小児評価のトライアングル）

外観（Appearance）
- 覚醒，啼泣

呼吸（Breathing）
- 自発呼吸，鼻詰まり，明らかな呼吸仕事量の増加なし

循環（Circulation）
- 皮膚蒼白

判定
- 即時介入は不要

介入
- 一次評価へ進む。

評価-一次評価
- **気道（Airway）**：啼泣
- **呼吸（Breathing）**：上気道うっ滞，両側性に吸気あり，呼吸補助筋の使用なし，鼻翼呼吸なし，呼吸数 36 回/分，フェイスマスクによる酸素投与下での SpO$_2$ 97 %
- **循環（Circulation）**：心拍数 220 回/分，血圧 96/54 mm Hg，皮膚蒼白，毛細血管再充満時間 3 秒，力強い中枢脈拍，末梢脈拍触知可能
- **神経学的評価（Disability）**：覚醒，ぐずっている，開眼している
- **全身観察（Exposure）**：無熱，体重 6 kg

判定
- 脈拍があり循環良好な（安定状態にある）QRS 幅の広い頻拍（おそらく VT）
- 単形性で規則的なリズム

© 2021 American Heart Association

介入

- 救急対応システムに通報する。必要であれば，救急医療サービスは追加支援を要請する。
- 必要であれば酸素を投与する。
- 心電図モニターを装着する。
- パルスオキシメータを装着する。
- 心リズムを判読する。脈拍があり循環良好な QRS 幅の広い頻拍（おそらく VT）。
- 12 誘導心電図（ECG）を記録する。
- 治療可能な原因を探り，治療する。
- 血管を確保する（静脈路［IV］）。
- QRS 波形が単形性で規則的に生じている場合はアデノシンの投与を検討する。
  – 投与中は，心電図の連続記録を実施する。
  – 小児心臓専門医に相談する。

評価−二次評価

病歴聴取（SAMPLE）
- 自他覚症状（**S**igns and symptoms）：ぐずっている，早朝から興奮状態にある
- **ア**レルギー（**A**llergies）：なし
- 薬物（**M**edications）：なし
- 病歴（**P**ast medical history）：39 週で出産，問題なし
- 最後の食事（**L**ast meal）：4 時間前にミルクを 30 mL 飲んだ
- イベント（**E**vents）：ぐずり，興奮状態，感冒様の症状を呈して 6 時間前に病棟に入院した

身体診察
- 再度バイタルサインを測定する（アデノシンが無効の場合）：心拍数 218 回/分（QRS 幅の広い頻拍が持続している），血圧 96/56 mm Hg，呼吸数 24 回/分，室内気吸入下での SpO_2 97 ％
- 頭部，眼，耳，鼻，咽喉／頸部：正常
- 心肺：心雑音，ギャロップ，摩擦音なし。肺音正常。毛細血管再充満時間 3 秒。微弱な末梢脈拍
- 腹部：膨隆なし。圧痛なし。腫瘤なし。正常な腸雑音。肝腫大なし
- 四肢：浮腫なし。発疹なし。手足の冷感
- 背部：正常
- 神経系：瞳孔は左右同大，反射正常

判定

- 安定状態にあり，脈拍があり，循環良好な持続性の QRS 幅の広い頻拍

介入

- 心不全の徴候（肝腫大，過剰心音または心雑音，ラ音）に関して心肺機能をモニターする。
- 治療可能な原因を探り，治療する。
- 12 誘導心電図を記録する。

評価−診断的評価（状況が許せば患者評価のどの段階で行ってもよい）

臨床検査データ
- 血糖
- 電解質濃度測定
- この乳児の緊急処置においては血液ガス分析（動脈血，静脈血または毛細管血のガス分析）の適応はないが，以後の管理の指針として安定化後に検討してもよい

画像診断
- 適応されない

判定／介入

- 緊急処置中の臨床検査は一般的には適切ではないが，重篤な小児患者においては，合理的に可能な限り速やかにベッドサイド（POC）検査で血糖値を測定すべきである。低血糖は直ちに治療しなければならない。
- できるかぎり血清電解質濃度も測定する。低カリウム血症や高カリウム血症などの電解質異常は，心室不整脈を引き起こす可能性がある。

各介入後に再評価−判定−介入を行う。

デブリーフィングツール
実習ケースシナリオ 10，QRS 幅の広い頻拍，おそらく VT（乳児，安定）

デブリーフィングの一般原則

- デブリーフィングの指針として，次の表を使用する。また，チームダイナミクスデブリーフィングツールも参照すること。
- デブリーフィングの長さは 10 分とする。
- すべての学習目標を取り扱う。
- デブリーフィングの最後に，覚えておくべき重要な事項を要約する。
- 受講者に自己反省を促し，全参加者を引き込む。
- 講義のような解説，回答が限定された質問，ディスカッションでインストラクターばかりが話すことを避ける。

一般的な管理目標

- PALS における体系的なアプローチアルゴリズムを使用して患者を評価し，適切に分類する
- 適切に酸素投与を行う
- 適応がある場合に質の高い CPR（フィードバック装置の使用を含む）の実施を指示する
- 必要に応じて基本的な気道確保手技を実施し，適切な気道確保器具を使用する
- 心電図モニターと呼吸モニターの装着を実施する
- 心リズムを判読する
- 適切な PBLS または PALS アルゴリズムを適用する
- 関連薬物の一般的な適応，禁忌，投与量を要約する
- 小児の心停止における家族に対するケアの原則についてディスカッションする
- 効果的なチームダイナミクスの 8 つの要素を適用する
- 頻繁な再評価を実施する

行動	情報収集	分析	要約
- ABCDE および**バイタルサイン**の評価を指示する - 心電図モニターとパルスオキシメータを装着する - 酸素の投与を指示する - 脈拍があり，循環良好な VT を判定する - 静脈路の確保を指示する - 専門医への相談が適切となるタイミングを判定する - 急速ボーラス投与法でのアデノシンの準備と投与についてディスカッションする。血行動態が安定しており，規則的で単径性 かつ，QRS 幅の広い頻拍のある患者におけるアデノシン投与は理にかなっている。 - 同期電気ショックの実施または抗不整脈薬の投与の前に専門医に相談することの根拠を説明する - QRS 幅の広い頻拍の治療可能な原因を探り，治療することが重要であることの理由を述べる - 頻繁な再評価を実施する	**「受講者による観察」** - あなたの視点から各イベントについて説明してもらえますか？ - あなたの行った治療はどのような効果があったと思いますか？ - シナリオのそれぞれのイベントを振り返ってもらえますか？（時間管理／記録係に対する指示） - 改善の余地がある点は何ですか？ - チームが適切に実施できた行動は何ですか？ **「インストラクターによる観察」** - 私は［ここに行動を挿入］に気付きました。 - 私は［ここに行動を挿入］を観察しました。 - 私は［ここに行動を挿入］を目撃しました。	**「適切に実施できた点」** - どのように［ここに行動を挿入］を適切に実施できたのですか？ - なぜ［ここに行動を挿入］を適切に実施できたと思いますか？ - ［ここに行動を挿入］を実施した経緯についてもう少し詳しく説明してください。 **「改善が必要な点」** - なぜ［ここに行動を挿入］が起きたと思いますか？ - ［ここに行動を挿入］はどのようにして改善したら良いと思いますか？ - ［ここに行動を挿入］をしている間，どのように考えていましたか？ - ［ここに行動を挿入］ができなかったのはなぜですか？	**「受講者主導の要約」** - あなたが学んだ最も重要なことは何ですか？ - 重要な点を誰かまとめてくれますか？ - 覚えておくべき重要な事項は主に何ですか？ **「インストラクター主導の要約」** - 学習した内容をまとめてみましょう・・・ - 学習したことは・・・ - 覚えておくべき重要な事項は主に・・・ - このシナリオの患者には，同期電気ショックは必要ありませんでした。同期電気ショックの適応，初回および 2 回目実施時の最適なエネルギー量，同期電気ショックの安全な実施方法について説明してください。

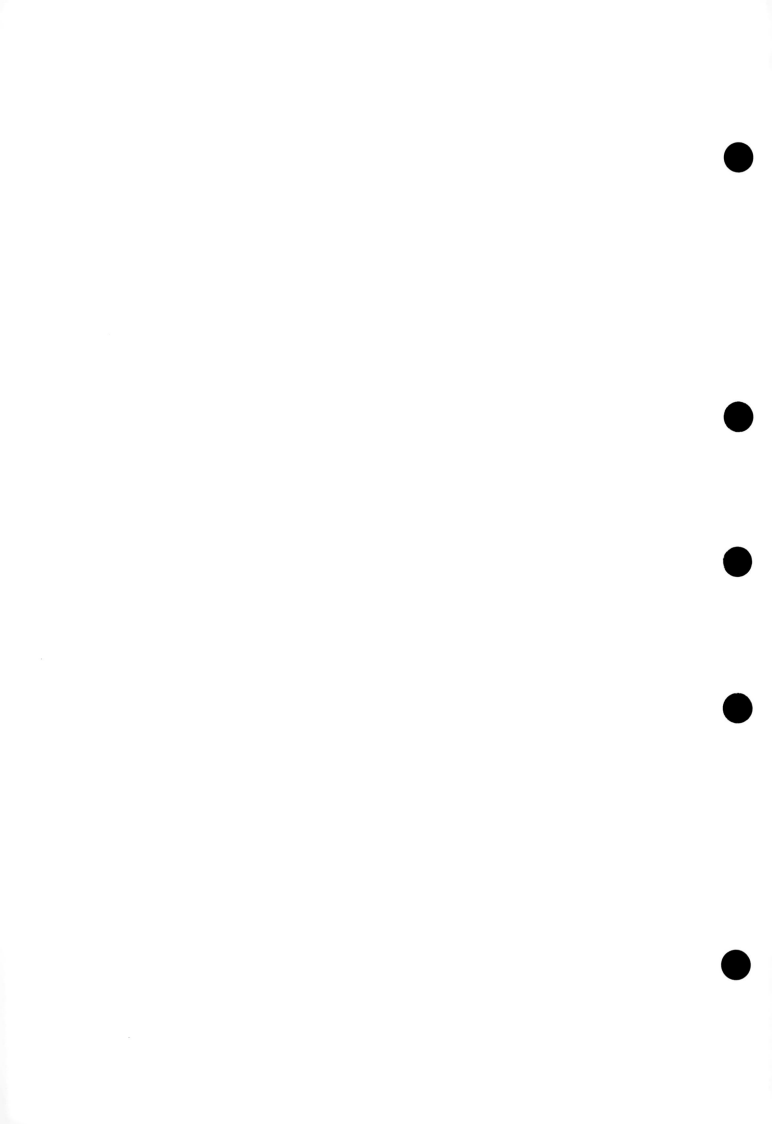

実習ケースシナリオ 11
脈拍があり循環不良を伴う QRS 幅の広い頻拍
（おそらく心室頻拍）
（小児，不安定）

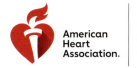

バイタルサイン	
心拍数	210 回/分
血圧	74/35 mmHg
呼吸数	46 回/分
SpO₂	室内気吸入下で 82 %
体温	37.6 ℃
体重	30 kg
年齢	10 歳

シナリオ導入部
病院搬送前：あなたは，急に呼吸困難を起こした 10 歳児のいる住宅へ出動している。
救急部：あなたは，急に呼吸困難を起こした後，救急部に搬送された 10 歳児に対応するため，救急部へ呼び出された。
一般病棟：あなたは，迅速対応チームのメンバーとして，急に呼吸困難を起こした 10 歳児を診察するために呼び出された。
ICU：あなたは，失神のため午前中に集中治療室に入院した 10 歳児を診察するために呼び出された。現在，小児は急性呼吸困難を呈している。

シナリオの概要および学習目標

シナリオの概要
不安定状態にある QRS 幅の広い頻拍の診断と，洞調律化および全身循環と血行動態の改善のための管理に重点を置かねばならない。これを成し遂げるには，直ちに同期電気ショックを実施する。有効な静脈路／骨髄路がすでに確保されている，または直ちに確保でき，専門医が対応可能である場合には，鎮静薬を投与してもよい。しかし，同期電気ショックを遅らせてはならない。プロバイダーは治療可能な原因も探り，治療しなければならない。専門医に相談することが望ましい。アデノシンやその他の抗不整脈薬の投与はこのシナリオの範囲を超えているが，アデノシンおよび迷走神経刺激の適応についてディスカッションすることで，脈拍のあるその他の頻拍（脈拍があり，循環良好な上室性頻拍［SVT］など）の治療について受講者が精通していることを確認する。

このシナリオでの目標
- 脈拍があり，循環不良を伴う QRS 幅の狭い頻拍（おそらく SVT）と QRS 幅の広い頻拍／おそらく心室頻拍（VT）を鑑別する
- 無脈性 VT と脈拍のある QRS 幅の広い頻拍（おそらく VT）を鑑別する
- 脈拍はあるが循環不良を呈する QRS 幅の広い頻拍に対する同期電気ショックの適応について説明する。このシナリオでは，小児は低血圧，急性意識障害，ショックの徴候を呈しており，これらは即時の同期電気ショックの適応となる
- 脈拍のある QRS 幅の広い頻拍を呈する患者に対し，適切なエネルギー量で同期電気ショックを安全に実施する
- 脈拍はあるが循環不良を伴う頻拍を呈している小児に対し，電気ショック実施前の鎮静薬投与を検討する場合，注意と専門医への相談を要する理由について説明する

評価－初期評価（小児評価のトライアングル）

外観（Appearance）
- 嗜眠状態，声かけに対して開眼するが自発的な発語なし

呼吸（Breathing）
- 自発呼吸，呼吸数が多い，著明な陥没，呻吟

循環（Circulation）
- 蒼白，まだら模様

判定
- 即時介入が必要

介入
- 救急対応システムに通報する。必要であれば，救急医療サービスは追加支援を要請する。
- 非再呼吸式マスクを使用して 100 %酸素を投与する。
- 心電図モニターまたは除細動器を装着する。
- パルスオキシメータを装着する。

© 2021 American Heart Association

評価-一次評価（気道の確保，酸素化，換気，循環の補助に必要な的を絞った評価）

- **気**道（**A**irway）：開存している
- **呼**吸（**B**reathing）：呼吸数 46 回/分，SpO₂ 82 %（非再呼吸式フェイスマスクを使用した 100 %酸素投与により 94 %へ改善），肋骨下および肋骨間陥没，鼻翼呼吸
- **循**環（**C**irculation）：心拍数 210 回/分，血圧 74/35 mm Hg，中枢脈拍が微弱，末梢脈拍がきわめて微弱，末梢の冷感，毛細血管再充満時間 4〜5 秒
- **神**経学的評価（**D**isability）：声かけに対して開眼，間欠的に呻吟
- **全**身観察（**E**xposure）：体温 37.6 ℃，体重 30 kg

判定

- 意識レベルの変容
- 脈拍があり循環不良を伴う QRS 幅の広い頻拍（おそらく VT）
- 受講者も気付く可能性がある
  - 呼吸窮迫／呼吸不全
  - 低血圧性ショック

介入

- 血管（静脈路／骨髄路）を確保するが，電気ショックを遅らせてはならない。
- モニター／除細動器が到着したらすぐに同期電気ショックを実施する：
  - 有効な静脈路／骨髄路があり，専門医が直ちに対応可能である場合，電気ショックの実施が遅れないのであれば，鎮静剤を投与する。慎重に実施する。不安定な血行動態の悪化を回避するために，専門医が必要である。
  - パッドを装着し，心電図の記録を開始する。
  - 患者から離れ，同期電気ショックを実施する（0.5〜1 J/kg）。
  - 初回の同期電気ショックが奏効しなかった場合，患者からただちに離れ，2 J/kg で同期電気ショックを実施する。

評価-二次評価（治療可能な原因を特定するが，残りの二次評価は洞調律化するまで延期する）

病歴聴取（SAMPLE）（治療可能な原因を特定するため，親／主介護者にのみ聴取する）

- **自**他覚症状（**S**igns and symptoms）：急に息切れおよび呼吸困難を発症，胸痛なし，最近の既往なし
- **ア**レルギー（**A**llergies）：なし
- **薬**物（**M**edications）：なし
- **病**歴（**P**ast medical history）：6 歳時に鎖骨骨折
- **最**後の食事（**L**ast meal）：家族とともに夕食
- **イ**ベント（**E**vents）：突然の息切れおよび呼吸困難

電気ショックが適切に実施された場合，身体診察

- 電気ショック後に再度バイタルサインを測定する：心拍数 124 回/分，洞調律，心拍数 28 回/分，非再呼吸式フェイスマスクを使用した 100 %酸素投与下で SpO₂ 97 %，血圧 105/78 mm Hg
- 頭部，眼，耳，鼻，咽喉／頸部：正常。異常な呼吸音なし
- 心肺：心雑音，ギャロップ，摩擦音はなし。肋骨下および肋骨間陥没はあまり顕著ではない。呼吸音は両側で均等。呼気性喘鳴やラ音なし。中枢脈拍は現在力強い。末梢脈拍。毛細血管再充満時間 3 秒
- 腹部：膨隆なし。圧痛なし。腫瘤なし。正常な腸雑音
- 四肢：温かい
- 背部：正常
- 神経系：瞳孔は左右同大で反射正常。現在開眼しており，すべての四肢を自発的に動かせる。ヘルスケアプロバイダーの質問に答える
- ベッドサイド血糖測定：88 mg/dL

電気ショックを実施しない場合

- バイタルサイン：心拍数 210 回/分，血圧 68/33 mm Hg，循環の悪化（中枢脈拍が微弱，末梢脈拍がきわめて微弱），毛細血管再充満時間 6〜7 秒

判定

- 意識レベルの変容
- 同期電気ショックが適切に実施された場合，脈拍はあるが循環不良を呈する QRS 幅の広い頻拍（おそらく VT）は洞調律化する
- 呼吸窮迫／呼吸不全

介入

- 専門医に相談する。
- 治療可能な原因を探り，治療する。
- 洞調律化後
  - 心肺機能の状態を再評価し，モニターする。
  - 心不全の徴候（肝腫大，過剰心音または心雑音，ラ音）を評価する。
  - 必要に応じて，バッグマスクを使用した換気補助を行う。
  - 必要に応じて，高度な気道確保器具の挿入に備える。
  - 電気ショック後，小児の状態が安定していれば，忍容できるなら酸素投与を中止する。
  - 12誘導心電図（ECG）を記録する。
  - ベッドサイド血糖測定を実施する。

評価－診断的評価（状況が許せば患者評価のどの段階で行ってもよい）

臨床検査データ
- 血糖：88 mg/dL
- 電解質濃度測定
- この小児の緊急処置においては血液ガス分析（動脈血，静脈血または毛細管血のガス分析）および電解質濃度測定の適応はないが，以後の管理の指針として安定化後に検討してもよい

画像診断
- 胸部X線撮影（心肥大，肺水腫，体液貯留を評価する）
- 再度心電図を測定する

判定／介入

- 緊急処置中の臨床検査は一般的には適切ではないが，重篤な乳児および小児患者においては，合理的に可能な限り速やかに血糖値を測定すべきである。低血糖は直ちに治療しなければならない。
- できるかぎり血清電解質濃度も測定する。低カリウム血症や高カリウム血症などの電解質異常は，心室不整脈を引き起こす可能性がある。

各介入後に再評価－判定－介入を行う。

デブリーフィングツール

実習ケースシナリオ 11，脈拍があり循環不良を伴う QRS 幅の広い頻拍（おそらく心室頻拍）（小児，不安定）

デブリーフィングの一般原則

- デブリーフィングの指針として，次の表を使用する。また，チームダイナミクスデブリーフィングツールも参照すること。
- デブリーフィングの長さは 10 分とする。
- すべての学習目標を取り扱う。
- デブリーフィングの最後に，覚えておくべき重要な事項を要約する。
- 受講者に自己反省を促し，全参加者を引き込む。
- 講義のような解説，回答が限定された質問，ディスカッションでインストラクターばかりが話すことを避ける。

一般的な管理目標

- PALS における体系的なアプローチアルゴリズムを使用して患者を評価し，適切に分類する
- 適切に酸素投与を行う
- 適応がある場合に質の高い CPR（フィードバック装置の使用を含む）の実施を指示する
- 必要に応じて基本的な気道確保手技を実施し，適切な気道確保器具を使用する
- 心電図モニターと呼吸モニターの装着を実施する
- 心リズムを判読する
- 適切な PBLS または PALS アルゴリズムを適用する
- 関連薬物の一般的な適応，禁忌，投与量を要約する
- 小児の心停止における家族に対するケアの原則についてディスカッションする
- 効果的なチームダイナミクスの 8 つの要素を適用する
- 頻繁な再評価を実施する

行動	情報収集「受講者による観察」	分析「適切に実施できた点」	要約「受講者主導の要約」
• ABCDE およびバイタルサインの評価を指示する • 心電図モニターとパルスオキシメータを装着する • 酸素（100 %）の投与を指示する • 脈拍があるが循環不良を伴う QRS 幅の広い頻拍を判定する • 直ちに同期電気ショックを実施する必要があるか，施行可能であるか，他者による助けが必要か判断する • 同期電気ショックの実施が遅れないのであれば，静脈路または骨髄路の確保を指示する • 電気ショックの実施前の鎮静薬の投与について専門医への相談の必要性とその根拠を判断する • エネルギー量 0.5 J/kg での電気ショックの安全な実施を指示し，無効であればエネルギー量を 2 J/kg に増やす • QRS 幅の広い頻拍の治療可能な原因を探り，治療することが重要であることの理由を述べる • 各介入後に頻回の再評価を実施する	• あなたの視点から各イベントについて説明してもらえますか？ • あなたの行った治療はどのような効果があったと思いますか？ • シナリオのそれぞれのイベントを振り返ってもらえますか？（時間管理／記録係に対する指示） • 改善の余地がある点は何ですか？ • チームが適切に実施できた行動は何ですか？ 「インストラクターによる観察」 • 私は［ここに行動を挿入］に気付きました。 • 私は［ここに行動を挿入］を観察しました。 • 私は［ここに行動を挿入］を目撃しました。	• どのように［ここに行動を挿入］を適切に実施できたのですか？ • なぜ［ここに行動を挿入］を適切に実施できたと思いますか？ • ［ここに行動を挿入］を実施した経緯についてもう少し詳しく説明してください。 「改善が必要な点」 • なぜ［ここに行動を挿入］が起きたと思いますか？ • ［ここに行動を挿入］はどのようにして改善したら良いと思いますか？ • ［ここに行動を挿入］をしている間，どのように考えていましたか？ • ［ここに行動を挿入］ができなかったのはなぜですか？	• あなたが学んだ最も重要なことは何ですか？ • 重要な点を誰かまとめてくれますか？ • 覚えておくべき重要な事項は主に何ですか？ 「インストラクター主導の要約」 • 学習した内容をまとめてみましょう・・・ • 学習したことは・・・ • 覚えておくべき重要な事項は主に・・・ • 脈拍はあるが循環不良を伴う頻拍を呈している小児において，同期電気ショックの適応となるのはどのような状態ですか？（解答：低血圧，急性意識障害，ショックの徴候） • この患者は不安定な QRS 幅の広い頻拍を呈していますが，この小児が安定した QRS 幅の狭い頻拍を呈している場合はどのような介入が適切ですか？（解答：迷走神経刺激，アデノシン［初回投与 0.1 mg/kg での急速ボーラス投与，最大 6 mg。2 回目投与 0.2 mg/kg での急速ボーラス投与］） • この小児の中枢脈拍が確認できない場合，どのように治療しますか？（解答：ショック適応リズムを呈する心停止として治療する）

実習ケースシナリオ 12
無脈性心停止，無脈性心室頻拍
（乳児，心停止）

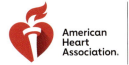
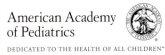

バイタルサイン	
心拍数	CPR 続行中
血圧	CPR 続行中
呼吸数	バッグマスク換気中（CPR）
SpO₂	測定不可
体温	延期
体重	8 kg
年齢	生後 6 カ月

シナリオ導入部
病院搬送前：あなたは，突然無呼吸になり血の気がなくなった生後 6 カ月の乳児がいる住宅へ出動している。ベビーシッターが 119 番通報し，CPR を開始した。

救急部：救急車が，突然ぐったりとして血の気がなくなった生後 6 カ月の乳児を搬送中である。CPR を続行中である。

一般病棟：あなたは，迅速対応チームのメンバーとして，突然ぐったりとして血の気がなくなった生後 6 カ月の乳児を診察するために呼び出された。乳児は一定期間の無呼吸の後，観察のために入院となった。CPR を続行中である。

ICU：あなたは，突然ぐったりとして血の気がなくなった生後 6 カ月の乳児を診察するために呼び出された。患者は一定期間の無呼吸の後，入院となった。CPR を続行中である。

シナリオの概要および学習目標

シナリオの概要
このシナリオの要点は，心停止および「ショック適応」心リズムの判定と管理である。質の高い CPR の迅速な実施と，CPR の中断を最小限にしながらの電気ショックの実施に重点を置く。1 回目の電気ショックに続き CPR を実施し，その後（無脈性心室頻拍［VT］が持続する場合），2 回目の電気ショックに続き CPR の実施とアドレナリンの投与，その後（無脈性 VT が持続する場合），3 回目の電気ショックに続き CPR の実施，抗不整脈薬（アミオダロンまたはリドカイン）の投与の後，ROSC に至る。デブリーフィングの際には，考えられる原因の特定（「H と T」）についてディスカッションする。高度な気道確保器具の挿管と ROSC 後の処置については，このシナリオでは扱わない。ROSC 後の処置については，心静止のシナリオで扱っている。ROSC 後の処置については，心静止のシナリオで扱っている。

このシナリオでの目標
- ショック適応のリズムを呈する心停止を判定する。このシナリオでは，乳児は無脈性 VT を呈している
- 胸骨圧迫の中断を最小限にしながら，適切なエネルギー量で安全な電気ショックを実施する。電気ショックの適切な初回エネルギー量は 2 J/kg，2 回目は 4 J/kg，以降は 4 J/kg 以上である（最大 10 J/kg または除細動器の成人に対するエネルギー量）
- アドレナリンの適切な投与量と投与の根拠を説明する心室細動（VF）／無脈性心室頻拍（VT）に対する適切な抗不整脈薬を使用する。
- 『AHA 心肺蘇生と救急心血管治療のためのガイドライン 2020（2020 AHA Guidelines for CPR and ECC）』では，アミオダロンまたはリドカインはどちらも等しく投与可能であるとしている。QT 延長症候群を呈している場合は，アミオダロンを避ける。
- 持続性の無脈性 VT の治療可能な原因を特定する。デブリーフィングの際に，受講者に心停止の治療可能な原因を想起する（「H と T」で始まる条件から想起する）ように指示する。

評価-初期評価（小児評価のトライアングル）

外観（Appearance）
- 一見して四肢がだらんとしている。自発運動なく，音に対して目に見える反応なし

呼吸（Breathing）
- 自発呼吸なし

循環（Circulation）
- チアノーゼ／四肢および口唇蒼白，全体的に灰白色

判定
- 即時介入が必要

介入
- 救急対応システムに通報する。必要であれば，救急医療サービスは追加支援を要請する。
- 反応の有無を確認し（反応なし），呼吸（なし）および上腕動脈の脈拍（なし）を同時に確認する。
- 質の高い CPR を直ちに開始する。

評価――一次評価（速やかな一次救命処置の開始を延期し，その後，気道の確保，酸素化，換気および循環の補助に必要な評価に的を絞る）

- 気道確保，呼吸および循環補助を確認する
- 心電図モニターで無脈性 VT を確認する
- 身長別カラーコード化蘇生テープで体重 8 kg と推定する

© 2021 American Heart Association

判定

- 心肺停止
- 無脈性VT心停止

介入

- 使用可能であればCPRフィードバック装置を使用し，CPR実施の指針とする。
- 除細動器が到着したら，パッド／リードを装着し，モニターの電源を入れる。
- 心リズムを判定する（無脈性VT，ショック適応）。
- できるだけ速く2 J/kgでの除細動を試みる。
- 電気ショック実施後，直ちに質の高いCPRを再開する。
- 血管を確保する（静脈路［IV］／骨髄路［IO］）。
- パルスオキシメータを装着する（地域や施設のプロトコールに従う，ROSCで延期される場合がある）。

評価－二次評価（治療可能な原因を特定するためでなければ延期）

病歴聴取（SAMPLE）（ROSCまで延期，または治療可能な原因（「HとT」）を評価するために必要な範囲に限定する，蘇生処置を中断しない）

- **自**他覚症状（**S**igns and symptoms）：乳児は突然ぐったりした。前兆なし
- **ア**レルギー（**A**llergies）：既往なし
- **薬**物（**M**edications）：なし
- **病**歴（**P**ast medical history）：なし
- **最**後の食事（**L**ast meal）：1時間前
- **イ**ベント（**E**vents）（発症）：シナリオ導入部で報告されたとおり

身体診察（ROSCまで延期，または治療可能な原因を評価するために必要な範囲に限定する）

- 質の高いCPR，合計3回の電気ショック実施，アドレナリン1回投与，抗不整脈薬（アミオダロンまたはリドカイン）1回投与によるROSC後のバイタルサイン：洞調律，心拍数140回/分，呼吸数30回/分（バッグマスク換気，100％酸素投与下），SpO_2 100％，血圧84/50 mm Hg，体温36.4℃

電気ショックを実施しない場合は，無脈性VTが持続する。

判定

- 心肺停止
- 無脈性のQRS幅の広い頻拍，無脈性VT
- ROSC

介入

- 質の高いCPRを続行し，2分ごとに心リズムを再評価する。
- 2回目の心リズムチェックでショック適応のリズムが持続している場合，4 J/kgで2回目の電気ショックを実施した後，直ちにCPRを再開する。
- 胸骨圧迫をしながら，アドレナリン0.01 mg/kg（濃度0.1 mg/mLの注射液0.1 mL/kg）の静脈内／骨髄内投与の準備をする。
  - 心停止中は，3～5分ごとに繰り返す。
- 3回目の心リズムチェックでショック適応の心リズムが持続している場合，電気ショックを実施し，CPRを再開し，胸骨圧迫をしながら持続性VF／無脈性VTに対する抗不整脈薬を準備し，投与する。
  - アミオダロン5 mg/kgの静脈内／骨髄内ボーラス投与（最大単回投与量300 mg）またはリドカイン1 mg/kgの静脈内／骨髄内投与を行う。QT延長症候群を呈している場合は，アミオダロンを避ける。
  - 以降のショックは4 J/kg以上で実施する（最大エネルギー量10 J/kgまたは使用する除細動器の成人に対する標準的なエネルギー量）。
  - 特に，バッグマスクで十分な換気ができず，高度処置ができるプロバイダーがいる場合は，気管挿管を検討する。

評価－診断的評価（状況が許せば患者評価のどの段階で行ってもよい）

臨床検査データ（適宜）
- 血糖値112 mg/dL（6.2 mmol/L）（ROSC後）
- 動脈血／静脈血ガス分析，電解質，カルシウム，マグネシウム濃度測定

画像診断
- 胸部X線撮影（ROSC後）：心臓および肺野は正常心臓および肺野は正常

判定／介入

- このシナリオでは，血液検査および胸部X線撮影を実施できない。

各介入後に再評価－判定－介入を行う。

デブリーフィングツール

実習ケースシナリオ 12，無脈性心停止，無脈性 VT（乳児，心停止）

デブリーフィングの一般原則

- デブリーフィングの指針として，次の表を使用する。また，チームダイナミクスデブリーフィングツールも参照すること。
- デブリーフィングの長さは 10 分とする。
- すべての学習目標を取り扱う。
- デブリーフィングの最後に，覚えておくべき重要な事項を要約する。
- 受講者に自己反省を促し，全参加者を引き込む。
- 講義のような解説，回答が限定された質問，ディスカッションでインストラクターばかりが話すことを避ける。

一般的な管理目標

- PALS における体系的なアプローチアルゴリズムを使用して患者を評価し，適切に分類する
- 適切に酸素投与を行う
- 適応がある場合に質の高い CPR（フィードバック装置の使用を含む）の実施を指示する
- 必要に応じて基本的な気道確保手技を実施し，適切な気道確保器具を使用する
- 心電図モニターと呼吸モニターの装着を実施する
- 心リズムを判読する
- 適切な PBLS または PALS アルゴリズムを適用する
- 関連薬物の一般的な適応，禁忌，投与量を要約する
- 小児の心停止における家族に対するケアの原則についてディスカッションする
- 効果的なチームダイナミクスの 8 つの要素を適用する
- 頻繁な再評価を実施する

行動	情報収集「受講者による観察」	分析「適切に実施できた点」	要約「受講者主導の要約」
・心停止を判定する ・フィードバック装置を使用して（使用できる場合）質の高い CPR を直ちに開始するよう指示し，蘇生処置全体の質をモニターする ・リード／パッドの装着とモニターの起動を指示する ・無脈性 VT による心肺停止を判定する ・初回電気ショックを 2 J/kg で安全に実施するよう指示する ・各電気ショック実施後，胸骨圧迫から始まる質の高い CPR を直ちに再開するよう指示する ・静脈路または骨髄路の確保を指示する ・2 回目の心リズムチェックで無脈性 VT が持続している場合，4 J/kg のエネルギー量での 2 回目の安全な電気ショック実施を指示する。以降のショックは 4 J/kg 以上（最大 10 J/kg または成人に対する標準的なエネルギー量）で実施する ・アドレナリンの適切な投与量（0.01 mg/kg［濃度 0.1 mg/mL の注射液 0.1 mL/kg］）および適切な投与間隔での静脈内／骨髄内投与の準備および投与を指示する ・3 回目の心リズムチェックで VF が持続している場合，胸骨圧迫を再開しながら，抗不整脈薬の適切な投与量（アミオダロン 5 mg/kg またはリドカイン 1 mg/kg）での投与を指示する ・適切な再評価を実施する	・あなたの視点から各イベントについて説明してもらえますか？ ・あなたの行った治療はどのような効果があったと思いますか？ ・シナリオのそれぞれのイベントを振り返ってもらえますか？（時間管理／記録係に対する指示） ・改善の余地がある点は何ですか？ ・チームが適切に実施できた行動は何ですか？ **「インストラクターによる観察」** ・私は［ここに行動を挿入］に気付きました。 ・私は［ここに行動を挿入］を観察しました。 ・私は［ここに行動を挿入］を目撃しました。	・どのように［ここに行動を挿入］を適切に実施できたのですか？ ・なぜ［ここに行動を挿入］を適切に実施できたと思いますか？ ・［ここに行動を挿入］を実施した経緯についてもう少し詳しく説明してください。 **「改善が必要な点」** ・なぜ［ここに行動を挿入］が起きたと思いますか？ ・［ここに行動を挿入］はどのようにして改善したら良いと思いますか？ ・［ここに行動を挿入］をしている間，どのように考えていましたか？ ・［ここに行動を挿入］ができなかったのはなぜですか？	・あなたが学んだ最も重要なことは何ですか？ ・重要な点を誰かまとめてくれますか？ ・覚えておくべき重要な事項は主に何ですか？ **「インストラクター主導の要約」** ・学習した内容をまとめてみましょう・・・ ・学習したことは・・・ ・覚えておくべき重要な事項は主に・・・ ・乳児の VF が実施した処置に反応しなかった場合，他に何を検討すべきですか？（解答：「H と T」，すなわち治療可能な原因） ・3 回目の電気ショック実施が必要な場合，使用するエネルギー量はいくらですか？（解答：4 J/kg 以上。最大 10 J/kg または使用する除細動器の成人に対する標準的なエネルギー量）

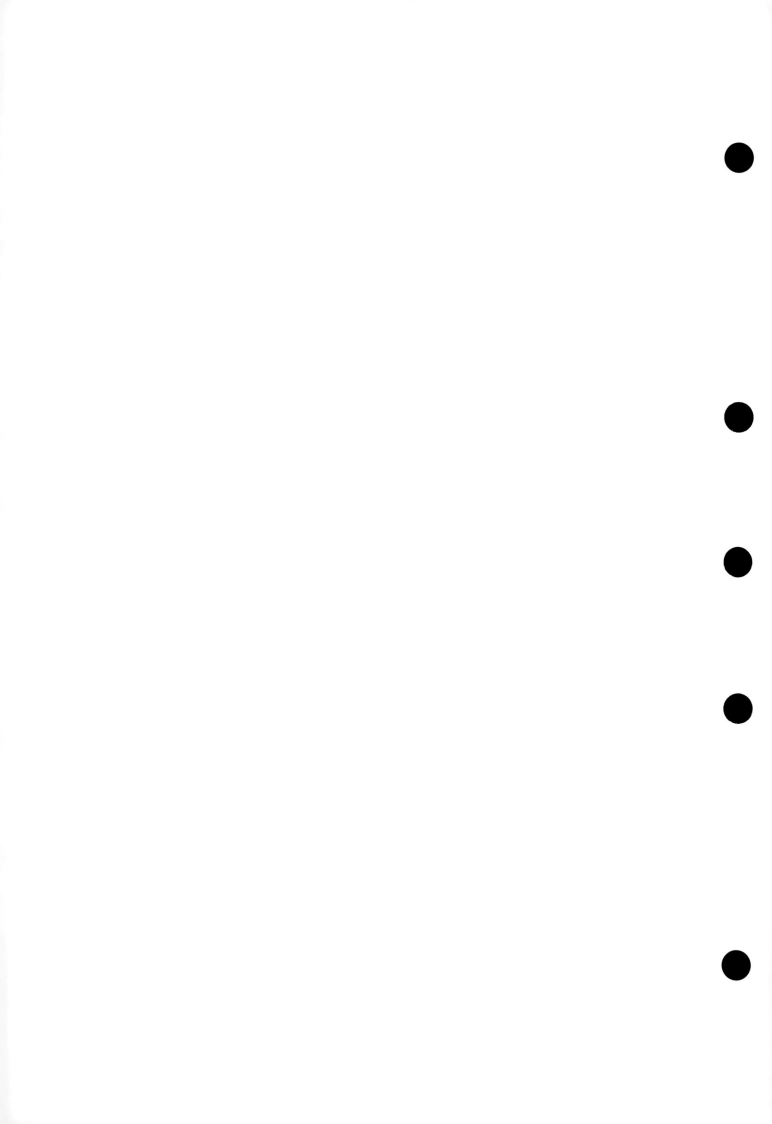

実習ケースシナリオ 13
閉塞性ショック
（小児，低血圧，緊張性気胸）

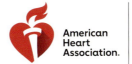
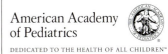

シナリオ導入部
病院搬送前：あなたは，8歳男児のいる現場に到着した。意識状態の低下のため，男児は経口気管チューブを挿管されたが，その後，突然状態が悪化し，別のケアプロバイダーによって用手換気が行われている。静脈カテーテルが留置されている。

救急部：8歳男児が救急医療サービスにより搬送中である。意識状態の低下のため，男児は経口気管チューブを挿管されている（グラスゴー昏睡尺度は4点）。突然状態が悪化し，気管チューブを使用して用手換気が行われている。静脈カテーテルが留置されている。

一般病棟：あなたは，肺炎および低酸素血症に対して迅速対応チームによって先ほど挿管された8歳男児の病室に呼び出された。経口気管チューブが留置されている。チームが男児の集中治療室への移動を準備している間に，男児の状態が突然悪化し，気管チューブを使用した用手換気が行われている。静脈カテーテルが留置されている。

ICU：あなたは，挿管され機械的換気が行われている8歳男児の病室に呼び出された。男児の状態が突然悪化し，気管チューブを使用して用手換気が行われている。静脈カテーテルが留置されている。

バイタルサイン	
心拍数	140回/分
血圧	80/54 mmHg
呼吸数	用手換気
SpO_2	100％酸素投与下で68％
体温	37.2 ℃
体重	20 kg
年齢	8歳

シナリオの概要および学習目標

シナリオの概要
呼吸不全と閉塞性ショックの徴候の速やかな認識に重点を置く。プロバイダーは，DOPE（チューブ位置異常（Displacement），チューブ閉塞（Obstruction），気胸（Pneumothorax），機器不具合（Equipment failure））を参考に，原因を緊張性気胸として迅速に特定した後，直ちに胸腔穿刺を行って減圧し，胸腔ドレーンチューブを挿入しなければならない。胸部X線撮影前に胸腔穿刺による減圧を行う重要性を強調する。

このシナリオでの目標
- 代償性ショックと低血圧性ショックの違いを認識する。このケースは，低血圧性ショックを呈している（このケースの重要な指標として，低血圧，頻拍，意識レベルの低下が挙げられる）
- 閉塞性ショックの自他覚症状を要約する。このケースの重要な指標として緊張性気胸の所見と併合するショックの徴候が挙げられる
- 挿管後に状態が突然悪化した患者に対する「DOPE」の要素について要約する。このシナリオでは，胸腔穿刺による減圧の前にチューブ位置異常，チューブ閉塞，機器不具合を除外しなければならない
- 緊張性気胸に対する適切な介入を実施する。このシナリオでは，胸腔穿刺による減圧，胸部X線撮影，胸腔ドレーンチューブの挿入を行う
- 輸液ボーラス投与が閉塞性ショックの治療に適切となる条件についてディスカッションする。このシナリオでは，輸液蘇生は必要ではないが，広範型肺塞栓症の場合，心膜穿刺が実施可能になるまで，輸液ボーラス投与が心タンポナーデに対して有用となることがある

評価-初期評価（小児評価のトライアングル）

外観（Appearance）
- 自発運動なし，四肢の弛緩，音に対する目に見える反応なし

呼吸（Breathing）
- 経口気管挿管，蘇生バッグを使用した用手換気に伴う胸壁の動きは不良

循環（Circulation）
- 皮膚蒼白，粘膜の黒ずみ

判定
- 即時介入が必要

介入
- 救急対応システムに通報する。必要であれば，救急医療サービスは追加支援を要請する。
- 100％酸素による用手換気を継続する。
- 心電図モニターを装着する。
- パルスオキシメータを装着する。

© 2021 American Heart Association

評価－一次評価（気道開存，酸素化，換気，循環の回復に必要な評価に的を絞る）

- **気道（Airway）**：6.0 mm のカフ付き気管チューブ（ETT）を用いた経口気管挿管，18 cm の位置で口唇に固定
- **呼吸（Breathing）**：用手換気，胸の上がりが非対称，右側の呼吸音なし。胸郭拡張には吸気圧の上昇が必要，100％酸素吸入下で SpO_2 68％。受講者が「DOPE」を参考に評価する際に，受講生の質問と行動に対して次のように答える。
  - チューブ位置異常（Displacement）：挿入の深さは変化なし。左側に呼吸音あり。呼気 CO_2 は現在も検知可能
  - チューブ閉塞（Obstruction）：左側の呼吸音は正常。左気管支主幹部への挿管の確認と処置のため ETT をわずかに引き戻したとき，呼吸音，胸壁の上がり，または用手換気への抵抗に変化なし
  - 気胸（現在の臨床像と一致）
  - 機器不具合（Equipment failure）：バッグを使用した用手換気への切り替えによって除外された
- **循環（Circulation）**：心拍数 140 回/分，微弱な脈拍，毛細血管再充満時間 5 秒，血圧 80/54 mm Hg
- **神経学的評価（Disability）**：無意識，瞳孔左右同大，対光反射正常
- **全身観察（Exposure）**：体温 37.2 ℃，体重 20 kg

判定

- 呼吸不全および低血圧性ショック
- 緊張性気胸および閉塞性ショックの可能性

介入

- 心リズムを解析する（洞性頻脈）。
- 酸素投与と用手換気への反応を評価する（変化なし）。
- 波形表示呼気 CO_2 モニターを確認する（該当する場合）。
- 気管チューブの位置異常，閉塞，機器不具合を除外する。
- 右側の穿刺減圧を実施する（18～20 ゲージのオーバーザニードルカテーテルを第 3 肋骨上縁，第 2 肋間腔の鎖骨中線上から挿入する）。
- 胸部 X 線撮影を実施し，胸腔ドレーンチューブを挿入する。

評価－二次評価（治療可能な原因を特定するが，残りの二次評価は有効な換気を確保するまで［胸腔穿刺後まで］延期する）

病歴聴取（SAMPLE）（治療可能な原因の評価に必要な範囲に限る）
- **自他覚症状（Signs and symptoms）**：呼吸不全に対する経口挿管，突然の悪化
- **ア**レルギー（**A**llergies）：既往なし
- **薬**物（**M**edications）：なし
- **病**歴（**P**ast medical history）：なし
- **最**後の食事（**L**ast meal）：経口摂取なし
- **イ**ベント（**E**vents）（発症）：挿管後の患者の突然の悪化

身体診察
- 酸素投与後に再度バイタルサインを測定する：心拍数 175 回/分，呼吸数 24 回/分で用手換気
  - 胸腔穿刺減圧を実施した場合：SpO_2 85％で上昇中，血圧 110/65 mm Hg まで上昇，毛細血管再充満時間 3 秒
  - 胸腔穿刺減圧を実施しなかった場合：SpO_2 58％で下降中，血圧は測定不能となり，心停止発生，血管再充満時間は非常に長い
- 頭部，眼，耳，鼻，咽喉／頸部
  - 胸腔穿刺減圧を実施した場合：正常
  - 胸腔穿刺減圧を実施しなかった場合：頸静脈怒張
- 心肺
  - 胸腔穿刺減圧を実施した場合：右側の呼吸音は改善したが，依然として左側の呼吸音が右側よりも良好
  - 胸腔穿刺減圧を実施しなかった場合：右側の呼吸音なし
- 腹部：正常
- 四肢
  - 胸腔穿刺減圧を実施した場合：2+ の中枢脈拍および末梢脈拍。毛細血管再充満時間 3 秒
  - 胸腔穿刺減圧を実施しなかった場合：脈拍の触知不可，毛細血管再充満時間は非常に長い
- 背部：正常
- 神経系：意識がない

判定

- 呼吸不全
- 低血圧性閉塞性ショック（胸腔穿刺による減圧を実施すると是正される。胸腔穿刺による減圧を実施しなければ，無脈性心停止が発生する）
- 緊張性気胸

介入

- 心肺機能を再評価する（特に換気と循環）。胸腔穿刺による減圧後，速やかな改善がみられるはずである。
- 静脈カテーテルが開存していることを確認する。
- ベッドサイド（POC）血糖測定を実施する。
- 厳密なモニタリングと原疾患の治療のため，集中治療室（ICU）への転科を手配する（小児がまだICU内にいない場合）。

評価－診断的評価（状況が許せば患者評価のどの段階で行ってもよい）

臨床検査データ
- 保留中：動脈血または静脈血ガス分析

画像診断
- 胸部X線撮影（胸部X線撮影の実施まで介入を遅らせてはならない）

判定／介入

- 臨床検査は，緊張性気胸の治療まで延期する。
- 重篤な小児患者，特に新生児や乳児の場合は，合理的に可能な限り速やかに血糖値を確認する必要がある。低血糖は直ちに治療しなければならない。
- 「注意」：胸腔穿刺による減圧を，胸部X線撮影前に実施する（胸部X線撮影は胸腔穿刺による減圧後に実施するべきであるが，胸腔ドレーンチューブの挿入前に実施してもよい）。

各介入後に再評価－判定－介入を行う。

デブリーフィングツール
実習ケースシナリオ 13，閉塞性ショック（小児，低血圧性，緊張性気胸）

デブリーフィングの一般原則

- デブリーフィングの指針として，次の表を使用する。また，チームダイナミクスデブリーフィングツールも参照すること。
- デブリーフィングの長さは 10 分とする。
- すべての学習目標を取り扱う。
- デブリーフィングの最後に，覚えておくべき重要な事項を要約する。
- 受講者に自己反省を促し，全参加者を引き込む。
- 講義のような解説，回答が限定された質問，ディスカッションでインストラクターばかりが話すことを避ける。

一般的な管理目標

- PALS における体系的なアプローチアルゴリズムを使用して患者を評価し，適切に分類する
- 適切に酸素投与を行う
- 適応がある場合に質の高い CPR（フィードバック装置の使用を含む）の実施を指示する
- 必要に応じて基本的な気道確保手技を実施し，適切な気道確保器具を使用する
- 心電図モニターと呼吸モニターの装着を実施する
- 心リズムを判読する
- 適切な PBLS または PALS アルゴリズムを適用する
- 関連薬物の一般的な適応，禁忌，投与量を要約する
- 小児の心停止における家族に対するケアの原則についてディスカッションする
- 効果的なチームダイナミクスの 8 つの要素を適用する
- 頻繁な再評価を実施する

行動	情報収集	分析	要約
・**バイタルサイン**を含む ABCDE を評価する ・心電図モニターとパルスオキシメータを装着する ・閉塞性ショックの自他覚症状を判定する ・低血圧性ショックとして分類する ・気管挿管後に悪化した患者に対する「DOPE」を口頭で確認する ・緊張性気胸を判定する ・緊張性気胸に対する胸腔穿刺による減圧の実施について説明する ・胸腔穿刺による減圧に対する患者の反応を再評価する	**「受講者による観察」** ・あなたの視点から各イベントについて説明してもらえますか？ ・あなたの行った治療はどのような効果があったと思いますか？ ・シナリオのそれぞれのイベントを振り返ってもらえますか？（時間管理／記録係に対する指示） ・改善の余地がある点は何ですか？ ・チームが適切に実施できた行動は何ですか？ **「インストラクターによる観察」** ・私は［ここに行動を挿入］に気付きました。 ・私は［ここに行動を挿入］を観察しました。 ・私は［ここに行動を挿入］を目撃しました。	**「適切に実施できた点」** ・どのように［ここに行動を挿入］を適切に実施できたのですか？ ・なぜ［ここに行動を挿入］を適切に実施できたと思いますか？ ・［ここに行動を挿入］を実施した経緯についてもう少し詳しく説明してください。 **「改善が必要な点」** ・なぜ［ここに行動を挿入］が起きたと思いますか？ ・［ここに行動を挿入］はどのようにして改善したら良いと思いますか？ ・［ここに行動を挿入］をしている間，どのように考えていましたか？ ・［ここに行動を挿入］ができなかったのはなぜですか？	**「受講者主導の要約」** ・あなたが学んだ最も重要なことは何ですか？ ・重要な点を誰かまとめてくれますか？ ・覚えておくべき重要な事項は主に何ですか？ **「インストラクター主導の要約」** ・学習した内容をまとめてみましょう・・・ ・学習したことは・・・ ・覚えておくべき重要な事項は主に・・・ ・閉塞性ショックのその他の原因を 2 つ挙げてください。（解答：心タンポナーデ，広範型肺塞栓症，動脈管依存性の先天性心疾患を有する乳児での動脈管閉鎖） ・心タンポナーデ（輸液ボーラス投与，心膜穿刺），広範型肺塞栓症（酸素投与，換気補助，輸液ボーラス投与，専門医への相談），動脈管依存性の先天性心疾患を有する新生児での動脈管閉鎖（プロスタグランジン注入，専門医への相談）の管理の要点を述べてください。 ・ショック管理における治療エンドポイントは何ですか？（解答：心拍数の正常化，末梢循環，精神状態，尿量の改善，血圧の正常化，代謝性／乳酸アシドーシスの是正）

実習ケースシナリオ 14
心原性ショック
（乳児，心筋症）

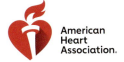 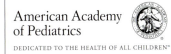

シナリオ導入部
病院搬送前：あなたは，48時間前から呼吸窮迫を呈している生後4カ月の女児の搬送のため，出動した。
救急部：あなたは，肋骨下および肋骨間陥没を伴う呼吸仕事量の増加，呼吸困難を伴う啼泣，呼気性喘鳴を呈する生後4カ月の女児の評価と管理を求められた。女児は3日前から呼吸窮迫を呈し，嗜眠状態が悪化している。2日前に呼気性喘鳴および呼吸窮迫のためにかかりつけの小児科医の診察を受け，ステロイドおよび噴霧器による治療を受けたが改善しなかった。
一般病棟：あなたは，24時間前から呼吸仕事量が増加し，酸素需要量が増大している，病棟に入院した生後4カ月の女児を評価するために呼び出された。
ICU：あなたは，24時間前から呼吸窮迫が増悪し，集中治療室に入院した生後4カ月の女児のベッドサイドに呼び出された。乳児はラ音と呼気性喘鳴を呈し，酸素需要量が増大している。乳児の啼泣に時折「息切れ」が聴き取れる。乳児には，現在，まだら模様と嗜眠がみられる。女児の静脈路は有効ではない。

バイタルサイン	
心拍数	180回/分
血圧	60/30 mmHg
呼吸数	60回/分
SpO$_2$	室内気吸入下で89%
体温	35.7 °C
体重	7 kg
年齢	生後4カ月

シナリオの概要および学習目標

シナリオの概要
低血圧性心原性ショックの判定と迅速な治療に重点を置かねばならない。優先事項として，静脈路（IV）の迅速な確保，等張晶質液の10〜20分での慎重な少量ボーラス投与，輸液ボーラス投与投与中および各投与後の心肺機能の慎重な再評価が挙げられる。プロバイダーは，輸液ボーラス投与中に心不全悪化の徴候の発現を認識し，輸液ボーラス投与を中止する必要がある。乳児には，心機能を改善するための変力作用薬の投与と，血圧と全身循環を改善するための血管作動薬の投与が必要である。酸素化を改善するための持続的気道陽圧法（CPAP），非侵襲的二相性陽圧換気，またはその他の陽圧換気による追加の補助が必要となる可能性がある。小児心臓専門医への相談と，さらなる診断的検査（心エコー法など）が必要である。

このシナリオでの目標
- 代償性ショックと低血圧性ショックを鑑別する。このシナリオでは，小児は低血圧状態にあり，低血圧性ショックを呈している
- 心原性ショックの自他覚症状と，その他のショックの自他覚症状を鑑別する。このシナリオでは，低血圧性ショックの徴候，心不全の徴候（努力呼吸，ラ音，肝腫大），心原性ショックの可能性につながる循環障害の所見（まだら模様，チアノーゼ，嗜眠）が併存している
- 心原性ショックに対する適切な介入を実施する。このシナリオでは，心電図モニターとパルスオキシメータの装着，等張晶質液の慎重なボーラス投与，輸液ボーラス投与中および各投与後の慎重な再評価，変力作用薬／血管作動薬の投与開始と調節が挙げられる
- 心原性ショックに対する輸液ボーラス投与の適切な投与量と投与にかける時間について説明し，過量の輸液ボーラス投与によって起こりうる悪影響について説明する。このシナリオでは，輸液ボーラス投与の不忍容の徴候として，ショックの徴候の改善を伴わない心不全の徴候の悪化が挙げられる

評価-初期評価（小児評価のトライアングル）

外観（Appearance）
- 嗜眠，室内の雑音に対する最小限の反応

呼吸（Breathing）
- 中等度〜重度の肋骨間および肋骨下陥没を伴う努力呼吸

循環（Circulation）
- 蒼白，末梢性チアノーゼを伴う著しいまだら模様を認める

判定
- 即時介入が必要

介入
- 必要に応じて救急対応システムに出動を要請する。
- 非再呼吸式マスクを使用して100%酸素を投与する。
- 心電図モニターを装着する。
- パルスオキシメータを装着する。

© 2021 American Heart Association

評価-一次評価（気道の確保，酸素化，換気，循環の補助に必要な的を絞った評価）

- **気**道（**A**irway）：開存
- **呼**吸（**B**reathing）：呼吸数約60回/分，軽度の肋骨間陥没，鼻翼呼吸および間欠的な呻吟，室内気吸入下でのSpO$_2$ 89 %，100 %酸素投与下で100 %
- **循**環（**C**irculation）：心拍数180回/分，中枢脈拍は触知可能（強くない），末梢脈拍は微弱，毛細血管再充満時間約4秒，手足の冷感とまだら模様，血圧60/30 mm Hg
- **神**経学的評価（**D**isability）：嗜眠，痛み刺激に対する反応あり
- **全**身観察（**E**xposure）：体温35.7 ℃，体重7 kg

判定

- 呼吸窮迫
- 低血圧性ショック，おそらく心原性
- 洞性頻脈

介入

- 血管（静脈路／骨髄路）を確保する。
- 等張晶質液5～10 mL/kgを10～20分かけて慎重に静脈内／骨髄内にボーラス投与する。
- 輸液ボーラス投与中および投与後に慎重かつ頻回の再評価を実施する。呼吸窮迫の悪化，またはラ音や肝腫大の出現／悪化がみとめられる場合は，輸液ボーラス投与を中止する。
- ベッドサイド（POC）血糖測定を実施する。

評価-二次評価（治療可能な原因を特定するが，残りの二次評価は初期ショック治療後まで延期する）

病歴聴取（SAMPLE）（治療可能な原因の評価に必要な範囲に限る）
- **自**他覚症状（**S**igns and symptoms）：呼吸仕事量の増加および嗜眠
- **ア**レルギー（**A**llergies）：既知のアレルギーなし
- **薬**物（**M**edications）：なし
- **病**歴（**P**ast medical history）：既往症なし
- **最**後の食事（**L**ast meal）：12時間前から摂取不良
- **イ**ベント（**E**vents）（発症）：24時間前から呼吸窮迫および呼吸困難の増悪，ステロイドまたは噴霧器を使用した治療による改善なし

身体診察
- 酸素および輸液投与後に再度バイタルサインを測定する：心拍数180回/分，呼吸数75回/分，100 %酸素吸入下でのSpO$_2$ 100 %，血圧56/30 mm Hg
- 頭部，眼，耳，鼻，咽喉／頸部：粘膜がやや乾燥
- 心肺：頻拍，現在S3ギャロップが聴取される，ラ音と陥没の悪化
- 腹部：肝辺縁を肋骨縁の3 cm下に触知可，腹部膨隆なし，腸雑音の亢進
- 四肢：上下肢の冷感，まだら模様，末梢脈拍が微弱
- 背部：正常
- 神経系：嗜眠，瞳孔4 mm，左右同大，反射正常

判定

- 心原性ショック
- 低血圧性ショック
- 輸液ボーラス投与後，呼吸窮迫が悪化
- 呼吸不全の可能性

介入

- 輸液ボーラス投与を中止する（心不全悪化の徴候）。
- 低血圧の場合，適切な変力作用薬／血管作動薬の投与を開始し，反応を評価する。
- 酸素投与に対する反応を評価する。
- 酸素投与下で持続する低酸素血症を判定する。
  - 低酸素血症と呼吸窮迫が持続する場合，CPAPまたは非侵襲的二相性陽圧換気，あるいはその他の換気補助を実施する。
- 12誘導心電図（ECG）を記録する。
- 小児心臓専門医に相談し，実施可能であれば心エコー検査を実施する。
- 乳児がまだ集中治療室（ICU）にいない場合は，厳密なモニタリングのためICUへの転科を手配する。

評価－診断的評価（状況が許せば患者評価のどの段階で行ってもよい）

臨床検査データ
- 動脈血ガス分析（CPAP または陽圧換気の開始後）：pH 7.25，PCO_2 20 mm Hg，PO_2 170 mm Hg，乳酸 4.9 mmol/L
- 血糖値（POC 検査）80 mg/dL（4.4 mmol/L）
- 保留中：電解質，血中尿素窒素／クレアチニン，カルシウム，全血球算定と分画，プロトロンビン時間／国際標準化比／部分トロンボプラスチン時間
- 培養検査：血液，尿

画像診断
- 胸部 X 線撮影：心肥大，肺血管影の増大

判定／介入

- 重篤な乳児および小児患者では，合理的に可能な限り速やかに血糖値を測定する必要がある。低血糖は直ちに治療しなければならない。
- 動脈血ガス分析で心拍出量の不十分による代謝性アシドーシスを確認する。
- 胸部 X 線撮影で心不全／心原性ショックに一致する心肥大および肺水腫を認める。
- 可能であれば心エコー検査を実施する。

各介入後に再評価－判定－介入を行う。

デブリーフィングツール
実習ケースシナリオ 14，心原性ショック（乳児，心筋症）

デブリーフィングの一般原則

- デブリーフィングの指針として，次の表を使用する。また，チームダイナミクスデブリーフィングツールも参照すること。
- デブリーフィングの長さは 10 分とする。
- すべての学習目標を取り扱う。
- デブリーフィングの最後に，覚えておくべき重要な事項を要約する。
- 受講者に自己反省を促し，全参加者を引き込む。
- 講義のような解説，回答が限定された質問，ディスカッションでインストラクターばかりが話すことを避ける。

一般的な管理目標

- PALS における体系的なアプローチアルゴリズムを使用して患者を評価し，適切に分類する
- 適切に酸素投与を行う
- 適応がある場合に質の高い CPR（フィードバック装置の使用を含む）の実施を指示する
- 必要に応じて基本的な気道確保手技を実施し，適切な気道確保器具を使用する
- 心電図モニターと呼吸モニターの装着を実施する
- 心リズムを判読する
- 適切な PBLS または PALS アルゴリズムを適用する
- 関連薬物の一般的な適応，禁忌，投与量を要約する
- 小児の心停止における家族に対するケアの原則についてディスカッションする
- 効果的なチームダイナミクスの 8 つの要素を適用する
- 頻繁な再評価を実施する

行動	情報収集「受講者による観察」	分析「適切に実施できた点」	要約「受講者主導の要約」
- ABCDE および**バイタルサイン**の評価を指示する - 心電図モニターとパルスオキシメータを装着する - 100％酸素を投与する - 心原性ショックの自他覚症状を認識する - ショックを低血圧性として分類する - 静脈路または骨髄路の確保を指示する - 等張晶質液 5〜10 mL/kg を 10〜20 分かけてボーラス投与するよう指示する - 介入中および介入に対する反応について，特に輸液ボーラス投与中および各投与後に，患者を再評価する - 心不全悪化の徴候を確認し，輸液ボーラス投与を中止する - 変力作用薬／血管作動薬の投与の必要性を判定する。心拍出量と全身循環の改善のために投与量を調節する - 小児心臓専門医に相談し，心臓専門医から推奨された心エコー検査またはその他の診断的検査を行う	- あなたの視点から各イベントについて説明してもらえますか？ - あなたの行った治療はどのような効果があったと思いますか？ - シナリオのそれぞれのイベントを振り返ってもらえますか？（時間管理／記録係に対する指示） - 改善の余地がある点は何ですか？ - チームが適切に実施できた行動は何ですか？ **「インストラクターによる観察」** - 私は［ここに行動を挿入］に気付きました。 - 私は［ここに行動を挿入］を観察しました。 - 私は［ここに行動を挿入］を目撃しました。	- どのように［ここに行動を挿入］を適切に実施できたのですか？ - なぜ［ここに行動を挿入］を適切に実施できたと思いますか？ - ［ここに行動を挿入］を実施した経緯についてもう少し詳しく説明してください。 **「改善が必要な点」** - なぜ［ここに行動を挿入］が起きたと思いますか？ - ［ここに行動を挿入］はどのようにして改善したら良いと思いますか？ - ［ここに行動を挿入］をしている間，どのように考えていましたか？ - ［ここに行動を挿入］ができなかったのはなぜですか？	- あなたが学んだ最も重要なことは何ですか？ - 重要な点を誰かまとめてくれますか？ - 覚えておくべき重要な事項は主に何ですか？ **「インストラクター主導の要約」** - 学習した内容をまとめてみましょう・・・ - 学習したことは・・・ - 覚えておくべき重要な事項は主に・・・ - ショック管理における治療エンドポイントは何ですか？（解答：心拍数の正常化，末梢循環，精神状態，尿量の改善，血圧の正常化，代謝性／乳酸アシドーシスの是正）

実習ケースシナリオ 15
呼吸調節障害（乳児）

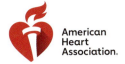
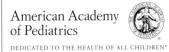

シナリオ導入部
病院搬送前：あなたは，けいれん発作を起こしている生後 6 カ月の乳児に関する 119 番通報に対応している。
救急部：生後 6 カ月の男児がけいれん発作を起こしたため母親が 119 番通報し，救急医療サービスが自宅から搬送してきた。
一般病棟：あなたは，けいれん発作を起こして入院した生後 6 カ月の男児の病室に呼び出された。

バイタルサイン	
心拍数	146 回/分
血圧	88/56 mmHg
呼吸数	12 回/分
SpO_2	室内気吸入下で 80 %
体温	39.7 ℃
体重	7 kg
年齢	生後 6 カ月

シナリオの概要および学習目標

シナリオの概要
このシナリオの要点は，呼吸不全と呼吸調節障害（髄膜炎を併発していると思われるけいれん発作後の呼吸数および呼吸努力の不十分，意識レベルの低下）を呈している小児の認識と迅速な管理である。この乳児には，迅速な気道確保と 100 % 酸素によるバッグマスク換気が必要である。デブリーフィングの際に，この患者における挿管の適応と，適切な気管チューブのサイズを推定する方法についてディスカッションする。

このシナリオでの目標
- 呼吸窮迫か呼吸不全かを判定する。このシナリオでは，呼吸不全を呈している
- 呼吸調節障害の徴候を要約する。このシナリオでは，乳児は不十分な自発呼吸努力と，規則的だがきわめて緩徐な浅呼吸を呈している
- 呼吸調節障害の原因を想起する。インストラクターへのヒント：一般的な原因として，薬物，頭蓋内圧亢進，けいれん発作が挙げられる
- このシナリオでは，気道確保，100 % 酸素によるバッグマスク換気が挙げられる

評価−初期評価（小児評価のトライアングル）

外観（Appearance）
- 嗜眠状態，閉眼，母親の声や室内の雑音に対する目に見える反応なし

呼吸（Breathing）
- 胸壁の上がりが最小限で呼吸がきわめて緩徐

循環（Circulation）
- ピンク色の皮膚

判定
- 即時介入が必要

介入
- 救急対応システムに通報する。必要であれば，救急医療サービスは追加支援を要請する。
- 気道確保のため乳児の体位変換を行う。
- 100 % 酸素によるバッグマスク換気を開始する。
- 心電図モニターを装着する。
- パルスオキシメータを装着する。

評価−一次評価（気道の確保，酸素化，換気，循環の補助に必要な的を絞った評価）

- **気道（Airway）**：呼吸時に胸部と腹部の運動が同調していない，気道開通時に緩和
- **呼吸（Breathing）**：自発呼吸数 12 回/分，規則的だが浅い努力呼吸，両側の肺音正常，室内気吸入下での SpO_2 80 %，100 % 酸素による 30 回/分のバッグマスク換気下で 99 %
- **循環（Circulation）**：心拍数 146 回/分，黒ずみ（100 % 酸素でのバッグマスク換気前），力強い中枢および末梢脈拍，毛細血管再充満時間 2 秒，血圧 88/56 mm Hg
- **神経学的評価（Disability）**：嗜眠。痛み刺激に反応あり
- **全身観察（Exposure）**：体温 39.7 ℃，体重 7 kg

© 2021 American Heart Association

判定

- 呼吸不全（呼吸数および呼吸努力の不十分）

介入

- バッグマスク換気による胸壁の上がりを確認し，酸素によるバッグマスク換気に対する反応をモニターする。
- 100％酸素でのバッグマスク換気を続行し，乳児の自発呼吸努力の増加をモニターする。
- 小児が無反応で咳反射や咽頭反射が認められない場合，口咽頭エアウェイの挿入を検討する。
- 血管（静脈路）を確保する。
- 解熱薬を投与して発熱を治療する。

評価−二次評価（治療可能な原因を特定するが，残りの二次評価は気道，酸素化，換気が安定するまで延期する）

病歴聴取（SAMPLE）

- **S**elf他覚症状（**S**igns and symptoms）：3日前から発熱，易刺激的
- **ア**レルギー（**A**llergies）：既往なし
- **薬**物（**M**edications）：2時間前に母親がアセトアミノフェンを与えた
- **病**歴（**P**ast medical history）：なし－けいれん発作の既往なし
- **最**後の食事（**L**ast meal）：3時間前に摂取
- **イ**ベント（**E**vents）（発症）：強直間代発作を突然発症し，約5分間持続した

身体診察

- 100％酸素による換気補助をしながら，再度バイタルサインを測定する：呼吸数30回/分（バックマスク換気下），心拍数136回/分，100％酸素吸入下でのSpO$_2$ 99%，血圧94/58 mmHg
- 頭部，眼，耳，鼻，咽喉／頸部：気道開存，瞳孔3 mm左右同大で反射正常，大泉門緊張
- 心肺：呼吸音正常，換気補助による胸壁の上がり良好，自発呼吸の数と深さが増加
- 腹部：正常
- 四肢：浮腫なし，発疹なし
- 背部：正常
- 神経系：意識レベルの変化なし，痛み刺激ですべての四肢を動かすが意図しない動き

判定

- 呼吸不全（呼吸数と深さの不十分）
- 呼吸調節障害

介入

- 乳児の意識レベル，自発呼吸努力，気道防御反射（気道を防御するための咳反射）を慎重にモニターする。反応が改善した，または咳反射や咽頭反射が回復したら，口咽頭エアウェイを取り外す。
- 乳児の自発呼吸努力が改善したら，バックマスク換気を実施して乳児の呼吸努力を補助する。
- 意識レベルの低下を伴う徐呼吸が持続する場合，100％酸素によるバッグマスク換気を続行し，高度な気道確保器具の挿入と換気補助に備えて専門医に相談する。
- ベッドサイド血糖測定を実施する。
- 評価，観察，治療のため，より高度な医療施設への移送を手配する。

評価−診断的評価（状況が許せば患者評価のどの段階で行ってもよい）

臨床検査データ

- 血糖値（ベッドサイド測定）166 mg/dL（9.2 mmol/L）
- 電解質濃度，血中尿素窒素／クレアチニン，全血球算定と分画，血液培養検査

画像診断

- 胸部X線撮影：オーダー済み

判定／介入

- 重篤な乳児および小児患者では，合理的に可能な限り速やかに血糖値を測定する必要がある。この乳児は，けいれん発作を起こし，依然として意識レベルが低いため，血糖値の測定は重要となる。
- 動脈血ガス分析は必ずしも実施可能とは限らない。

各介入後に再評価−判定−介入を行う。

デブリーフィングツール
実習ケースシナリオ15，呼吸調節障害（乳児）

デブリーフィングの一般原則

- デブリーフィングの指針として，次の表を使用する。また，チームダイナミクスデブリーフィングツールも参照すること。
- デブリーフィングの長さは10分とする。
- すべての学習目標を取り扱う。
- デブリーフィングの最後に，覚えておくべき重要な事項を要約する。
- 受講者に自己反省を促し，全参加者を引き込む。
- 講義のような解説，回答が限定された質問，ディスカッションでインストラクターばかりが話すことを避ける。

一般的な管理目標

- PALSにおける体系的なアプローチアルゴリズムを使用して患者を評価し，適切に分類する
- 適切に酸素投与を行う
- 適応がある場合に質の高いCPR（フィードバック装置の使用を含む）の実施を指示する
- 必要に応じて基本的な気道確保手技を実施し，適切な気道確保器具を使用する
- 心電図モニターと呼吸モニターの装着を実施する
- 心リズムを判読する
- 適切なPBLSまたはPALSアルゴリズムを適用する
- 関連薬物の一般的な適応，禁忌，投与量を要約する
- 小児の心停止における家族に対するケアの原則についてディスカッションする
- 効果的なチームダイナミクスの8つの要素を適用する
- 頻繁な再評価を実施する

行動	情報収集	分析	要約
- ABCDEおよび**バイタルサイン**の評価を指示する - 100％酸素によるバッグマスク換気を実施する，または指示する - 心電図モニターとパルスオキシメータを装着する - 呼吸不全を判定する - 呼吸調節障害の徴候を判定する - 静脈路の確保を指示する - 患者の頻回の再評価を実施する - バッグマスク換気が有効であることを確認する方法について説明する - 小児の挿管と機械的換気に関する専門的技能を持つプロバイダーの関与が必要かどうかを判断する - 呼吸調節障害に特異的な介入について要約する	「受講者による観察」 - あなたの視点から各イベントについて説明してもらえますか？ - あなたの行った治療はどのような効果があったと思いますか？ - シナリオのそれぞれのイベントを振り返ってもらえますか？（時間管理／記録係に対する指示） - 改善の余地がある点は何ですか？ - チームが適切に実施できた行動は何ですか？ 「インストラクターによる観察」 - 私は［ここに行動を挿入］に気付きました。 - 私は［ここに行動を挿入］を観察しました。 - 私は［ここに行動を挿入］を目撃しました。	「適切に実施できた点」 - どのように［ここに行動を挿入］を適切に実施できたのですか？ - なぜ［ここに行動を挿入］を適切に実施できたと思いますか？ - ［ここに行動を挿入］を実施した経緯についてもう少し詳しく説明してください。 「改善が必要な点」 - なぜ［ここに行動を挿入］が起きたと思いますか？ - ［ここに行動を挿入］はどのようにして改善したら良いと思いますか？ - ［ここに行動を挿入］をしている間，どのように考えていましたか？ - ［ここに行動を挿入］ができなかったのはなぜですか？	「受講者主導の要約」 - あなたが学んだ最も重要なことは何ですか？ - 重要な点を誰かまとめてくれますか？ - 覚えておくべき重要な事項は主に何ですか？ 「インストラクター主導の要約」 - 学習した内容をまとめてみましょう・・・ - 学習したことは・・・ - 覚えておくべき重要な事項は主に・・・ - 呼吸調節障害を呈している乳児において気管挿管が適応となるのはどのような場合ですか？（解答：自発呼吸努力の不十分および／または気道開存を維持できない，頭蓋内圧亢進と思われる徴候） - 乳児に挿管が必要な場合，使用する気管チューブのサイズをどうやって推定しますか？

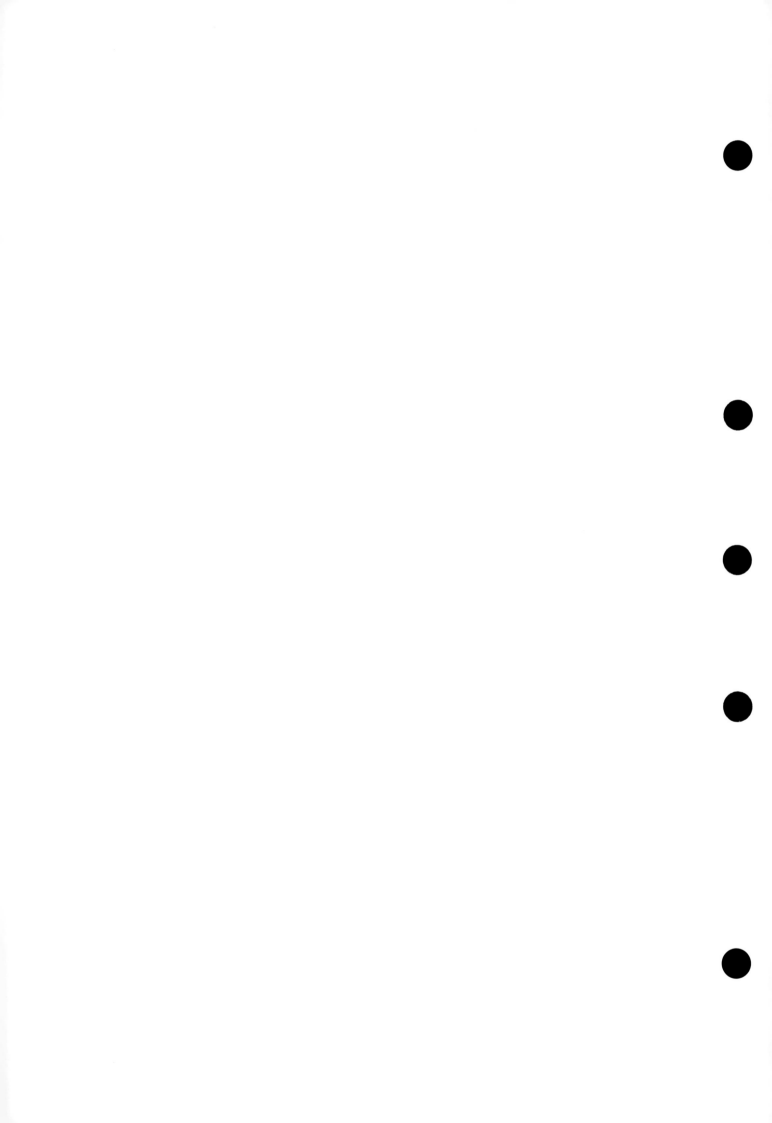

実習ケースシナリオ 16
徐脈
（小児，けいれん発作）

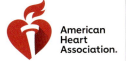
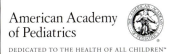

シナリオ導入部
病院搬送前：あなたは，全般発作を起こし，ジアゼパム坐薬を投与された8歳児の自宅へ出動している。小児は，現在，呼吸努力が低下している。

救急部：全般発作を起こし，ジアゼパム坐薬を投与された8歳児が救急医療隊員とともに到着した。小児は，現在，呼吸努力が低下している。

一般病棟：あなたは，迅速対応チームのメンバーとして，全般発作を起こし，ロラゼパムを静脈内投与された8歳児を評価するために呼び出された。小児は，現在，呼吸努力が低下している。

ICU：あなたは，けいれん発作を起こし，ロラゼパムを静脈内投与された8歳児を評価するよう求められた。小児は，現在，呼吸努力が低下している。

バイタルサイン	
心拍数	45回/分
血圧	85/54 mmHg
呼吸数	6回/分
SpO_2	62％（酸素によるバックマスク換気前）
体温	39.3℃
体重	27 kg
年齢	8歳

シナリオの概要および学習目標

シナリオの概要
- 呼吸調節障害／呼吸抑制および上気道閉塞による低酸素性徐脈の判定と治療に重点を置かねばならない。優先事項として，迅速な気道確保と100％酸素による有効なバッグマスク換気が挙げられる。プロバイダーは，有効な胸壁の上がりを得るまでに，気道確保とバッグマスク換気のやり直しが必要となる場合がある。有効なバッグマスク換気が実施されれば，心拍数，酸素化，循環が速やかに改善するため，胸骨圧迫は必要ない。気道開存を維持できず，十分な自発的換気を回復しない場合，プロバイダーは高度な気道確保器具の挿入を準備する必要がある。受講者は，小児の気道チューブのサイズを推定する方法について説明できなくてはならない。受容体拮抗薬であるフルマゼニルに関するディスカッションは，このシナリオでは行わない。フルマゼニルはこの患者には禁忌である（発作閾値を下げる可能性がある）。

このシナリオでの目標
- 低酸素性徐脈を呈している患者に対して酸素化と換気の補助を実施する
- 徐脈を呈している患者でのCPRの適応を認識する。このシナリオでは，酸素による有効なバッグマスク換気が実施されれば，小児の心拍数と酸素化は速やかに改善するため，胸骨圧迫は必要ない
- 徐脈の原因を3つ述べる。低酸素症（最も一般的），迷走神経刺激，心ブロック，薬物の過量投与が挙げられる
- 徐脈に対するアドレナリン投与の適切な適応および投与量について説明する

評価−初期評価（小児評価のトライアングル）

外観（Appearance）
- 音に対する目に見える反応なし

呼吸（Breathing）
- きわめて緩徐な呼吸

循環（Circulation）
- 蒼白，口唇がわずかに黒ずんでいる

判定
- 即時介入が必要

介入
- 救急対応システムに通報する。必要であれば，救急医療サービスは追加支援を要請する。
- 反応の有無を確認し（反応なし），呼吸（依然としてきわめて緩徐）および頸動脈の脈拍（緩徐な脈拍が確認される）を同時に確認する。
- 100％酸素によるバッグマスク換気を開始する。
- 心電図モニターを装着する。
- パルスオキシメータを装着する。

© 2021 American Heart Association

評価—一次評価（気道の確保，酸素化，換気，循環の補助に必要な的を絞った評価）

- **気**道（**A**irway）：いびき呼吸
- **呼**吸（**B**reathing）：自発呼吸数 6 回/分。室内気吸入下での SpO_2 62 %。当初 100 %酸素によるバッグマスク換気では胸壁の上がりがなく，両側とも吸気不良。プロバイダーが気道確保およびバッグマスク換気をやり直したところ，換気の容易さと胸壁の上がりの顕著な改善を認め，SpO_2 が速やかに上昇
- **循**環（**C**irculation）：当初の心拍数 45 回/分（洞性徐脈），微弱な末梢脈拍，中枢脈拍は 2+，毛細血管再充満時間 3～4 秒，血圧 85/54 mm Hg，100 %酸素による有効なバッグマスク換気により心拍数が 95 回/分に増加
- **神**経学的評価（**D**isability）：反応なし
- **全**身観察（**E**xposure）：体温 39.3℃，体重 27 kg，発疹なし

判定

- 上気道閉塞および呼吸調節障害による呼吸不全
- 洞性徐脈（45 回/分，バッグマスク換気により 95 回/分に増加）
- 意識レベルの低下

介入

- 口咽頭エアウェイを挿入する。
- 気道確保をやり直し，フェイスマスクを装着し直し，顔に適切に密着していることを確認し，バッグマスク換気を実施して胸壁の上がりを確認する。
- 追加の介入が必要かどうか判断するため，換気および酸素投与に対する心拍数の反応を評価する。
- 血管を確保する（静脈路［IV］／骨髄路［IO］）。

評価—二次評価（治療可能な原因を特定するが，心拍数が 60 回/分以上となり十分な循環が回復するまで残りの二次評価を延期する）

病歴聴取（SAMPLE）

- 自他覚症状（**S**igns and symptoms）：記載のとおり，全般強直間代発作を起こし，ベンゾジアゼピンの投与を受けた
- アレルギー（**A**llergies）：なし
- 薬物（**M**edications）：レベチラセタム
- 病歴（**P**ast medical history）：けいれん発作の既往，直近の発作は 6 カ月前
- 最後の食事（**L**ast meal）：2 時間前に通常通り摂取した
- イベント（**E**vents）（発症）：2 日前から上気道感染の症状。12 分持続する全般強直間代発作。チームが到着する 5 分前に発作が止んだ

身体診察

- 有効なバッグマスク換気後，再度バイタルサインを測定する：心拍数 95 回/分に上昇，100 %酸素による 16～20 回/分のバッグマスク換気下での SpO_2 95 %，血圧 95/54 mm Hg
- 頭部，眼，耳，鼻，咽喉／頸部：口咽頭エアウェイを留置したまま，バッグマスクによる換気を続行する。瞳孔 3 mm，左右同大，対光反射正常
- 心肺：心雑音なし，陽圧換気による吸気良好，中枢脈拍および末梢脈拍 2+，毛細血管再充満時間 3 秒
- 腹部：軟らかい，臓器肥大なし
- 四肢：特筆すべきことはない
- 背部：特筆すべきことはない
- 神経系：依然として痛み刺激に対する反応なし，瞳孔 3 mm，左右同大，対光反射正常
- ベッドサイド（POC）血糖測定（以下の「評価」および「判定／介入」欄を参照）

判定

- 意識レベルの変容
- 徐脈の是正による洞調律
- 上気道閉塞および呼吸調節障害による呼吸不全

介入

- 必要に応じてバッグマスク換気を続行する。バックマスク換気により SpO_2 が 94 %を超え，循環が改善している場合，以下の処置を実施する：
  - 忍容できるなら酸素投与を中止する。
  - 自発呼吸努力を評価し，自発呼吸努力を補助するために換気補助を行う。
  - 小児の反応が戻る，または咳反射や咽頭反射が起きたら，口咽頭エアウェイを取り外す。
  - 小児の自発換気努力が十分になれば，バッグマスク換気を中止する。
- 小児が有効な自発換気および気道防御反射を回復しない場合，高度な気道確保器具の挿入を検討する。専門医に相談する。
- ベッドサイド（POC）血糖測定を実施する。

評価－診断的評価（状況が許せば患者評価のどの段階で行ってもよい）

臨床検査データ
- 血糖値 107 mg/dL
- この小児の緊急処置において，血液ガス分析（動脈血，静脈血，末梢血）の適応はない

画像診断
- 移動できるまでに患者が安定した後：外傷を示唆する既往歴または身体所見がある場合，頭部コンピュータ断層撮影（CT）を実施する

判定／介入

- 重篤な乳児および小児患者では，合理的に可能な限り速やかに血糖値を測定する必要がある。低血糖は迅速に治療する必要がある。
- 臨床検査（POC 血糖測定以外）は，有効な気道，酸素化，換気および心拍数／循環が確保されるまで延期する。

各介入後に再評価－判定－介入を行う。

デブリーフィングツール
実習ケースシナリオ 16，徐脈（小児，けいれん発作）

デブリーフィングの一般原則

- デブリーフィングの指針として，次の表を使用する。また，チームダイナミクスデブリーフィングツールも参照すること。
- デブリーフィングの長さは 10 分とする。
- すべての学習目標を取り扱う。
- デブリーフィングの最後に，覚えておくべき重要な事項を要約する。
- 受講者に自己反省を促し，全参加者を引き込む。
- 講義のような解説，回答が限定された質問，ディスカッションでインストラクターばかりが話すことを避ける。

一般的な管理目標

- PALS における体系的なアプローチアルゴリズムを使用して患者を評価し，適切に分類する
- 適切に酸素投与を行う
- 適応がある場合に質の高い CPR（フィードバック装置の使用を含む）の実施を指示する
- 必要に応じて基本的な気道確保手技を実施し，適切な気道確保器具を使用する
- 心電図モニターと呼吸モニターの装着を実施する
- 心リズムを判読する
- 適切な PBLS または PALS アルゴリズムを適用する
- 関連薬物の一般的な適応，禁忌，投与量を要約する
- 小児の心停止における家族に対するケアの原則についてディスカッションする
- 効果的なチームダイナミクスの 8 つの要素を適用する
- 頻繁な再評価を実施する

行動	情報収集	分析	要約
	「受講者による観察」	「適切に実施できた点」	「受講者主導の要約」
・ABCDE および**バイタルサイン**の評価を指示する ・上気道閉塞および呼吸調節障害（低換気）に起因する低酸素症による徐脈を判定する ・口咽頭エアウェイの挿入および 100％酸素によるバッグマスク換気を指示する ・心電図モニターとパルスオキシメータを装着する ・酸素によるバッグマスク換気の開始後に，心拍数および循環を再評価する ・気道確保，十分な酸素化，換気補助により心拍数が十分に上昇したため，胸骨圧迫とアドレナリン投与は必要ないと判断する ・静脈路または骨髄路の確保を指示する ・この患者は反応がないので，ベッドサイド（POC）検査で血糖値を測定する ・高度な気道確保器具の準備について議論する ・頻繁な再評価を実施する	・あなたの視点から各イベントについて説明してもらえますか？ ・あなたの行った治療はどのような効果があったと思いますか？ ・シナリオのそれぞれのイベントを振り返ってもらえますか？（時間管理／記録係に対する指示） ・改善の余地がある点は何ですか？ ・チームが適切に実施できた行動は何ですか？ 「インストラクターによる観察」 ・私は［ここに行動を挿入］に気付きました。 ・私は［ここに行動を挿入］を観察しました。 ・私は［ここに行動を挿入］を目撃しました。	・どのように［ここに行動を挿入］を適切に実施できたのですか？ ・なぜ［ここに行動を挿入］を適切に実施できたと思いますか？ ・［ここに行動を挿入］を実施した経緯についてもう少し詳しく説明してください。 「改善が必要な点」 ・なぜ［ここに行動を挿入］が起きたと思いますか？ ・［ここに行動を挿入］はどのようにして改善したら良いと思いますか？ ・［ここに行動を挿入］をしている間，どのように考えていましたか？ ・［ここに行動を挿入］ができなかったのはなぜですか？	・あなたが学んだ最も重要なことは何ですか？ ・重要な点を誰かまとめてくれますか？ ・覚えておくべき重要な事項は主に何ですか？ 「インストラクター主導の要約」 ・学習した内容をまとめてみましょう・・・ ・学習したことは・・・ ・覚えておくべき重要な事項は主に・・・ ・このシナリオの小児には，胸骨圧迫は必要ありませんでした。換気（CPR）に胸骨圧迫を追加する必要があるのは，どのような場合ですか？（解答：十分な酸素化と換気にもかかわらず，心拍数が 60 回/分未満で循環不良の徴候がある場合。） ・このシナリオの小児には，アドレナリンの投与は必要ありませんでした。投与が必要な場合，どのぐらいの投与量が適切ですか？（解答：0.01 mg/kg［濃度 0.1 mg/mL の注射液 0.1 mL/kg］） ・乳児および小児における徐脈の原因を，低酸素症の他に 3 つ挙げてください。

テストケースシナリオ 1
循環血液量減少性ショック
（小児）

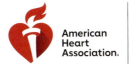
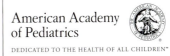

シナリオ導入部
病院搬送前：あなたは，3 日前から発熱と下痢が続いている 5 歳児を搬送するために出動した。女児は 2 時間前から嗜眠状態が強まっている。

救急部：あなたは，3 日前から発熱と下痢が続いている 5 歳児の評価と管理を依頼された。女児は 2 時間前から嗜眠状態が強まっている。末梢静脈路確保を試みたが失敗した。

一般病棟：あなたは，3 日前から発熱と下痢が続いており，病棟に入院した 5 歳児を評価するため呼び出された。女児は 1 時間前から嗜眠状態が強まっており，重度の下痢が持続している。女児の静脈路は有効ではない。

ICU：あなたは，3 日前から発熱と下痢が続いており，集中治療室に入院した 5 歳児のベッドサイドに呼び出された。女児は 2 時間前から嗜眠状態が強まっており，重度の下痢が持続している。女児の静脈路は有効ではない。

バイタルサイン	
心拍数	140 回/分
血圧	86/52 mmHg
呼吸数	36 回/分
SpO$_2$	室内気吸入下で 97 %
体温	38.0 ℃
体重	21 kg
年齢	5 歳

シナリオの概要および学習目標

シナリオの概要
このシナリオでは，代償性循環血液量減少性ショックの判定に重点を置かねばならない。優先事項として，ショック徴候の治療のため，酸素を投与し，静脈路（IV）／骨髄路（IO）を直ちに確保し，等張晶質液をボーラス投与し，必要に応じて反復投与する。輸液ボーラス投与中および各投与後に心肺状態の再評価が必要である。この嗜眠状態にある小児の血糖値を早期に測定する必要がある。このシナリオでの目標

このシナリオでの目標
- このケースは代償性循環血液量減少性ショックを呈している（重要な指標として，不安，異常な努力を伴わない頻呼吸，頻拍，皮膚の冷感とまだら模様，毛細血管再充満時間の遅延，正常血圧が挙げられる）
- 循環血液量減少性ショックの自他覚症状を要約する。このシナリオでは，小児は 3 日前から続く下痢と発熱，ショックの徴候，皮膚のツルゴール低下を呈している
- 循環血液量減少性ショックに対する適切な介入を実施する。このシナリオにおける最も重要な介入として，酸素投与，1 回以上の等張晶質液のボーラス投与，輸液ボーラス投与中および各投与後の慎重な再評価が挙げられる
- 全身（終末臓器）循環の評価方法を要約する。終末臓器循環の間接的指標として，皮膚温／色，意識レベル，尿量が挙げられる

評価－初期評価（小児評価のトライアングル）

外観（Appearance）
- 不安，不穏

呼吸（Breathing）
- 呼吸数，呼吸努力の増加

循環（Circulation）
- 特に手足の蒼白，乾燥，著しいまだら模様

判定
- 即時介入が必要

介入
- 救急対応システムに通報する。必要であれば，救急医療サービスは追加支援を要請する。
- 非再呼吸式マスクを使用して 100 %酸素を投与する。
- 心電図モニターを装着する。
- パルスオキシメータを装着する。

評価－一次評価（気道の確保，酸素化，換気，循環の補助に必要な的を絞った評価）

- **気道（Airway）**：開存，異常な気道音なし（吸気性喘鳴なし，聴取できる呼気性喘鳴なし）
- **呼吸／換気（Breathing/Ventilation）**：呼吸数約 36 回/分，軽微な肋骨間陥没，室内気吸入下での SpO$_2$ 97 %，100 %酸素投与下で 100 %に上昇，聴診で肺音正常
- **循環／灌流（Circulation/Perfusion）**：中枢脈拍は良好，末梢脈拍は微弱，心拍数 140 回/分，血圧 100/80 mm Hg，毛細血管再充満時間約 4 秒，手足の冷感とまだら模様

気道，換気，循環が適切に補助されていれば，残りの一次評価を実施
- **神経学的評価（Disability）**：皮膚のツルゴール低下
- **全身観察（Exposure）**：体温 38.0 ℃，体重 21 kg

© 2021 American Heart Association

判定

- 代償性ショック
- 洞性頻脈

介入

- 血管を確保する（小児は代償性ショックを呈しているため，最初に静脈路の確保を試みるべきである）。
- 等張晶質液 20 mL/kg を静脈路から急速ボーラス投与する。
  - 輸液ボーラス投与中および各投与後直ちに循環を評価し，心肺状態を慎重にモニターする。
  - 心不全の徴候（呼吸窮迫の悪化，ラ音の出現，肝腫大など）が現れたら輸液ボーラス投与を中止する。
- ベッドサイド（POC）血糖測定を実施し，必要に応じて低血糖を治療する。
- 酸素投与に対する反応を評価する。

評価−二次評価（治療可能な原因を特定するが，残りの二次評価は初期ショック治療後まで延期する）

病歴聴取（SAMPLE）（治療可能な原因の評価に必要な範囲に限る）

- **自他覚症状**（**S**igns and symptoms）：3 日間の下痢
- **ア**レルギー（**A**llergies）：既往なし
- **薬**物（**M**edications）：メチルフェニデート
- **病**歴（**P**ast medical history）：注意欠陥障害／注意欠陥／多動性障害
- **最**後の食事（**L**ast meal）：24 時間の経口摂取なし
- **イ**ベント（**E**vents）（発症）：3 日前から微熱と下痢が続いている。時間前から嗜眠状態が強まっていることが認められた

身体診察

- 酸素投与および初回輸液ボーラス投与後に再度バイタルサインを測定する：心拍数 94 回/分，呼吸数 30 回/分，100 %酸素吸入下での SpO$_2$ 100 %，血圧 90/50 mm Hg
- 頭部，眼，耳，鼻，咽喉／頸部：粘膜の乾燥，頸部は柔軟
- 心肺：正常な呼吸数，過剰心音または心雑音なし，肺音正常，毛細血管再充満時間が 3〜4 秒に低下
- 腹部：肝辺縁の触知不可能，膨隆なし，圧痛なし，腸雑音の減弱
- 四肢：手足の冷感，末梢脈拍が微弱，毛細血管再充満時間 3〜4 秒，中枢脈拍が強まった
- 背部：正常
- 神経系：嗜眠，瞳孔 4 mm，左右同大，反射正常

判定

- 代償性循環血液量減少性ショック

介入

- 等張晶質液 20 mL/kg の静脈内／骨髄内ボーラス投与を繰り返す。持続するショック症状を治療するため必要であれば，輸液ボーラス投与を繰り返す。
- 輸液ボーラス投与中および各投与後に慎重かつ頻繁な心肺状態の評価を実施する。
  - 心不全の徴候（呼吸窮迫の悪化，ラ音の出現，肝腫大）が現れたら輸液ボーラス投与を中止する。
- 集中治療室（ICU）への転科を手配する（小児がまだ ICU にいない場合）。

評価−診断的評価（状況が許せば患者評価のどの段階で行ってもよい）

臨床検査データ

- 動脈血ガス分析：pH 7.18, PCO$_2$ 24 mm Hg, HCO$_3$ 13 mEq/L, PO$_2$ 74 mm Hg
- 血糖値（ベッドサイド検査）70 mg/dL（3.3 mmol/L）
- 保留中：電解質濃度，血中尿素窒素／クレアチニン，血清尿素，重炭酸塩，血清乳酸
- 培養検査：血液，尿
- 体温：38.0 ℃

画像診断

- 胸部 X 線撮影：小さい心臓，肺野は清明

判定／介入

- 重篤な小児患者，特に新生児や乳児の場合は，合理的に可能な限り速やかに血糖値を確認する必要がある。重篤な小児患者では，合理的に可能な限り速やかに血糖値を測定する必要がある。
- ショックの治療が有効であれば代謝性アシドーシスは是正される。

各介入後に再評価−判定−介入を行う。

デブリーフィングツール
テストケースシナリオ 1，循環血液量減少性ショック（小児）

デブリーフィングの一般原則

- デブリーフィングの指針として，次の表を使用する。また，チームダイナミクスデブリーフィングツールも参照すること。
- デブリーフィングの長さは 10 分とする。
- すべての学習目標を取り扱う。
- デブリーフィングの最後に，覚えておくべき重要な事項を要約する。
- 受講者に自己反省を促し，全参加者を引き込む。
- 講義のような解説，回答が限定された質問，ディスカッションでインストラクターばかりが話すことを避ける。

一般的な管理目標

- PALS における体系的なアプローチアルゴリズムを使用して患者を評価し，適切に分類する
- 適切に酸素投与を行う
- 適応がある場合に質の高い CPR（フィードバック装置の使用を含む）の実施を指示する
- 必要に応じて基本的な気道確保手技を実施し，適切な気道確保器具を使用する
- 心電図モニターと呼吸モニターの装着を実施する
- 心リズムを判読する
- 適切な PBLS または PALS アルゴリズムを適用する
- 関連薬物の一般的な適応，禁忌，投与量を要約する
- 小児の心停止における家族に対するケアの原則についてディスカッションする
- 効果的なチームダイナミクスの 8 つの要素を適用する
- 頻繁な再評価を実施する

行動	情報収集	分析	要約
	「受講者による観察」	「適切に実施できた点」	「受講者主導の要約」
・バイタルサインを含むABCDEを評価する ・100 %酸素を投与する ・心電図モニターとパルスオキシメータを装着する ・循環血液量減少性ショックの自他覚症状を認識する ・ショックを代償性として分類する ・静脈路または骨髄路の確保を指示する ・等張晶質液の急速なボーラス投与を指示する。輸液ボーラス投与中および投与後に心不全の徴候を観察する ・介入中および介入に対する反応について，特に輸液ボーラス投与中および各投与後に，患者を再評価する ・ショックを治療するため，必要に応じて輸液ボーラス投与を繰り返す ・ベッドサイド血糖測定を実施する	・あなたの視点から各イベントについて説明してもらえますか？ ・あなたの行った治療はどのような効果があったと思いますか？ ・シナリオのそれぞれのイベントを振り返ってもらえますか？（時間管理／記録係に対する指示） ・改善の余地がある点は何ですか？ ・チームが適切に実施できた行動は何ですか？ 「インストラクターによる観察」 ・私は［ここに行動を挿入］に気付きました。 ・私は［ここに行動を挿入］を観察しました。 ・私は［ここに行動を挿入］を目撃しました。	・どのように［ここに行動を挿入］を適切に実施できたのですか？ ・なぜ［ここに行動を挿入］を適切に実施できたと思いますか？ ・［ここに行動を挿入］を実施した経緯についてもう少し詳しく説明してください。 「改善が必要な点」 ・なぜ［ここに行動を挿入］が起きたと思いますか？ ・［ここに行動を挿入］はどのようにして改善したら良いと思いますか？ ・［ここに行動を挿入］をしている間，どのように考えていましたか？ ・［ここに行動を挿入］ができなかったのはなぜですか？	・あなたが学んだ最も重要なことは何ですか？ ・重要な点を誰かまとめてくれますか？ ・覚えておくべき重要な事項は主に何ですか？ 「インストラクター主導の要約」 ・学習した内容をまとめてみましょう・・・ ・学習したことは・・・ ・覚えておくべき重要な事項は主に・・・ ・ショック管理における治療エンドポイントは何ですか？（解答：心拍数の正常化，末梢循環，精神状態，尿量の改善，血圧の正常化，代謝性／乳酸アシドーシスの是正） ・終末臓器の機能改善を間接的に示す徴候はどれですか？（解答：皮膚血流の改善，反応の改善／意識レベルの改善，尿量の増加，乳酸アシドーシスの是正）

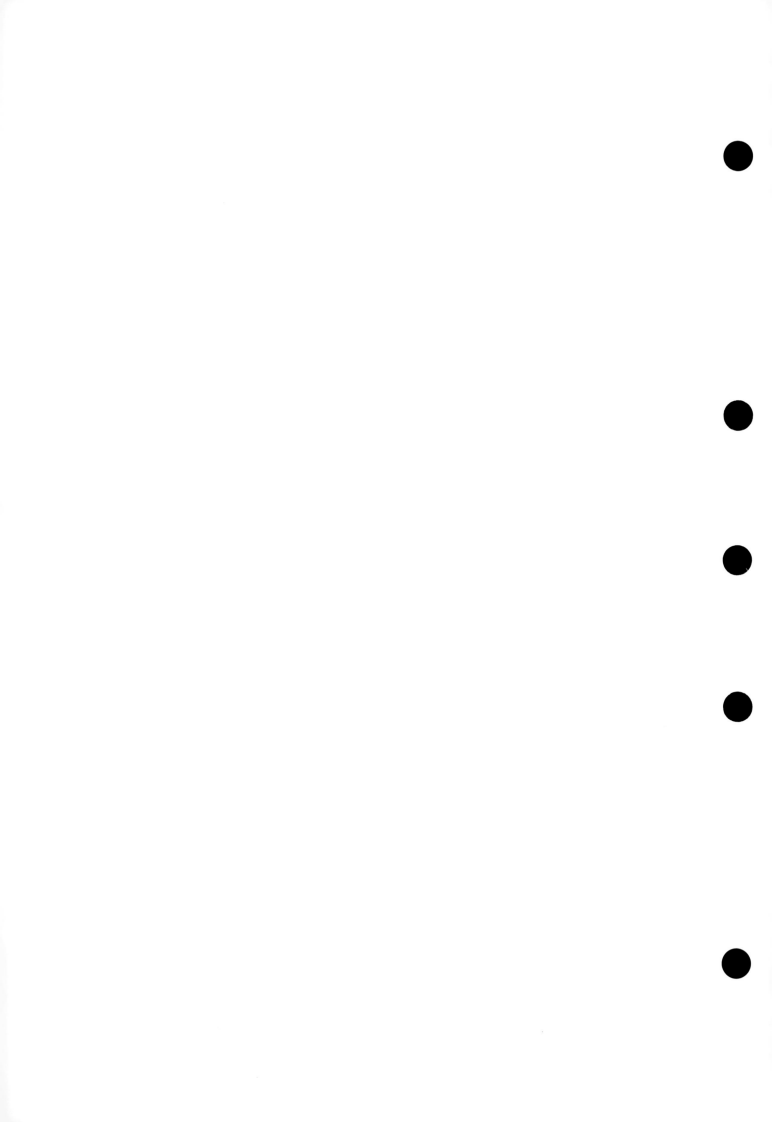

テストケースシナリオ 2
下気道閉塞
（小児，喘息）

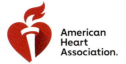
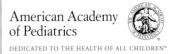

シナリオ導入部
病院搬送前：あなたは，呼吸窮迫を呈している 10 歳女児に関する 119 番通報に対応している。
救急部：母親から娘が呼吸窮迫を呈していると 119 番通報があり，第 1 救助者によって 10 歳女児が搬送されてきた。
一般病棟：あなたは，呼吸窮迫のため救急部から入院してきた 10 歳女児の病室に呼び出された。
ICU：あなたは，呼吸窮迫を呈して集中治療室に入院したばかりの 10 歳女児を診察するために呼び出された。

バイタルサイン	
心拍数	150 回/分
血圧	102/62 mmHg
呼吸数	30 回/分
SpO₂	室内気吸入下で 88 %
体温	37 ℃
体重	35 kg
年齢	10 歳

シナリオの概要および学習目標

シナリオの概要
このシナリオでは，下気道閉塞／喘息に起因する呼吸窮迫／おそらく呼吸不全の迅速な判定と管理に重点を置く。プロバイダーは，呼吸窮迫の徴候をすばやく認識し，100 %酸素の投与，サルブタモールの噴霧吸入，副腎皮質ステロイドの経口投与を含む，初期治療を実施する必要がある。臭化イプラトロピウムの噴霧吸入も検討する。小児は改善しており，治療を急ぐ必要はない。デブリーフィングの際に，受講者に気管挿管の適応について質問する。

このシナリオでの目標
- 下気道閉塞に起因する呼吸窮迫の自他覚症状を認識する。このシナリオでは，呼吸数および呼吸努力の増加，呼気時間の延長，呼気性喘鳴などが該当する
- 下気道閉塞に対する適切な初期介入を実施する。このシナリオでは，酸素の投与，サルブタモールの噴霧吸入，副腎皮質ステロイドの投与，場合によっては臭化イプラトロピウムの噴霧吸入などが該当する
- 喘息を有する小児で集中治療室（ICU）への入院歴がある場合，あるいは初期介入が奏効しない場合に，専門医に相談することの重要性についてディスカッションする

評価-初期評価（小児評価のトライアングル）

外観（Appearance）
- 不安，ベッドに座っている

呼吸（Breathing）
- 呼吸数，呼吸努力の増加，陥没を認める

循環（Circulation）
- ピンク色の口唇と爪床，循環は良好

判定
- 呼吸窮迫

介入
- 速やかに心肺評価を実施する。
- 非再呼吸式マスクを使用して 100 %酸素を投与する。
- 心電図モニターを装着する。
- パルスオキシメータを装着する。

評価-一次評価

- **気道（Airway）**：開存し閉塞なし，鼻翼呼吸あり，異常な上気道音は聴取されない
- **呼吸（Breathing）**：呼吸数 42 回/分，胸骨下陥没，聴診時に両肺野に拡散する呼気性喘鳴，呼気相の延長，気流の低下，酸素投与前の室内気吸入下で SpO₂ 88 %，非再呼吸式フェイスマスクによる 100 %酸素投与下で 95 %
- **循環（Circulation）**：心拍数 150 回/分，ピンク色の口唇と爪床，力強い橈骨動脈拍動，毛細血管再充満時間 2 秒，血圧 102/62 mm Hg
- **神経学的評価（Disability）**：不安，覚醒，3～4 語文を話す
- **全身観察（Exposure）**：体温 37 ℃，体重 35 kg

© 2021 American Heart Association

判定

- 呼吸窮迫，呼吸不全
- 下気道閉塞

介入

- 小児に楽な体位をとらせる。
- 酸素投与に対する反応を評価する。
- サルブタモールの噴霧吸入および臭化イプラトロピウムの噴霧吸入を行う。
- 副腎皮質ステロイド薬を経口投与する。

評価−二次評価

病歴聴取（SAMPLE）

- **自**他覚症状（**S**igns and symptoms）：咳嗽，呼吸窮迫，住居内での家族の喫煙
- **ア**レルギー（**A**llergies）：カビ，イネ科植物
- **薬**物（**M**edications）：ここ数週間，吸入器を詰め替えていない
- **病**歴（**P**ast medical history）：喘息の既往，呼吸不全による ICU への 3 回の入院，医療処置の遵守不良によるコントロール不良の喘息
- **最**後の食事（**L**ast meal）：4 時間前
- **イ**ベント（**E**vents）（発症）：3 日前から感冒症状あり。24 時間前から咳嗽と呼吸窮迫が増悪

身体診察

- 酸素および輸液投与後に再度バイタルサインを測定する：呼吸数 24 回/分，心拍数 132 回/分，SpO$_2$ 95 %，血圧 124/76 mm Hg
- 頭部，眼，耳，鼻，咽喉／頸部：気道は開存している
- 心肺：呼気性喘鳴が減弱，異常な長さのない呼気相，気流の改善，軽度の胸骨下陥没
- 腹部：正常
- 四肢：末梢脈拍は 2+，毛細血管再充満時間は正常
- 背部：正常
- 神経系：依然として不安が認められるが，現在は完全な文章で会話できる。神経系の異常なし

判定

- 呼吸窮迫
- 下気道閉塞

介入

- サルブタモールとイプラトロピウムに対する反応を評価する。
- 呼気性喘鳴と呼吸窮迫が持続し，換気が改善しなければ，サルブタモールの噴霧吸入を継続する。喘息発作重積状態の小児の管理に精通したプロバイダーに相談の上，治療を急ぐための計画を策定する。
- 現時点（小児が改善）では，喘息の治療をさらに急ぐ必要はないことを認識するが，専門家に相談の上，治療の次の段階についてディスカッションする。
- 厳密な観察を継続し，追加の診断的検査を検討する（胸部 X 線撮影など）。
- 小児の ICU への転科を手配する（小児がまだ ICU にいない場合）。
- ベッドサイド（POC）血糖測定を実施する。

評価−診断的評価（状況が許せば患者評価のどの段階で行ってもよい）

臨床検査データ

- 血糖値（ベッドサイド検査）128 mg/dL（7.1 mmol/L）

画像診断

- なし

判定／介入

- 緊急処置中の臨床検査は一般的には適切ではないが，重篤な乳児および小児患者においては，合理的に可能な限り速やかに血糖値を測定すべきである。重篤な小児患者では，合理的に可能な限り速やかに血糖値を測定する必要がある。
- 小児がその他の呼吸器系の自他覚症状を呈している場合は，追加の検査（胸部 X 線撮影など）を実施してもよい。

各介入後に再評価−判定−介入を行う。

デブリーフィングツール
テストケースシナリオ 2，下気道閉塞（小児，喘息）

デブリーフィングの一般原則

- デブリーフィングの指針として，次の表を使用する。また，チームダイナミクスデブリーフィングツールも参照すること。
- デブリーフィングの長さは 10 分とする。
- すべての学習目標を取り扱う。
- デブリーフィングの最後に，覚えておくべき重要な事項を要約する。
- 受講者に自己反省を促し，全参加者を引き込む。
- 講義のような解説，回答が限定された質問，ディスカッションでインストラクターばかりが話すことを避ける。

一般的な管理目標

- PALS における体系的なアプローチアルゴリズムを使用して患者を評価し，適切に分類する
- 適切に酸素投与を行う
- 適応がある場合に質の高い CPR（フィードバック装置の使用を含む）の実施を指示する
- 必要に応じて基本的な気道確保手技を実施し，適切な気道確保器具を使用する
- 心電図モニターと呼吸モニターの装着を実施する
- 心リズムを判読する
- 適切な PBLS または PALS アルゴリズムを適用する
- 関連薬物の一般的な適応，禁忌，投与量を要約する
- 小児の心停止における家族に対するケアの原則についてディスカッションする
- 効果的なチームダイナミクスの 8 つの要素を適用する
- 頻繁な再評価を実施する

行動	情報収集	分析	要約
	「受講者による観察」	「適切に実施できた点」	「受講者主導の要約」
・ABCDE および**バイタルサイン**の評価を指示する ・100 %酸素の投与を指示する ・心電図モニターとパルスオキシメータを装着する ・下気道閉塞の自他覚症状を認識する ・呼吸窮迫を判定する ・持続的酸素投与，サルブタモールの噴霧吸入，副腎皮質ステロイド薬の投与を含む，喘息に対する治療を開始する ・各介入に対する患者の反応を再評価するよう指示する ・必要に応じて実施する追加治療を要約する（サルブタモールの持続的噴霧吸入，臭化イプラトロピウムの噴霧吸入，硫酸マグネシウムの検討など）	・あなたの視点から各イベントについて説明してもらえますか？ ・あなたの行った治療はどのような効果があったと思いますか？ ・シナリオのそれぞれのイベントを振り返ってもらえますか？（時間管理／記録係に対する指示） ・改善の余地がある点は何ですか？ ・チームが適切に実施できた行動は何ですか？ 「インストラクターによる観察」 ・私は［ここに行動を挿入］に気付きました。 ・私は［ここに行動を挿入］を観察しました。 ・私は［ここに行動を挿入］を目撃しました。	・どのように［ここに行動を挿入］を適切に実施できたのですか？ ・なぜ［ここに行動を挿入］を適切に実施できたと思いますか？ ・［ここに行動を挿入］を実施した経緯についてもう少し詳しく説明してください。 「改善が必要な点」 ・なぜ［ここに行動を挿入］が起きたと思いますか？ ・［ここに行動を挿入］はどのようにして改善したら良いと思いますか？ ・［ここに行動を挿入］をしている間，どのように考えていましたか？ ・［ここに行動を挿入］ができなかったのはなぜですか？	・あなたが学んだ最も重要なことは何ですか？ ・重要な点を誰かまとめてくれますか？ ・覚えておくべき重要な事項は主に何ですか？ 「インストラクター主導の要約」 ・学習した内容をまとめてみましょう・・・ ・学習したことは・・・ ・覚えておくべき重要な事項は主に・・・ ・このシナリオでは，小児は改善しました。処置を施し，専門医の助言を得たにもかかわらず病状が悪化し続ける場合，バッグマスク換気やその他の気道確保または換気補助の適応となるのはどのような状態ですか？（解答として，意識レベルの低下，気流の低下，呼気性喘鳴の低下，徐脈，奇脈などがある。）患者がこれほど悪化する前に，専門医に相談を求めることが重要であることを指摘する。

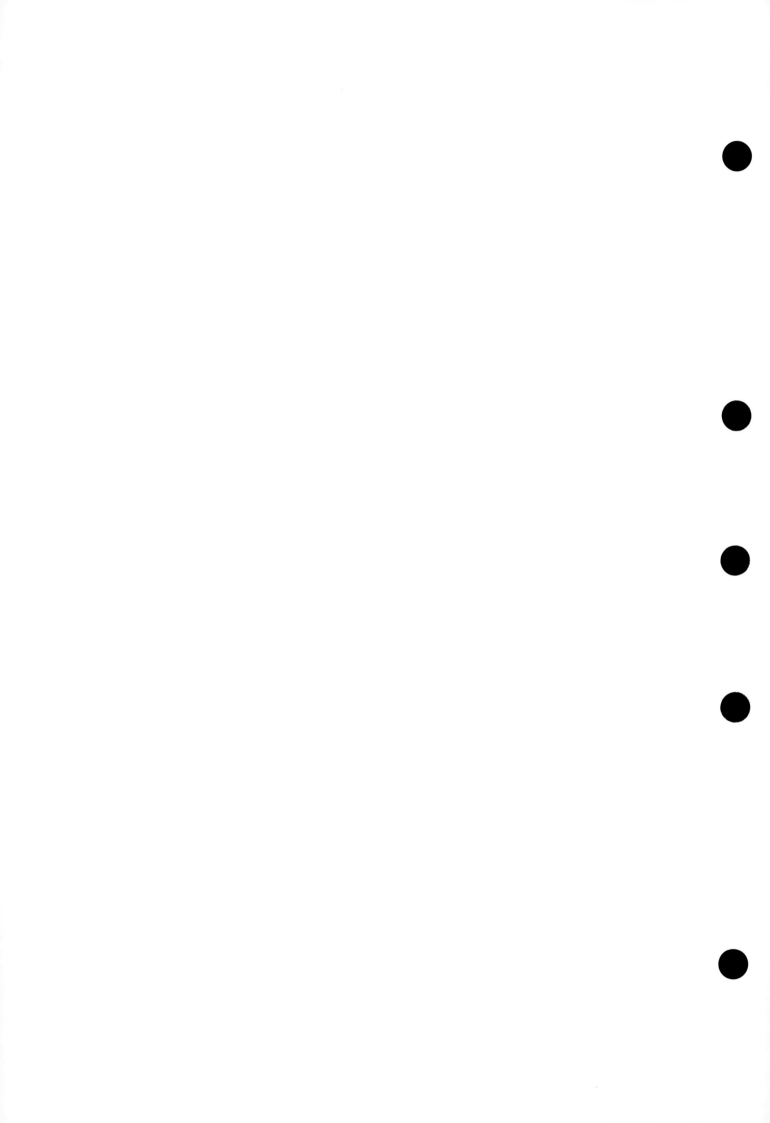

テストケースシナリオ 3
上気道閉塞
（乳児）

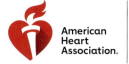
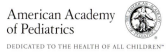

シナリオ導入部
病院搬送前：あなたは，呼吸困難を起こしている 9 カ月の乳児がいる住宅に深夜に呼び出された。男児は 2 日前から上気道のうっ血と微熱が続いている。
救急部：9 カ月の乳児が夜間に突然，喘鳴を発症した。男児は 2 日前から上気道のうっ血と微熱が続いている。
一般病棟：生後 9 カ月の乳児が呼吸困難を呈し，かかりつけの小児科医院から入院したところである。男児は 2 日前から上気道のうっ血と微熱が続いている。
ICU：生後 9 カ月の乳児が 1 時間前に抜管され，喘鳴を発症した。

バイタルサイン	
心拍数	140 回/分
血圧	86/58 mmHg
呼吸数	48 回/分
SpO_2	室内気吸入下で 89 %
体温	38 ℃
体重	8 kg
年齢	生後 9 カ月

シナリオの概要および学習目標

シナリオの概要
このシナリオでは，上気道閉塞による呼吸窮迫の迅速な認識と管理に重点を置く。適切な治療として，乳児が楽な体位にする，酸素投与，アドレナリンの噴霧吸入，デキサメタゾンの投与が挙げられる。プロバイダーは，治療に対する継続的な改善を確認するために頻回の再評価を実施し，高度なモニタリングと処置を実施するために直ちに専門医に相談すべき悪化の臨床徴候について説明できなければならない。

このシナリオでの目標
- 上気道閉塞による呼吸窮迫の自他覚症状を判定する。このシナリオでは，頻呼吸，呼吸努力の増加，吸気性喘鳴が該当する
- 乳児が楽な体位を保てるようにすることと，プロバイダーができるかぎり刺激を与えないことの重要性を認識する。このシナリオでは，プロバイダーは臨床検査のための不要な静脈穿刺を避け，絶対に必要な場合に限り，静脈路を確保する
- 著しい上気道閉塞に対する適切な介入を実施する。このシナリオでは，酸素投与，アドレナリンの噴霧吸入，デキサメタゾンの投与が該当する
- 各介入に対する反応を見極めるため，患者を頻回に再評価する

評価−初期評価（小児評価のトライアングル）

外観（Appearance）
- ぐずり泣いている。

呼吸（Breathing）
- 呼吸仕事量の増加を伴う頻呼吸，散発的な吸気性喘鳴

循環（Circulation）
- 一見して蒼白

判定
- 呼吸窮迫

介入
- 速やかに心肺評価を実施する。
- 心電図モニターを装着する。
- パルスオキシメータを装着する。

評価−一次評価
- **気道（Airway）**：閉塞はないが雑音交じり，興奮時に高調性の吸気音，安静時に微かな吸気性喘鳴が聴取される
- **呼吸（Breathing）**：呼吸数 48 回/分，胸骨上陥没，上気道音の肺野への伝播−それ以外の肺音は正常，両肺の換気良好，呼気性喘鳴なし，酸素投与前の SpO_2 89 %，フェイスマスクまたは鼻カニューレによる酸素投与後 98 %
- **循環（Circulation）**：心拍数 140 回/分，皮膚はピンク色で循環は良好，力強い末梢脈拍，毛細血管再充満時間 2 秒，血圧 86/58 mm Hg
- **神経学的評価（Disability）**：覚醒して意識清明，ぐずるが落ち着かせることができる
- **全身観察（Exposure）**：体温 38.0 ℃，体重 8 kg

© 2021 American Heart Association

判定

- 呼吸
- 上気道閉塞

介入

- フェイスマスクまたは鼻カニューレによる酸素投与を実施する。酸素投与に対する反応を評価する。
- 乳児に楽な体位をとらせる。親に乳児を抱くように勧める。
- アドレナリンの噴霧吸入を行う。

評価-二次評価

病歴聴取（SAMPLE）

- **自他覚症状（Signs and symptoms）**：覚醒しており犬吠様，オットセイ様咳嗽を伴う，情動不安，啼泣，2日前から上気道感染と微熱が続いている
- **アレルギー（Allergies）**：既往なし
- **薬物（Medications）**：2時間前に母親が発熱に対してアセトアミノフェンを与えた
- **病歴（Past medical history）**：生後6カ月および8カ月時に中耳炎
- **最後の食事（Last meal）**：2時間前に十分に摂取した
- **イベント（Events）（発症）**：2日前から感冒症状（鼻汁，乾いた犬吠様咳嗽，微熱），症状は夜間に悪化するが日中に改善

身体診察

- 酸素およびラセミ体アドレナリンの投与後に再度バイタルサインを測定する：心拍数158回/分，呼吸数32回/分，100%酸素吸入下でのSpO$_2$ 100%，血圧92/66 mm Hg
- 頭部，眼，耳，鼻，咽喉／頸部：軽度の鼻翼呼吸，黄色っぽい鼻汁，現在，興奮時に吸気性喘鳴を呈するが，安静時には消失
- 心肺：肺音正常，上気道音の伝播（顕著ではない），胸骨上陥没が改善
- 腹部：正常
- 四肢：正常
- 背部：正常
- 神経系：ぐずる，激しく泣く，四肢すべてを動かす，親が落ち着かせることができる

判定

- 呼吸窮迫
- 上気道閉塞

介入

- アドレナリンの投与後，心肺状態を再評価する。
- できるかぎり乳児を刺激しないように試みる。
- 気道浮腫／吸気性喘鳴の再発を少なくとも2時間モニターする。徴候が再発した場合，以下を検討する。
  - 十分に酸素化されており，プロバイダーがヘリオックスの使用に精通している場合には，使用を検討する。
  - 治療計画を策定するため，専門家に相談できるよう準備する（挿管を実施し高度なモニタリングと治療を提供するには，専門的技能が必要である）。
- 副腎皮質ステロイド（デキサメタゾンなど）の経口／静脈内／筋肉内投与を行う。
- 忍容できるなら酸素投与を中止する。

評価-診断的評価（状況が許せば患者評価のどの段階で行ってもよい）

臨床検査データ

- 今回はなし

画像診断

- 頸部側面軟線撮影は，通常必要ない

判定／介入

- 呼吸窮迫や呼吸困難の悪化を招くおそれのある刺激を最小限にして興奮を避けるため，安定化したばかりの時期の臨床検査は一般に適切ではない。
- 重篤な乳児および小児患者では，合理的に可能な限り速やかに血糖値を測定する必要がある。しかし，この乳児には上気道閉塞があり，興奮によって呼吸窮迫が悪化する可能性がある。また，乳児は覚醒しており，直近まで十分に栄養摂取できていた。したがって，このケースでは，血糖値測定を延期すべきである。

各介入後に再評価-判定-介入を行う。

デブリーフィングツール
テストケースシナリオ 3，上気道閉塞（乳児）

デブリーフィングの一般原則

- デブリーフィングの指針として，次の表を使用する。また，チームダイナミクスデブリーフィングツールも参照すること。
- デブリーフィングの長さは 10 分とする。
- すべての学習目標を取り扱う。
- デブリーフィングの最後に，覚えておくべき重要な事項を要約する。
- 受講者に自己反省を促し，全参加者を引き込む。
- 講義のような解説，回答が限定された質問，ディスカッションでインストラクターばかりが話すことを避ける。

一般的な管理目標

- PALS における体系的なアプローチアルゴリズムを使用して患者を評価し，適切に分類する
- 適切に酸素投与を行う
- 適応がある場合に質の高い CPR（フィードバック装置の使用を含む）の実施を指示する
- 必要に応じて基本的な気道確保手技を実施し，適切な気道確保器具を使用する
- 心電図モニターと呼吸モニターの装着を実施する
- 心リズムを判読する
- 適切な PBLS または PALS アルゴリズムを適用する
- 関連薬物の一般的な適応，禁忌，投与量を要約する
- 小児の心停止における家族に対するケアの原則についてディスカッションする
- 効果的なチームダイナミクスの 8 つの要素を適用する
- 頻繁な再評価を実施する

行動	情報収集	分析	要約
	「受講者による観察」	「適切に実施できた点」	「受講者主導の要約」
・ABCDE およびバイタルサインの評価を指示する ・必要な場合，加湿した酸素を投与する ・心電図モニターとパルスオキシメータを装着する ・上気道閉塞の自他覚症状を認識する ・呼吸不全でなく呼吸窮迫であることを特定する ・上気道閉塞に対する適切な初期管理として，乳児に楽な体位をとらせる，加湿した酸素を投与する，アドレナリンの噴霧吸入，デキサメタゾンの投与などを実施する ・乳児を頻回に再評価し，介入に対する反応を評価する ・熟練を要する挿管や高度なモニタリングおよび治療を実施できる専門医に早めに相談する必要性を認識する	・あなたの視点から各イベントについて説明してもらえますか？ ・あなたの行った治療はどのような効果があったと思いますか？ ・シナリオのそれぞれのイベントを振り返ってもらえますか？（時間管理／記録係に対する指示） ・改善の余地がある点は何ですか？ ・チームが適切に実施できた行動は何ですか？ 「インストラクターによる観察」 ・私は［ここに行動を挿入］に気付きました。 ・私は［ここに行動を挿入］を観察しました。 ・私は［ここに行動を挿入］を目撃しました。	・どのように［ここに行動を挿入］を適切に実施できたのですか？ ・なぜ［ここに行動を挿入］を適切に実施できたと思いますか？ ・［ここに行動を挿入］を実施した経緯についてもう少し詳しく説明してください。 「改善が必要な点」 ・なぜ［ここに行動を挿入］が起きたと思いますか？ ・［ここに行動を挿入］はどのようにして改善したら良いと思いますか？ ・［ここに行動を挿入］をしている間，どのように考えていましたか？ ・［ここに行動を挿入］ができなかったのはなぜですか？	・あなたが学んだ最も重要なことは何ですか？ ・重要な点を誰かがまとめてくれますか？ ・覚えておくべき重要な事項は主に何ですか？ 「インストラクター主導の要約」 ・学習した内容をまとめてみましょう・・・ ・学習したことは・・・ ・覚えておくべき重要な事項は主に・・・ ・このシナリオでは，乳児は安定しました。しかし，あなたの介入が奏効しなかった場合，悪化の徴候はどのようなものですか？（解答：（解答：呼吸数が非常に高い，または不十分，あるいは不規則な呼吸パターン，呼吸仕事量の著しい増加の徴候，呼吸音または換気の減弱，意識レベルの低下，低酸素血症，またはチアノーゼ）挿管や機械的換気には高度な専門的技能が必要であることを指摘する。

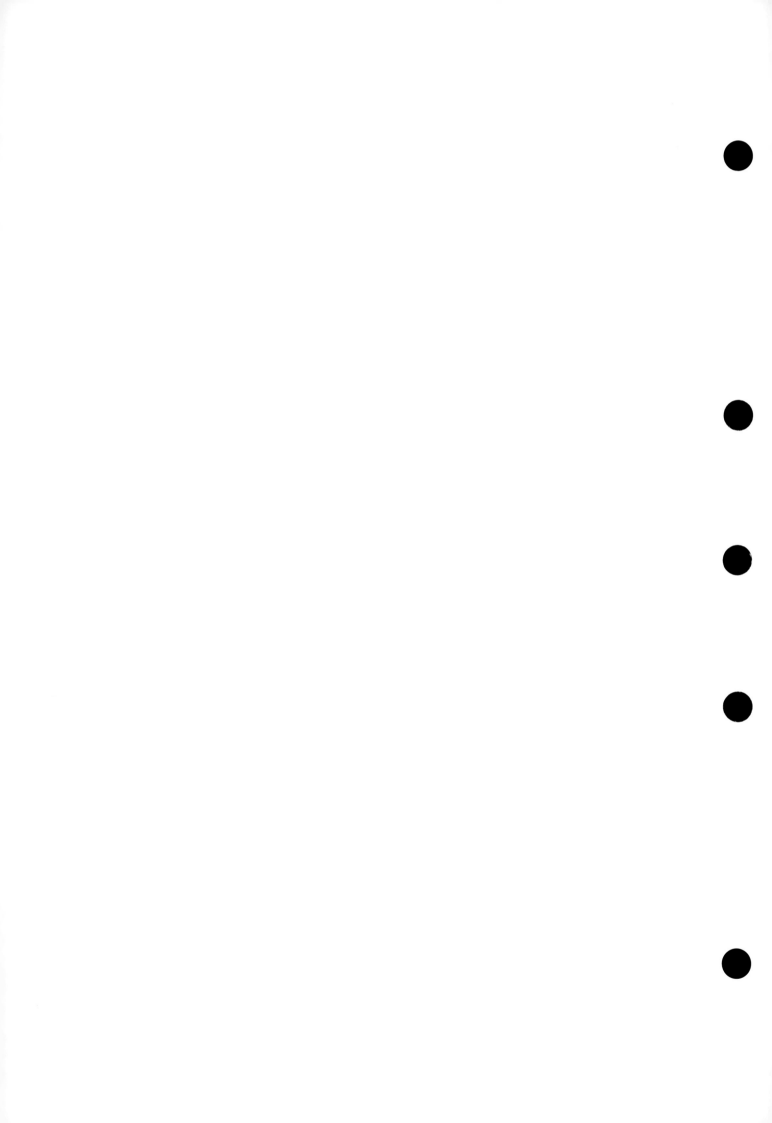

テストケースシナリオ 4
心静止
（小児，心停止）*

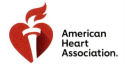
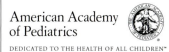

シナリオ導入部
病院搬送前：あなたは，プールから引き揚げられ，脈拍がない 6 歳男児がいる住宅へ出動した。両親が CPR を開始し，119 番通報した。
救急部：溺水した 6 歳児を，救急車が救急部へ搬送中である。CPR を続行している。
一般病棟：あなたは，迅速対応チームのメンバーとして，ぐったりして反応のない 6 歳児の診察のために呼び出された。小児はプールから引き揚げられた後，肺炎の治療のため入院した。CPR を続行中である。
ICU：あなたは，徐々にぐったりして反応がなくなった 6 歳児の診察のために呼び出された。小児はプールから引き揚げられた後，肺炎に対する抗生物質の静注のため入院した。6 時間前の X 線撮影で少量の胸水と思われる陰影が認められた。それ以外の救急部での検査には特筆すべきことはなかった。CPR を続行中である。

バイタルサイン	
心拍数	CPR 続行中
血圧	CPR 続行中
呼吸数	バッグマスク換気中（CPR）
SpO$_2$	測定不可
体温	延期
体重	23 kg
年齢	6 歳

シナリオの概要および学習目標

シナリオの概要
このシナリオの要点は，心停止および「ショック非適応」心リズムの判定と管理である。質の高い CPR の迅速な実施とアドレナリンの早期投与に重点を置く。受講者は，心停止の治療可能な原因（「H と T」）を特定しなければならない。このシナリオでは，溺水による低酸素症と心停止が該当する。シナリオの完了には必要ないが，インストラクターは（時間が許せば）心拍再開後の治療の重要な要素（吸入酸素濃度の調節による SpO$_2$ 94〜99 %の維持，目標体温管理［特に発熱の回避または発熱に対する積極的な治療］，血行動態の保持，気道確保，換気および循環の補助，神経系やその他の終末臓器機能の維持など）についてディスカッションしてもよい。

このシナリオでの目標
- ショック非適応の心リズムを伴う心停止を判定する。このシナリオでは，小児は心静止を呈している
- アドレナリンの適切な投与量と投与の根拠を説明する
- 心静止の治療可能な原因を要約し，心停止の治療可能な原因を検討する（「H と T」で始まる条件から想起する）。この小児の場合，溺水と低酸素症が原因である
- 心拍再開後の処置の原則についてディスカッションする。このシナリオでは，忍容できる場合，吸入酸素濃度の調節，目標体温管理（特に発熱の回避），血行動態の維持，気道確保，酸素化および換気補助，神経系やその他の終末臓器機能の維持が該当する

評価-初期評価（小児評価のトライアングル）

外観（Appearance）
- 一見して四肢がだらんとしている。自発運動なく，音に対して目に見える反応なし

呼吸（Breathing）
- 自発呼吸なし

循環（Circulation）
- 四肢および口唇のチアノーゼ／蒼白，重度のまだら模様

判定
- 即時介入が必要

介入
- 救急対応システムに通報する。必要であれば，救急医療サービスは追加支援を要請する。
- 反応の有無を確認し（反応なし），呼吸（なし）および頸動脈または大腿動脈の脈拍（なし）を同時に確認する。
- 質の高い CPR を直ちに開始する。

評価-一次評価（一次救命処置の実施のため延期）
- 軽く叩き，大きな声で呼びかけても無反応
- 呼吸なし
- 脈拍なし
- 身長別カラーコード化蘇生テープで推定した体重 23 kg

*必要に応じて無脈性電気活動のケースとしても使用できる。

© 2021 American Heart Association

判定

- 心肺停止

介入

- CPR フィードバック装置を使用して，CPR 実施の指針とする。
- 除細動器が到着したら，パッド／リードを装着し，モニターの電源を入れる。
- 心リズムを判定する（心静止）。質の高い CPR を直ちに再開し，2 分ごとに心リズムをチェックする。
- 血管を確保する（静脈路［IV］／骨髄路［IO］）。
- 胸骨圧迫中にアドレナリン 0.01 mg/kg（濃度 0.1 mg/mL の注射液を 0.1 mL/kg）を静脈内／骨髄内投与する。続けて，生理食塩液でフラッシュする。心停止中は，3〜5 分ごとに繰り返す。
- パルスオキシメータを装着する（地域や施設のプロトコールに従う，自己心拍再開［ROSC］まで延期される場合がある）。

評価−二次評価（治療可能な原因を特定するためでなければ延期）

病歴聴取（SAMPLE）（ROSC まで延期，または治療可能な原因（「H と T」）を評価するために必要な範囲に限定する，蘇生処置を中断しない）

- **自他覚症状（Signs and symptoms）**：シナリオ導入部で報告されたとおりの既往
- **アレルギー（Allergies）**：なし
- **薬物（Medications）**：なし
- **病歴（Past medical history）**：なし
- **最後の食事（Last meal）**：4 時間前
- **イベント（Events）（発症）**：シナリオ導入部で報告されたとおり

身体診察（ROSC まで延期，または治療可能な原因を評価するために必要な範囲に限定する）

- 質の高い CPR およびアドレナリンの 2 回投与による ROSC 後のバイタルサイン：洞調律，心拍数 150 回/分，呼吸数 20 回/分（バッグマスク換気，100 %酸素投与下），SpO_2 98 %，血圧 85/50 mm Hg，体温 36 ℃

アドレナリンが投与されず，CPR の質が低ければ，心静止が持続する。

判定

- 心肺停止
- 心静止
- ROSC

介入

- 質の高い CPR を続行する。
- 心リズムを再評価し，2 分ごとに胸骨圧迫を交代する。圧迫の中断は最小限とし，10 秒以内に抑える。
- 心静止の治療可能な原因（「H と T」）を検討する。
- 特に，バッグマスクで十分な換気ができず，高度な処置ができるプロバイダーが対応可能な場合は，気管挿管を検討する。
- ROSC 後（時間が許す場合）
  - パルスオキシメータを装着する（未装着の場合）。吸入酸素濃度を調節して SpO_2 を 94〜99 %に保つ。
  - 発熱の回避または速やかな治療を含む，目標体温管理を実施する。
  - 血管作動薬の投与量を調節し，血圧を正常範囲に保つ。
  - 気道を確保し，酸素化および換気を補助する。
  - 神経系やその他の終末臓器機能を維持する。

評価−診断的評価（状況が許せば患者評価のどの段階で行ってもよい）

臨床検査データ（適宜）

- 血糖値 108 mg/dL（6 mmol/L）（ROSC 後）
- 動脈血／静脈血ガス分析，電解質，カルシウム，マグネシウム濃度測定

ROSC 後の画像診断

- 胸部 X 線撮影（ROSC 後）：心臓および肺野は正常

判定／介入

- このシナリオでは，血液検査および胸部 X 線撮影を実施できない。

各介入後に再評価−判定−介入を行う。

デブリーフィングツール
テストケースシナリオ 4，心静止（小児，心停止）

デブリーフィングの一般原則

- デブリーフィングの指針として，次の表を使用する．また，チームダイナミクスデブリーフィングツールも参照すること．
- デブリーフィングの長さは 10 分とする．
- すべての学習目標を取り扱う．
- デブリーフィングの最後に，覚えておくべき重要な事項を要約する．
- 受講者に自己反省を促し，全参加者を引き込む．
- 講義のような解説，回答が限定された質問，ディスカッションでインストラクターばかりが話すことを避ける．

一般的な管理目標

- PALS における体系的なアプローチアルゴリズムを使用して患者を評価し，適切に分類する
- 適切に酸素投与を行う
- 適応がある場合に質の高い CPR（フィードバック装置の使用を含む）の実施を指示する
- 必要に応じて基本的な気道確保手技を実施し，適切な気道確保器具を使用する
- 心電図モニターと呼吸モニターの装着を実施する
- 心リズムを判読する
- 適切な PBLS または PALS アルゴリズムを適用する
- 関連薬物の一般的な適応，禁忌，投与量を要約する
- 小児の心停止における家族に対するケアの原則についてディスカッションする
- 効果的なチームダイナミクスの 8 つの要素を適用する
- 頻繁な再評価を実施する

行動	情報収集「受講者による観察」	分析「適切に実施できた点」	要約「受講者主導の要約」
・心停止を判定する ・フィードバック装置を併用した（使用可能な場合）質の高い CPR を直ちに開始するよう指示する ・リード／パッドの装着とモニターの起動を指示する ・心静止を判定する ・静脈路または骨髄路の確保を指示する ・アドレナリン 0.01 mg/kg（濃度 0.1 mg/mL の注射液 0.1 mL/kg）の静脈内／骨髄内ボーラス投与の準備と，適切な間隔での投与を指示する ・胸骨圧迫の中断を最小限にしながら，約 2 分ごとに心リズムをチェックするように指示する ・無脈性電気活動の治療可能な原因（「H と T」から想起する）を 3 つ以上特定する ・適切な再評価を実施する	・あなたの視点から各イベントについて説明してもらえますか？ ・あなたの行った治療はどのような効果があったと思いますか？ ・シナリオのそれぞれのイベントを振り返ってもらえますか？（時間管理／記録係に対する指示） ・改善の余地がある点は何ですか？ ・チームが適切に実施できた行動は何ですか？ **「インストラクターによる観察」** ・私は［ここに行動を挿入］に気付きました． ・私は［ここに行動を挿入］を観察しました． ・私は［ここに行動を挿入］を目撃しました．	・どのように［ここに行動を挿入］を適切に実施できたのですか？ ・なぜ［ここに行動を挿入］を適切に実施できたと思いますか？ ・［ここに行動を挿入］を実施した経緯についてもう少し詳しく説明してください． **「改善が必要な点」** ・なぜ［ここに行動を挿入］が起きたと思いますか？ ・［ここに行動を挿入］はどのようにして改善したら良いと思いますか？ ・［ここに行動を挿入］をしている間，どのように考えていましたか？ ・［ここに行動を挿入］ができなかったのはなぜですか？	・あなたが学んだ最も重要なことは何ですか？ ・重要な点を誰かまとめてくれますか？ ・覚えておくべき重要な事項は主に何ですか？ **「インストラクター主導の要約」** ・学習した内容をまとめてみましょう・・・ ・学習したことは・・・ ・覚えておくべき重要な事項は主に・・・ ・この患者の心静止の治療可能な原因のうち，どれが最も可能性が高いですか？（解答：低酸素症） ・このシナリオでは扱いませんが，心拍再開後の処置の重要な要素は何ですか？（解答として，酸素投与量の調節，目標体温管理，血行動態の維持，気道確保，酸素化および換気の補助，神経系やその他の終末臓器機能の維持などが該当する）

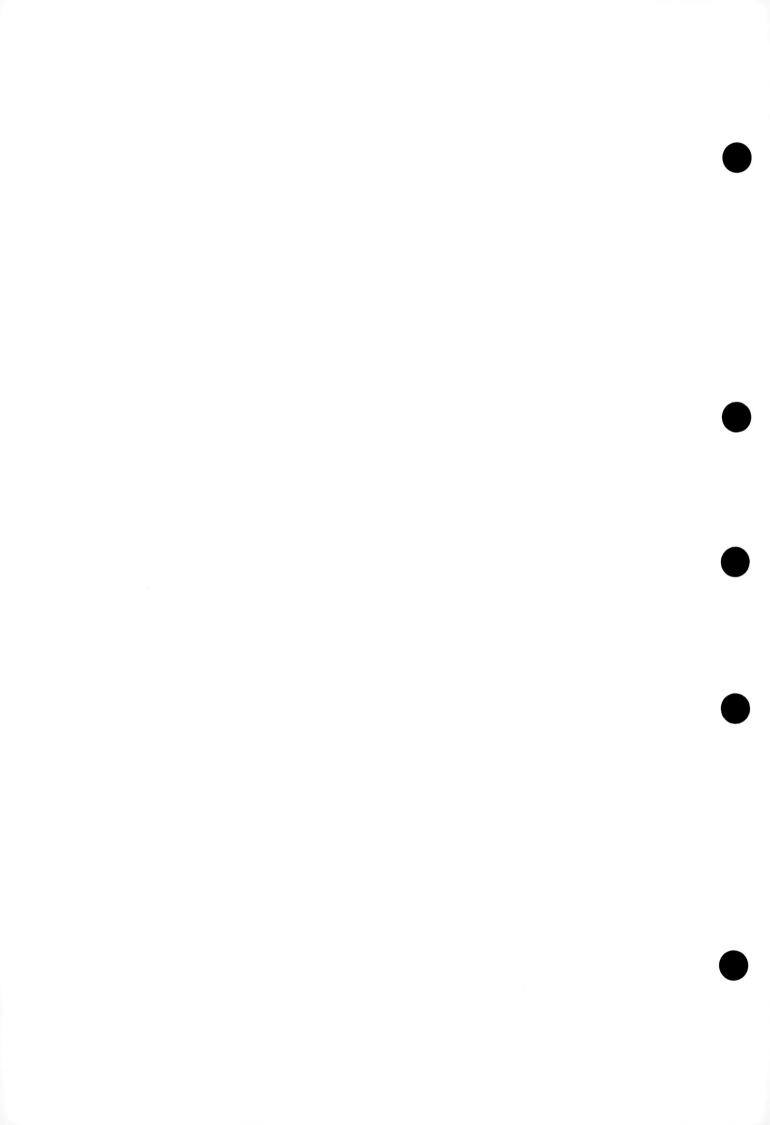

テストケースシナリオ 5
無脈性電気活動
（乳児，心停止）*

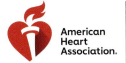
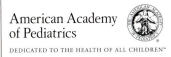

シナリオ導入部
病院搬送前：あなたは，2 日前から高熱が続き，現在，反応がない生後 9 カ月の乳児がいる住宅へ出動した。
救急部：ベビーベッドにて無反応の状態で発見された生後 9 カ月の乳児を，救急車が救急部へ搬送中である。2 日前から高熱が続いている。CPR を続行している。
一般病棟：あなたは，迅速対応チームのメンバーとして，敗血症の治療のために入院したが，現在，ぐったりして反応がない生後 9 カ月の乳児の診察のために呼び出された。
ICU：あなたは，徐々にぐったりして反応がなくなった生後 9 カ月の乳児を診察するために呼び出された。乳児は敗血症で入院したが，救急部到着時に低血圧状態であることが確認された。救急部での残りの検査では特筆すべきことはなかった。

バイタルサイン	
心拍数	CPR 続行中
血圧	CPR 続行中
呼吸数	100 ％バッグマスク換気（CPR）
SpO$_2$	測定不可
体温	延期
体重	8 kg
年齢	生後 9 カ月

シナリオの概要および学習目標

シナリオの概要
このシナリオの要点は，乳児における心停止および「ショック非適応」心リズムの判定と管理である。質の高い CPR の迅速な実施とアドレナリンの早期投与に重点を置く。受講者は，無脈性電気活動（PEA）の考えられる原因（「H と T」）を特定しなければならない。乳児の高熱の既往歴から，敗血症／敗血症性ショックおよび循環血液量減少が病状の悪化と心停止の原因と考えられる。シナリオの完了には必要ないが，インストラクターは（時間が許せば）心拍再開後の治療の重要な要素（吸入酸素濃度の調節による SpO$_2$ 94〜99 ％の維持，目標体温管理［特に発熱の回避または発熱に対する積極的な治療］，血行動態の保持，気道確保，換気および循環の補助，神経系やその他の終末臓器機能の維持など）についてディスカッションしてもよい。

このシナリオでの目標
- ショック非適応の心リズムを伴う心停止を判定する。このシナリオでは，乳児は PEA を呈している
- アドレナリンの適切な投与量と投与の根拠を説明する
- PEA の治療可能な原因を要約し，心停止の治療可能な原因を検討する（「H と T」で始まる条件から想起する）。この乳児の場合，高熱の既往歴から敗血症／敗血症性ショックによる循環血液量減少が原因として示唆される
- 心拍再開後の処置の原則についてディスカッションする。忍容できる場合，吸入酸素濃度の調節，目標体温管理（特に発熱の回避），血行動態の維持，気道確保，酸素化および換気補助，神経系やその他の終末臓器機能の維持が該当する

評価−初期評価（小児評価のトライアングル）

外観（Appearance）
- 一見してぐったりしている。自発運動なし，音に対する目に見える反応なし

呼吸（Breathing）
- 自発呼吸なし

循環（Circulation）
- 四肢および口唇のチアノーゼ／蒼白，重度のまだら模様

判定
- 即時介入が必要

介入
- 救急対応システムに通報する。必要であれば，救急医療サービスは追加支援を要請する。
- 反応の有無を確認し（反応なし），呼吸（なし）および上腕動脈の脈拍（なし）を同時に確認する。
- 質の高い CPR を直ちに開始する。

評価−一次評価（一次救命処置の実施のため延期）
- 軽く叩き，大きな声で呼びかけても無反応
- 呼吸なし
- 脈拍なし
- 身長別カラーコード化蘇生テープで推定した体重 8 kg

*必要に応じて心静止のケースとしても使用できる。

© 2021 American Heart Association

判定

- 心肺停止

介入

- CPR フィードバック装置を使用して，CPR 実施の指針とする。
- 除細動器が到着したら，パッド／リードを装着し，モニターの電源を入れる。
- 心リズムを判定する（PEA）。質の高い CPR を直ちに再開し，2 分ごとに心リズムをチェックする。
- 血管を確保する（静脈路［IV］／骨髄路［IO］）。
- 胸骨圧迫中にアドレナリン 0.01 mg/kg（濃度 0.1 mg/mL の注射液を 0.1 mL/kg）を静脈内／骨髄内投与し，生理食塩液でフラッシュする。心停止中は，3～5 分ごとに繰り返す。
- パルスオキシメータを装着する（地域や施設のプロトコールに従う，自己心拍再開［ROSC］まで延期される場合がある）。

評価－二次評価（治療可能な原因を特定するためでなければ延期）

病歴聴取（SAMPLE）（ROSC まで延期，または治療可能な原因（「H と T」）を評価するために必要な範囲に限定する，蘇生処置を中断しない）

- 自他覚症状（**S**igns and symptoms）：シナリオ導入部で報告されたとおりの既往
- アレルギー（**A**llergies）：なし
- 薬物（**M**edications）：なし
- 病歴（**P**ast medical history）：特筆すべきことはない
- 最後の食事（**L**ast meal）：2 時間前
- イベント（**E**vents）（発症）：シナリオ導入部で報告されたとおり

身体診察（ROSC まで延期，または治療可能な原因を評価するために必要な範囲に限定する）

- 質の高い CPR およびアドレナリンの 2 回投与による ROSC 後のバイタルサイン：洞調律，心拍数 150 回/分，呼吸数 20 回/分（バッグマスク換気下），SpO_2 98 %，血圧 85/50 mm Hg，体温 36 ℃

アドレナリンが投与されず，CPR の質が低ければ，PEA が持続する。

判定

- 心停止
- PEA
- ROSC

介入

- 質の高い CPR を続行する。
- 心リズムを再評価し，2 分ごとに胸骨圧迫を交代する。圧迫の中断は最小限とし，10 秒以内に抑える。
- PEA の治療可能な原因（「H と T」）を検討する。
- 上級プロバイダーは，敗血症の可能性が高い小児における PEA の原因として循環血液量減少を考慮し，等張晶質液 10～20 mL/kg をボーラス投与してもよい。
- 特に，バッグマスクで十分な換気ができず，高度な処置ができるプロバイダーが対応可能な場合は，気管挿管を検討する。
- ROSC 後（時間が許す場合）
  - パルスオキシメータを装着する（未装着の場合）。酸素を調節して SpO_2 を 94～99 % に保つ。
  - 発熱の回避または速やかな治療を含む，目標体温管理を実施する。
  - 血管作動薬の投与量を調節し，血圧を正常範囲に保つ。
  - 気道を確保し，酸素化および換気を補助する。
  - 神経系やその他の終末臓器機能を維持する。
  - 感染症および敗血症性ショックの可能性を評価する。

評価－診断的評価（状況が許せば患者評価のどの段階で行ってもよい）

臨床検査データ（適宜）

- 血糖値 108 mg/dL（6 mmol/L）（ROSC 後）
- 動脈血／静脈血ガス分析，電解質，カルシウム，マグネシウム濃度測定，血液培養検査

画像診断

- 胸部 X 線撮影（ROSC 後）：心臓および肺野は正常心臓および肺野は正常

判定／介入

- このシナリオでは，血液検査および胸部 X 線撮影を実施できない。

各介入後に再評価－判定－介入を行う。

デブリーフィングツール
テストケースシナリオ 5，PEA（乳児，心停止）

デブリーフィングの一般原則

- デブリーフィングの指針として，次の表を使用する。また，チームダイナミクスデブリーフィングツールも参照すること。
- デブリーフィングの長さは 10 分とする。
- すべての学習目標を取り扱う。
- デブリーフィングの最後に，覚えておくべき重要な事項を要約する。
- 受講者に自己反省を促し，全参加者を引き込む。
- 講義のような解説，回答が限定された質問，ディスカッションでインストラクターばかりが話すことを避ける。

一般的な管理目標

- PALS における体系的なアプローチアルゴリズムを使用して患者を評価し，適切に分類する
- 適切に酸素投与を行う
- 適応がある場合に質の高い CPR（フィードバック装置の使用を含む）の実施を指示する
- 必要に応じて基本的な気道確保手技を実施し，適切な気道確保器具を使用する
- 心電図モニターと呼吸モニターの装着を実施する
- 心リズムを判読する
- 適切な PBLS または PALS アルゴリズムを適用する
- 関連薬物の一般的な適応，禁忌，投与量を要約する
- 小児の心停止における家族に対するケアの原則についてディスカッションする
- 効果的なチームダイナミクスの 8 つの要素を適用する
- 頻繁な再評価を実施する

行動	情報収集 「受講者による観察」	分析 「適切に実施できた点」	要約 「受講者主導の要約」
・心停止を判定する ・フィードバック装置を併用した（使用可能な場合）質の高い CPR を直ちに開始するよう指示する ・心電図モニターとパルスオキシメータを装着する ・PEA を判定する ・静脈路または骨髄路の確保を指示する ・アドレナリン 0.01 mg/kg（濃度 0.1 mg/mL の注射液 0.1 mL/kg）の静脈内／骨髄内ボーラス投与の準備と，適切な間隔での投与を指示する ・胸骨圧迫の中断を最小限にしながら，約 2 分ごとに心リズムをチェックするように指示する ・PEA の治療可能な原因（「H と T」から想起する）を 3 つ以上特定する ・適切な再評価を実施する	・あなたの視点から各イベントについて説明してもらえますか？ ・あなたの行った治療はどのような効果があったと思いますか？ ・シナリオのそれぞれのイベントを振り返ってもらえますか？（時間管理／記録係に対する指示） ・改善の余地がある点は何ですか？ ・チームが適切に実施できた行動は何ですか？ **「インストラクターによる観察」** ・私は［ここに行動を挿入］に気付きました。 ・私は［ここに行動を挿入］を観察しました。 ・私は［ここに行動を挿入］を目撃しました。	・どのように［ここに行動を挿入］を適切に実施できたのですか？ ・なぜ［ここに行動を挿入］を適切に実施できたと思いますか？ ・［ここに行動を挿入］を実施した経緯についてもう少し詳しく説明してください。 **「改善が必要な点」** ・なぜ［ここに行動を挿入］が起きたと思いますか？ ・［ここに行動を挿入］はどのようにして改善したら良いと思いますか？ ・［ここに行動を挿入］をしている間，どのように考えていましたか？ ・［ここに行動を挿入］ができなかったのはなぜですか？	・あなたが学んだ最も重要なことは何ですか？ ・重要な点を誰かまとめてくれますか？ ・覚えておくべき重要な事項は主に何ですか？ **「インストラクター主導の要約」** ・学習した内容をまとめてみましょう… ・学習したことは… ・覚えておくべき重要な事項は主に… ・この患者の PEA の治療可能な原因のうち，どれが最も可能性が高いですか？（解答：敗血症を伴う循環血液量減少） ・このシナリオでは扱いませんが，心拍再開後の処置の重要な要素は何ですか？（解答として，酸素投与量の調節，目標体温管理，血行動態の維持，気道確保，酸素化および換気の補助，神経系やその他の終末臓器機能の維持などが該当する）

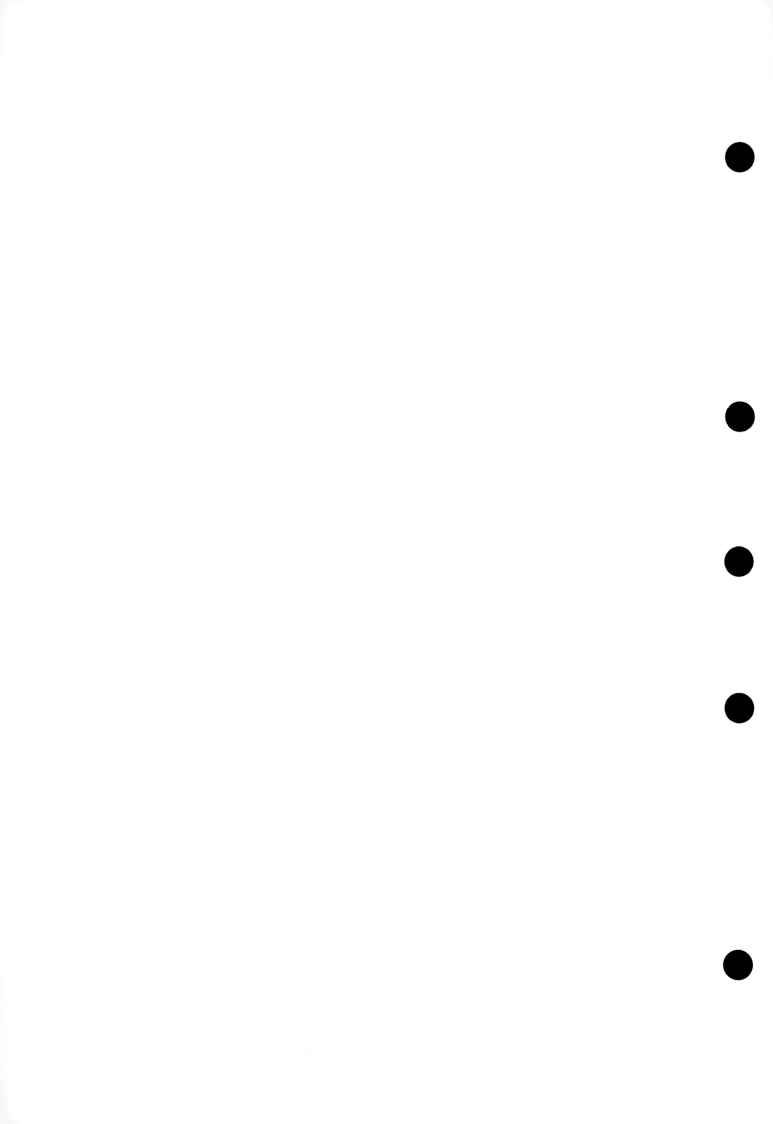

テストケースシナリオ 6
肺組織（実質）病変
（小児）

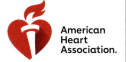
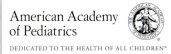

シナリオ導入部
病院搬送前：あなたは，呼吸窮迫を呈している 3 歳男児に関する 119 番通報に対応している。
救急部：母親から息子が呼吸窮迫を呈していると 119 番通報があり，第 1 救助者によって 3 歳男児が搬送されてきた。
一般病棟：あなたは，呼吸窮迫のため救急部から入院してきた 3 歳女児の病室に呼び出された。
ICU：あなたは呼吸窮迫を新規発症した 3 歳男児をシフト交代時に評価している。

バイタルサイン	
心拍数	160 回/分
血圧	110/78 mmHg
呼吸数	38 回/分
SpO_2	室内気吸入下で 80 %
体温	38.5 ℃
体重	12 kg
年齢	3 歳

シナリオの概要および学習目標

シナリオの概要
このシナリオの要点は，肺組織（実質）病変に起因する呼吸不全の迅速な認識と初期管理である。直ちに 100 %酸素を投与する必要がある。呼吸不全の徴候は，換気補助と適切な専門的技能を持つ上級プロバイダーに連絡をとる必要性を示唆している。デブリーフィングの際に，気管チューブのサイズの推定方法についてディスカッションする。シナリオの完了には必要ないが，持続的気道陽圧法（CPAP）または非侵襲的換気について扱う場合は，継続的なモニタリングが行われ，挿管器具や専門的な技能を持つ適切なプロバイダーが存在する状況で実施しなければならない点を強調する。

このシナリオでの目標
- 呼吸窮迫と呼吸不全とを鑑別する。このシナリオでは，小児の臨床徴候は呼吸不全と一致している
- 小児患者における肺組織病変の徴候を判定する。このシナリオでは，頻呼吸，呼吸努力の増加，呻吟，ラ音，頻拍，酸素投与下での低酸素血症が該当する
- 肺組織病変に対する適切な介入を実施する。このシナリオでは，高濃度酸素の投与，適切なモニタリング，頻回の再評価，小児の酸素化と換気の高度な補助（通常はバッグマスク換気，その後挿管および陽圧換気）が該当する
- CPAP または非侵襲的陽圧換気などの非侵襲的換気補助が肺組織病変における酸素化をどのように改善しうるかを説明する。このシナリオでは，CPAP または非侵襲的陽圧換気によって肺胞換気量が増し，換気血流比（および酸素化）が改善する
- 肺組織病変の一般的な原因を想起する。肺組織病変の一般的な原因として，肺炎や誤嚥が挙げられる

評価–初期評価（小児評価のトライアングル）

外観（Appearance）
- 嗜眠

呼吸（Breathing）
- 急速な呼吸，呻吟

循環（Circulation）
- 皮膚蒼白

判定
- 即時介入が必要

介入
- 非再呼吸式マスクを使用して 100 %酸素を投与する。
- 心電図モニターを装着する。
- パルスオキシメータを装着する。

© 2021 American Heart Association

評価-一次評価（気道の確保，酸素化，換気，循環の補助に必要な的を絞った評価）

- **気道（Airway）**：閉塞はないが雑音交じり，呻吟
- **呼吸（Breathing）**：急速な呼吸，中等度の肋骨間および肋骨下陥没，右側胸部全体からラ音を聴取，吸気性喘鳴または呼気性喘鳴なし，呼気相の延長なし，呼吸数 38 回/分，室内気吸入下の SpO_2 80 %，非再呼吸式フェイスマスクによる 100 %酸素投与下で 88 %に上昇
- **循環（Circulation）**：心拍数 160 回/分，皮膚蒼白，力強い橈骨動脈拍動，毛細血管再充満時間 2 秒，血圧 110/78 mm Hg
- **神経学的評価（Disability）**：声かけによる刺激で覚醒する
- **全身観察（Exposure）**：体温 38.5 ℃，体重 12 kg

判定

- 呼吸不全
- 肺組織病変

介入

- 小児に楽な体位をとらせる。
- 酸素投与に対する反応を評価する。

評価-二次評価（治療可能な原因を特定するが，残りの二次評価は気道，酸素化，換気が安定するまで延期する）

病歴聴取（SAMPLE）

- **自他覚症状（Signs and symptoms）**：2 日前から呼吸窮迫，咳嗽，発熱の悪化
- **アレルギー（Allergies）**：既往なし
- **薬物（Medications）**：なし
- **病歴（Past medical history）**：なし
- **最後の食事（Last meal）**：8 時間前
- **イベント（Events）（発症）**：小児は，最近，インフルエンザと診断された

身体診察

- 酸素投与後に再度バイタルサインを測定する：心拍数 38 回/分，呼吸数 160 回/分，非再呼吸式フェイスマスクによる 100 %酸素吸入下でも SpO_2 80 %，血圧 110/74 mm Hg
- 頭部，眼，耳，鼻，咽喉／頸部：正常
- 心肺：換気は良好，散発的な呻吟を伴う陥没呼吸の増加，現在は右側胸部全体からラ音を聴取，中枢脈拍および末梢脈拍は依然として力強い，毛細血管再充満時間 2 秒
- 腹部：正常
- 四肢：正常
- 背部：正常
- 神経系：嗜眠，反応が低下，痛み刺激に対してのみ覚醒する

判定

- 呼吸不全
- 肺組織病変

介入

- 100 %酸素によるバッグマスク換気を開始（換気による胸壁の上がりを確認），挿管および機械的換気の開始を補佐するための適切な専門的技能を持つ上級プロバイダーに連絡をとる。
  - 「注意」：小児の意識レベルが改善し，継続的なモニタリングが行われる場合，迅速な挿管に必要な器具と適切な専門的技能を持つプロバイダーを直ちに用意できるのであれば，非侵襲的換気補助（マスク CPAP または非侵襲的陽圧換気）を短時間試みることを検討してもよい。
- カフ付き気管チューブを使用する気管挿管に必要な器具と適切な技能を持つプロバイダーを用意する。
- 血管を確保する。
- 動／静脈血ガス分析を行う。
- 解熱薬で発熱を治療する。
- 小児の集中治療室（ICU）への転科を手配する（小児がまだ ICU にいない場合）。
- 肺組織病変に特異的な介入（肺炎が疑われる場合は抗生物質など）を検討する。

評価−診断的評価（状況が許せば患者評価のどの段階で行ってもよい）

臨床検査データ
- 全血球算定，血液培養，動／静脈血ガス分析は保留中
- 血糖値（ベッドサイド検査）136 mg/dL（7.5 mmol/L）

画像診断
- 胸部 X 線撮影

判定／介入

- 一般的に，重度の呼吸窮迫／呼吸不全を呈している低酸素状態の小児の安定化を試みている最初の 5〜10 分間に臨床検査を行うのは適切ではない。
- 重篤な乳児および小児患者では，合理的に可能な限り速やかに血糖値を測定する必要がある。重篤な小児患者では，合理的に可能な限り速やかに血糖値を測定する必要がある。
- 胸部 X 線画像は，明らかな胸水を伴わない右肺の広範な肺炎を示している。

各介入後に再評価−判定−介入を行う。

デブリーフィングツール
テストケースシナリオ 6，肺組織（実質）病変（小児）

デブリーフィングの一般原則

- デブリーフィングの指針として，次の表を使用する。また，チームダイナミクスデブリーフィングツールも参照すること。
- デブリーフィングの長さは 10 分とする。
- すべての学習目標を取り扱う。
- デブリーフィングの最後に，覚えておくべき重要な事項を要約する。
- 受講者に自己反省を促し，全参加者を引き込む。
- 講義のような解説，回答が限定された質問，ディスカッションでインストラクターばかりが話すことを避ける。

一般的な管理目標

- PALS における体系的なアプローチアルゴリズムを使用して患者を評価し，適切に分類する
- 適切に酸素投与を行う
- 適応がある場合に質の高い CPR（フィードバック装置の使用を含む）の実施を指示する
- 必要に応じて基本的な気道確保手技を実施し，適切な気道確保器具を使用する
- 心電図モニターと呼吸モニターの装着を実施する
- 心リズムを判読する
- 適切な PBLS または PALS アルゴリズムを適用する
- 関連薬物の一般的な適応，禁忌，投与量を要約する
- 小児の心停止における家族に対するケアの原則についてディスカッションする
- 効果的なチームダイナミクスの 8 つの要素を適用する
- 頻繁な再評価を実施する

行動	情報収集	分析	要約
	「受講者による観察」	「適切に実施できた点」	「受講者主導の要約」
• ABCDE および**バイタルサイン**の評価を指示する • 非再呼吸式フェイスマスクを使用した 100 ％酸素の投与を指示し，反応を評価する • 心電図モニターとパルスオキシメータを装着する • 呼吸不全を判定する • 肺組織病変の徴候を判定する • 100 ％酸素に対する反応を評価し，追加の介入が必要かどうかを決定する • バッグマスク換気を実施する，または実施するよう指示する • バッグマスク換気が有効であることを確認する方法について説明する • 静脈路の確保を指示する • 患者の頻回の再評価を実施する • 小児の挿管と機械的換気に関する専門的技能を持つプロバイダーの関与が必要かどうかを判断する • 気管挿管の適応を判定する	• あなたの視点から各イベントについて説明してもらえますか？ • あなたの行った治療はどのような効果があったと思いますか？ • シナリオのそれぞれのイベントを振り返ってもらえますか？（時間管理／記録係に対する指示） • 改善の余地がある点は何ですか？ • チームが適切に実施できた行動は何ですか？ 「インストラクターによる観察」 • 私は［ここに行動を挿入］に気付きました。 • 私は［ここに行動を挿入］を観察しました。 • 私は［ここに行動を挿入］を目撃しました。	• どのように［ここに行動を挿入］を適切に実施できたのですか？ • なぜ［ここに行動を挿入］を適切に実施できたと思いますか？ • ［ここに行動を挿入］を実施した経緯についてもう少し詳しく説明してください。 「改善が必要な点」 • なぜ［ここに行動を挿入］が起きたと思いますか？ • ［ここに行動を挿入］はどのようにして改善したら良いと思いますか？ • ［ここに行動を挿入］をしている間，どのように考えていましたか？ • ［ここに行動を挿入］ができなかったのはなぜですか？	• あなたが学んだ最も重要なことは何ですか？ • 重要な点を誰かまとめてくれますか？ • 覚えておくべき重要な事項は主に何ですか？ 「インストラクター主導の要約」 • 学習した内容をまとめてみましょう・・・ • 学習したことは・・・ • 覚えておくべき重要な事項は主に・・・ • この小児に挿管が必要な場合，使用する気管チューブのサイズをどうやって推定しますか？ • CPAP または非侵襲的陽圧換気がこの小児の酸素化を改善しうる理由を説明できますか？（解答：肺胞換気量が増し，換気血流比が改善する。）小児の継続的なモニタリングができ，適切な専門医が直ちに対応できる状況でこの処置を実施することが重要である理由についてディスカッションする。

テストケースシナリオ 7
血液分布異常性ショック
（乳児，敗血症性ショック）

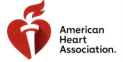
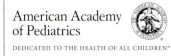

シナリオ導入部
病院搬送前：あなたは，24 時間前から高熱と嗜眠を呈している生後 4 カ月の乳児を搬送するために出動した。女児は十分に栄養摂取できていない。

救急部：あなたは，24 時間前から高熱と嗜眠を呈している生後 4 カ月の乳児の評価と管理を依頼された。女児は十分に栄養摂取できていない。

一般病棟：あなたは，24 時間前から高熱と嗜眠を呈している生後 4 カ月の乳児の評価と管理を依頼された。女児は十分に栄養摂取できていない。入院時に留置された静脈カテーテルは機能していない。

ICU：あなたは，24 時間前から高熱と嗜眠を呈している生後 4 カ月の乳児の評価と管理を依頼された。女児は十分に栄養摂取できていない。入院時に留置された静脈カテーテルは機能していない。

バイタルサイン	
心拍数	192 回/分
血圧	76/30 mmHg
呼吸数	55 回/分
SpO_2	室内気吸入下で 93 %
体温	39.0 ℃
体重	5.1 kg
年齢	生後 4 カ月

シナリオの概要および学習目標

シナリオの概要
代償性血液分布異常性／敗血症性ショックの判定に重点を置かねばならない。優先事項として，静脈路（IV）／骨髄路（IO）の迅速な確保，調整／緩衝晶質液のボーラス投与，投与中および各投与後の心肺機能の慎重な再評価が挙げられる。プロバイダーは，心不全の徴候を認識し，輸液ボーラス投与を中止する必要がある。プロバイダーは，敗血症性ショックの徴候を確認してから 1 時間以内に抗生物質を投与し，輸液ボーラス投与後もショックが持続する場合は，血管作動薬の投与を開始しなければならない。乳児は嗜眠状態にあるため，早期のベッドサイド（POC）血糖測定が必要である。

このシナリオでの目標
- 代償性ショックと低血圧性ショックの違いを認識する。このシナリオでは，乳児は代償性ショックを呈している（低血圧ではない）
- 早期／即時介入として，調整／緩衝晶質液のボーラス投与と，輸液ボーラス投与後もショックの自他覚症状が持続している場合，処置開始から 1 時間以内の血管作動薬の投与が必要であることを認識する
- 輸液ボーラス投与の推奨事項について，輸液を調整／緩衝晶質液に，投与量を 1 回あたり 10～20 mL/kg にそれぞれ変更したことを理解する。
- 輸液ボーラス投与中および各投与後に心肺状態の慎重かつ頻回な再評価が必要であることを認識する。
- 抗生物質の早期／迅速な投与が必要であることを認識する（ショック症状の判定後 1 時間以内）

評価-初期評価（小児評価のトライアングル）

外観（Appearance）
- 嗜眠，室内の声に反応しない

呼吸（Breathing）
- 呼吸数および呼吸努力の増加

循環（Circulation）
- 蒼白，四肢の著しいまだら模様

判定
- 即時介入が必要

介入
- 救急対応システムに通報する。必要であれば，救急医療サービスは追加支援を要請する。
- 非再呼吸式マスクを使用して 100 %酸素を投与する。
- 心電図モニターを装着する。
- パルスオキシメータを装着する。

© 2021 American Heart Association

評価－一次評価（気道の確保，酸素化，換気，循環の補助に必要な的を絞った評価）

- 気道（**A**irway）：開存している
- 呼吸（**B**reathing）：呼吸数約 55 回/分，軽度の肋骨下および肋骨間陥没，軽度の鼻翼呼吸，室内気吸入下での SpO_2 93 %，100 %酸素投与下で 97 %に上昇，聴診で肺音正常
- 循環（**C**irculation）：中枢脈拍は良好，末梢脈拍は微弱，心拍数 192 回/分，血圧 74/50 mm Hg，毛細血管再充満時間 5 秒，手足の冷感およびまだら模様
- 神経学的評価（**D**isability）：嗜眠
- 全身観察（**E**xposure）：直腸温 39.0℃，発疹なし，体重 5.1 kg

判定

- 呼吸窮迫
- 代償性ショック（敗血症性ショックの可能性）
- 洞性頻脈

介入

- 血管を確保する（静脈路／骨髄路）。
- 調整／緩衝晶質液 10～20 mL/kg を静脈内／骨髄内に急速ボーラス投与する。輸液ボーラス投与中および投与後に再評価する。輸液ボーラス投与中および投与後に再評価する。
  - 心不全の徴候（呼吸窮迫の悪化，ラ音の出現，肝腫大など）が現れたら輸液ボーラス投与を中止する。
- 可能であれば，抗生物質の投与前に血液培養検査を実施する。
- しかし，培養検査のために抗生物質または輸液投与を遅らせてはならない。
- ベッドサイド（POC）血糖測定を実施し，必要に応じて低血糖を治療する。

評価－二次評価（治療可能な原因を特定するが，残りの二次評価は初期ショック治療後まで延期する）

病歴聴取（SAMPLE）（治療可能な原因の評価に必要な範囲に限る）
- 自他覚症状（**S**igns and symptoms）：24 時間前から嗜眠および高熱，頻呼吸
- アレルギー（**A**llergies）：既往なし
- 薬物（**M**edications）：なし
- 病歴（**P**ast medical history）：満期出産，最近の罹患まで健康
- 最後の食事（**L**ast meal）：数時間前に粉ミルク
- イベント（**E**vents）（発症）：24 時間前からの発熱と強まる嗜眠。今朝，呼吸仕事量の増加に気付いた

身体診察
- 酸素および輸液投与後に再度バイタルサインを測定する：酸素および輸液投与後に再度バイタルサインを測定する：心拍数 160～175 回/分，呼吸数 50 回/分，100 %酸素吸入下での SpO_2 100 %，血圧 76/52 mm Hg
- 頭部，眼，耳，鼻，咽喉／頸部：粘膜がやや乾燥
- 心肺：頻拍，過剰心音または心雑音なし，肺音は正常
- 腹部：肝辺縁の触知不可能，膨隆なし，圧痛なし，機能減退性腸音
- 四肢：手足の冷感，黒ずみ，毛細血管再充満時間 4 秒
- 神経系：嗜眠，瞳孔 4 mm，左右同大，反射正常

判定

- 代償性血液分布異常性ショック（敗血症の可能性）

介入

- ショックの症状が持続する場合は，必要に応じて調整／緩衝晶質液 10～20 mL/kg のボーラス投与を繰り返す。輸液ボーラス投与中および各投与後に再評価する。心不全の徴候（呼吸窮迫の悪化，ラ音の出現，肝腫大など）が現れたら輸液ボーラス投与を中止する。
- 40～60 mL/kg の輸液投与後に全身循環が改善しなければ，血管作動薬の投与を開始する。
  - アドレナリンまたはノルアドレナリンの投与を検討する。
- 輸液ボーラス投与，適切な抗生物質の投与，血管作動薬の投与開始（輸液を投与してもショックの症状が改善しない場合）は，敗血症性ショックの症状の判定から 1 時間以内にすべて遂行する。
- 酸素投与に対する反応を評価する。
- 適切な施設への移送を手配する（乳児がまだ集中治療室にいない場合）。

評価−診断的評価（状況が許せば患者評価のどの段階で行ってもよい）

臨床検査データ
- 血液ガス分析：pH 7.18，PCO_2 24 mm Hg，PO_2 20 mm Hg，塩基欠乏／過剰 −18，乳酸 5.0 mmol/L，ヘモグロビン 11 g/dL
- 血糖値（POC）185 mg/dL（10.3 mmol/L）
- 保留中：電解質，血中尿素窒素／クレアチニン，カルシウム，全血球算定と分画，プロトロンビン時間／国際標準化比／部分トロンボプラスチン時間
- 培養検査：血液，尿

画像診断
- 胸部 X 線撮影：小さい心臓，肺野は清明

判定／介入

- 重篤な小児患者，特に新生児や乳児の場合は，合理的に可能な限り速やかに血糖値を確認する必要がある。重篤な小児患者では，合理的に可能な限り速やかに血糖値を測定する必要がある。
- ショックの治療が有効であれば，部分的な呼吸性代償を伴う代謝性アシドーシスは是正される。

各介入後に再評価−判定−介入を行う。

デブリーフィングツール
テストケースシナリオ 7，血液分布異常性ショック（乳児，敗血症性ショック）

デブリーフィングの一般原則

- デブリーフィングの指針として，次の表を使用する。また，チームダイナミクスデブリーフィングツールも参照すること。
- デブリーフィングの長さは 10 分とする。
- すべての学習目標を取り扱う。
- デブリーフィングの最後に，覚えておくべき重要な事項を要約する。
- 受講者に自己反省を促し，全参加者を引き込む。
- 講義のような解説，回答が限定された質問，ディスカッションでインストラクターばかりが話すことを避ける。

一般的な管理目標

- PALS における体系的なアプローチアルゴリズムを使用して患者を評価し，適切に分類する
- 適切に酸素投与を行う
- 適応がある場合に質の高い CPR（フィードバック装置の使用を含む）の実施を指示する
- 必要に応じて基本的な気道確保手技を実施し，適切な気道確保器具を使用する
- 心電図モニターと呼吸モニターの装着を実施する
- 心リズムを判読する
- 適切な PBLS または PALS アルゴリズムを適用する
- 関連薬物の一般的な適応，禁忌，投与量を要約する
- 小児の心停止における家族に対するケアの原則についてディスカッションする
- 効果的なチームダイナミクスの 8 つの要素を適用する
- 頻繁な再評価を実施する

行動	情報収集「受講者による観察」	分析「適切に実施できた点」	要約「受講者主導の要約」
・ABCDE および**バイタルサイン**の評価を指示する ・100 % 酸素を投与する ・心電図モニターとパルスオキシメータを装着する ・乳児における敗血症性ショックの自他覚症状を判定する ・ショックを代償性として分類する ・静脈路または骨髄路の確保を指示する ・調整／緩衝晶質液 10～20 mL/kg の急速ボーラス投与を指示する ・介入中および介入後，特に輸液ボーラス投与中および各投与後に，患者を再評価する。心不全の徴候が現れたら，輸液ボーラス投与を中止する ・ショックを治療するために必要であれば輸液ボーラス投与を繰り返し，輸液ボーラス投与中および各投与後に慎重に再評価する ・嗜眠状態にある乳児を処置する場合は，早期にベッドサイド（POC）検査による血糖測定を行う ・抗生物質の早期（ショックの判定後 1 時間以内）投与を指示する ・輸液ボーラス投与を行ってもショックの症状が改善しない場合，ショックの判定後 1 時間以内に血管作動薬の投与開始を指示する	・あなたの視点から各イベントについて説明してもらえますか？ ・あなたの行った治療はどのような効果があったと思いますか？ ・シナリオのそれぞれのイベントを振り返ってもらえますか？（時間管理／記録係に対する指示） ・改善の余地がある点は何ですか？ ・チームが適切に実施できた行動は何ですか？ **「インストラクターによる観察」** ・私は［ここに行動を挿入］に気付きました。 ・私は［ここに行動を挿入］を観察しました。 ・私は［ここに行動を挿入］を目撃しました。	・どのように［ここに行動を挿入］を適切に実施できたのですか？ ・なぜ［ここに行動を挿入］を適切に実施できたと思いますか？ ・［ここに行動を挿入］を実施した経緯についてもう少し詳しく説明してください。 **「改善が必要な点」** ・なぜ［ここに行動を挿入］が起きたと思いますか？ ・［ここに行動を挿入］はどのようにして改善したら良いと思いますか？ ・［ここに行動を挿入］をしている間，どのように考えていましたか？ ・［ここに行動を挿入］ができなかったのはなぜですか？	・あなたが学んだ最も重要なことは何ですか？ ・重要な点を誰かまとめてくれますか？ ・覚えておくべき重要な事項は主に何ですか？ **「インストラクター主導の要約」** ・学習した内容をまとめてみましょう・・・ ・学習したことは・・・ ・覚えておくべき重要な事項は主に・・・ ・ショック管理における治療エンドポイントは何ですか？（解答：心拍数の正常化，末梢循環，精神状態，尿量の改善，血圧の正常化，代謝性／乳酸アシドーシスの是正）

テストケースシナリオ 8
上室性頻拍
（青年，安定）

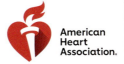
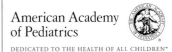

シナリオ導入部
病院搬送前：あなたは，頻呼吸と動悸を呈する 12 歳男児のいる住宅へ出動した。
救急部：頻呼吸と動悸を呈する 12 歳男児を，救急車が救急部へ搬送中である。静脈路は確保されている。
一般病棟：あなたは，頻呼吸と動悸を呈する 12 歳男児の診察のため呼び出された。静脈路は確保されている。
ICU：あなたは，動悸を訴える 12 歳男児のベッドサイドに呼び出された。男児の静脈路は確保されている。

バイタルサイン	
心拍数	235 回/分
血圧	100/65 mmHg
呼吸数	20 回/分
SpO_2	室内気吸入下で 94 %
体温	37.6 °C
体重	44 kg
年齢	12 歳

シナリオの概要および学習目標

シナリオの概要
状態が安定している小児における上室性頻拍（SVT）の認識と，迷走神経刺激およびアデノシン投与による管理に重点を置かねばならない。同期電気ショックの実施はこのシナリオでは扱わないが，デブリーフィングの際に，同期電気ショックの適応と，適切なエネルギー量および安全な実施に関するディスカッションを行う。同期電気ショックの実施前には，小児心臓専門医に相談することを強く推奨する。同期電気ショックに先行して鎮静薬を投与する場合，鎮静薬による血行動態への影響を最小限にするための専門的知識が必要となる。

このシナリオでの目標
- SVT と洞性頻拍を鑑別する。このシナリオでは，小児は SVT を呈している
- SVT を呈している小児に対する迷走神経刺激について説明する。小児に用いる迷走神経刺激には，細いストローを吹かせる，あるいは息をこらえながらいきませるなどの方法がある
- 適切な急速ボーラス投与法を用いてアデノシンを投与する
- 脈拍のある SVT を呈する乳児に対する適切なエネルギー量での同期電気ショック（必要な場合）の安全な実施について説明する
- SVT を呈しているが安定状態にある小児に対する同期電気ショックの実施前に専門医への相談が望ましい理由について説明する

評価-初期評価（小児評価のトライアングル）

外観（Appearance）
- 覚醒している，意識清明，不安

呼吸（Breathing）
- 呼吸数の増加および軽度の呼吸努力増加

循環（Circulation）
- 皮膚は温かく，毛細血管再充満時間は正常

判定
- 即時介入は不要

介入
- 一次評価へ進む。

評価-一次評価
- **気道（Airway）**：開存している
- **呼吸（Breathing）**：呼吸数 20 回/分，酸素投与前の SpO_2 94 %，フェイスマスクを使用した 30 %酸素投与下で 100 %，肺音正常
- **循環（Circulation）**：心拍数 235 回/分，力強い中枢および末梢脈拍，温かい皮膚，毛細血管再充満時間 2 秒，血圧 100/65 mm Hg
- **神経学的評価（Disability）**：覚醒，意識清明，疎通性は良好
- **全身観察（Exposure）**：体温 37.6 °C，体重 44 kg

判定
- 脈拍があり循環良好な（安定状態にある）QRS 幅の狭い頻拍

© 2021 American Heart Association

介入

- 救急対応システムに通報する。必要であれば，救急医療サービスは追加支援を要請する。
- 酸素を投与する。
- パッド／リードを装着し，モニターの電源を入れる。
- パルスオキシメータを装着する。
- 静脈路（IV）を確保する，またはすでにある静脈路を確認する。
- 小児に迷走神経刺激の手技を指示する。
- アデノシンの投与および生理食塩液によるフラッシュを準備する。
  - 投与中の心電図を記録する。
  - アデノシンの初回投与を 0.1 mg/kg（最大投与量：6 mg）で急速静注にて行い，生理食塩液でフラッシュする。
  - アデノシンの初回投与に対する反応がない場合，2 回目の投与を 0.2 mg/kg（最大投与量：12 mg）で急速静注にて行い，生理食塩液でフラッシュする。必ず急速静注法を用いる。
  - SVT が持続する場合は，専門医への相談をぜひ検討する。
- アデノシンの投与後も SVT が持続する場合，重篤な疾患や外傷を負った小児に日常的に対応している経験豊富なプロバイダーは，同期電気ショック（鎮静薬を併用）を検討してもよい。しかし，その後の不整脈に対する処置に専門的技能を要するため，電気ショックを実施する前に小児心臓専門医に相談することを強く推奨する。

評価－二次評価

病歴聴取（SAMPLE）（治療可能な原因の評価に必要な範囲に限る）
- **自**他覚症状（**S**igns and symptoms）：動悸，頻拍
- **ア**レルギー（**A**llergies）：なし
- **薬**物（**M**edications）：なし
- **病**歴（**P**ast medical history）：健康
- **最**後の食事（**L**ast meal）：6 時間前に食べた
- **イ**ベント（**E**vents）（発症）：突然

身体診察
- 酸素および輸液投与後に再度バイタルサインを測定する：心拍数 235 回/分，呼吸数 20 回/分，フェイスマスクによる 30 %酸素投与下での SpO_2 99 %，血圧 100/65 mm Hg
  - アデノシンの 2 回目投与後，短時間の徐脈を経て心拍数 70 回/分の洞調律化
- 頭部，眼，耳，鼻，咽喉／頸部：正常
- 心肺：頻拍。心雑音，ギャロップ，摩擦音はなし。聴診時の肺音正常。中枢脈拍および末梢脈拍は依然として力強い。毛細血管再充満時間は正常
- 腹部：右肋骨縁下に肝臓を触知不可
- 四肢：浮腫なし，発疹なし，温かい皮膚
- 背部：正常
- 神経系：覚醒，意識清明

判定

- アデノシンの 2 回の投与が適切に実施されれば，循環良好な SVT は洞調律化する

介入

- 洞調律化後
  - 心肺機能のモニターを継続する。
  - 心不全の徴候（肝腫大，過剰心音または心雑音，ラ音）を評価する。
  - 12 誘導心電図（ECG）を記録する（未実施の場合）。
  - 忍容できるなら酸素投与を中止する。
  - 専門医に相談する（未実施の場合）。

評価－診断的評価（状況が許せば患者評価のどの段階で行ってもよい）

臨床検査データ
- 血糖値 88 mg/dL
- 電解質濃度測定

画像診断
- 胸部 X 線撮影，SVT および洞性頻脈での心電図，可能であれば，アデノシンを投与しながら同時に心電図を記録する

判定／介入

- 緊急処置中の臨床検査は一般的には適切ではないが，重篤な小児，特に新生児や乳児においては，合理的に可能な限り速やかに血糖値を測定すべきである。重篤な小児患者では，合理的に可能な限り速やかに血糖値を測定する必要がある。

各介入後に再評価－判定－介入を行う。

デブリーフィングツール
テストケースシナリオ 8，SVT（青年，安定）

デブリーフィングの一般原則

- デブリーフィングの指針として，次の表を使用する。また，チームダイナミクスデブリーフィングツールも参照すること。
- デブリーフィングの長さは 10 分とする。
- すべての学習目標を取り扱う。
- デブリーフィングの最後に，覚えておくべき重要な事項を要約する。
- 受講者に自己反省を促し，全参加者を引き込む。
- 講義のような解説，回答が限定された質問，ディスカッションでインストラクターばかりが話すことを避ける。

一般的な管理目標

- PALS における体系的なアプローチアルゴリズムを使用して患者を評価し，適切に分類する
- 適切に酸素投与を行う
- 適応がある場合に質の高い CPR（フィードバック装置の使用を含む）の実施を指示する
- 必要に応じて基本的な気道確保手技を実施し，適切な気道確保器具を使用する
- 心電図モニターと呼吸モニターの装着を実施する
- 心リズムを判読する
- 適切な PBLS または PALS アルゴリズムを適用する
- 関連薬物の一般的な適応，禁忌，投与量を要約する
- 小児の心停止における家族に対するケアの原則についてディスカッションする
- 効果的なチームダイナミクスの 8 つの要素を適用する
- 頻繁な再評価を実施する

行動	情報収集	分析	要約
	「受講者による観察」	「適切に実施できた点」	「受講者主導の要約」
・ABCDE および**バイタルサイン**の評価を指示する ・心電図モニターとパルスオキシメータを装着する ・酸素の投与を指示する ・循環が安定した状態にある SVT を判定し，洞性頻脈と鑑別する ・小児に適切な迷走神経刺激の手技を実施させる方法を知る ・静脈路／骨髄路の確保を指示する ・急速ボーラス投与法による適切な用量のアデノシン投与の準備および投与を指示する ・安定した状態にある SVT の小児が迷走神経刺激およびアデノシンに反応しなかった場合は，同期電気ショックを実施する前に専門医に相談する根拠を説明する ・同期電気ショックの適応と，適切なエネルギー量（初回およびその後）での安全な実施についてディスカッションする ・頻繁な再評価を実施する	・あなたの視点から各イベントについて説明してもらえますか？ ・あなたの行った治療はどのような効果があったと思いますか？ ・シナリオのそれぞれのイベントを振り返ってもらえますか？（時間管理／記録係に対する指示） ・改善の余地がある点は何ですか？ ・チームが適切に実施できた行動は何ですか？ 「インストラクターによる観察」 ・私は［ここに行動を挿入］に気付きました。 ・私は［ここに行動を挿入］を観察しました。 ・私は［ここに行動を挿入］を目撃しました。	・どのように［ここに行動を挿入］を適切に実施できたのですか？ ・なぜ［ここに行動を挿入］を適切に実施できたと思いますか？ ・［ここに行動を挿入］を実施した経緯についてもう少し詳しく説明してください。 「改善が必要な点」 ・なぜ［ここに行動を挿入］が起きたと思いますか？ ・［ここに行動を挿入］はどのようにして改善したら良いと思いますか？ ・［ここに行動を挿入］をしている間，どのように考えていましたか？ ・［ここに行動を挿入］ができなかったのはなぜですか？	・あなたが学んだ最も重要なことは何ですか？ ・重要な点を誰かまとめてくれますか？ ・覚えておくべき重要な事項は主に何ですか？ 「インストラクター主導の要約」 ・学習した内容をまとめてみましょう・・・ ・学習したことは・・・ ・覚えておくべき重要な事項は主に・・・ ・このシナリオの患者には，同期電気ショックは必要ありませんでした。同期電気ショックの適応，初回および 2 回目実施時の最適なエネルギー量，同期電気ショックの安全な実施方法について説明してください。

テストケースシナリオ 9
上室性頻拍
（乳児，不安定）

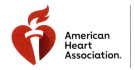
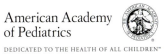

シナリオ導入部
病院搬送前：あなたは，呼吸窮迫と嗜眠を呈している生後 3 カ月の乳児がいる住宅へ出動した。
救急部：呼吸窮迫と嗜眠を呈している生後 3 カ月の乳児を，救急車が救急部へ搬送中である。静脈路は確保されている。
一般病棟：あなたは，呼吸窮迫と嗜眠を呈している生後 3 カ月の乳児を診察するため呼び出された。乳児は静脈路が確保されている。
ICU：あなたは，呼吸窮迫と嗜眠を呈している生後 3 カ月の乳児のベッドサイドに呼び出された。乳児は静脈路が確保されている。

バイタルサイン	
心拍数	235 回/分
血圧	50/32 mmHg
呼吸数	60 回/分
SpO_2	室内気吸入下で 92 %
体温	37.6 ℃
体重	5 kg
年齢	生後 3 カ月

シナリオの概要および学習目標

シナリオの概要
不安定な患者における上質性頻拍（SVT）の認識と管理に重点を置かねばならない。このシナリオでは，アデノシンの急速ボーラス投与（静脈路［IV］／骨髄路［IO］がすでに確保されている場合のみ），適切なエネルギー量での同期電気ショックの安全な実施が該当する。アデノシンの調製中または同期電気ショックの準備中に迷走神経刺激を行い，介入を遅らせるべきではない。時間が許せば，インストラクターは，血行動態が不安定な乳児に対して電気ショック前の鎮静剤を投与する前に，専門医への相談が必要であることについて手短に説明してもよい。

このシナリオでの目標
- SVT と洞性頻脈を鑑別する。このシナリオでは，乳児は不安定な SVT を呈している
- SVT を呈している乳児に対して用いることができる迷走神経刺激の手技について説明する。乳児に用いることができる手技は，顔に氷を当てることである
- 適切な急速ボーラス投与法を用いてアデノシンを投与する
- 同期電気ショックの適応についてディスカッションする。このシナリオでは，乳児は低血圧，急性意識障害，ショックの徴候などの循環不良を呈している
- SVT および循環不良を呈している患者に対して，適切なエネルギー量で同期電気ショックを安全に実施する

評価−初期評価（小児評価のトライアングル）

外観（Appearance）
- 嗜眠，周囲の雑音および介護者に対するごくわずかな反応

呼吸（Breathing）
- 著明な陥没を含む呼吸数および呼吸努力の増加，呻吟

循環（Circulation）
- 皮膚のまだら模様，脈拍あり

判定
- 即時介入が必要

介入
- 救急対応システムに通報する。必要であれば，救急医療サービスは追加支援を要請する。
- 非再呼吸式マスクを使用して 100 %酸素を投与する。
- 心電図モニターを装着する。
- パルスオキシメータを装着する。

評価−一次評価（気道の確保，酸素化，換気，循環の補助に必要な的を絞った評価）

- **気道（Airway）**：開存している
- **呼吸（Breathing）**：呼吸数 60 回/分，中等度の肋骨間陥没，酸素投与前の SpO_2 92 %，100 %酸素投与下で 100 %，肺野全体にラ音
- **循環（Circulation）**：十分な中枢脈拍，微弱な末梢脈拍，心拍数 235 回/分，血圧 50/32 mm Hg，皮膚冷感，毛細血管再充満時間約 4 秒
- **神経学的評価（Disability）**：痛みに対してうめき，逃避反射を示す
- **全身観察（Exposure）**：体温 37.6 ℃，体重 5 kg

© 2021 American Heart Association

判定

- 意識レベルの変容
- 脈拍があり循環不良の徴候を伴う QRS 幅の狭い頻拍／SVT
- 呼吸窮迫／呼吸不全
- 低血圧性ショック

介入

- 静脈路／骨髄路を確保する，あるいは既存の血管路が有効かどうか確認するが，静脈路／骨髄路をすぐに確保できない場合，同期電気ショックを遅らせてはならない。
- アデノシン投与または電気ショックを遅らせないのであれば，迷走神経刺激を行う。
- 有効な静脈路がある，あるいは直ちに確保できた場合はアデノシンを投与する。
  - 除細動器による心電図の連続記録を開始する。
  - アデノシン 0.1 mg/kg（最大投与量：6 mg）の静脈内／骨髄内急速ボーラス投与を実施し，生理食塩液でフラッシュする。
  - アデノシンの初回投与で心リズムに変化がない場合，同期電気ショックよりも早く実施できるならアデノシン 0.2 mg/kg の急速ボーラス投与（最大投与量：12 mg）を実施する。アデノシンの投与には，必ず急速ボーラス投与法を用いる。
  - アデノシンが奏効しなければ，同期電気ショックを実施する。
- 同期電気ショックが実施できるようになるまでに，他の処置（アデノシンなど）が奏効しなかった場合は，準備でき次第，同期電気ショックを実施する。
  （「注意」：同期電気ショックを直ちに実施できる場合は，他の治療を試みることで電気ショックの実施を遅らせない。）
  - 有効な静脈路／骨髄路があり，専門医が直ちに対応可能である場合，電気ショックの実施が遅れないのであれば，鎮静剤を投与する。慎重に実施する。不安定な血行動態の悪化を回避するために，専門医が必要である。
  - モニター／除細動器が到着したら，すぐにパッドを装着し，心電図の記録を開始する。
  - 患者から離れ，同期電気ショックを実施する（0.5〜1 J/kg）。
  - 初回の同期電気ショックが奏効しなかった場合，患者から離れ，2 J/kg で同期電気ショックを実施する。
- 必要に応じて，（バッグマスクを用いて）換気補助を準備する。

評価−二次評価（洞調律化後まで延期する）

病歴聴取（SAMPLE）
- 自他覚症状（**S**igns and symptoms）：呼吸窮迫，嗜眠，ショック
- **ア**レルギー（**A**llergies）：なし
- 薬物（**M**edications）：なし
- 病歴（**P**ast medical history）：満期産乳児，健康問題なし，現在までの予防接種済み
- 最後の食事（**L**ast meal）：4 時間前に母乳を摂取，その後嘔吐
- **イ**ベント（**E**vents）（発症）：今日は呼吸が速く，経口摂取が減少していることが認められた

身体診察
- 洞調律化後，再度バイタルサインを測定する：心拍数 155 回/分（洞性頻脈），呼吸数 54 回/分，SpO$_2$ 97 %，非再呼吸式マスクによる 100 %酸素投与を継続，血圧 80/60 mm Hg，毛細血管再充満時間は 3 秒に改善
- 頭部，眼，耳，鼻，咽喉／頸部：正常。異常な呼吸音なし
- 心肺：洞調律。心雑音，ギャロップ，摩擦音はなし。軽度の陥没。呼吸音は正常
- 腹部：右肋骨縁から 3 cm 下に肝臓を触知可
- 四肢：浮腫なし。発疹なし。手足は温かく，指先と足指にわずかに冷感。末梢脈拍の強さが増した。毛細血管再充満時間 3 秒
- 背部：正常
- 神経系：電気ショックに伴う啼泣。現在は洞調律を示しており，反応性が増した
- アデノシンまたは同期電気ショックを実施しない場合，ベッドサイド（POC）血糖測定（以下の「評価」および「判定／介入」欄を参照）
- バイタルサイン：心拍数 235 回/分，呼吸数 60 回/分，SpO$_2$ 90 %に低下，血圧 48/36 mm Hg，微弱な中枢および末梢脈拍，皮膚冷感，毛細血管再充満時間約 5 秒，まだら模様が悪化

判定

- アデノシンの投与または同期電気ショックを迅速に実施した場合，循環不良を伴う SVT は洞調律化する

介入

- 洞調律化後
  - 心肺機能の状態を再評価し，モニターする。心不全悪化の徴候（肝腫大の増悪，過剰心音または心雑音，ラ音）を評価する。
  - 必要に応じて，高度な気道確保器具の挿入に備える。
  - 乳児が安定化した場合，忍容できるなら酸素投与を中止する。
  - 12 誘導心電図（ECG）を記録する。
  - ベッドサイド（POC）血糖測定を実施する。

評価−診断的評価（状況が許せば患者評価のどの段階で行ってもよい）

臨床検査データ
- 血糖
- 電解質濃度測定

画像診断
- 胸部 X 線撮影，SVT および洞性頻脈時の心電図

判定／介入

- 緊急処置中の臨床検査は一般的には適切ではないが，重篤な乳児および小児患者においては，合理的に可能な限り速やかに血糖値を測定すべきである。重篤な小児患者では，合理的に可能な限り速やかに血糖値を測定する必要がある。
- 臨床検査（POC 血糖測定以外）は，洞調律化し，全身循環と血行動態が改善するまで延期する。

各介入後に再評価−判定−介入を行う。

デブリーフィングツール
テストケースシナリオ 9，上室性頻拍（乳児，不安定）

デブリーフィングの一般原則

- デブリーフィングの指針として，次の表を使用する。また，チームダイナミクスデブリーフィングツールも参照すること。
- デブリーフィングの長さは 10 分とする。
- すべての学習目標を取り扱う。
- デブリーフィングの最後に，覚えておくべき重要な事項を要約する。
- 受講者に自己反省を促し，全参加者を引き込む。
- 講義のような解説，回答が限定された質問，ディスカッションでインストラクターばかりが話すことを避ける。

一般的な管理目標

- PALS における体系的なアプローチアルゴリズムを使用して患者を評価し，適切に分類する
- 適切に酸素投与を行う
- 適応がある場合に質の高い CPR（フィードバック装置の使用を含む）の実施を指示する
- 必要に応じて基本的な気道確保手技を実施し，適切な気道確保器具を使用する
- 心電図モニターと呼吸モニターの装着を実施する
- 心リズムを判読する
- 適切な PBLS または PALS アルゴリズムを適用する
- 関連薬物の一般的な適応，禁忌，投与量を要約する
- 小児の心停止における家族に対するケアの原則についてディスカッションする
- 効果的なチームダイナミクスの 8 つの要素を適用する
- 頻繁な再評価を実施する

行動	情報収集	分析	要約
- ABCDE および**バイタルサイン**の評価を指示する - 心電図モニターとパルスオキシメータを装着する - 酸素の投与を指示する - 循環不良を伴う SVT として心リズムを判読し，洞性頻脈のリズムと鑑別する - 乳児に対する適切な迷走神経刺激の実施方法を知る - 同期電気ショックの実施が遅れなければ，静脈路／骨髄路の確保を指示する - 適切な投与量のアデノシンの急速ボーラス投与を準備し，実施するよう指示する - エネルギー量 0.5 J/kg での電気ショックの安全な実施を試みるよう指示し，効果がなければ 2 J/kg に増量させる - 各介入後に頻回の再評価を実施する	「受講者による観察」 - あなたの視点から各イベントについて説明してもらえますか？ - あなたの行った治療はどのような効果があったと思いますか？ - シナリオのそれぞれのイベントを振り返ってもらえますか？（時間管理／記録係に対する指示） - 改善の余地がある点は何ですか？ - チームが適切に実施できた行動は何ですか？ 「インストラクターによる観察」 - 私は［ここに行動を挿入］に気付きました。 - 私は［ここに行動を挿入］を観察しました。 - 私は［ここに行動を挿入］を目撃しました。	「適切に実施できた点」 - どのように［ここに行動を挿入］を適切に実施できたのですか？ - なぜ［ここに行動を挿入］を適切に実施できたと思いますか？ - ［ここに行動を挿入］を実施した経緯についてもう少し詳しく説明してください。 「改善が必要な点」 - なぜ［ここに行動を挿入］が起きたと思いますか？ - ［ここに行動を挿入］はどのようにして改善したら良いと思いますか？ - ［ここに行動を挿入］をしている間，どのように考えていましたか？ - ［ここに行動を挿入］ができなかったのはなぜですか？	「受講者主導の要約」 - あなたが学んだ最も重要なことは何ですか？ - 重要な点を誰かまとめてくれますか？ - 覚えておくべき重要な事項は主に何ですか？ 「インストラクター主導の要約」 - 学習した内容をまとめてみましょう・・・ - 学習したことは・・・ - 覚えておくべき重要な事項は主に・・・ - 受講生に同期電気ショックの適応について述べさせる。 - 時間が許せば，SVT および不安定な血行動態を呈する乳児に対して電気ショック実施前の鎮静剤を投与する前に，専門医に相談する必要があることについて説明する。

テストケースシナリオ 10
心室細動
（小児，心停止）

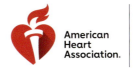
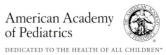

シナリオ導入部
病院搬送前：あなたは，体育館で突然卒倒した 7 歳児がいる学校に向かっている。教師が CPR を開始し，119 番通報した。
救急部：あなたは，活発に遊んでいる途中でめまいを訴えた後，突然卒倒した 7 歳児を評価するために呼び出された。CPR を続行中である。
一般病棟：あなたは，迅速対応チームのメンバーとして，突然ぐったりとして血の気がなくなった 7 歳児を診察するために呼び出された。この小児は，運動場で失神した後，観察のため入院となった。CPR を続行中である。
ICU：あなたは，突然ぐったりとして血の気がなくなった 7 歳児の診察のために呼び出された。この小児は，バスケットボールの練習中に卒倒した後，観察のため入院した。CPR を続行中である。

バイタルサイン
心拍数	CPR 続行中
血圧	CPR 続行中
呼吸数	自発呼吸なし
SpO$_2$	100 % バックマスク換気（CPR）
体温	延期
体重	25 kg
年齢	7 歳

シナリオの概要および学習目標

シナリオの概要
このシナリオの要点は，心停止および「ショック適応」心リズムを呈している小児の判定と管理である。質の高い CPR の迅速な実施と，CPR の中断を最小限にしながらの電気ショックの実施に重点を置く。1 回目の電気ショックに続き CPR を実施し，その後（VF が持続する場合），2 回目の電気ショックに続き CPR の実施とアドレナリンの投与，その後（VF が持続する場合），3 回目の電気ショックに続き CPR の実施，抗不整脈薬（アミオダロンまたはリドカイン）の投与の後，ROSC に至る。デブリーフィングの際には，考えられる原因の特定（「H と T」）についてディスカッションする。高度な気道確保器具の挿管と ROSC 後の処置については，このシナリオでは扱わない。ROSC 後の処置については，心静止のシナリオで扱っている。

このシナリオでの目標
- このシナリオでは，小児は心室細動（VF）を呈している
- 胸骨圧迫の中断を最小限にしながら，適切なエネルギー量で安全な電気ショックを実施する。電気ショックの適切な初回エネルギー量は 2 J/kg，2 回目は 4 J/kg，以降は 4 J/kg 以上である（最大 10 J/kg または除細動器の成人に対するエネルギー量）
- アドレナリンの適切な投与量と投与の根拠を説明する
- VF／無脈性心室頻拍（VT）に対する適切な抗不整脈薬を使用する。『AHA 心肺蘇生と救急心血管治療のためのガイドライン 2020（2020 AHA Guidelines for CPR and ECC）』では，アミオダロンまたはリドカインをいずれも推奨している
- 持続性の VF の治療可能な原因を特定する。デブリーフィングの際に，受講者に心停止の治療可能な原因を想起する（「H と T」で始まる条件から想起する）ように指示する

評価－初期評価（小児評価のトライアングル）

外観（Appearance）
- 一見して四肢がだらんとしている。自発運動なく，音に対して目に見える反応なし

呼吸（Breathing）
- 自発呼吸なし

循環（Circulation）
- チアノーゼ／四肢および口唇蒼白，全体的に灰白色

判定
- 即時介入が必要

介入
- 救急対応システムに通報する。必要であれば，救急医療サービスは追加支援を要請する。
- 反応の有無を確認し（反応なし），呼吸（なし）および頸動脈または大腿動脈の脈拍（なし）を同時に確認する。
- 質の高い CPR を直ちに開始する。

評価――一次評価（速やかな一次救命処置の実施を延期し，その後，気道の確保，酸素化，換気および循環の補助に必要な評価に的を絞る）

- 外観，呼吸および循環補助を確認する
- 心電図モニターで VF を確認する
- 身長別カラーコード化蘇生テープで推定した体重 25 kg

© 2021 American Heart Association

判定

- 心肺停止
- VF 心停止

介入

- 使用可能であれば CPR フィードバック装置を使用し，CPR 実施の指針とする。
- 除細動器が到着したら，パッド／リードを装着し，モニターの電源を入れる。
- 心リズムを判定する（VF，ショック適応）。
- できるだけ早く 2 J/kg での除細動を試みる。
- 電気ショック実施後，直ちに質の高い CPR を再開する。
- 血管を確保する（静脈路［IV］／骨髄路［IO］）。
- パルスオキシメータを装着する（地域や施設のプロトコールに従う，ROSC で延期される場合がある）。

評価－二次評価（治療可能な原因を特定するためでなければ延期）

病歴聴取（SAMPLE）（ROSC まで延期，または治療可能な原因（「H と T」）を評価するために必要な範囲に限定する，蘇生処置を中断しない）

- **自**他覚症状（**S**igns and symptoms）：乳児は突然ぐったりした。前兆なし
- **ア**レルギー（**A**llergies）：ペニシリン
- **薬**物（**M**edications）：アンフェタミン
- **病**歴（**P**ast medical history）：注意欠陥障害／注意欠陥／多動性障害
- **最**後の食事（**L**ast meal）：2 時間前
- **イ**ベント（**E**vents）（発症）：シナリオ導入部で報告されたとおり

身体診察（ROSC まで延期，または治療可能な原因を評価するために必要な範囲に限定する）

- 質の高い CPR，3 回の電気ショック実施，アドレナリン 1 回投与，抗不整脈薬（アミオダロンまたはリドカイン）1 回投与後に ROSC に至る。シナリオを短縮し，2 回の電気ショック実施，アドレナリン 1 回投与後に ROSC に至るシナリオに変更してもよい。その場合，デブリーフィングの際に抗不整脈薬についてディスカッションする。
- 洞調律，心拍数 130 回/分，バックマスク換気下での呼吸数 20 回/分，100 ％酸素によるバックマスク換気下での SpO_2 100 ％，血圧 92/60 mm Hg，体温 36.1℃

判定

- 心肺停止
- VF
- ROSC

介入

- 質の高い CPR を続行し，2 分ごとに心リズムを再評価する。
- 次の心リズムチェックでショック適応の心リズムが持続している場合，4 J/kg で 2 回目の電気ショックを実施した後，直ちに CPR を再開する。
- 胸骨圧迫をしながら，アドレナリン 0.01 mg/kg（濃度 0.1 mg/mL の注射液 0.1 mL/kg）の静脈内／骨髄内投与の準備をする。
  - 心停止中は，3〜5 分ごとに繰り返す。
- 次の心リズムチェックでショック適応の心リズムが持続している場合，電気ショックを実施し，CPR を再開し，胸骨圧迫をしながら持続性 VF／無脈性 VT に対する抗不整脈薬を準備し，投与する。
  - アミオダロン 5 mg/kg の静脈内／骨髄内ボーラス投与（最大単回投与量 300 mg）またはリドカイン 1 mg/kg の静脈内／骨髄内投与を行う。QT 延長症候群を呈している場合は，アミオダロンを避ける。
  - 以降のショックは 4 J/kg 以上で実施する（最大エネルギー量：最大 10 J/kg または使用する除細動器の成人に対するエネルギー量）。
- 特に，バッグマスクで十分な換気ができず，高度な処置ができるプロバイダーが対応可能な場合は，気管挿管を検討する。

評価－診断的評価（状況が許せば患者評価のどの段階で行ってもよい）

臨床検査データ（適宜）

- 迅速ベッドサイド検査での血糖値 96 mg/dL（5.3 mmol/L）（ROSC 後）
- 動脈血／静脈血ガス分析，電解質，カルシウム，マグネシウム濃度測定，薬物中毒の検査を検討する
- 小児の状態が安定したら心電図を記録する

画像診断

- 胸部 X 線撮影（ROSC 後）：心臓の大きさおよび肺野は正常

判定／介入

- このシナリオでは，血液検査および胸部 X 線撮影を実施できない。

各介入後に再評価－判定－介入を行う。

デブリーフィングツール
テストケースシナリオ 10，VF（小児，心停止）

デブリーフィングの一般原則

- デブリーフィングの指針として，次の表を使用する。また，チームダイナミクスデブリーフィングツールも参照すること。
- デブリーフィングの長さは 10 分とする。
- すべての学習目標を取り扱う。
- デブリーフィングの最後に，覚えておくべき重要な事項を要約する。
- 受講者に自己反省を促し，全参加者を引き込む。
- 講義のような解説，回答が限定された質問，ディスカッションでインストラクターばかりが話すことを避ける。

一般的な管理目標

- PALS における体系的なアプローチアルゴリズムを使用して患者を評価し，適切に分類する
- 適切に酸素投与を行う
- 適応がある場合に質の高い CPR（フィードバック装置の使用を含む）の実施を指示する
- 必要に応じて基本的な気道確保手技を実施し，適切な気道確保器具を使用する
- 心電図モニターと呼吸モニターの装着を実施する
- 心リズムを判読する
- 適切な PBLS または PALS アルゴリズムを適用する
- 関連薬物の一般的な適応，禁忌，投与量を要約する
- 小児の心停止における家族に対するケアの原則についてディスカッションする
- 効果的なチームダイナミクスの 8 つの要素を適用する
- 頻繁な再評価を実施する

行動	情報収集	分析	要約
	「受講者による観察」	「適切に実施できた点」	「受講者主導の要約」
- 心停止を判定する - フィードバック装置を使用して（使用できる場合）質の高い CPR を直ちに開始するよう指示し，蘇生処置全体の質をモニターする - リード／パッドの装着とモニターの起動を指示する - VF による心肺停止を判定する - 初回電気ショックを 2 J/kg で安全に実施するよう指示する - 各電気ショック実施後，胸骨圧迫から始まる質の高い CPR を直ちに再開するよう指示する - 静脈路または骨髄路の確保を指示する - 2 回目の心リズムチェックで VF が持続している場合，4 J/kg のエネルギー量での 2 回目の安全な電気ショック実施を指示する。以降のショックは 4 J/kg 以上（最大 10 J/kg または成人に対する標準的なエネルギー量）で実施する - アドレナリンの適切な投与量（0.01 mg/kg［濃度 0.1 mg/mL の注射液 0.1 mL/kg］）および適切な投与間隔での静脈内／骨髄内投与の準備および投与を指示する - 各電気ショック実施後，胸骨圧迫から始まる CPR を直ちに再開するよう指示する - 3 回目の心リズムチェックで VF が持続している場合，胸骨圧迫を再開しながら，抗不整脈薬の適切な投与量（アミオダロン 5 mg/kg またはリドカイン 1 mg/kg）での投与を指示する - 適切な再評価を実施する	- あなたの視点から各イベントについて説明してもらえますか？ - あなたの行った治療はどのような効果があったと思いますか？ - シナリオのそれぞれのイベントを振り返ってもらえますか？（時間管理／記録係に対する指示） - 改善の余地がある点は何ですか？ - チームが適切に実施できた行動は何ですか？ 「インストラクターによる観察」 - 私は［ここに行動を挿入］に気付きました。 - 私は［ここに行動を挿入］を観察しました。 - 私は［ここに行動を挿入］を目撃しました。	- どのように［ここに行動を挿入］を適切に実施できたのですか？ - なぜ［ここに行動を挿入］を適切に実施できたと思いますか？ - ［ここに行動を挿入］を実施した経緯についてもう少し詳しく説明してください。 「改善が必要な点」 - なぜ［ここに行動を挿入］が起きたと思いますか？ - ［ここに行動を挿入］はどのようにして改善したら良いと思いますか？ - ［ここに行動を挿入］をしている間，どのように考えていましたか？ - ［ここに行動を挿入］ができなかったのはなぜですか？	- あなたが学んだ最も重要なことは何ですか？ - 重要な点を誰かまとめてくれますか？ - 覚えておくべき重要な事項は主に何ですか？ 「インストラクター主導の要約」 - 学習した内容をまとめてみましょう・・・ - 学習したことは・・・ - 覚えておくべき重要な事項は主に・・・ - 小児の VF が実施した処置に反応しなかった場合，他に何を検討すべきですか？（解答：「H と T」，すなわち治療可能な原因） - 3 回目の電気ショック実施が必要な場合，使用するエネルギー量はいくらですか？（解答：4 J/kg 以上。最大 10 J/kg または使用する除細動器の成人に対する標準的なエネルギー量）

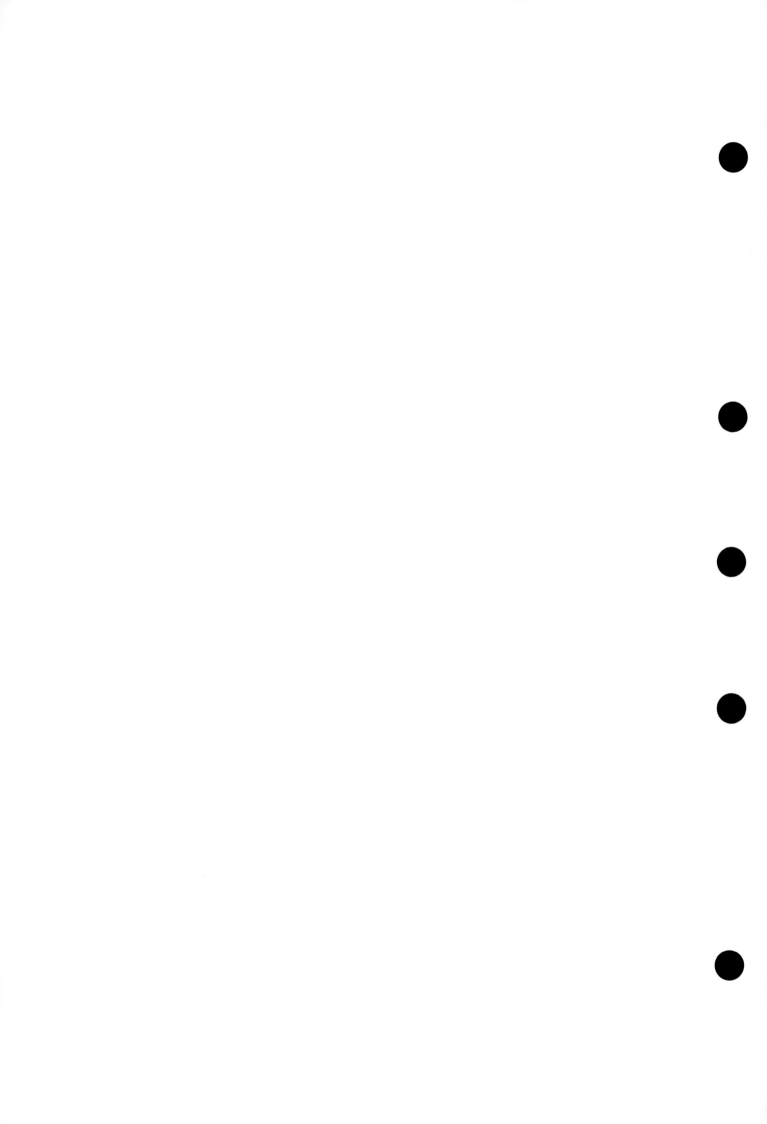

テストケースシナリオ 11
閉塞性ショック
（小児，低血圧，緊張性気胸）

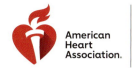
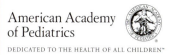

シナリオ導入部
病院搬送前：あなたは，8 歳男児のいる現場に到着した。意識状態の低下のため，男児は経口気管チューブを挿管されたが，その後，突然状態が悪化し，別のケアプロバイダーによって用手換気が行われている。静脈カテーテルが留置されている。

救急部：8 歳男児が救急医療サービスにより搬送中である。意識状態の低下のため，男児は経口気管チューブを挿管されている（グラスゴー昏睡尺度は 4 点）。突然状態が悪化し，気管チューブを使用して用手換気が行われている。静脈カテーテルが留置されている。

一般病棟：あなたは，肺炎および低酸素血症に対して迅速対応チームによって先ほど挿管された 8 歳男児の病室に呼び出された。経口気管チューブが留置されている。チームが男児の集中治療室への移動を準備している間に，男児の状態が突然悪化し，気管チューブを使用した用手換気が行われている。静脈カテーテルが留置されている。

ICU：あなたは，挿管され機械的換気が行われている 8 歳男児の病室に呼び出された。男児の状態が突然悪化し，気管チューブを使用して用手換気が行われている。静脈カテーテルが留置されている。

バイタルサイン	
心拍数	140 回/分
血圧	80/54 mmHg
呼吸数	用手換気
SpO$_2$	100 %酸素投与下で 68 %
体温	37.2 ℃
体重	20 kg
年齢	8 歳

シナリオの概要および学習目標

シナリオの概要
呼吸不全と閉塞性ショックの徴候の速やかな認識に重点を置く。プロバイダーは，DOPE（チューブ位置異常（Displacement），チューブ閉塞（Obstruction），気胸（Pneumothorax），機器不具合（Equipment failure））を参考に，原因を緊張性気胸として迅速に特定した後，直ちに胸腔穿刺を行って減圧し，胸腔ドレーンチューブを挿入しなければならない。胸部 X 線撮影前に胸腔穿刺による減圧を行う重要性を強調する。

このシナリオでの目標
- 代償性ショックと低血圧性ショックの違いを認識する。このケースは，低血圧性ショックを呈している（このケースの重要な指標として，低血圧，頻拍，意識レベルの低下が挙げられる）
- 閉塞性ショックの自他覚症状を要約する。このケースの重要な指標として緊張性気胸の所見と併合するショックの徴候が挙げられる
- 挿管後に状態が突然悪化した患者に対する「DOPE」の要素について要約する。このシナリオでは，胸腔穿刺による減圧の前にチューブ位置異常，チューブ閉塞，機器不具合を除外しなければならない
- 緊張性気胸に対する適切な介入を実施する。このシナリオでは，胸腔穿刺による減圧，胸部 X 線撮影，胸腔ドレーンチューブの挿入を行う
- 輸液ボーラス投与が閉塞性ショックの治療に適切となる条件についてディスカッションする。このシナリオでは，輸液蘇生は必要ではないが，広範型肺塞栓症の場合，心膜穿刺が実施可能になるまで，輸液ボーラス投与が心タンポナーデに対して有用となることがある

評価-初期評価（小児評価のトライアングル）

外観（Appearance）
- 自発運動なし，四肢の弛緩，音に対する目に見える反応なし

呼吸（Breathing）
- 経口気管挿管，蘇生バッグを使用した用手換気に伴う胸壁の動きは不良

循環（Circulation）
- 皮膚蒼白，粘膜の黒ずみ

判定
- 即時介入が必要

介入
- 救急対応システムに通報する。必要であれば，救急医療サービスは追加支援を要請する。
- 100 %酸素による用手換気を継続する。
- 心電図モニターを装着する。
- パルスオキシメータを装着する。

© 2021 American Heart Association

評価—一次評価（気道の確保，酸素化，換気，循環の補助に必要な的を絞った評価）

- **気道（A**irway**）**：6.0 mm のカフ付き気管チューブ（ETT）を用いた経口気管挿管，18 cm の位置で口唇に固定
- **呼吸（B**reathing**）**：用手換気，胸の上がりが非対称，右側の呼吸音なし。胸郭拡張には吸気圧の上昇が必要，100 %酸素吸入下で SpO$_2$ 68 %。受講者が「DOPE」を参考に評価する際に，受講生の質問と行動に対して次のように答える。
  - チューブ位置異常（**D**isplacement）：挿入の深さは変化なし。左側に呼吸音あり。呼気 CO$_2$ は現在も検知可能
  - チューブ閉塞（**O**bstruction）：左側の呼吸音は正常。左気管支主幹部への挿管の確認と処置のため ETT をわずかに引き戻したとき，呼吸音，胸壁の上がり，または用手換気への抵抗に変化なし
  - 気胸（現在の臨床像と一致）
  - 機器不具合（**E**quipment failure）：バッグを使用した用手換気への切り替えによって除外された
- **循環（C**irculation**）**：心拍数 140 回/分，微弱な脈拍，毛細血管再充満時間 5 秒，血圧 80/54 mm Hg
- **神経学的評価（D**isability**）**：無意識，瞳孔左右同大，対光反射正常
- **全身観察（E**xposure**）**：体温 37.2 ℃，体重 20 kg

判定

- 呼吸不全および低血圧性ショック
- 緊張性気胸および閉塞性ショックの可能性

介入

- 心リズムを解析する（洞性頻脈）。
- 酸素投与と用手換気への反応を評価する（変化なし）。
- 波形表示呼気 CO$_2$ モニターを確認する（該当する場合）。気管チューブの位置異常，閉塞，機器不具合を除外する。
- 右側の穿刺減圧を実施する（18～20 ゲージのオーバーザニードルカテーテルを第 3 肋骨上縁，第 2 肋間腔の鎖骨中線上から挿入する）。
- 胸部 X 線撮影を実施し，胸腔ドレーンチューブを挿入する。

評価—二次評価（治療可能な原因を特定するが，残りの二次評価は有効な換気を確保するまで［胸腔穿刺後まで］延期する）

病歴聴取（SAMPLE）（治療可能な原因の評価に必要な範囲に限る）
- **自他覚症状（S**igns and symptoms**）**：呼吸不全に対する経口挿管，突然の悪化
- **ア**レルギー（**A**llergies）：既往なし
- **薬**物（**M**edications）：なし
- **病**歴（**P**ast medical history）：なし
- **最**後の食事（**L**ast meal）：経口摂取なし
- **イ**ベント（**E**vents）（発症）：挿管後の患者の突然の悪化

身体診察
- 酸素投与後に再度バイタルサインを測定する：心拍数 175 回/分，呼吸数 24 回/分で用手換気
  - 胸腔穿刺減圧を実施した場合：SpO$_2$ 85 %で上昇中，血圧 110/65 mm Hg まで上昇，毛細血管再充満時間 3 秒
  - 胸腔穿刺減圧を実施しなかった場合：SpO$_2$ 58 %で下降中，血圧は測定不能となり，心停止発生，血管再充満時間は非常に長い
- 頭部，眼，耳，鼻，咽喉／頸部
  - 胸腔穿刺減圧を実施した場合：正常
  - 胸腔穿刺減圧を実施しなかった場合：頸静脈怒張
- 心肺
  - 胸腔穿刺減圧を実施した場合：両側の呼吸音は等しく，用手換気への抵抗が低下
  - 胸腔穿刺減圧を実施しなかった場合：右側の呼吸音なし
- 腹部：正常
- 四肢
  - 胸腔穿刺減圧を実施した場合：2+ の中枢脈拍および末梢脈拍。毛細血管再充満時間 3 秒
  - 胸腔穿刺減圧を実施しなかった場合：脈拍の触知不可，毛細血管再充満時間は非常に長い
- 背部：正常
- 神経系：意識がない

判定

- 呼吸不全
- 低血圧性閉塞性ショック（胸腔穿刺による減圧を実施すると是正される。胸腔穿刺による減圧を実施しなければ，無脈性心停止が発生する）
- 緊張性気胸

介入

- 心肺機能を再評価する（特に換気と循環）。胸腔穿刺による減圧後，速やかな改善がみられるはずである。
- 静脈カテーテルが開存していることを確認する。
- ベッドサイド血糖測定を実施する。
- 厳密なモニタリングと原疾患の治療のため，集中治療室（ICU）への転科を手配する（小児がまだ ICU 内にいない場合）。

評価－診断的評価（状況が許せば患者評価のどの段階で行ってもよい）

臨床検査データ
- 保留中：動脈血または静脈血ガス分析

画像診断
- 胸部 X 線撮影（胸部 X 線撮影の実施まで介入を遅らせてはならない）

判定／介入

- 臨床検査は，緊張性気胸の治療まで延期する。
- 重篤な小児患者，特に新生児や乳児の場合は，合理的に可能な限り速やかに血糖値を確認する必要がある。重篤な小児患者では，合理的に可能な限り速やかに血糖値を測定する必要がある。
- 「注意」：胸腔穿刺による減圧を，胸部 X 線撮影前に実施する（胸部 X 線撮影は胸腔穿刺による減圧後に実施するべきであるが，胸腔ドレーンチューブの挿入前に実施してもよい）。

各介入後に再評価－判定－介入を行う。

デブリーフィングツール
テストケースシナリオ 11，閉塞性ショック（小児，低血圧性，緊張性気胸）

デブリーフィングの一般原則

- デブリーフィングの指針として，次の表を使用する。また，チームダイナミクスデブリーフィングツールも参照すること。
- デブリーフィングの長さは 10 分とする。
- すべての学習目標を取り扱う。
- デブリーフィングの最後に，覚えておくべき重要な事項を要約する。
- 受講者に自己反省を促し，全参加者を引き込む。
- 講義のような解説，回答が限定された質問，ディスカッションでインストラクターばかりが話すことを避ける。

一般的な管理目標

- PALS における体系的なアプローチアルゴリズムを使用して患者を評価し，適切に分類する
- 適切に酸素投与を行う
- 適応がある場合に質の高い CPR（フィードバック装置の使用を含む）の実施を指示する
- 必要に応じて基本的な気道確保手技を実施し，適切な気道確保器具を使用する
- 心電図モニターと呼吸モニターの装着を実施する
- 心リズムを判読する
- 適切な PBLS または PALS アルゴリズムを適用する
- 関連薬物の一般的な適応，禁忌，投与量を要約する
- 小児の心停止における家族に対するケアの原則についてディスカッションする
- 効果的なチームダイナミクスの 8 つの要素を適用する
- 頻繁な再評価を実施する

行動	情報収集「受講者による観察」	分析「適切に実施できた点」	要約「受講者主導の要約」
・**バイタルサイン**を含む ABCDE を評価する ・心電図モニターとパルスオキシメータを装着する ・閉塞性ショックの自他覚症状を判定する ・低血圧性ショックとして分類する ・気管挿管後に悪化した患者に対する「DOPE」を口頭で確認する ・緊張性気胸を判定する ・緊張性気胸に対する胸腔穿刺による減圧の実施について説明する ・胸腔穿刺による減圧に対する患者の反応を再評価する	・あなたの視点から各イベントについて説明してもらえますか？ ・あなたの行った治療はどのような効果があったと思いますか？ ・シナリオのそれぞれのイベントを振り返ってもらえますか？（時間管理／記録係に対する指示） ・改善の余地がある点は何ですか？ ・チームが適切に実施できた行動は何ですか？ **「インストラクターによる観察」** ・私は［ここに行動を挿入］に気付きました。 ・私は［ここに行動を挿入］を観察しました。 ・私は［ここに行動を挿入］を目撃しました。	・どのように［ここに行動を挿入］を適切に実施できたのですか？ ・なぜ［ここに行動を挿入］を適切に実施できたと思いますか？ ・［ここに行動を挿入］を実施した経緯についてもう少し詳しく説明してください。 **「改善が必要な点」** ・なぜ［ここに行動を挿入］が起きたと思いますか？ ・［ここに行動を挿入］はどのようにして改善したら良いと思いますか？ ・［ここに行動を挿入］をしている間，どのように考えていましたか？ ・［ここに行動を挿入］ができなかったのはなぜですか？	・あなたが学んだ最も重要なことは何ですか？ ・重要な点を誰かまとめてくれますか？ ・覚えておくべき重要な事項は主に何ですか？ **「インストラクター主導の要約」** ・学習した内容をまとめてみましょう・・・ ・学習したことは・・・ ・覚えておくべき重要な事項は主に・・・ ・閉塞性ショックのその他の原因を 2 つ挙げてください。（解答：心タンポナーデ，広範型肺塞栓症，動脈管依存性の先天性心疾患を有する乳児での動脈管閉鎖） ・心タンポナーデ（輸液ボーラス投与，心膜穿刺），広範型肺塞栓症（酸素投与，換気補助，輸液ボーラス投与，専門医への相談），動脈管依存性の先天性心疾患を有する新生児での動脈管閉塞（プロスタグランジン注入，専門医への相談）の管理の要点を述べてください。

テストケースシナリオ 12
心原性ショック
（青年，心筋炎）

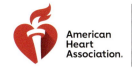
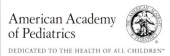

シナリオ導入部
病院搬送前：あなたは，学校で突然，胸痛と息切れを発症した 16 歳青年を搬送するため出動している。一見して呼吸仕事量の増加の徴候を呈しており，四肢の冷感があり，きわめて蒼白である。青年は，数日前からインフルエンザ様の症状があった。

救急部：救急医療サービスが，今日，学校で重度の胸痛と息切れを訴えた 16 歳青年を搬送してきた。青年は，数日前からインフルエンザ様の症状があった。明らかに呼吸窮迫の状態にあり，四肢の冷感があり，きわめて蒼白である。救急医療サービスのプロバイダーは，静脈路を確保できなかった。

一般病棟：あなたは，迅速対応チームのメンバーとして，胸痛と息切れの評価後に入院となった 16 歳青年に対応している。明らかに呼吸窮迫の状態にあり，四肢の冷感があり，きわめて蒼白である。入院時に留置した静脈カテーテル留置部位に浸潤が認められた。

ICU：あなたは，胸痛を突然発症して集中治療室に直接入院した 16 歳青年のベッドサイドに呼び出された。青年は蒼白で低血圧，呼吸仕事量の増加を呈しており，一見して混乱し，興奮している。静脈路が確保されていない。

バイタルサイン
心拍数	140 回/分
血圧	86/40 mmHg
呼吸数	35 回/分
SpO$_2$	室内気吸入下で 89 %
体温	測定していない
体重	82 kg
年齢	16 歳

シナリオの概要および学習目標

シナリオの概要
要点は，低血圧性心原性ショックの判定と迅速な治療に置かれる。優先事項として，静脈路（IV）の迅速な確保，等張晶質液の 10～20 分での慎重な少量ボーラス投与，輸液ボーラス投与の投与中および各投与後の心肺機能の慎重な再評価が挙げられる。プロバイダーは，輸液ボーラス投与中の心不全悪化の徴候を確認し，輸液ボーラス投与を中止しなければならない。患者には，心機能を改善するための変力作用薬の投与と，血圧と全身循環を改善するための血管作動薬の投与が必要である。小児心臓専門医への相談と，さらなる診断的検査（心エコー法など）が必要である。

このシナリオでの目標
- このシナリオでは，小児は低血圧状態にあり，低血圧性ショックを呈している心原性ショックの自他覚症状と，その他のショックの自他覚症状を鑑別する。
- このシナリオでは，低血圧性ショックの徴候と心不全の徴候が併存し，心原性ショックの可能性があることを示している心原性ショックに対する適切な介入を実施する。
- このシナリオでは，心電図モニターとパルスオキシメータの装着，等張晶質液の慎重なボーラス投与，輸液ボーラス投与中および各投与後の慎重な再評価，変力作用薬／血管作動薬の投与開始と調節が挙げられる
- 心原性ショックに対する輸液ボーラス投与の適切な投与量と投与にかける時間について説明し，過量かつ／または急速な輸液ボーラス投与によって起こりうる悪影響について説明する。このシナリオでは，等張晶質液 5～10 mL/kg を 10～20 分かけてボーラス投与しなければならない（過量の輸液投与は心不全／心原性ショックを悪化させる可能性がある）

評価−初期評価（小児評価のトライアングル）

外観（Appearance）
- 一見して混乱しており，「すごくだるい」と繰り返している

呼吸（Breathing）
- 中等度～重度の肋骨下および肋骨間陥没を伴う努力呼吸，咳嗽，呻吟

循環（Circulation）
- 蒼白，四肢に多くのまだら模様

判定
- 即時介入が必要

介入
- 必要に応じて救急対応システムに出動を要請する。
- 非再呼吸式マスクを使用して 100 %酸素を投与する。
- 心電図モニターを装着する。
- パルスオキシメータを装着する。

© 2021 American Heart Association

評価−一次評価（気道の確保，酸素化，換気，循環の補助に必要な的を絞った評価）

- **気道（A**irway**）**：開存し，確保可能
- **呼吸（B**reathing**）**：呼吸数 35 回/分，肋骨下および肋骨間陥没，鼻翼呼吸，室内気吸入下での SpO$_2$ 89 %，非再呼吸式マスクによる 100 %酸素投与下で 94 %に上昇
- **循環（C**irculation**）**：中枢脈拍は触知可能，末梢脈拍は微弱かつ糸様，心拍数 140 回/分，血圧 86/40 mm Hg，毛細血管再充満時間 4 秒，手足の冷感，両下肢に末梢性浮腫を認める
- **神経学的評価（D**isability**）**：時空間の見当識なし。「とてもだるくて頭がクラクラする」と話す
- **全身観察（E**xposure**）**：頸静脈怒張および末梢性浮腫を認める，体重 82 kg

判定

- 呼吸窮迫
- 低血圧性心原性ショック
- 洞性頻脈

介入

- 血管（静脈路／骨髄路）を確保する（最初に静脈路の確保を試みる）。
- 等張晶質液 5～10 mL/kg を 10～20 分かけてボーラス投与する。
- 輸液ボーラス投与中および投与後に青年の慎重かつ頻回の再評価を実施する。心不全の徴候（呼吸状態の悪化，ラ音の出現，肝腫大）が現れたら，輸液ボーラス投与を中止する。
- ベッドサイド血糖測定を実施する。

評価−二次評価（治療可能な原因を特定するが，残りの二次評価は初期ショック治療後まで延期する）

病歴聴取（SAMPLE）（治療可能な原因の評価に必要な範囲に限る）
- **自他覚症状（S**igns and symptoms**）**：呼吸仕事量の増加，胸痛，嗜眠
- **アレルギー（A**llergies**）**：既知のアレルギーなし
- **薬物（M**edications**）**：なし
- **病歴（P**ast medical history**）**：既往症なし
- **最後の食事（L**ast meal**）**：12 時間前から摂取不良
- **イベント（E**vents**）（発症）**：2 日前からインフルエンザ様の症状

身体診察
- 酸素および輸液投与後に再度バイタルサインを測定する：心拍数 155 回/分，呼吸数 45 回/分，100 %酸素吸入下での SpO$_2$ 100 %，血圧 80/40 mm Hg
- 頭部，眼，耳，鼻，咽喉／頸部：粘膜の乾燥，頸静脈怒張，末梢性浮腫
- 心肺：頻拍，心音，ラ音および陥没の悪化
- 腹部：肝辺縁を右肋骨縁の 5 cm 下に触知可，腹部膨隆なし，腸雑音の亢進
- 四肢：手足の冷感，まだら模様，末梢脈拍が微弱，毛細血管再充満時間 5 秒
- 背部：正常
- 神経系：嗜眠，瞳孔 4 mm，左右同大，反射正常

判定

- 低血圧性心原性ショック
- 輸液ボーラス投与後，呼吸窮迫が悪化
- 呼吸不全の可能性

介入

- 輸液ボーラス投与を中止する（心不全悪化の徴候）。
- 適切な変力作用薬／血管作動薬の投与を開始し，反応を評価する。
- 酸素投与に対する反応を評価する。
- 低酸素血症と呼吸窮迫が持続する場合，持続的気道陽圧またはその他の陽圧換気を実施する。
- 12 誘導心電図を記録する。
- 心臓専門医に相談し，可能であれば心エコー検査を実施する。
- 青年がまだ集中治療室にいない場合，厳密なモニタリングのため集中治療室への移送を手配する。

評価-診断的評価（状況が許せば患者評価のどの段階で行ってもよい）

臨床検査データ
- 動脈血ガス分析：pH 7.18，PCO_2 22 mm Hg，HCO_3 10 mEq/L，PO_2 70 mm Hg，乳酸 5.5 mmol/L
- 血糖値（ベッドサイド検査）80 mg/dL（4.4 mmol/L）
- 保留中：電解質，血中尿素窒素／クレアチニン，カルシウム，全血球算定と分画，プロトロンビン時間／国際標準化比／部分トロンボプラスチン時間
- 培養検査：血液，尿

画像診断
- 胸部 X 線撮影：心肥大，肺血管影の増大

判定／介入

- 重篤な小児患者，特に新生児や乳児の場合は，合理的に可能な限り速やかに血糖値を確認する必要がある。重篤な小児患者では，合理的に可能な限り速やかに血糖値を測定する必要がある。
- 動脈血ガス分析で心拍出量の低下による代謝性アシドーシスを確認する。
- 胸部 X 線撮影で心不全／心原性ショックに一致する心肥大および肺水腫を認める。
- 可能であれば心エコー検査を実施する。

各介入後に再評価-判定-介入を行う。

デブリーフィングツール
テストケースシナリオ 12，心原性ショック（青年，心筋炎）

デブリーフィングの一般原則

- デブリーフィングの指針として，次の表を使用する。また，チームダイナミクスデブリーフィングツールも参照すること。
- デブリーフィングの長さは 10 分とする。
- すべての学習目標を取り扱う。
- デブリーフィングの最後に，覚えておくべき重要な事項を要約する。
- 受講者に自己反省を促し，全参加者を引き込む。
- 講義のような解説，回答が限定された質問，ディスカッションでインストラクターばかりが話すことを避ける。

一般的な管理目標

- PALS における体系的なアプローチアルゴリズムを使用して患者を評価し，適切に分類する
- 適切に酸素投与を行う
- 適応がある場合に質の高い CPR（フィードバック装置の使用を含む）の実施を指示する
- 必要に応じて基本的な気道確保手技を実施し，適切な気道確保器具を使用する
- 心電図モニターと呼吸モニターの装着を実施する
- 心リズムを判読する
- 適切な PBLS または PALS アルゴリズムを適用する
- 関連薬物の一般的な適応，禁忌，投与量を要約する
- 小児の心停止における家族に対するケアの原則についてディスカッションする
- 効果的なチームダイナミクスの 8 つの要素を適用する
- 頻繁な再評価を実施する

行動	情報収集	分析	要約
	「受講者による観察」	「適切に実施できた点」	「受講者主導の要約」
・ABCDE およびバイタルサインの評価を指示する ・心電図モニターとパルスオキシメータを装着する ・100 ％酸素を投与する ・心原性ショックの自他覚症状を認識する ・ショックを低血圧性として分類する ・静脈路または骨髄路の確保を指示する ・等張晶質液 5～10 mL/kg を 10～20 分かけてボーラス投与するよう指示する ・介入中および介入に対する反応について，特に輸液ボーラス投与中および各投与後に，患者を再評価する ・心不全悪化の徴候を確認し，輸液ボーラス投与を中止する ・変力作用薬／血管作動薬の投与開始の必要性を判定する。心機能と全身循環の改善のために投与量を調節する ・小児心臓専門医に相談し，心臓専門医から推奨された心エコー検査またはその他の診断的検査を行う	・あなたの視点から各イベントについて説明してもらえますか？ ・あなたの行った治療はどのような効果があったと思いますか？ ・シナリオのそれぞれのイベントを振り返ってもらえますか？（時間管理／記録係に対する指示） ・チームとして非常によかった点は何ですか？ ・チームとして難しかった点は何ですか？ 「インストラクターによる観察」 ・私は［ここに行動を挿入］に気付きました。 ・私は［ここに行動を挿入］を観察しました。 ・私は［ここに行動を挿入］を目撃しました。	・どのように［ここに行動を挿入］を適切に実施できたのですか？ ・なぜ［ここに行動を挿入］を適切に実施できたと思いますか？ ・［ここに行動を挿入］を実施した経緯についてもう少し詳しく説明してください。 「改善が必要な点」 ・なぜ［ここに行動を挿入］が起きたと思いますか？ ・［ここに行動を挿入］はどのようにして改善したら良いと思いますか？ ・［ここに行動を挿入］をしている間，どのように考えていましたか？ ・［ここに行動を挿入］ができなかったのはなぜですか？	・あなたが学んだ最も重要なことは何ですか？ ・重要な点を誰かがまとめてくれますか？ ・覚えておくべき重要な事項は主に何ですか？ 「インストラクター主導の要約」 ・学習した内容をまとめてみましょう・・・ ・学習したことは・・・ ・覚えておくべき重要な事項は主に・・・ ・ショック管理における治療エンドポイントは何ですか？（解答：心拍数の正常化，末梢循環，精神状態，尿量の改善，血圧の正常化，代謝性／乳酸アシドーシスの是正）

テストケースシナリオ 13
呼吸調節障害
（小児）

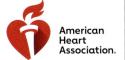
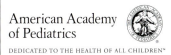

シナリオ導入部
病院搬送前：あなたは，呼吸窮迫を伴うけいれん発作を起こしている 4 歳児に関する 119 番通報に対応している。

救急部：4 歳男児が呼吸窮迫を伴うけいれん発作を起こしたため母親が 119 番通報し，救急医療サービスが自宅から搬送してきた。

一般病棟：あなたは，呼吸窮迫を伴うけいれん発作を起こして入院した 4 歳男児の病室に呼び出された。

バイタルサイン	
心拍数	130 回/分
血圧	98/62 mmHg
呼吸数	8 回/分
SpO_2	室内気吸入下で 80 %
体温	39.7 ℃
体重	17 kg
年齢	4 歳

シナリオの概要および学習目標

シナリオの概要
このシナリオの要点は，呼吸不全と呼吸調節障害（呼吸数および呼吸努力の不十分），舌による上気道閉塞，けいれん発作後の意識レベルの低下を呈している小児の認識と迅速な管理である。この小児には，100 %酸素による迅速なバッグマスク換気が必要である。デブリーフィングの際に，この患者における挿管の適応と，適切な気管チューブのサイズを推定する方法について受講者とディスカッションする。

このシナリオでの目標
- 呼吸窮迫か呼吸不全かを判定する。このシナリオでは，呼吸不全を呈している
- 呼吸調節障害の徴候を要約する。このシナリオでは，小児は不十分な自発呼吸努力と，きわめて緩徐で不規則な浅呼吸を呈している
- 呼吸調節障害の原因を想起する。一般的な原因として，薬物，頭蓋内圧亢進，けいれん発作が挙げられる
- 呼吸調節障害に対する適切な介入についてディスカッションする。このシナリオでは，気道確保，100 %酸素によるバッグマスク換気の実施が挙げられる

評価−初期評価（小児評価のトライアングル）

外観（Appearance）
- 嗜眠状態，閉眼，母親の声や室内の雑音に対する目に見える反応なし

呼吸（Breathing）
- 胸壁の上がりが最小限で呼吸がきわめて緩徐，いびき

循環（Circulation）
- 黒ずみを認める

判定
- 即時介入が必要

介入
- 救急対応システムに通報する。必要であれば，救急医療サービスは追加支援を要請する。
- 気道確保のため小児の体位変換を行う。
- 100 %酸素によるバッグマスク換気を開始する。
- 心電図モニターを装着する。
- パルスオキシメータを装着する。

評価−一次評価（気道開存，酸素化，換気，循環の回復に必要な評価に的を絞る）

- **気道（Airway）**：仰向け時にいびき呼吸，気道開存時に緩和
- **呼吸（Breathing）**：自発呼吸数 8 回/分，不規則な浅呼吸，室内気吸入下での SpO_2 80 %，100 %酸素による 20 回/分のバッグマスク換気下で 99 %まで上昇
- **循環（Circulation）**：心拍数 130 回/分，黒ずみ（100 %酸素でのバッグマスク換気前），力強い橈骨動脈脈拍，毛細血管再充満時間 2 秒，血圧 98/62 mm Hg
- **神経学的評価（Disability）**：嗜眠。痛み刺激に反応あり
- **全身観察（Exposure）**：体温 39.7 ℃，体重 17 kg

© 2021 American Heart Association

判定

- 呼吸不全（呼吸数および呼吸努力の不十分）

介入

- バッグマスク換気による胸壁の上がりを確認し，酸素によるバッグマスク換気に対する反応をモニターする。
- 100 %酸素でのバッグマスク換気を続行し，小児の自発呼吸努力の増加をモニターする。可能であれば小児の呼吸努力と換気を同調させる。
- 口咽頭または鼻咽頭エアウェイの挿入を検討する。
- 血管（静脈路）を確保する。
- 解熱薬を投与して発熱を治療する。

評価－二次評価（治療可能な原因を特定するが，残りの二次評価は気道，酸素化，換気が安定するまで延期する）

病歴聴取（SAMPLE）

- 自他覚症状（**S**igns and symptoms）：発熱，3 日前からの上気道感染症状
- アレルギー（**A**llergies）：既往なし
- 薬物（**M**edications）：2 時間前に母親がアセトアミノフェンを与えた
- 病歴（**P**ast medical history）：なし－けいれん発作の既往なし
- 最後の食事（**L**ast meal）：3 時間前に摂取
- イベント（**E**vents）（発症）：強直間代発作を突然発症し，約 5 分間持続した

身体診察

- 100 %酸素による換気補助をしながら，再度バイタルサインを測定する：呼吸数 30 回/分（バックマスク換気下），心拍数 136 回/分，100 %酸素吸入下での SpO_2 99%，血圧 94/58 mm Hg
- 頭部，眼，耳，鼻，咽喉／頸部：気道は正常
- 心肺：呼吸音正常，換気補助による胸壁の上がり下がりは良好，自発呼吸の数と深さが増加
- 腹部：正常
- 四肢：浮腫なし，発疹なし
- 背部：正常
- 神経系：反応性が良くなってきた

判定

- 呼吸不全（呼吸数および呼吸努力の不十分）
- 呼吸調節障害

介入

- 患者の意識レベル，自発呼吸努力，気道防御反射（気道を防御するための咳反射）を慎重にモニターする。
- 小児の自発呼吸努力が改善したら，バックマスク換気を実施して小児の呼吸努力を補助する。
- 小児の自発呼吸数と深さが十分になれば，バッグマスク換気を中止し，非再呼吸式マスクにより 100 %酸素を投与する。
- 小児が引き続き十分な呼吸数と呼吸努力，気道防御反射を示していることを確認するため，頻回の再評価を実施する。
- 忍容できるなら酸素投与を中止する。
- 緩徐，不規則，不十分な呼吸が再発した場合，100 %酸素によるバッグマスク換気を再開し，高度な気道確保器具の挿入と換気補助に備えて専門医に相談する。
- ベッドサイド血糖測定を実施する。
- 評価，観察，治療のため，より高度な医療施設への移送を手配する。

評価－診断的評価（状況が許せば患者評価のどの段階で行ってもよい）

臨床検査データ

- 血糖値（ベッドサイド測定）166 mg/dL（9.2 mmol/L）
- 電解質濃度，血中尿素窒素／クレアチニン，全血球算定と分画，血液培養検査

画像診断

- 胸部 X 線撮影を指示した

判定／介入

- 重篤な乳児および小児患者では，合理的に可能な限り速やかに血糖値を測定する必要がある。この小児はけいれん発作を起こし，意識レベルが低下していたため，血糖値測定は特に重要である。重篤な小児患者では，合理的に可能な限り速やかに血糖値を測定する必要がある。
- 動脈血ガス分析は必ずしも実施可能とは限らない。

各介入後に再評価－判定－介入を行う。

デブリーフィングツール
テストケースシナリオ 13，呼吸調節障害（小児）

デブリーフィングの一般原則

- デブリーフィングの指針として，次の表を使用する。また，チームダイナミクスデブリーフィングツールも参照すること。
- デブリーフィングの長さは 10 分とする。
- すべての学習目標を取り扱う。
- デブリーフィングの最後に，覚えておくべき重要な事項を要約する。
- 受講者に自己反省を促し，全参加者を引き込む。
- 講義のような解説，回答が限定された質問，ディスカッションでインストラクターばかりが話すことを避ける。

一般的な管理目標

- PALS における体系的なアプローチアルゴリズムを使用して患者を評価し，適切に分類する
- 適切に酸素投与を行う
- 適応がある場合に質の高い CPR（フィードバック装置の使用を含む）の実施を指示する
- 必要に応じて基本的な気道確保手技を実施し，適切な気道確保器具を使用する
- 心電図モニターと呼吸モニターの装着を実施する
- 心リズムを判読する
- 適切な PBLS または PALS アルゴリズムを適用する
- 関連薬物の一般的な適応，禁忌，投与量を要約する
- 小児の心停止における家族に対するケアの原則についてディスカッションする
- 効果的なチームダイナミクスの 8 つの要素を適用する
- 頻繁な再評価を実施する

行動	情報収集「受講者による観察」	分析「適切に実施できた点」	要約「受講者主導の要約」
・ABCDE および**バイタルサイン**の評価を指示する ・100 %酸素によるバッグマスク換気を実施する，または指示する ・心電図モニターとパルスオキシメータを装着する ・呼吸不全を判定する ・呼吸調節障害の徴候を判定する ・静脈路の確保を指示する ・患者の頻回の再評価を実施する ・バッグマスク換気が有効であることを確認する方法について説明する ・小児の挿管と機械的換気に関する専門的技能を持つプロバイダーの関与が必要かどうかを判断する ・呼吸調節障害に特異的な介入について要約する	・あなたの視点から各イベントについて説明してもらえますか？ ・あなたの行った治療はどのような効果があったと思いますか？ ・シナリオのそれぞれのイベントを振り返ってもらえますか？（時間管理／記録係に対する指示） ・改善の余地がある点は何ですか？ ・チームが適切に実施できた行動は何ですか？ **「インストラクターによる観察」** ・私は［ここに行動を挿入］に気付きました。 ・私は［ここに行動を挿入］を観察しました。 ・私は［ここに行動を挿入］を目撃しました。	・どのように［ここに行動を挿入］を適切に実施できたのですか？ ・なぜ［ここに行動を挿入］を適切に実施できたと思いますか？ ・［ここに行動を挿入］を実施した経緯についてもう少し詳しく説明してください。 **「改善が必要な点」** ・なぜ［ここに行動を挿入］が起きたと思いますか？ ・［ここに行動を挿入］はどのようにして改善したら良いと思いますか？ ・［ここに行動を挿入］をしている間，どのように考えていましたか？ ・［ここに行動を挿入］ができなかったのはなぜですか？	・あなたが学んだ最も重要なことは何ですか？ ・重要な点を誰かまとめてくれますか？ ・覚えておくべき重要な事項は主に何ですか？ **「インストラクター主導の要約」** ・学習した内容をまとめてみましょう・・・ ・学習したことは・・・ ・覚えておくべき重要な事項は主に・・・ ・呼吸調節障害を呈している小児において気管挿管が適応となるのはどのような場合ですか？（解答：自発呼吸努力の不十分および／または気道開存を維持できない） ・小児に挿管が必要な場合，使用する気管チューブのサイズをどうやって推定しますか？

テストケースシナリオ 14
徐脈
（乳児，低酸素症，心肺機能不全）

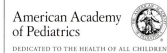

シナリオ導入部
病院搬送前：あなたは，呼吸困難を呈している生後 3 カ月の乳児がいる住宅へ出動した。
救急部：あなたは救急部に勤務しており，両親によって連れて来られた呼吸困難を呈する生後 3 カ月の乳児を診察するよう依頼された。
一般病棟：あなたは救急対応チームの一員であり，呼吸困難のため午前中に入院した生後 3 カ月の乳児を評価するため呼び出された。
ICU：あなたは，呼吸困難のため午前中に入院した生後 3 カ月の乳児を診察するよう依頼された。

バイタルサイン	
心拍数	45 回/分
血圧	測定不可
呼吸数	4 回/分
SpO₂	測定不可
体温	39.6 ℃
体重	5.7 kg
年齢	生後 3 カ月

シナリオの概要および学習目標

シナリオの概要
心肺機能不全の判定，ショックとおそらく肺組織病変による低酸素性徐脈の管理に重点を置かねばならない。優先事項として，100 %酸素による迅速なバッグマスク換気が挙げられる。胸骨圧迫も必要であり，アドレナリンを投与する。心拍数が上昇し，循環が改善する。プロバイダーは，気管チューブの挿入の準備と，カフ付きおよびカフなしチューブの適切なサイズを推定する方法についてディスカッションできなければならない。経験豊富な PALS プロバイダーは，持続するショックを治療するため（乳児は発熱しており，ほとんど経口摂取できていない）輸液ボーラス投与についてディスカッションしてもよい。しかし，このディスカッションはシナリオの範囲を超えており，シナリオの完了には必要ない。

このシナリオでの目標
- 低酸素性徐脈を呈している患者に対して酸素化と換気の補助を実施する
- 徐脈を呈している患者における CPR の適応を認識する。このシナリオでは，酸素化および換気の実施にもかかわらず，乳児の心拍数は 60 回/分未満で循環不良の徴候を呈しているため，バッグマスク換気とともに胸骨圧迫が必要である
- 徐脈の原因を 3 つ述べる。低酸素症（最も一般的），迷走神経刺激，心ブロック，薬物の過量投与が挙げられる
- 徐脈に対するアドレナリン投与の適切な適応および投与量について説明する

評価-初期評価（小児評価のトライアングル）

外観（Appearance）
- 音，介護者に対する目に見える反応なし

呼吸（Breathing）
- きわめて緩徐な呼吸，呻吟

循環（Circulation）
- 蒼白，チアノーゼ

判定
- 即時介入が必要

介入
- 救急対応システムに通報する。必要であれば，救急医療サービスは追加支援を要請する。
- 反応の有無を確認し（反応なし），呼吸（依然としてきわめて緩徐）および上腕動脈の脈拍（きわめて緩徐）を同時に確認する。
- 100 %酸素によるバッグマスク換気を開始する。
- 心電図モニターを装着する。
- パルスオキシメータを装着する。

評価―一次評価（気道の確保，酸素化，換気，循環の補助に必要な的を絞った評価）

- **気道（Airway）**：開存している
- **呼吸（Breathing）**：呼吸数 4 回/分，SpO₂ 測定不能，重度の肋骨下および肋骨間陥没，鼻翼呼吸，呻吟，空気流入は左右ともきわめて不良，散発的な呼気性喘鳴
- **循環（Circulation）**：短時間のバッグマスク換気後の心拍数 45 回/分（洞性徐脈），末梢脈拍は触知不可，微弱な中枢脈拍，四肢の冷感，緩徐な毛細血管再充満，非侵襲的血圧測定器による血圧測定不可
- **神経学的評価（Disability）**：反応なし
- **全身観察（Exposure）**：体温 39.6℃，体重 5.7 kg，発疹なし

© 2021 American Heart Association

判定

- 心肺機能不全
- 洞性徐脈

介入

- 100 %酸素によるバッグマスク換気を継続する。
- 心拍数が 60 回/分以上に増加せず，100 %酸素によるバッグマスク換気にもかかわらず循環不良の徴候が持続する場合は，胸骨圧迫を開始する。
- 血管を確保する（静脈路［IV］／骨髄路［IO］）。
- アドレナリン 0.01 mg/kg（濃度 0.1 mg/mL の注射液 0.1 mL/kg）を静脈内／骨髄内投与し，生理食塩液でフラッシュする。

評価－二次評価（治療可能な原因を特定するが，心拍数が 60 回/分以上となり十分な循環が回復するまで残りの二次評価を延期する）

病歴聴取（SAMPLE）（治療可能な原因の評価に必要な範囲に限る）
- 自他覚症状（**S**igns and symptoms）：咳嗽，鼻汁，呼吸窮迫
- アレルギー（**A**llergies）：なし
- 薬物（**M**edications）：なし
- 病歴（**P**ast medical history）：発症以前は良好
- 最後の食事（**L**ast meal）：8 時間前に哺乳瓶で 30 mL 摂取
- イベント（**E**vents）（発症）：2 日前から上気道感染の症状。今日，呼吸窮迫と嗜眠が悪化

身体診察
- CPR およびアドレナリンのボーラス投与後に再度バイタルサインを測定する：心拍数 130 回/分に増加，100 %酸素による 16～20 回/分のバックマスク換気下での SpO_2 92 %，血圧 63/42 mm Hg
- 頭部，眼，耳，鼻，咽喉／頸部：無呼吸
- 心肺：心雑音なし。陽圧換気による空気流入の低下。拡散性のラ音／呼気性喘鳴。末梢脈拍が微弱，力強い中枢脈拍。毛細血管再充満時間 4～5 秒
- 腹部：軟らかい，臓器肥大なし
- 四肢：特筆すべきことはない
- 背部：特筆すべきことはない
- 神経系：嗜眠，覚醒困難
- ベッドサイド（POC）血糖測定（以下の「評価」および「判定／介入」欄を参照）

判定

- 心肺機能不全

介入

- 心拍数が 60 回/分以上（さらに上昇）となり，循環が改善したら，胸骨圧迫を中止する。
- 100 %酸素による 20～30 回/分でのバッグマスク換気を継続する。
- 高度な気道確保器具の挿入を準備する。
- 経験豊富な PALS プロバイダーは，等張晶質液 20 mL/kg のボーラス投与を検討してもよい。輸液ボーラス投与中および投与後に再評価する。心不全の徴候（呼吸窮迫の悪化，肝腫大，ラ音の出現）が現れたら，輸液ボーラス投与を中止する。循環血液量減少性ショックの徴候を治療するため，必要に応じて輸液ボーラス投与を繰り返す。

評価－診断的評価（状況が許せば患者評価のどの段階で行ってもよい）

臨床検査データ
- 血糖値 75 mg/dL
- この乳児の緊急処置において，血液ガス分析（動脈血，静脈血，末梢血）の適応はない。

画像診断
- 肺野の評価および適切な気管チューブ留置の確認のため，挿管および安定化後に胸部 X 線撮影を検討してもよい。

判定／介入

- 重篤な乳児および小児では，合理的に可能な限り速やかに血糖値を測定する必要がある。重篤な小児患者では，合理的に可能な限り速やかに血糖値を測定する必要がある。
- 臨床検査（POC 血糖測定以外）は，ショック蘇生を開始し，有効なバッグマスク換気および心拍数を確立するまで延期する。

各介入後に再評価－判定－介入を行う。

デブリーフィングツール
テストシナリオケース 14，徐脈（乳児，低酸素症，心肺機能不全）

デブリーフィングの一般原則

- デブリーフィングの指針として，次の表を使用する。また，チームダイナミクスデブリーフィングツールも参照すること。
- デブリーフィングの長さは 10 分とする。
- すべての学習目標を取り扱う。
- デブリーフィングの最後に，覚えておくべき重要な事項を要約する。
- 受講者に自己反省を促し，全参加者を引き込む。
- 講義のような解説，回答が限定された質問，ディスカッションでインストラクターばかりが話すことを避ける。

一般的な管理目標

- PALS における体系的なアプローチアルゴリズムを使用して患者を評価し，適切に分類する
- 適切に酸素投与を行う
- 適応がある場合に質の高い CPR（フィードバック装置の使用を含む）の実施を指示する
- 必要に応じて基本的な気道確保手技を実施し，適切な気道確保器具を使用する
- 心電図モニターと呼吸モニターの装着を実施する
- 心リズムを判読する
- 適切な PBLS または PALS アルゴリズムを適用する
- 関連薬物の一般的な適応，禁忌，投与量を要約する
- 小児の心停止における家族に対するケアの原則についてディスカッションする
- 効果的なチームダイナミクスの 8 つの要素を適用する
- 頻繁な再評価を実施する

行動	情報収集	分析	要約
• ABCDE および**バイタルサイン**の評価を指示する • 心肺機能障害／不全による徐脈を判定する • 100 %酸素によるバッグマスク換気の開始を指示する • 心電図モニターとパルスオキシメータを装着する • 酸素によるバッグマスク換気の開始後に，心拍数および循環を再評価する • 徐脈を呈する患者における質の高い CPR（胸骨圧迫＋換気）の適応を認識する • 静脈路または骨髄路の確保を指示する • アドレナリン 0.01 mg/kg（濃度 0.1 mg/mL の注射液 0.1 mL/kg）の静脈内／骨髄内ボーラス投与を指示する，または議論する • 高度な気道確保器具の準備について議論する • 頻繁な再評価を実施する	**「受講者による観察」** • あなたの視点から各イベントについて説明してもらえますか？ • あなたの行った治療はどのような効果があったと思いますか？ • シナリオのそれぞれのイベントを振り返ってもらえますか？（時間管理／記録係に対する指示） • 改善の余地がある点は何ですか？ • チームが適切に実施できた行動は何ですか？ **「インストラクターによる観察」** • 私は［ここに行動を挿入］に気付きました。 • 私は［ここに行動を挿入］を観察しました。 • 私は［ここに行動を挿入］を目撃しました。	**「適切に実施できた点」** • どのように［ここに行動を挿入］を適切に実施できたのですか？ • なぜ［ここに行動を挿入］を適切に実施できたと思いますか？ • ［ここに行動を挿入］を実施した経緯についてもう少し詳しく説明してください。 **「改善が必要な点」** • なぜ［ここに行動を挿入］が起きたと思いますか？ • ［ここに行動を挿入］はどのようにして改善したら良いと思いますか？ • ［ここに行動を挿入］をしている間，どのように考えていましたか？ • ［ここに行動を挿入］ができなかったのはなぜですか？	**「受講者主導の要約」** • あなたが学んだ最も重要なことは何ですか？ • 重要な点を誰かまとめてくれますか？ • 覚えておくべき重要な事項は主に何ですか？ **「インストラクター主導の要約」** • 学習した内容をまとめてみましょう・・・ • 学習したことは・・・ • 覚えておくべき重要な事項は主に・・・ • 乳児および小児における徐脈の原因を，低酸素症の他に 3 つ挙げてください。 • このシナリオには，高度な気道確保器具の挿入が含まれていませんでした。挿管を準備する場合，この乳児に適したカフ付きおよびカフなし気管チューブのサイズをどうやって推定しますか？

チームダイナミクス デブリーフィングツール

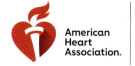

指示事項

- デブリーフィング時の指針として，次の表を使用する。
- チームダイナミクスの各要素を観察し，記録する。
- 各デブリーフィングセッションで，チームダイナミクスの要素を2～3項目ずつ取り上げてディスカッションする。

行動	情報収集	分析	要約
「クローズドループコミュニケーション」 ・指示を出した時にその内容が了解されて（復唱などで）確認される ・指示された内容を声に出して実施する **「明確なメッセージ」** ・チームメンバーの話し方が明確である ・指示に疑問があれば質問する **「明確な役割」** ・チームメンバー全員に適切な役割が与えられている ・必要に応じて役割分担を見直す **「自分の限界の把握」** ・支援を要請する ・必要に応じて助言を求める **「知識の共有」** ・チームメンバー間で情報を共有する ・意見や提案を求める **「建設的な介入」** ・優先順位を決める ・間違いを犯した仲間に質問する **「再評価と要約」** ・患者を再評価する ・患者の病状と治療計画を要約する **「相互尊重」** ・落ち着いた，親しみやすい口調で話す ・良い点を指摘する	**「受講者による観察」** ・あなたの視点から各イベントについて説明してもらえますか？ ・あなたの行った処置はどのような効果があったと思いますか？ ・シナリオのそれぞれのイベントを振り返ってもらえますか？（時間管理／記録係に対する指示） ・改善の余地がある点は何ですか？ ・チームが適切に実施できた行動は何ですか？ **「インストラクターによる観察」** ・私は［ここに行動を挿入］に気付きました。 ・私は［ここに行動を挿入］を観察しました。 ・私は［ここに行動を挿入］を目撃しました。	**「適切に実施できた点」** ・どのように［ここに行動を挿入］を適切に実施できたのですか？ ・なぜ［ここに行動を挿入］を適切に実施できたと思いますか？ ・［ここに行動を挿入］を実施した経緯についてもう少し詳しく説明してください。 **「改善が必要な点」** ・なぜ［ここに行動を挿入］が起きたと思いますか？ ・［ここに行動を挿入］はどのようにして改善したら良いと思いますか？ ・［ここに行動を挿入］をしている間，どのように考えていましたか？ ・［ここに行動を挿入］ができなかったのはなぜですか？	**「受講者主導の要約」** ・あなたが学んだ最も重要なことは何ですか？ ・重要な点を誰かまとめてくれますか？ ・覚えておくべき重要な事項は主に何ですか？ **「インストラクター主導の要約」** ・学習した内容をまとめてみましょう... ・学習したことは... ・覚えておくべき重要な事項は主に...

© 2021 American Heart Association

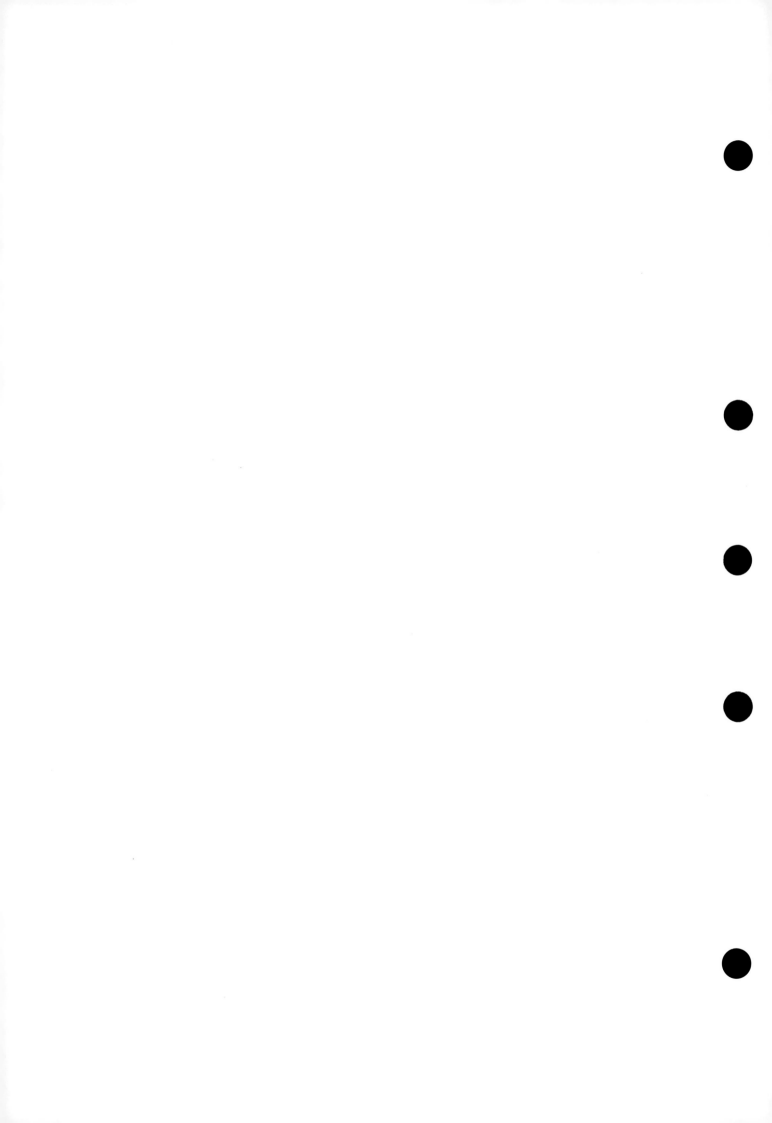

-
-
-
-
-

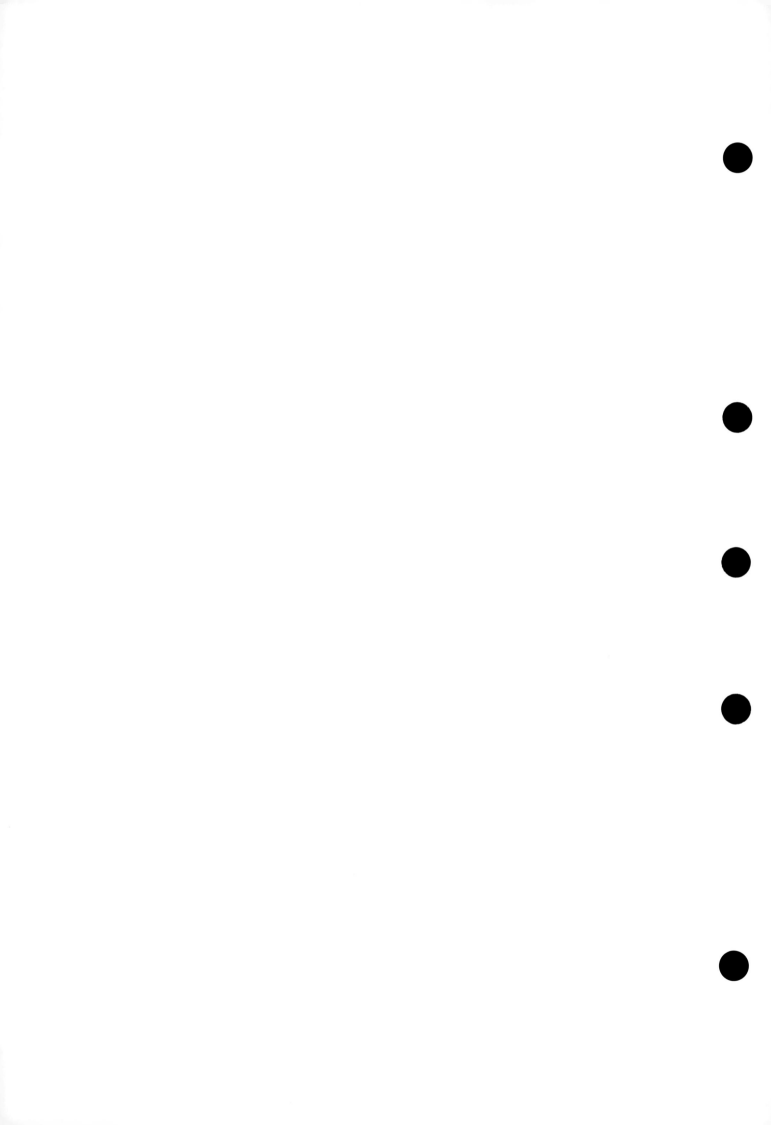

付録 C

心電図リズム

心電図リズム A〜C

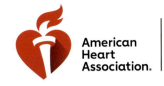

PALS（小児二次救命処置）

A

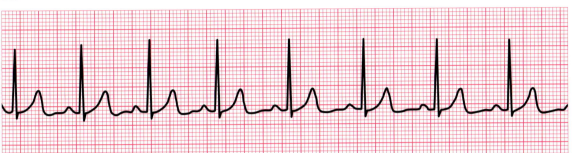

B

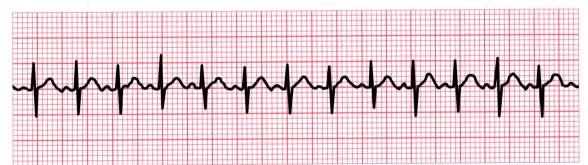

C

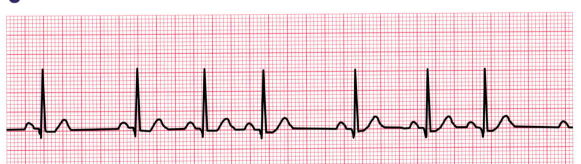

© 2021 American Heart Association

心電図リズム A～C の判定

PALS（小児二次救命処置）

- **A.** 洞調律
- **B.** 洞性頻脈
- **C.** 洞性不整脈

心電図リズム D〜F

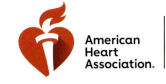

PALS（小児二次救命処置）

D

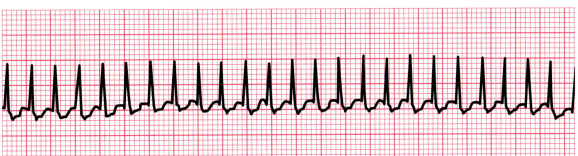

E

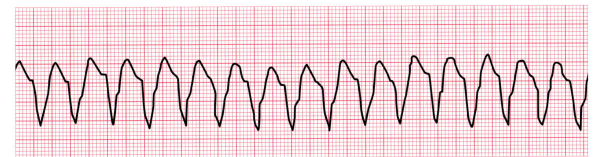

F

薬物投与

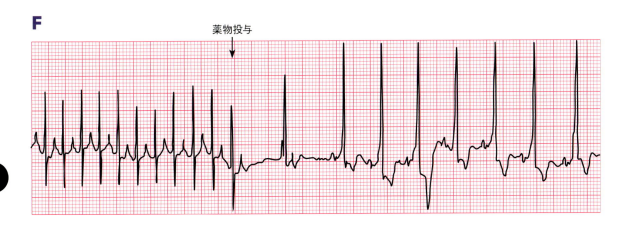

心電図リズム D〜F の判定

PALS（小児二次救命処置）

D. QRS 幅の狭い頻拍
E. QRS 幅の広い頻拍
F. アデノシン投与による SVT の洞調律への変換

心電図リズム G〜J

PALS（小児二次救命処置）

G

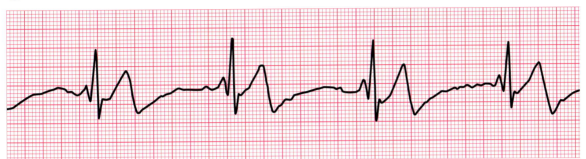

H

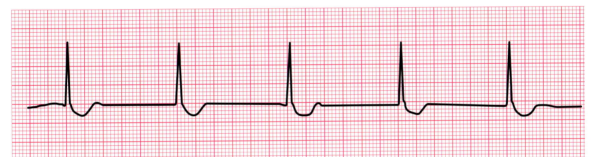

I

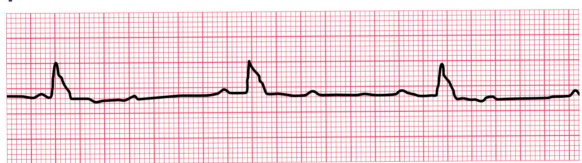

J

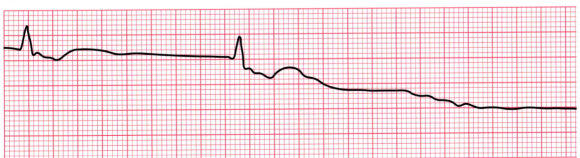

心電図リズム G~J の判定

PALS（小児二次救命処置）

G. 洞性徐脈
H. 接合部徐脈
I. 心室補充調律を伴う完全房室ブロック
J. 心静止に進行する死戦期リズム

心電図リズム K〜N

PALS（小児二次救命処置）

K

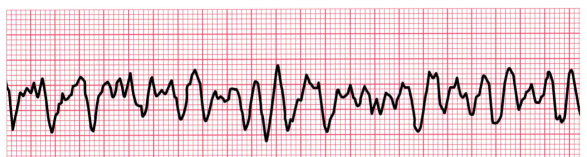

L

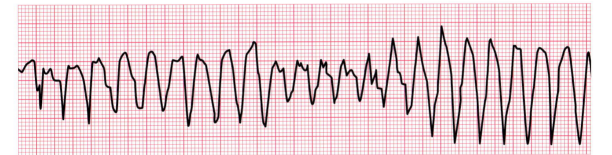

M

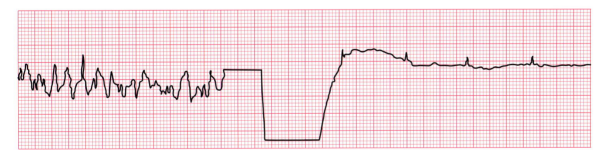

N

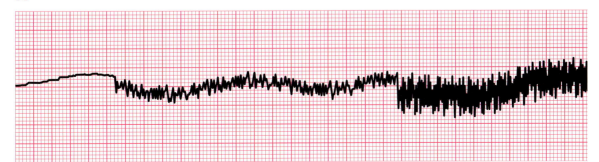

心電図リズム K～N の判定

PALS（小児二次救命処置）

K. 心室細動
L. Torsades de pointes（心室頻拍）
M. 除細動後に VF が規則的な心リズムに変換（ショック成功）
N. 筋電図混入後 60 サイクル（60 Hz）のアーチファクトを伴う心静止

パート 6

レッスンプラン

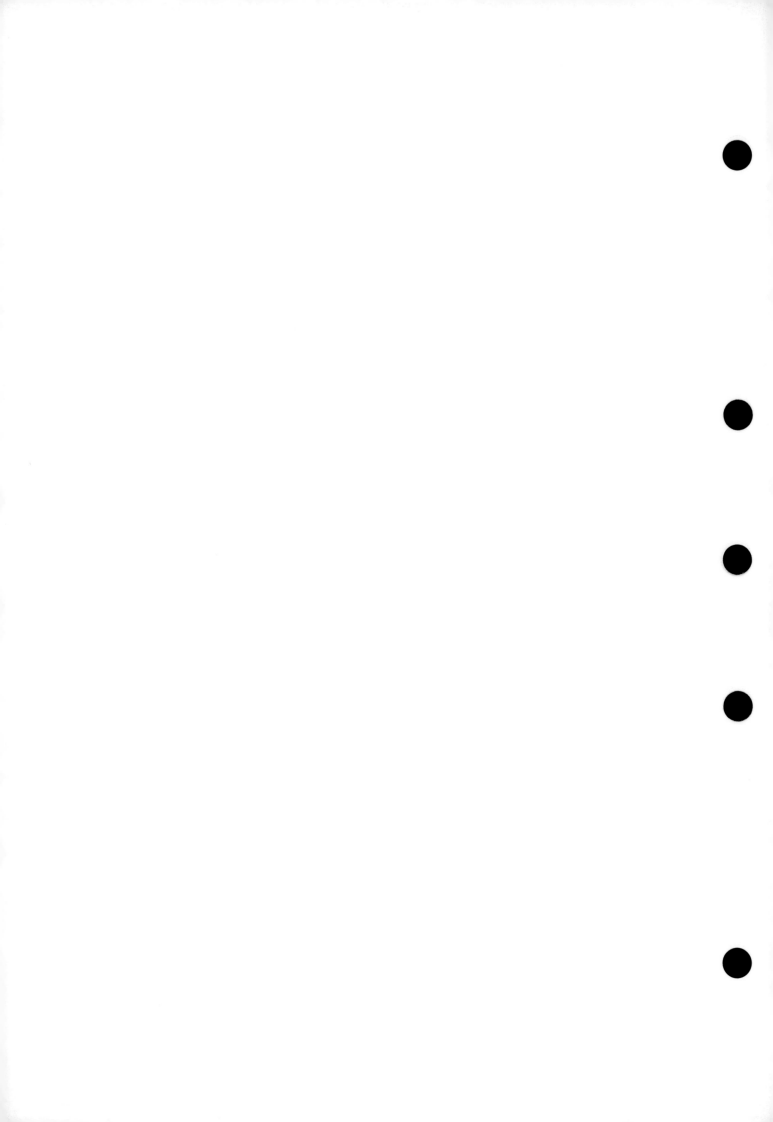

PALS レッスンプラン

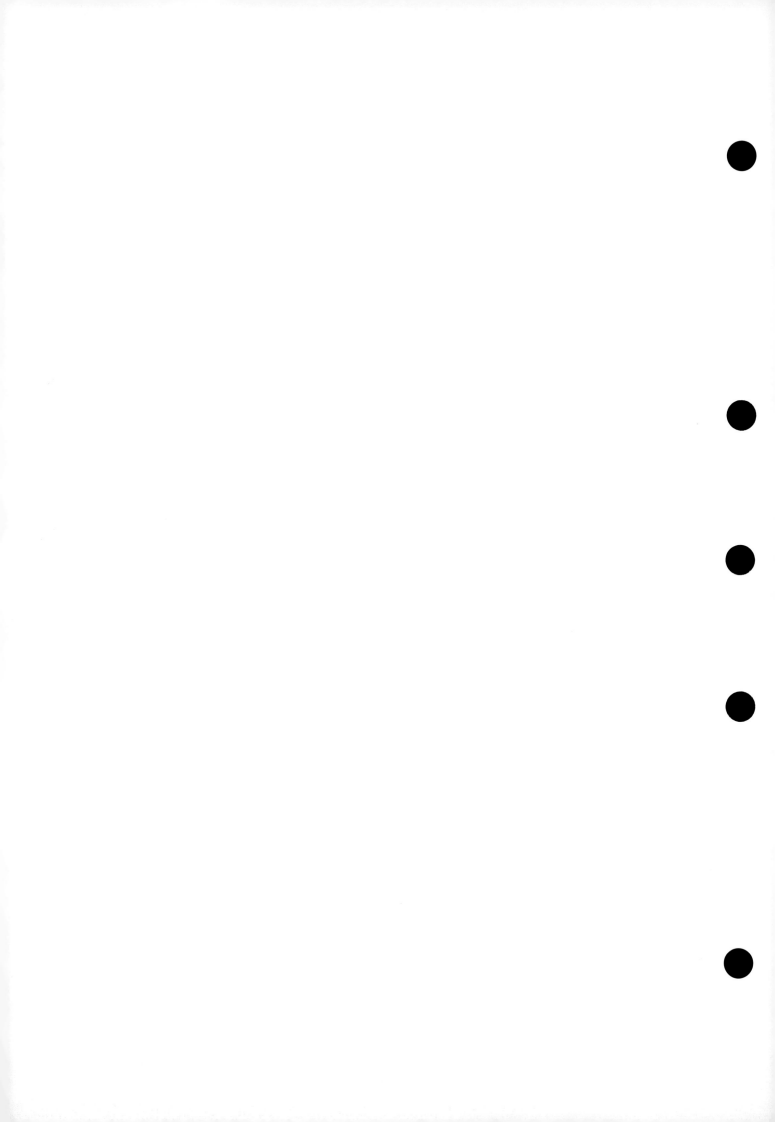

コース開講前の準備

実習の前に，受講者をすべての器材に慣れさせておく

- 伝えたいことをしっかり伝えられるように入念に準備し，起こりうる疑問や問題を事前に予測する―準備のうちこの部分に費やす時間は重要である
- 以下のような起こりうる問題に対する準備をしておく
  - インストラクターマニュアルが届かない
  - 器材の不具合／誤動作
  - 電池切れ

講習 30〜60 日前

- 以下を含むコースの詳細を決定する
  - 受講対象者
  - 受講者数
  - 特別な支援または器材
- 器材を確認し，手配する
- 日程が決まり次第，教室を予約する
- 必要に応じて追加のインストラクターを手配する
  - 大人数のグループでの活動の場合，教室の大きさやモニターの数に応じて各グループの受講者の人数を決める
  - 学習ステーションの場合，受講者とインストラクターの比率は 6:1，最大で 8:1 とする（必要に応じて所要時間が増える）

受講前に，受講者は以下の分野の知識を深めておく必要がある。

- 心電図リズムの判定
- 薬理学
- 実践的応用

受講者が確実にコースの概念を理解できるように，PALS コースの開講前に準備コースを設けることを検討してもよい。また，受講前自己評価や補足情報が用意されている受講者用リソースで受講前の準備をするように受講者に指示しても良い。

講習 3 週間前まで

- 教室の予約と環境の整備状況を確認する
- 受講者に事前案内と教材を送付する
- コースに参加して修了するには受講前の準備が必要であることを受講者に理解させる
- オンラインの受講前自己評価で 70 %以上のスコアをとり，そのスコアシートを印刷して受講時に持参するよう受講者に周知する
- 参加する追加インストラクターの出席を確認する
- 地域や施設の治療プロトコールについて調べ，ディスカッションの準備をする

講習前日

- 教室の準備を整える
- 講習の規模に合わせ，必要に応じて追加のインストラクターと計画を調整する
- すべての器材が確保でき，適切に作動することを確認する
- 器材のための予備バッテリーを確保しておく
- トレーニングセンターのコーディネーターに，当該トレーニングセンターで必要な書類について確認する
- コースの必要書類がすべて整っていることを確認する（PALS 器材リストを参照）
- インストラクターが各自の担当ステーションとローテーションを把握していることを確認する

講習当日

- すべての器材が正常に動作することを確認する
- 受講者が到着したら挨拶をして，受講者の緊張をほぐす
- 受講者に，受講者名簿に記入してもらう–受講者名簿はトレーニングセンターによって異なる場合がある。どの名簿を使うかトレーニングセンターに確認すること
- 必須条件：受講前自己評価の証明書（スコアが 70 ％以上のもの）を受講者から集める
  - 受講者が受講前自己評価の証明書を持参しなかった場合は，『PALS インストラクターマニュアル』を参照する

PALS 器材リスト

器材と備品	必要な数量	使用する場所・タイミング
書類		
事前案内	受講者 1 人あたり 1 部	開講前
受講者名簿（コースロスター）	1 クラスあたり 1 部	コースの最初
名札	受講者 1 人およびインストラクター 1 人あたり 1 個	すべて
コース日程（アジェンダ）	受講者 1 人およびインストラクター 1 人あたり 1 個	すべて
コース修了カード	受講者 1 人あたり 1 部	コースの終了時
『PALS プロバイダーマニュアル』	受講者 1 人およびインストラクター 1 人あたり 1 個	すべて
レッスンプラン付き『PALS インストラクターマニュアル』	インストラクター 1 人あたり 1 個	すべて
インストラクター用ケースシナリオ	インストラクター 1 人あたり 1 個	すべて
チームメンバー役割ラベル	1 ステーションにつき 1 組（各受講者のチームでの役割識別用）	すべての少人数グループのステーション
スキルステーション習熟度チェックリスト	受講者 1 人およびインストラクター 1 人あたり 1 個	BLS およびスキルステーション
PALS コース進行チェックリスト	インストラクター 1 人あたり 1 個	すべて

（続く）

器材と備品	必要な数量	使用する場所・タイミング
心臓系，ショック，呼吸器系の練習シナリオチェックリスト	受講者 1 人あたり 1 部	学習ステーション：気道管理，学習ステーション：血管確保，学習ステーション：心リズム障害／電気的治療
小児および乳児に対する BLS スキルテストチェックリスト	受講者 1 人あたり 1 部	小児および乳児に対する質の高い BLS 実習とテスト
ECC ハンドブック（オプション）	受講者 1 人およびインストラクター 1 人あたり 1 個	任意，すべて
PALS アルゴリズム／フローチャート	ステーションごとに 1 セット	すべて
PALS 筆記試験の問題用紙（インストラクター主導のコースのみ）	オンライン筆記試験の予備として必要な枚数の試験問題用紙	筆記試験
未記入の解答用紙（インストラクター主導のコースのみ）	必要に応じて受講者 1 人あたり解答用紙 2 枚	筆記試験
解答集／注釈付きの解答集（インストラクター主導のコースのみ）	1 クラスあたり 1 部	筆記試験
アルゴリズムポスター	1 クラスあたり 1 部	心臓系ケースシナリオディスカッション，学習ステーション：心リズム障害／電気的治療心リズム障害／電気的治療
施設で用いられている書式	1 クラスあたり 1 部	心臓系ケースシナリオディスカッション
学習ステーション習熟度チェックリスト	受講者 1 人あたり 1 部	小児および乳児に対する質の高い BLS 実習，学習ステーション：気道管理，学習ステーション：心リズム障害／電気的治療，学習ステーション：血管確保
AV 機器（視聴覚機器）		
インターネットにアクセスでき，ストリーミングが可能な性能を備えたコンピュータとプロジェクションスクリーン	ステーションごとに 1 つ	コースの概要，PALS 科学の概要，小児および乳児に対する質の高い BLS 実習とテスト，学習ステーション：気道管理，学習ステーション：心リズム障害／電気的治療，学習ステーション：血管確保，体系的アプローチ，チームダイナミクス
コースビデオ	1 部	コースの概要，PALS 科学の概要，小児および乳児に対する質の高い BLS 実習とテスト，学習ステーション：気道管理，学習ステーション：心リズム障害／電気的治療，学習ステーション：血管確保，体系的アプローチ，チームダイナミクス
CPR および AED の器材		
BLS フィードバック装置	ステーションごとに 1 台	小児および乳児に対する質の高い BLS 実習とテスト，学習ステーション：心リズム障害／電気的治療，心臓ケースシナリオディスカッション

（続く）

器材と備品	必要な数量	使用する場所・タイミング
シャツを着た小児 CPR マネキン（フィードバック装置）	受講者 3 人ごとに 1 台	小児および乳児に対する質の高い BLS 実習とテスト, 学習ステーション：心リズム障害／電気的治療, 心臓系ケースシナリオディスカッション, ショックケースシナリオディスカッション
乳児 CPR マネキン（フィードバック装置）	受講者 3 人ごとに 1 台	小児および乳児に対する質の高い BLS の実習とテスト, 心臓系緊急事態の管理学習ステーション, 心臓系ケースシナリオディスカッション, ショックケースシナリオディスカッション
小児気道マネキンまたは挿管ヘッド	受講者 3 人ごとに 1 台	学習ステーション：気道管理, 呼吸器系ケースシナリオディスカッション
乳児気道マネキンまたは挿管ヘッド	受講者 3 人ごとに 1 台	学習ステーション：気道管理, 呼吸器系ケースシナリオディスカッション
ストップウォッチ／タイマー	インストラクター 1 人あたり 1 個	小児および乳児に対する質の高い BLS 実習とテスト
カウントダウンタイマー	インストラクター 1 人あたり 1 個	小児および乳児に対する質の高い BLS 実習とテスト
成人および小児用 AED トレーニングパッド付き AED トレーナー	受講者 3 人ごとに 1 台	小児および乳児に対する質の高い BLS 実習とテスト, 学習ステーション：心リズム障害／電気的治療, 心臓ケースシナリオディスカッション
CPR 用バックボード	受講者 3 人ごとに 1 台	小児および乳児に対する質の高い BLS の実習とテスト, 心臓系ケースシナリオディスカッション
CPR 用の踏み台	受講者 3 人ごとに 1 台	小児および乳児に対する質の高い BLS の実習とテスト, 心臓系ケースシナリオディスカッション
気道および換気		
乳児気道マネキンまたは挿管ヘッド	受講者 3 人ごとに 1 台	学習ステーション：気道管理, 呼吸器系ケースシナリオディスカッション
小児用ポケットマスクおよび乳児用ポケットマスク	受講者 3 人あたり 1 個, または受講者 1 人あたり 1 個	小児および乳児に対する質の高い BLS の実習とテスト, 呼吸器系ケースシナリオディスカッション
一方向弁	受講者 1 人あたり 1 個	小児および乳児に対する質の高い BLS の実習とテスト, 呼吸器系ケースシナリオディスカッション
バッグマスク • 乳幼児用 450～500 mL • 年長児／青少年用 1000 mL	受講者 3 人ごとに 1 個	小児および乳児に対する質の高い BLS 実習とテスト, 学習ステーション：心リズム障害／電気的治療, 呼吸器系ケースシナリオディスカッション, ショックケースシナリオディスカッション
リザーバー付き非再呼吸式マスク	ステーションごとに 1 個	学習ステーション：気道管理, 呼吸器系ケースシナリオディスカッション, ショックケースシナリオディスカッション
鼻カニューレ	ステーションごとに 1 個	学習ステーション：気道管理, 呼吸器系ケースシナリオディスカッション

（続く）

器材と備品	必要な数量	使用する場所・タイミング
高流量鼻カニューレ（オプション）	ステーションごとに1個	学習ステーション：気道管理，呼吸器系ケースシナリオディスカッション
簡易酸素マスク	ステーションごとに1個	学習ステーション：気道管理，呼吸器系ケースシナリオディスカッション
吸引カテーテル	1ステーションあたり各種サイズ1組	学習ステーション：気道管理，呼吸器系ケースシナリオディスカッション
噴霧器（吸入器）	ステーションごとに1セット	学習ステーション：気道管理，呼吸器系ケースシナリオディスカッション
波形表示呼気 CO_2 モニター（フィードバック装置）	写真で代用してもよい	学習ステーション：気道管理，学習ステーション：心リズム障害／電気的治療，呼吸器系ケースシナリオディスカッション，心臓系ケースシナリオディスカッション，ショックケースシナリオディスカッション
聴診器	マネキンごとに1個	学習ステーション：気道管理，呼吸器系ケースシナリオディスカッション，ショックケースシナリオディスカッション
身長別カラーコード化蘇生テープ	ステーションごとに1枚	学習ステーション：気道管理，学習ステーション：心リズム障害／電気的治療，呼吸器系ケースシナリオディスカッション，心臓系ケースシナリオディスカッション，ショックケースシナリオディスカッション，学習ステーション：血管確保
タオル	受講者3人ごとに1枚	学習ステーション：気道管理，呼吸器系ケースシナリオディスカッション
呼気 CO_2 検知器：成人・小児・乳児用	ステーションごとに1個	学習ステーション：気道管理，呼吸器系ケースシナリオディスカッション，ショックケースシナリオディスカッション
チューブ固定具またはテープ（小児用）	マネキンごとに1個	学習ステーション：気道管理，呼吸器系ケースシナリオディスカッション
リズム認識および電気的治療		
リード線付き心電図モニター，電極，パッド（乳児，小児用／成人用）	ステーションごとに1セット	学習ステーション：心リズム障害／電気的治療，心臓ケースシナリオディスカッション
リズムジェネレータ	コースごとに1台	学習ステーション：心リズム障害／電気的治療，心臓ケースシナリオディスカッション
AEDトレーナー	ステーションごとに1台	学習ステーション：心リズム障害／電気的治療，心臓ケースシナリオディスカッション
身長別カラーコード化蘇生テープ		学習ステーション：心リズム障害／電気的治療
BLSフィードバック装置		学習ステーション：心リズム障害／電気的治療
波形表示呼気CO_2モニター（推奨）		学習ステーション：心リズム障害／電気的治療

（続く）

器材と備品	必要な数量	使用する場所・タイミング
器材および薬剤		
骨髄路確保用マネキン	1台（代替骨付き）	学習ステーション：血管確保、ショックケースシナリオディスカッション
骨髄穿刺ドリルおよび針（推奨）	ドリル 1 本、各種サイズの針 1 組	学習ステーション：血管確保、ショックケースシナリオディスカッション
用手用骨髄針	ステーションごとに 3 本	学習ステーション：血管確保、ショックケースシナリオディスカッション
呼吸器系の薬剤：蘇生薬または薬剤カード • サルブタモール • イプラトロピウム • ラセミ体アドレナリン 1 mg/mL（2.25 %） • 筋注用アドレナリン 1 mg/mL	受講者 1 人あたり 1 個	呼吸器系ケースシナリオディスカッション
心臓系の薬剤：蘇生薬または薬剤カード • アデノシン • アミオダロン • 硫酸アトロピン • アドレナリン 0.1 mg/mL • グルコース • リドカイン • 硫酸マグネシウム		心臓系ケースシナリオディスカッション
ショックの薬剤：蘇生薬または薬剤カード • 硫酸アトロピン • アドレナリン 0.1 mg/mL • 輸液 • グルコース • 陽性変力作用薬 • 血管収縮薬		ショックケースシナリオディスカッション
輸液バッグ	1 個	学習ステーション：血管確保、ショックケースシナリオディスカッション
三方活栓	1 個	学習ステーション：血管確保、ショックケースシナリオディスカッション
60 cc ロック式シリンジ	1 本	学習ステーション：血管確保、ショックケースシナリオディスカッション
シリンジ	1 ステーションあたり 2〜3 本	学習ステーション：血管確保、ショックケースシナリオディスカッション

（続く）

器材と備品	必要な数量	使用する場所・タイミング
高度な気道管理（気管チューブと 1 つ以上の声門上デバイスを選択すること）		
口咽頭エアウェイ	各種乳児用／小児用サイズ／各 1 個	小児および乳児に対する質の高い BLS 実習とテスト, 呼吸器系ケースシナリオディスカッション, 気道管理, 緊急事態の管理学習ステーション
声門上エアウェイ	各種サンプルサイズ	学習ステーション：気道管理, 呼吸器系ケースシナリオディスカッション
MDI（定量吸入器）, スペーサー, マウスピース／マスク	ステーションごとに 1 セット	学習ステーション：気道管理, 呼吸器系ケースシナリオディスカッション
水溶性潤滑剤	ステーションごとに 1 個	学習ステーション：気道管理, 呼吸器系ケースシナリオディスカッション
喉頭鏡ハンドル	受講者 3 人あたり成人用と小児用 1 本ずつ	学習ステーション：気道管理, 呼吸器系ケースシナリオディスカッション
喉頭鏡ブレード	複数の直線型ブレードと曲型（マッキントッシュ型）ブレード	学習ステーション：気道管理, 呼吸器系ケースシナリオディスカッション
スタイレット付きのカフ付きおよびカフなし気管チューブ	気道管理用マネキンに合う各種サイズ	学習ステーション：気道管理, 呼吸器系ケースシナリオディスカッション
安全性		
鋭利医療器具廃棄容器（本物の針を使用している場合）	ステーションごとに 1 個	学習ステーション：血管確保, ショックケースシナリオディスカッション
実習交代時およびコース後の器材消毒用備品		
マネキン消毒用備品	受講者交代時に必要に応じて	小児および乳児に対する質の高い BLS 実習とテスト, 学習ステーション：気道管理, 学習ステーション：心リズム障害／電気的治療, 学習ステーション：血管確保, 呼吸器系ケースシナリオディスカッション, 心臓系ケースシナリオディスカッション, ショックケースシナリオディスカッション

コースの紹介　　　　　　　　　　　　　　　　　　　　　　　　5 分

インストラクターへのヒント

- 伝えたい事項，その重要性，またそれにより期待される結果をしっかりと把握しておくことがコースの成功にとって重要である
- 受講者のニーズに合わせて積極的にレッスンプランを調整する
- 受講者名簿やその他の視覚教材を活用して，受講者についての情報（氏名や関連する内容）を把握する

ディスカッション

- 自己紹介をし，追加のインストラクターがいる場合はそのインストラクターも紹介する。
- 受講者にも自己紹介（自分の氏名，職業，専門分野，職場など）をしてもらう。
  - 受講者の自己紹介の内容を記録し，ケースシナリオやレッスンを調整する際にする
- コースが双方向型であることを説明し，以下のチェックリストの使用方法について説明する
  - BLS スキルテストチェックリスト（小児，乳児）
  - 学習ステーション習熟度チェックリスト（呼吸器系，心臓系，ショック）
  - ケースシナリオテストチェックリスト（呼吸吸系，心臓系，ショック）
- 受講者が胸骨圧迫を行うレッスン 2A および 2B のように，コースの一部は身体的な負担を伴う実習があることを説明する
- 膝や腰の問題など，身体的に困難な人は，インストラクターにその旨を伝えるように言う
- トイレや非常口などを含め，建物のレイアウトを説明する
- 建物内の AED の設置場所を教える
- 携帯電話はマナーモードに設定し，緊急の電話に出るときは廊下に出るよう伝える
- 受講者に終了予定時刻を伝える

レッスン 1
CPRコーチと高い能力を持つチーム　　　　　20 分

不整脈の治療を実施する
- 高い能力を持つチームの一員としての役割を果たす

インストラクターへのヒント
- CPRコーチの役割と責任について簡単に説明する
- 受講者を 1 組 3 ～ 4 人のグループに分ける
- 各グループの CPRコーチを指名する
- CPRコーチはモニター／除細動器担当者の役割を果たし，モニター／除細動器の担当を交代しないことを説明する
- グループに 3 分間の CPR を実施させ，3 分の間に少なくとも 1 回は胸骨圧迫担当を交代させる
- すべての受講者に CPRコーチとして実習をする機会を与える
- チームと CPRコーチに，胸骨圧迫を 5 秒以上中断しないよう指示する
- 器材があり，受講者が無理なく使用できるようであれば，チームに AED ではなく手動式除細動器を使用するよう指示する
- チームの練習を観察し，個々の CPR スキルに不十分な点があれば修正する

受講者による実習
- 受講者は以下のスキルを練習する
    - CPR のスキル（質の高い胸骨圧迫，人工呼吸，AED の使用）
    - チームダイナミクスのすべての側面（例：クローズドループコミュニケーション，自分の限界を知る）
    - 高い能力を持つチームのスキル（例：胸骨圧迫中の待機，効果的な胸骨圧迫の交代，リズム解析および除細動前のチャージ）
    - CPRコーチのスキル（例：圧迫交代プランの説明および実施，除細動，胸骨圧迫と人工呼吸の質など）

PALS

レッスン 2A
テストステーション：小児に対する質の高い BLS のテスト

30 分

インストラクターへのヒント

- 小児に対する CPR および AED スキルテストチェックリストの内容をよく理解しておく
- レッスンのこの部分では，各受講者のチェックリストを記入する
- 2 つのグループを同時に評価してもよい（「テストステーション：乳児に対する質の高い BLS テスト」を参照）
  - 2 グループで同じスキルをテストする：2 グループとも小児に対する BLS または乳児に対する BLS，あるいは
  - 2 グループで異なるスキルをテストする：1 グループは小児に対する BLS，もう 1 グループは乳児に対する BLS

スキルテスト

- 受講者をグループに分けてテストする
- 1 グループは 3〜4 人とする（または地域のプロトコールに従う）
  - CPRコーチ／除細動担当者
  - 気道担当者
  - 胸骨圧迫担当者
  - 2 人目の胸骨圧迫担当者
- 胸骨圧迫，バッグマスクを使った人工呼吸，AED の使用に関して受講者を評価する
- 各ローテーションを 10 分とする
  - 5 分間の CPR の後，5 分間の受講者同士のデブリーフィングを行う
- デブリーフィングは受講者に任せるが，受講者のパフォーマンスに差があり，そのことをチームが認識していない場合は，インストラクターが助言を与えてもよい
- 5 分間の CPR 中，CPRコーチは交代しない
- 各受講者は，インストラクターの指示を受けずに，救助者 2 人体制の CPR および AED の手順全体を確実に実施する
- 各受講者が以下のことを適切に実施できているか慎重に観察する
  - 圧迫のテンポ（ストップウォッチを使用する）
  - 圧迫の深さ（フィードバック装置を使用する）
- 受講者がチェックリストの条件に合格しなかった場合は，直後の補習を受けるように伝える
  - 受講者は，このステーション中に 1 回再テストを受けることができる
  - 再テストで合格できなかった場合は，コース終了時にその受講者が正式な補習を受けられるようにすること（補習については『PALS インストラクターマニュアル』の「パート 4：テスト」を参照）
- 受講者ごとに，小児に対する CPR および AED スキルテストチェックリストを記入する
- 患者の生存のために質の高い CPR が重要であることについてまとめる

レッスン 2B
テストステーション：乳児に対する質の高い BLS のテスト

30 分

インストラクターへのヒント

- テスト前に，乳児に対する CPR スキルテストチェックリストを確認する
- テスト中に各受講者のスキルテストチェックリストを記入する
- 2 つのグループを同時に評価してもよい（「テストステーション：小児に対する質の高い BLS テスト」を参照）
  - 2 グループで同じスキルをテストする：2 グループとも小児に対する BLS または乳児に対する BLS，あるいは
  - 2 グループで異なるスキルをテストする：1 グループは小児に対する BLS，もう 1 グループは乳児に対する BLS

スキルテスト

- 受講者をグループに分けてテストする
- 1 グループは 3～4 人とする（または地域のプロトコールに従う）
  - CPRコーチ
  - 気道担当者
  - 胸骨圧迫担当者
  - 2 人目の胸骨圧迫担当者
- 胸骨圧迫，バッグマスクを使った人工呼吸，AED の使用に関して受講者を評価する
- 各ローテーションを 10 分とする
  - 5 分間の CPR の後，5 分間の受講者同士のデブリーフィングを行う
- デブリーフィングは受講者に任せるが，受講者のパフォーマンスに差があり，そのことをチームが認識していない場合は，インストラクターが助言を与えてもよい
- 各受講者は，インストラクターの指示を受けずに，救助者 2 人体制の CPR の手順全体を確実に実施する
- 各受講者が以下のことを適切に実施できているか慎重に観察する
  - 圧迫のテンポ（ストップウォッチを使用する）
  - 圧迫の深さ（フィードバック装置を使用する）
- 受講者がチェックリストの条件に合格しなかった場合は，直後の補習を受けるように伝える
  - 受講者は，このステーション中に 1 回再テストを受けることができる
  - 再テストで合格できなかった場合は，コース終了時にその受講者が正式な補習を受けられるようにすること
- 受講者ごとに，乳児に対する CPR スキルテストチェックリストを記入する
- 患者の生存のために質の高い CPR が重要であることについてまとめる

レッスン 2C
学習／テストステーション：小児および乳児の窒息（オプション）

20 分

不整脈の治療を実施する
- AHA の BLS の推奨事項に則った質の高い CPR を実施する

インストラクターへのヒント
- 中断せずにビデオを再生する。コメントを付け加える場合はビデオが終わった後に行う。

「窒息の解除」ビデオを再生する
- ビデオを再生する
- ビデオでは，小児および乳児の窒息に対する介入の実演を見る

ビデオを見ながら練習（PWW）：乳児における窒息の解除
- 受講者に乳児の窒息に対する介入の実習をすると伝える
- ビデオを再開する
- 窒息に対する介入手技の実習中は，必ずビデオに視線を向けさせる
- フィードバック装置を使用する
- よかった点は褒め，修正すべき点は指摘する

ディスカッション：デブリーフィング
- 具体的にどの要素が難しいと感じましたか。
- 同じスキルをもう一度行うよう指示された場合，前回とは違う行動をしようと思う点はありますか？
    - どのような点ですか？
    - それはなぜですか？

レッスン 3A
評価ビデオケースディスカッション

15 分

学習目標
- 早急な介入を要する患者と，そうでない患者を区別する

インストラクターへのヒント
- 評価ビデオの内容を繰り返し説明するのではなく，受講者の知識を評価し，ギャップがあればその差分を埋めるための補習を行う
- PALS プロバイダーマニュアルを使用し，理解を深め情報保持に役立てるように受講生へ伝える
- 患者ケースを紹介する前に，小児評価のトライアングル（PAT）について説明する
- 内容を十分に把握しておくため，このレッスンの指導前にビデオを観ておく

インストラクター向けの注意事項
このレッスンを指導する時は，体系的なアプローチではそれぞれの要素が次の要素の基礎となることに留意する。各要素は個別にカバーされるため，各レッスンで扱う要素を越えて先に進まないこと。

『PALS プロバイダーマニュアル』のパート 4 を開くように受講者に指示する

インストラクター向けの注意事項：生命を脅かす状態

受講者に以下のように説明する。

- この手順のいずれかの部分で患者が生命を脅かす状態であると認識したときは，ベースラインのバイタルサイン測定よりも，その状態に対する処置を優先する
- 患者に以下の生命を脅かす状態が認められる場合は，直ちに救急通報し，救命処置を開始する
    - 無反応または無呼吸
    - 不十分な呼吸または努力呼吸
    - 皮膚の色がまだら，灰色，蒼白，またはチアノーゼ
- 生命を脅かす状態でなければ，一次評価に進む
- 受講者は，生命を脅かす状態に対処し，一次評価を終えた場合にのみ二次評価に進むことができる

初期評価−PAT

入室した瞬間から患者の外観，呼吸仕事量，皮膚の血行状態について初期評価を行う。

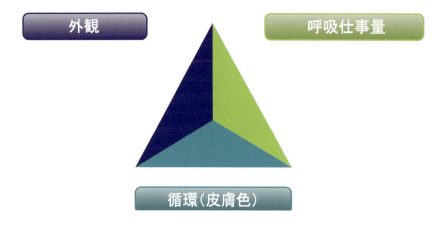

「外観」
- 異常な筋緊張
- 疎通性の低下
- 精神的不安定
- 異常な視線／注視
- 異常な言動／泣き方

「呼吸仕事量」
- 異常な呼吸音
- 異常な姿勢
- 陥没呼吸または呼吸補助筋の使用
- 鼻翼呼吸
- 無呼吸／死戦期呼吸
- 呼吸努力の消失，不十分または増加

「循環」
- 蒼白
- まだら
- 浅黒い
- チアノーゼ
- 皮下出血または点状出血

患者に反応がない，呼吸がない，または死戦期呼吸のみの場合は，BLS アルゴリズムを開始する（受講者は『PALS プロバイダーマニュアル』のパート 2 を参照してもよい）。

「初期評価ビデオケースディスカッション 3：チャイルドシートに座っている乳児」を再生する

1. 図または口頭で，『PALS プロバイダーマニュアル』の「初期評価－PAT」のセクションを参照するように受講者に伝え，ビデオを再生する。
2. ビデオが一時停止したら，受講者に初期評価－PAT に集中するように伝え，以下の質問に答えさせる（「「ディスカッションを円滑に進めるため，答えをカッコ内に示した」）
    a. 患者の外観はどうですか？（「疎通性の低下，意識レベルの変容」）
    b. 患者の呼吸仕事量はどうですか？（「呼吸仕事量の増加，腹式呼吸，異常な吸気音［吸気性喘鳴］」）
    c. 患者の皮膚の色はどうですか？（「蒼白から灰色」）
    d. この患者には早急な介入が必要ですか？（「はい。吸気性喘鳴は上気道閉塞を示し，蒼白，灰色の皮膚は低酸素血症の可能性を示します。気道を確保するために乳児の体位を調節し，さらなる評価をしながら酸素を投与する必要があります」）
    e. 次の 3 つのレッスンのために『PALS プロバイダーマニュアル』の「PAT」と「一次評価」のセクションを参照するように指示する

評価－判定－介入アルゴリズム

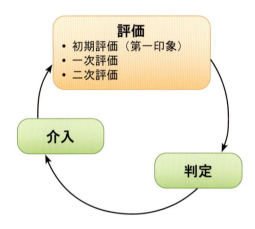

「一次評価」

気道（Airway）

- 気道管理
- 気道開通
- 上記のいずかが問題の原因であれば，以下の介入を行う。
    - 体位の調整や OPA の使用により気道を確保する
    - 適応があれば吸引を行う
    - 高度な気道管理器具（例：声門上エアウェイまたは気管チューブ）を挿入し，波形表示呼気 CO_2 モニターを用いて適切に留置できているか確認する

呼吸 (Breathing)

- 適切な深さと速さの呼吸
- 均等で十分な両側の胸の上がり
- 雑音混じりの呼吸音（呻吟，吸気性喘鳴，呼気性喘鳴など）の消失
- 呼吸補助筋の使用なし，鼻翼呼吸なし
- パルスオキシメータによる正常／適切な酸素飽和度
- 上記のいずかが問題の原因であれば，以下の介入を行う。
    - 高流量酸素療法を行う
    - OPA あり，または OPA なしでバッグマスクを使用する
    - 高度な気道管理器具の必要性を検討する
    - 過換気を避ける

循環 (Circulation)

- 末梢脈拍および／または中枢脈拍
- 心拍数
- 血圧
- 毛細血管再充満 – 末梢および／または中枢
- 皮膚色および皮膚温
- 意識レベル
- 上記のいずかが問題の原因であれば，以下の介入を行う。
    - 静脈路／骨髄路を確保する
    - 輸液蘇生の必要性を検討する

神経学的評価 (Disability)

- 反応，意識レベル，光に対する瞳孔反射
- AVPU：意識清明，声に反応，痛みに反応，反応なし
- ベッドサイド血糖測定
- 上記のいずかが問題の原因であれば，以下の介入を行う。
    - 脊椎固定の必要性を検討する
    - 低血糖を補正する
    - オピオイド急性中毒の場合はナロキソンを検討する

全身観察 (Exposure)

- 前面および背面の身体診察（脱衣）を行い，外傷，出血，熱傷，不自然な痕，発疹などの明らかな徴候や，医療情報を記載したブレスレットがないか確認する
- 体温
- 上記のいずかが問題の原因であれば，以下の介入を行う。
    - 正常体温を維持する
    - 止血
    - 汚染除去を開始する

「一次評価ビデオケースディスカッション 3：12 誘導心電図用のパッチを装着した乳児」を再生する

1. 図または口頭で，『PALS プロバイダーマニュアル』の「初期評価－PAT」および「一次評価」のセクションを参照するように受講者に伝え，ビデオ 3 を再生する。
2. ビデオが一時停止したら，受講者に初期評価－PAT に集中するよう伝え，以下の質問に答えさせる（「ディスカッションを円滑に進めるため，答えをカッコ内に示した」）
   a. 患者の外観はどうですか？（「意識清明で自発的運動あり，おしゃぶりを吸う」）
   b. 患者の呼吸仕事量はどうですか？（「頻呼吸，軽度の陥没」）
   c. 患者の皮膚の色はどうですか？（「まだらのないピンク色」）
   d. この患者には早急な介入が必要ですか？（「いいえ」）
3. 一次評価に集中するように伝える。その後，ビデオ 3 を再開する
4. ビデオが一時停止したら，一次評価（気道，呼吸，循環，神経学的評価，全身観察）に集中するよう伝え，以下の質問に答えさせる。
   a. 気道を確保できていますか？（「はい。介入の必要なし」）
   b. 呼吸は十分ですか？呼吸は十分ですか？（「呼吸仕事量の増加，頻呼吸［70 回/分］，呼吸音清明」）
   c. 乳児の循環は十分ですか？（「はい。力強い中枢および末梢脈拍，心拍数：219〜229 回/分，血圧：90/54 mm Hg，毛細血管再充満時間：2 秒」）
   d. 乳児の意識レベルはどうですか？（「覚醒しており，自発的に手を動かしている」）
   e. 乳児の体温はどうですか？（「正常［体温：37 ℃］」）外傷を示す明らかな徴候はありますか？（「外傷なし」）
5. 受講者に以下の質問をする。
   a. あなたはどのように評価しますか？（「呼吸窮迫，循環が良好な頻拍［安定］」）
   b. どのような介入を想定しますか？（「患者の臨床状態に基づき，酸素の投与，迷走神経刺激，アデノシンの投与または電気ショックを行う。患者が安定していれば，同期電気ショックの実施前に専門医への相談を強く推奨する」）

レッスン 3B
呼吸器ビデオケースディスカッション

10 分

学習目標
- 呼吸窮迫と呼吸不全に対する早期介入を実施する

インストラクターへのヒント
- 評価ビデオの内容を繰り返し説明するのではなく，受講者の知識を評価し，ギャップがあればその差分を埋めるための補習を行う
- ビデオのタイトルからケースについて把握し，ケースの最終診断を明らかにする前に，PAT および一次評価を含む十分なディスカッションを促す
- 受講者が共同で質問に回答したり，自己発見できる機会を設ける
- ビデオについてディスカッションする際は，受講者にビデオで見たことを質問し，受講者同士でこのディスカッションを進めさせる
- 最初のうちは，受講者は質問に答えることに躊躇しがちである。このレッスンの前に，ディスカッションを促すための質問を書き出しておく。ビデオを用いたこのようなレッスンは，プロバイダーの経験が浅いか深いかを問わず，すべての受講者に課題を問いかけることができる。質問の難易度は，コースの受講者の知識レベルに基づいて調整すること

「呼吸器系緊急事態ビデオケースディスカッション 3：緑色の靴を履き，シャツを着ていない 2 歳の男児―下気道閉塞」を再生する

1. 図または口頭で，『PALS プロバイダーマニュアル』の「初期評価―PAT」および「一次評価」のセクションを参照するように受講者に伝え，ビデオ 3 を再生する。
2. ビデオが一時停止したら，受講者に初期評価―PAT に集中するよう伝え，以下の質問に答えさせる（「ディスカッションを円滑に進めるため，答えをカッコ内に示した」）
   a. 患者の外観はどうですか？（「覚醒している。易刺激性だが落ち着いている」）
   b. 患者の呼吸仕事量はどうですか？（「聞き取れる吸気性喘鳴，重度の肋骨下陥没，鼻翼呼吸」）
   c. 患者の皮膚の色はどうですか？（「粘膜はピンク色，まだら模様なし」）
   d. この患者には早急な介入が必要ですか？（「いいえ」）
3. 一次評価に集中するように伝える。その後，ビデオ 3 を再開する

4. ビデオが一時停止したら，一次評価（気道，呼吸，循環，神経学的評価，全身観察）に集中するよう伝え，以下の質問に答えさせる。
   a. 気道を確保できていますか？（「はい，ただし注意深く観察する必要あり。体位の調節により閉塞が緩和または軽減する可能性あり」）
   b. 呼吸は十分ですか？（「はい，増悪のリスクあり。呼吸数：23 回/分，聞き取れる吸気性喘鳴，陥没，鼻翼呼吸，SpO$_2$：95〜96 %」）
   c. 小児の循環は十分ですか？（「はい。力強い中枢および末梢脈拍，心拍数：107〜109 回/分［洞性頻脈］，血圧：994/50 mm Hg，毛細血管再充満時間：2 秒未満」
   d. この小児の意識レベルはどうですか？（「覚醒している。易刺激性だが落ち着いている。興奮を極力抑えるため血糖値測定は延期する」）
   e. 小児の体温はどうですか？小児の体温はどうですか？（「正常［体温：37.2 ℃］」）外傷を示す明らかな徴候はありますか？（明らかな外傷の徴候なし）
5. 受講者に以下の質問をする。
   a. あなたはどのように評価しますか？（「上気道閉塞による呼吸窮迫［PALS における体系的アプローチアルゴリズムの「判定」セクション］，受講者に呼吸器系緊急事態の管理フローチャートと適切な薬剤投与のための身長別カラーコードテープを参照させる」）
   b. どのような介入を想定しますか？（「噴霧器を用いたラセミ体アドレナリンの投与［PALS における体系的アプローチアルゴリズムの「介入」セクション］，副腎皮質ステロイド［デキサメタゾン］の投与，痛みを伴う介入や興奮の原因になることを避ける」）

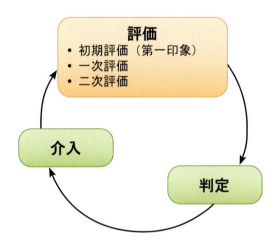

レッスン 3C
ショックビデオケースディスカッション　　　10 分

学習目標
- ショックの治療のための早期介入を実施する

インストラクターへのヒント
- 評価ビデオの内容を繰り返し説明するのではなく，受講者の知識を評価し，ギャップがあればその差分を埋めるための補習を行う
- ビデオのタイトルからケースについて把握し，ケースの最終診断を明らかにする前に，PAT および一次評価を含む十分なディスカッションを促す
- 声の抑揚やペースを変えて，教室に活気が生まれるようにし，受講者が積極的に学習できるようにする
- 受講者が共同で質問への回答を用意する機会を設ける
- 先へ進む前に，各受講者がすべてのスキルを十分に習得したことを確認する

「呼吸器系緊急事態ビデオケースディスカッション 3：緑色の靴を履き，シャツを着ていない 2 歳の男児－下気道閉塞」を再生する

1. このセクションを開始する前に，次のシナリオ導入部を読み上げる。「患者は生理食塩液 20 mL/kg のボーラス投与を受け，呼吸仕事量が増加しています。」
2. 図または口頭で，『PALS プロバイダーマニュアル』の「初期評価－PAT」および「一次評価」のセクションを参照するように受講者に伝え，ビデオ 3 を再生する。
3. ビデオが一時停止したら，受講者に初期評価－PAT に集中するように伝え，以下の質問に答えさせる（「「ディスカッションを円滑に進めるため，答えをカッコ内に示した」」）
    a. 患者の外観はどうですか？（「嗜眠」）
    b. 患者の呼吸仕事量はどうですか？（「頻呼吸，陥没［胸骨上，肋骨間，肋骨下］」）
    c. 患者の皮膚の色はどうですか？（「頬が紅潮している，ピンク色に見えるが，右大腿がまだら模様」）
    d. この患者には早急な介入が必要ですか？（「はい［その可能性は高いが，さらなる情報が必要］，いいえ［その可能性はあるが，さらなる情報が必要］」）

インストラクター向けの注意事項：この小児は一見して非常に状態が悪い。受講者は的を絞った一次評価を実施し，呼吸不全またはショックの徴候が見られる場合は，早急な介入を行うため評価を中断する準備をしておかねばならない。

4. 一次評価に集中するように伝える。その後，ビデオ 3 を再開する

5. ビデオが一時停止したら，一次評価（気道，呼吸，循環，神経学的評価，全身観察）に集中するよう伝え，以下の質問に答えさせる。

   a. 気道を確保できていますか？（「はい」）

   b. 呼吸は十分ですか？（「はい，増悪のリスクあり。頻呼吸［呼吸数：76 回/分］，陥没［鎖骨上，肋骨間，肋骨下］」），両肺にラ音，気流は両側で均等かつ十分，SpO_2：鼻カニューレによる酸素投与中 96〜98 %）

   c. 小児の循環は十分ですか？（「いいえ，蒼白，下肢の皮膚にまだら模様，中枢脈拍は十分，末梢脈拍は弱い，心拍数：153〜156 回/分［洞性頻脈］，低血圧［血圧：67/37 mm Hg］，毛細血管再充満時間：5〜6 秒，肝腫大」）

インストラクター向けの注意事項：患者は生命を脅かす状態であり，早急な介入が必要であると判断しました。状態はどうですか？（「低血圧性ショックおよび心不全の徴候［肝腫大および肺水腫］」）考えられる原因は何ですか？（「心筋不全」）一次評価の残りの部分では，低血圧性心原性ショックの原因の特定と治療に必要な要素に的を絞らなくてはならない。

   d. この小児の意識レベルはどうですか？（「嗜眠，しかし触れると易刺激性」）

   e. 小児の体温はどうですか？小児の体温はどうですか？外傷または感染を示す明らかな徴候はありますか？（「明らかな外傷の徴候なし，発疹なし」）

6. 受講者に以下の質問をする。

   a. あなたはどのように評価しますか？（「輸液ボーラス投与後の呼吸窮迫の亢進を伴う低血圧性心原性ショック［PALS における体系的なアプローチアルゴリズムの「判定」セクション］」）

インストラクター向けの注意事項：『PALS プロバイダーマニュアル』の「心原性ショック」のセクションで身長別カラーコードテープおよび薬剤の適切な投与量を参照するよう受講者に指示する。肝腫大および肺水腫を伴う心原性ショックを生じた患者，輸液ボーラス投与の潜在的なベネフィットとリスク，変力作用薬または強心性血管拡張薬の投与の必要性，血管作動薬の可能性についてディスカッションを促す。

   b. どのような介入を想定しますか？（「専門医の診察を依頼する，追加の輸液ボーラス投与を控える，後で追加ボーラスが必要になった場合，少量の輸液ボーラス［5〜10 mL/kg］をより長い時間をかけて［10〜20 分］投与する，利尿薬の投与を検討する」）

インストラクター向けの注意事項：知識・経験レベルの高いプロバイダーには，肺水腫が悪化した不安定な心原性ショックであることを示す，患者の酸素飽和度が 76 %まで低下したシナリオに変更してもよい。考えられる陽圧換気の悪影響についてディスカッションを促す。患児の継続的かつ厳密なモニタリングが可能で，小児への挿管の経験があるプロバイダーがいる場合，経験豊富なプロバイダーは持続的気道陽圧／二相性気道陽圧の実施を検討してもよい。

レッスン 3D
不整脈ビデオケースディスカッション

10 分

学習目標
- 不整脈を呈している患者が「安定」な状態か「不安定」な状態かを鑑別する

インストラクターへのヒント
- 評価ビデオの内容を繰り返し説明するのではなく，受講者の知識を評価し，ギャップがあればその差分を埋めるための補習を行う。
- ビデオのタイトルからケースについて把握し，ケースの最終診断を明らかにする前に，PAT および一次評価を含む十分なディスカッションを促す
- ビデオの再生後，ビデオの内容および次に行うことを手短に説明する
- ケースの初期段階には『PALS プロバイダーマニュアル』，リファレンスカード，『ECC ハンドブック』を使用してもよいが，ケースの進行に伴いこれらの資料に頼るのを減らすように受講者に促す
- デブリーフィング時
    - グループでのディスカッションを円滑に進め，詳細について議論するための自由回答形式の質問をする
    - 質問に答えるときは，視線を合わせることで質問した受講者を認め，次に教室全体に向けて回答し，時折質問者に目線を戻す

「呼吸器系緊急事態ビデオケースディスカッション 3：緑色の靴を履き，シャツを着ていない 2 歳の男児－下気道閉塞」を再生する

1. このセクションを開始する前に，次のシナリオ導入部を読み上げる。「母親は，今日息子がサルブタモールを使用した後，心拍が早まったことに気付きました。」
2. 図または口頭で，『PALS プロバイダーマニュアル』の「初期評価－PAT」および「一次評価」のセクションを参照するように受講者に伝え，ビデオ 3 を再生する。
3. ビデオが一時停止したら，受講者に初期評価－PAT に集中するように伝え，以下の質問に答えさせる（「「ディスカッションを円滑に進めるため，答えをカッコ内に示した」」）
    a. 患者の外観はどうですか？（「覚醒しており，反応がある」）
    b. 患者の呼吸仕事量はどうですか？（「正常」）
    c. 患者の皮膚の色はどうですか？（「口唇，粘膜，爪床は薄いピンク色」）
    d. 早急な介入が必要ですか？（「いいえ」）
4. 一次評価に集中するように伝える。その後，ビデオ 3 を再開する

5. ビデオが一時停止したら、一次評価（気道、呼吸、循環、神経学的評価、全身観察）に集中するよう伝え、以下の質問に答えさせる。

   a. 気道を確保できていますか？（「はい」）

   b. 患者の呼吸仕事量はどうですか？（「呼吸仕事量の増加なし、呼吸音清明、SpO$_2$：96〜98 %」）

   c. 小児の循環は十分ですか？（「はい、中枢脈拍および末梢脈拍は正常、心拍数：207〜213回/分［QRS 幅の狭い心室頻拍］、血圧正常［血圧：98/60 mm Hg］、毛細血管再充満時間：2 秒」）

   d. この小児の意識レベルはどうですか？（「覚醒している、瞳孔径 3/3、左右同大で素早い対光反射、血糖値：110 mg/dL」）

   e. 小児の体温はどうですか？小児の体温はどうですか？（「正常［体温：36.7 ℃］」）外傷を示す明らかな徴候はありますか？（明らかな外傷の徴候なし）

6. 受講者に以下の質問をする。

   a. あなたはどのように評価しますか？（「脈拍があり、循環が良好な上室性頻拍［『PALS プロバイダーマニュアル』の「小児の脈拍がある頻拍アルゴリズム」、身長別カラーコードテープ、適切な薬剤の投与量、同期電気ショックのエネルギー量（ジュール）を受講者に参照させる］、「H と T」について確認する」）

   b. どのような介入を想定しますか？（「迷走神経刺激を検討する［受講者に迷走神経刺激を実施するように指示する。例えば、患者に細いまたは詰まったストローに息を吹き込ませる］、静脈路の確保：アデノシンの急速ボーラス投与［受講者がこの投与法を説明できるか確認する］、初回投与が有効でない場合、2 回目の投与を行う［初回投与量の 2 倍］、必ず急速ボーラス投与を行う、アデノシンを投与しても SVT が持続している場合、専門医に相談する、「小児の脈拍がある頻拍アルゴリズム」に従う」）

インストラクター向けの注意事項：知識・経験レベルの高いプロバイダーには、バイタルサインから循環不良が示唆されるシナリオに変更してもよい（「小児の脈拍がある頻拍アルゴリズム」を参考にする、同期電気ショックが必要となる）、あるいは無脈性心室頻拍にリズムを変更し（「小児の心停止アルゴリズム」）、除細動についてディスカッションしてもよい。

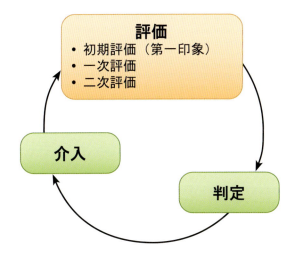

レッスン 4A
学習ステーション：気道管理

20 分

学習目標
- 呼吸窮迫と呼吸不全に対する早期介入を実施する

インストラクターへのヒント
- ケースの初期段階にはリファレンスカードまたは『ECC ハンドブック』を使用してもよいが，ケースの進行に伴いこれらの資料に頼るのを減らすように受講者に促す
- デブリーフィングでは，受講者の意識を引き付け集中力を高めるため，受講者の視点を重視した自由回答形式の質問をする

受講者による実習
- 受講者をマネキンの周りに配置させる
- 気道管理スキルステーション習熟度チェックリストに記載されている以下のスキルを受講者に実施させ，気道管理スキルチェックを完了させる
    - 高流量および低流量酸素供給システムの違いを口頭で説明する
    - 鼻カニューレの最大流量（4 L/分）を述べる
    - 頭部後屈 – あご先挙上法および下顎挙上法を用いて気道を確保する
    - 心停止からの自己心拍再開（ROSC）後，酸素飽和度が 94～99 ％を維持するように F_{IO_2} を調節する
    - OPA の別の適応について口頭で説明する
    - 正しいサイズの OPA を選択する
    - OPA を正しく挿入する
    - OPA 挿入後の呼吸を評価する
    - OPA を適切に留置し吸引をする。吸引に 10 秒以上かけないことを口頭で説明する
    - 換気用の正しいサイズのマスクを選択する
    - バッグマスクを装着し，EC クランプ法を用いてマスクを顔に密着させ，気道を確保し，効果的に換気する
    - バッグマスクを用いて，胸が上がる人工呼吸を 2 回（それぞれ約 1 秒）行う
- 必要に応じてフィードバックを与える
- 各受講者のスキル能力を評価し，評価結果を PALS コース進行チェックリストに記録する

レッスン 4B
学習ステーション：血管確保

20 分

学習目標
- ショックの治療のための早期介入を実施する

インストラクターへのヒント
- 経験や職務範囲によっては，骨髄路の確保に不安を覚える受講者がいる。このような受講者には特別に時間を与え，不安感を減らし自信を持てるように励ます

「骨髄路の確保」ビデオを再生する
- ビデオを再生する

受講者による実習
- このステーションでは 6 人の受講者が共同で練習を行う
- スキルステーション習熟度チェックリストに従って，受講者に骨髄路穿刺の実習をさせる
- 各受講者が静注／骨髄内ボーラス投与の器材（三方活栓，シリンジ，点滴ラインなど）を迅速に準備できることを確認する
- 各受講者が適切に骨髄路を確保し，骨髄針が骨髄腔に達したことを確認できたかどうか確認する
- 骨髄針穿刺，輸液の静注／骨髄内投与，薬剤の静注の際に修正点を指摘する

ディスカッション
- 難しかったところはありますか？
- 同じスキルをもう一度行うよう指示された場合，前回とは違う行動をしようと思う点はありますか？
  - どのような点ですか？
  - それはなぜですか？

レッスン 4C
学習ステーション：心リズム障害／電気的治療　　20 分

学習目標
- インストラクターへのヒント

インストラクターへのヒント
- 実習の前に，受講者をすべての器材に慣れさせておく
- 経験や職務範囲によっては，このレッスンでの実技に不安を覚える受講者がいる。このような受講者には特別に時間を与え，不安感を減らし自信を持てるように励ます

ディスカッション
- 心リズム障害／電気的治療スキルステーション習熟度チェックリストを使用する
- このステーションでは 6 人の受講者が共同で練習を行う
- 以下のスキルの実演を行う
  - 心電計リードを装着する
  - モニターを用いて心電図を記録する
  - 除細動器／同期電気ショックの電極パッドを装着する
  - 除細動と同期電気ショックを実行する
- 上記のスキルを受講者に練習させ，適切に実行できているか評価する
- 選択した心リズムを受講者が認識でき，適応がある場合，そのリズムに適切な電気的治療を述べられることを確認する
- 評価結果を PALS コース進行チェックリストに記録する

受講者による実習
レッスンのこのパートでは，受講者が器材（心電図モニターおよび手動式除細動器）の有効かつ安全な使用法を実演し，インストラクターが受講者のスキルを評価する。

受講者を器材の周りに集め，1 人ずつ順番に各受講者に以下をすべて実演させる。

1. モニターの使用：心電計リードを適切に装着し，モニターの電源を入れ，心電図を記録し，モニターの適切な操作方法を示す
2. 電気的治療を必要とする心リズムを認識する。心室頻拍（除細動），心室細動（除細動），不安定な上室性頻拍（同期電気ショック：カルディオバージョン）など

3. 除細動の手順の実施：乳児または小児に適したパドル／パッドを選択して装着し，適切なエネルギー量（2～4 J/kg）を設定し，適切なモード（非同期）を選択し，充電し，充電が完了したら患者から離れさせ，放電が開始されるまでショックボタンを押し続ける
4. 電気ショックの手順の実施：乳児または小児に適したパドル／パッドを選択して装着し，適切なエネルギー量（0.5～1 J/kg）を設定し，適切なモード（同期）を選択し，充電し，充電が完了したら患者から離れさせ，放電が開始されるまでショックボタンを押し続ける

PALS コース進行チェックリストに各受講者の評価結果を記録する。

ディスカッション
- 難しかったところはありますか？
- 器材の中で不慣れなもの，あるいは使い慣れているものと異なるものはありましたか？

レッスン 5
シミュレーションを用いたケースシナリオ実習：
12 のケースシナリオ　　　　　25 分（1 つのシナリオにつき）

インストラクターへのヒント

- コース日程で各日にどのケースシナリオを使用するかについて追加情報を参照する
  - シナリオは，最も簡単なものから最も複雑なものまでグループ分けされている
- 全ケースシナリオについては『PALS インストラクターマニュアル』を参照する
- この時間を利用して，受講者の不得意な部分を克服させる－これがケースシナリオテスト前の最後の学習機会となる
- すべての受講者が少なくとも 2 回チームリーダー役を経験すること
- 全部で 12 のシナリオ（各タイプに 4 つのシナリオ）を実習する必要がある
- 受講者に，スキルステーション習熟度チェックリストに記載されているすべてのスキルを練習させ，実演させる
- 問題のある受講者を早く見つけて指導する
  - テストはチーム全体で行う
  - パフォーマンスを改善するため，チームメンバーが互いに指導し合うことを促す

シミュレーション／デブリーフィング
ケースシミュレーションとデブリーフィングの際には，ストップウォッチを用いる。

プレブリーフィング（5 分）
客観的な時間目標を含め，ケースプランと目標を設定する

シミュレーション（10 分）
- ストップウォッチを 10 分に設定する
- シミュレーションの場所にイスを置かない（誰も座っていてはいけない）
- 各受講者に役割が割り当てられていることを確認する。以降の患者シミュレーションで役割を交代する
- 該当するケースシミュレーションのインストラクター用ケースシナリオの導入部を読み上げ，シミュレーションを開始する
- チームと協力してケース管理を開始するようチームリーダーに指示する
- マネキンから得られない情報を提示する
- インストラクター用ケースシナリオに記載されている行動を指針として，チームリーダー／チームのパフォーマンスを評価する
- 中断することなく，シミュレーションを 10 分間継続する
- 10 分後にシミュレーションを終了させる

デブリーフィング（10 分）
- ストップウォッチを 10 分に設定する
- 時間管理／記録係に質問して，シミュレーション中に生じた行動を振り返る
- インストラクター用ケースシナリオのデブリーフィングツールを参考に，チームのデブリーフィングを行う
- スキルステーション習熟度チェックリストを用いて，観察係にフィードバックを行わせる

- ケースの主要概念を要約する
- 「PALS コース進行チェックリスト」を参考に，受講者のパフォーマンスをモニターする

構造化されサポートされたデブリーフィングのプロセス

「情報収集」

- 受講者の声に耳を傾け，受講者がシミュレーションについて何を考えどのように感じているかを理解する
- チームリーダーに感想を述べてもらう
- チームからの説明または補足情報を求める

「分析」

- 受講者に自身の行動に対する振り返りと分析を促す
- イベントの正確な記録を確認する
- 観察内容を報告する（正しい手順と誤った手順の両方について）
- 受講者が，シミュレーション中の自分のパフォーマンスと，デブリーフィング中に感じたことについて徹底的に振り返りできるよう支援する
- セッションの目標から焦点がそれないように，デブリーフィング中の受講者の話の方向を調整する

「要約」

- 学習したレッスンの理解と確認を促す
- 受講者からのコメントや感想をまとめる
- 受講者に，チームや個々の行動のよかった面を理解させる
- 受講者に，チームや個々の行動の改善や修正が必要な面を理解させる

受講者 6 人のグループのローテーション表見本（1 ケース当たり 20 分）

チームの役割	最初のケース	次のケース
チームリーダー	受講者 1	受講者 2
気道	受講者 2	受講者 3
静注／骨髄内投与／薬物投与	受講者 3	受講者 4
モニター／除細動器担当者／CPRコーチ	受講者 4	受講者 5
胸骨圧迫	受講者 5	受講者 6
時間管理／記録係	受講者 6	受講者 1

- 受講者が 6 人未満の場合は，役割を兼任させる。
- ケースシナリオの順番は必ずしもこの通りにしなくてもよい。インストラクターに無理のないようにケースシナリオの順番を決めること

レッスン 6
ケースシナリオテスト：
3 のケースシナリオ　　　　　25 分（1 つのシナリオにつき）

 テスト

PALS ケースシナリオテストは，6人の受講者で以下の課題を行う。

- テストするカテゴリーの順番（例：呼吸，ショック，心臓）を選択するようチームに指示する
- できれば職務範囲に従ってメンバーの役割を割り当てるようチームに指示する
- チームは 2 つのケースシナリオに合格しなければならない
    - チームが最初のシナリオと 2 番目のシナリオに合格した場合でも，3 番目のシナリオを実習しなければならない。円滑に進まなかったシナリオタイプに再挑戦する（例：2 番目の心原性ショックのケースシナリオを行う）
- チームリーダーとチームメンバーの両方を評価して，チームの習熟度を評価する
- PALS ケースシナリオテストチェックリストにチームのパフォーマンスを記録する
- テスト中は指導したりヒントを与えたりしてはならない
- チームのパフォーマンスについて簡潔にフィードバックを行う
- PALS コース進行チェックリストに評価結果を記録する

補習を繰り返したにもかかわらず，ケースシナリオテストまでに受講者のスキルがケースシナリオおよび高い能力を持つチームの基準を満たしていない場合

- 練習を繰り返す必要があることを理解させ，自らのパフォーマンスでチームに迷惑をかけないよう言い聞かせた上で，受講者にテストの継続を認める，あるいは
- 練習を繰り返す必要があることを理解させた上で退席させ，チームにテストの継続を認める

レッスン 7
試験

60 分

試験
すべての受講者が資料持ち込み可の筆記試験を受けなければならない

- 試験はオンラインで実施されるが，ときには紙での試験が必要とされる場合もある。筆記試験の実施に関する詳細についてはインストラクターネットワークを参照のこと。
- 解答用紙を回収し，採点する
- 受講者とともに解答を確認する

試験の詳細

- この試験は資料持ち込み可の筆記試験である。資料として，『PALS プロバイダーマニュアル』（印刷版，または個人用端末に保存された eBook），受講時に受講者が取ったノート，『ECC ハンドブック』，『AHA 心肺蘇生と救急心血管治療のためのガイドライン 2020（2020 AHA Guidelines Update for CPR and ECC）』，ポスターなどが挙げられる。「資料持ち込み可」とは，他の受講者やインストラクターと自由に話し合ってもいいという意味ではない。
- 筆記試験中，受講者は話し合ってはならない
- 受講者が試験を終えたら，採点する
- 注釈付きの解答集を参照して，正しく解答できなかった問題について話し合う
- 質問に回答する
- スコアが 84 %未満であった受講者には，直ちに補習を行う必要がある
  - 受講者が間違いを理解し，解答を修正できるようにする
  - 2 回目のテストを実施するか，不正解だった問題を口頭で復習して，受講者が間違いを確実に理解するようにする

PALS トラディショナルコースレッスンプラン

コース開講前の準備

インストラクターへのヒント

- 伝えたいことをしっかり伝えられるように入念に準備し，起こりうる疑問や問題を事前に予測する－準備のうちこの部分に費やす時間は重要である
- 以下のような起こりうる問題に対する準備をしておく
  - インストラクターマニュアルが届かない
  - 器材の不具合／誤動作
  - 電池切れ

講習 30～60 日前

- 以下を含むコースの詳細を決定する
  - 受講対象者
  - 受講者数
  - 特別な支援または器材
- 器材を確認し，手配する
- 日程が決まり次第，教室を予約する
- 必要に応じて追加のインストラクターを手配する
  - 大人数のグループでの活動の場合，教室の大きさやモニターの数に応じて各グループの受講者の人数を決める
  - 学習ステーションの場合，受講者とインストラクターの比率は 6:1，最大で 8:1 とする（必要に応じて所要時間が増える）
- 受講前に，受講者は以下の分野の知識を深めておく必要がある。
- 心電図リズムの判定
- 薬理学
- 実践的応用

受講者が確実にコースの概念を理解できるように，PALS コースの開講前に準備コースを設けることを検討してもよい。また，受講前自己評価や補足情報が用意されている受講者用リソースで受講前の準備をするように受講者に指示しても良い。

講習 3 週間前まで

- 教室の予約と環境の整備状況を確認する
- 受講者に事前案内と教材を送付する
- コースに参加して修了するには受講前の準備が必要であることを受講者に理解させる
- オンラインの受講前自己評価で 70 %以上のスコアをとり，そのスコアシートを印刷して受講時に持参するよう受講者に周知する
- 参加する追加インストラクターの出席を確認する
- 地域や施設の治療プロトコールについて調べ，ディスカッションの準備をする

講習前日

- 教室の準備を整える
- 講習の規模に合わせ,必要に応じて追加のインストラクターと計画を調整する
- すべての器材が確保でき,適切に作動することを確認する
- 器材のための予備バッテリーを確保しておく
- トレーニングセンターのコーディネーターに,当該トレーニングセンターで必要な書類について確認する
- コースの必要書類がすべて整っていることを確認する(PALS 器材リストを参照)
- インストラクターが各自の担当ステーションとローテーションを把握していることを確認する

講習当日

- すべての器材が正常に動作することを確認する
- 受講者が到着したら挨拶をして,受講者の緊張をほぐす
- 受講者に,受講者名簿に記入してもらう−受講者名簿はトレーニングセンターによって異なる場合がある。どの名簿を使うかトレーニングセンターに確認すること
- 必須条件:受講前自己評価の証明書(スコアが 70 %以上のもの)を受講者から集める
    - 受講者が受講前自己評価の証明書を持参しなかった場合は,『PALS インストラクターマニュアル』を参照する

PALS 器材リスト

器材と備品	必要な数量	使用する場所・タイミング
書類		
事前案内	受講者 1 人あたり 1 部	開講前
受講者名簿(コースロスター)	1 クラスあたり 1 部	コースの最初
名札	受講者 1 人およびインストラクター 1 人あたり 1 個	すべて
コース日程(アジェンダ)	受講者 1 人およびインストラクター 1 人あたり 1 個	すべて
コース修了カード	受講者 1 人あたり 1 部	コースの終了時
『PALS プロバイダーマニュアル』	受講者 1 人およびインストラクター 1 人あたり 1 個	すべて
レッスンプラン付き『PALS インストラクターマニュアル』	インストラクター 1 人あたり 1 個	すべて
インストラクター用ケースシナリオ	インストラクター 1 人あたり 1 個	すべて
チームメンバー役割ラベル	1 ステーションにつき 1 組(各受講者のチームでの役割識別用)	すべての少人数グループのステーション

(続く)

器材と備品	必要な数量	使用する場所・タイミング
スキルステーション習熟度チェックリスト	受講者1人およびインストラクター1人あたり1個	BLSおよびスキルステーション
PALSコース進行チェックリスト	インストラクター1人あたり1個	すべて
心臓系,ショック,呼吸器系の練習シナリオチェックリスト	受講者1人あたり1部	学習ステーション:気道管理,学習ステーション:血管確保,学習ステーション:心リズム障害／電気的治療
小児および乳児に対するBLSスキルテストチェックリスト	受講者1人あたり1部	小児および乳児に対する質の高いBLS実習とテスト
ECCハンドブック(オプション)	受講者1人およびインストラクター1人あたり1個	任意,すべて
PALSアルゴリズム／フローチャート	ステーションごとに1セット	すべて
PALS筆記試験の問題用紙(インストラクター主導のコースのみ)	オンライン筆記試験の予備として必要な枚数の試験問題用紙	筆記試験
未記入の解答用紙(インストラクター主導のコースのみ)	必要に応じて受講者1人あたり解答用紙2枚	筆記試験
解答集／注釈付きの解答集(インストラクター主導のコースのみ)	1クラスあたり1部	筆記試験
アルゴリズムポスター	1クラスあたり1部	心臓系ケースシナリオディスカッション,学習ステーション:心リズム障害／電気的治療心リズム障害／電気的治療
施設で用いられている書式	1クラスあたり1部	心臓系ケースシナリオディスカッション
学習ステーション習熟度チェックリスト	受講者1人あたり1部	小児および乳児に対する質の高いBLS実習,学習ステーション:気道管理,学習ステーション:心リズム障害／電気的治療,学習ステーション:血管確保
AV機器(視聴覚機器)		
インターネットにアクセスでき,ストリーミングが可能な性能を備えたコンピュータとプロジェクションスクリーン	ステーションごとに1台	コースの概要,PALS科学の概要,小児および乳児に対する質の高いBLS実習とテスト,学習ステーション:気道管理,学習ステーション:心リズム障害／電気的治療,学習ステーション:血管確保,体系的アプローチ,チームダイナミクス
コースビデオ	1部	コースの概要,PALS科学の概要,小児および乳児に対する質の高いBLS実習とテスト,学習ステーション:気道管理,学習ステーション:心リズム障害／電気的治療,学習ステーション:血管確保,体系的アプローチ,チームダイナミクス

(続く)

器材と備品	必要な数量	使用する場所・タイミング
CPR および AED の器材		
BLS フィードバック装置	ステーションごとに 1 台	小児および乳児に対する質の高い BLS 実習とテスト, 学習ステーション：心リズム障害／電気的治療, 心臓ケースシナリオディスカッション
シャツを着た小児 CPR マネキン（フィードバック装置）	受講者 3 人ごとに 1 台	小児および乳児に対する質の高い BLS 実習とテスト, 学習ステーション：心リズム障害／電気的治療, 心臓系ケースシナリオディスカッション, ショックケースシナリオディスカッション
乳児 CPR マネキン（フィードバック装置）	受講者 3 人ごとに 1 台	小児および乳児に対する質の高い BLS の実習とテスト, 心臓系緊急事態の管理学習ステーション, 心臓系ケースシナリオディスカッション, ショックケースシナリオディスカッション
小児気道マネキンまたは挿管ヘッド	受講者 3 人ごとに 1 台	学習ステーション：気道管理, 呼吸器系ケースシナリオディスカッション
乳児気道マネキンまたは挿管ヘッド	受講者 3 人ごとに 1 台	学習ステーション：気道管理, 呼吸器系ケースシナリオディスカッション
ストップウォッチ／タイマー	インストラクター 1 人あたり 1 個	小児および乳児に対する質の高い BLS 実習とテスト
カウントダウンタイマー	インストラクター 1 人あたり 1 個	小児および乳児に対する質の高い BLS 実習とテスト
成人および小児用 AED トレーニングパッド付き AED トレーナー	受講者 3 人ごとに 1 台	小児および乳児に対する質の高い BLS 実習とテスト, 学習ステーション：心リズム障害／電気的治療, 心臓ケースシナリオディスカッション
CPR 用バックボード	受講者 3 人ごとに 1 台	小児および乳児に対する質の高い BLS の実習とテスト, 心臓系ケースシナリオディスカッション
CPR 用の踏み台	受講者 3 人ごとに 1 台	小児および乳児に対する質の高い BLS の実習とテスト, 心臓系ケースシナリオディスカッション
気道および換気		
乳児気道マネキンまたは挿管ヘッド	受講者 3 人ごとに 1 台	学習ステーション：気道管理, 呼吸器系ケースシナリオディスカッション
小児用ポケットマスクおよび乳児用ポケットマスク	受講者 3 人あたり 1 個, または受講者 1 人あたり 1 個	小児および乳児に対する質の高い BLS の実習とテスト, 呼吸器系ケースシナリオディスカッション
一方向弁	受講者 1 人あたり 1 個	小児および乳児に対する質の高い BLS の実習とテスト, 呼吸器系ケースシナリオディスカッション
バッグマスク • 乳幼児用 450〜500 mL • 年長児／青少年用 1000 mL	受講者 3 人ごとに 1 個	小児および乳児に対する質の高い BLS 実習とテスト, 学習ステーション：心リズム障害／電気的治療, 呼吸器系ケースシナリオディスカッション, ショックケースシナリオディスカッション
リザーバー付き非再呼吸式マスク	ステーションごとに 1 個	学習ステーション：気道管理, 呼吸器系ケースシナリオディスカッション, ショックケースシナリオディスカッション

（続く）

器材と備品	必要な数量	使用する場所・タイミング
鼻カニューレ	ステーションごとに 1 個	学習ステーション：気道管理, 呼吸器系ケースシナリオディスカッション
高流量鼻カニューレ（オプション）	ステーションごとに 1 個	学習ステーション：気道管理, 呼吸器系ケースシナリオディスカッション
簡易酸素マスク	ステーションごとに 1 個	学習ステーション：気道管理, 呼吸器系ケースシナリオディスカッション
吸引カテーテル	1 ステーションあたり各種サイズ 1 組	学習ステーション：気道管理, 呼吸器系ケースシナリオディスカッション
噴霧器（吸入器）	ステーションごとに 1 セット	学習ステーション：気道管理, 呼吸器系ケースシナリオディスカッション
波形表示呼気 CO_2 モニター（フィードバック装置）	写真で代用してもよい	学習ステーション：気道管理, 学習ステーション：心リズム障害／電気的治療, 呼吸器系ケースシナリオディスカッション, 心臓系ケースシナリオディスカッション, ショックケースシナリオディスカッション
聴診器	マネキンごとに 1 個	学習ステーション：気道管理, 呼吸器系ケースシナリオディスカッション, ショックケースシナリオディスカッション
身長別カラーコード化蘇生テープ	ステーションごとに 1 枚	学習ステーション：気道管理, 学習ステーション：心リズム障害／電気的治療, 呼吸器系ケースシナリオディスカッション, 心臓系ケースシナリオディスカッション, ショックケースシナリオディスカッション, 学習ステーション：血管確保
タオル	受講者 3 人ごとに 1 枚	学習ステーション：気道管理, 呼吸器系ケースシナリオディスカッション
呼気 CO_2 検知器：成人・小児・乳児用	ステーションごとに 1 個	学習ステーション：気道管理, 呼吸器系ケースシナリオディスカッション, ショックケースシナリオディスカッション
チューブ固定具またはテープ（小児用）	マネキンごとに 1 個	学習ステーション：気道管理, 呼吸器系ケースシナリオディスカッション
リズム認識および電気的治療		
リード線付き心電図モニター, 電極, パッド（乳児, 小児用／成人用）	ステーションごとに 1 セット	学習ステーション：心リズム障害／電気的治療, 心臓ケースシナリオディスカッション
リズムジェネレータ	コースごとに 1 台	学習ステーション：心リズム障害／電気的治療, 心臓ケースシナリオディスカッション
AED トレーナー	ステーションごとに 1 台	学習ステーション：心リズム障害／電気的治療, 心臓ケースシナリオディスカッション
身長別カラーコード化蘇生テープ		学習ステーション：心リズム障害／電気的治療
BLS フィードバック装置		学習ステーション：心リズム障害／電気的治療
波形表示呼気CO_2モニター（推奨）		学習ステーション：心リズム障害／電気的治療

（続く）

器材と備品	必要な数量	使用する場所・タイミング
器材および薬剤		
骨髄路確保用マネキン	1 台（代替骨付き）	学習ステーション：血管確保，ショックケースシナリオディスカッション
骨髄穿刺ドリルおよび針（推奨）	ドリル 1 本，各種サイズの針 1 組	学習ステーション：血管確保，ショックケースシナリオディスカッション
用手用骨髄針	ステーションごとに 3 本	学習ステーション：血管確保，ショックケースシナリオディスカッション
呼吸器系の薬剤：蘇生薬または薬剤カード • サルブタモール • イプラトロピウム • ラセミ体アドレナリン 1 mg/mL（2.25 %） • 筋注用アドレナリン 1 mg/mL	受講者 1 人あたり 1 個	呼吸器系ケースシナリオディスカッション
心臓系の薬剤：蘇生薬または薬剤カード • アデノシン • アミオダロン • 硫酸アトロピン • アドレナリン 0.1 mg/mL • グルコース • リドカイン • 硫酸マグネシウム		心臓系ケースシナリオディスカッション
ショックの薬剤：蘇生薬または薬剤カード • 硫酸アトロピン • アドレナリン 0.1 mg/mL • 輸液 • グルコース • 陽性変力作用薬 • 血管収縮薬		ショックケースシナリオディスカッション
輸液バッグ	1 個	学習ステーション：血管確保，ショックケースシナリオディスカッション
三方活栓	1 個	学習ステーション：血管確保，ショックケースシナリオディスカッション
60 cc ロック式シリンジ	1 本	学習ステーション：血管確保，ショックケースシナリオディスカッション
シリンジ	1 ステーションあたり 2〜3 本	学習ステーション：血管確保，ショックケースシナリオディスカッション
高度な気道管理（気管チューブと 1 つ以上の声門上デバイスを選択すること）		
口咽頭エアウェイ	各種乳児用／小児用サイズ／各 1 個	小児および乳児に対する質の高い BLS 実習とテスト，呼吸器系ケースシナリオディスカッション，気道管理，緊急事態の管理学習ステーション

（続く）

器材と備品	必要な数量	使用する場所・タイミング
声門上エアウェイ	各種サンプルサイズ	学習ステーション:気道管理,呼吸器系ケースシナリオディスカッション
MDI(定量吸入器),スペーサー,マウスピース/マスク	ステーションごとに1セット	学習ステーション:気道管理,呼吸器系ケースシナリオディスカッション
水溶性潤滑剤	ステーションごとに1個	学習ステーション:気道管理,呼吸器系ケースシナリオディスカッション
喉頭鏡ハンドル	受講者3人あたり成人用と小児用1本ずつ	学習ステーション:気道管理,呼吸器系ケースシナリオディスカッション
喉頭鏡ブレード	複数の直線型ブレードと曲型(マッキントッシュ型)ブレード	学習ステーション:気道管理,呼吸器系ケースシナリオディスカッション
スタイレット付きのカフ付きおよびカフなし気管チューブ	気道管理用マネキンに合う各種サイズ	学習ステーション:気道管理,呼吸器系ケースシナリオディスカッション
安全性		
鋭利医療器具廃棄容器(本物の針を使用している場合)	ステーションごとに1個	学習ステーション:血管確保,ショックケースシナリオディスカッション
実習交代時およびコース後の器材消毒用備品		
マネキン消毒用備品	受講者交代時に必要に応じて	小児および乳児に対する質の高いBLS実習とテスト,学習ステーション:気道管理,学習ステーション:心リズム障害/電気的治療,学習ステーション:血管確保,呼吸器系ケースシナリオディスカッション,心臓系ケースシナリオディスカッション,ショックケースシナリオディスカッション

コースの紹介　　　　　　　　　　　　　　　　　　　　5 分

インストラクターへのヒント

- 伝えたい事項，その重要性，またそれにより期待される結果をしっかりと把握しておくことがコースの成功にとって重要である
- 受講者のニーズに合わせて積極的にレッスンプランを調整する
- 受講者名簿やその他の視覚教材を活用して，受講者についての情報（氏名や関連する内容）を把握する

ディスカッション

- 自己紹介をし，追加のインストラクターがいる場合はそのインストラクターも紹介する。
- 受講者にも自己紹介（自分の氏名，職業，専門分野，職場など）をしてもらう。
    - 受講者の自己紹介の内容を記録し，ケースシナリオやレッスンを調整する際にする
- コースが双方向型であることを説明し，以下のチェックリストの使用方法について説明する
    - BLS スキルテストチェックリスト（小児，乳児）
    - 学習ステーション習熟度チェックリスト（呼吸器系，心臓系，ショック）
    - ケースシナリオテストチェックリスト（呼吸吸系，心臓系，ショック）
- 受講者が胸骨圧迫を行うレッスン 4 のように，コースの一部は身体的な負担な負担を伴う実習があることを説明する
- 膝や腰の問題など，身体的に困難な人は，インストラクターにその旨を伝えるように言う
- トイレや非常口などを含め，建物のレイアウトを説明する
- 建物内の AED の設置場所を教える
- 携帯電話はマナーモードに設定し，緊急の電話に出るときは廊下に出るよう伝える
- 受講者に終了予定時刻を伝える

レッスン 1
コースの概要　　　　　　　　　　　　　　　　　　　　　　　　　　　　5 分

● **インストラクターへのヒント**
- 日程の時間割には気を配り，各レッスンはできるだけ想定時間内に収める
- 受講者によって学び方が異なる場合があるため，多様な指導手法を使用する必要が生じうることに留意する（例：視覚を使って学ぶ人，聴覚を使って学ぶ人，または運動感覚を使って学ぶ人がいる）
- 昼食の前後や 1 日の終わりに，大人数のグループの場では尋ねにくい質問を受け付ける時間を数分間設けても良い。

「コースの概要」ビデオを再生する
大人数のグループで，受講者全員で以下を行う
- ビデオを再生する

ディスカッション
全受講者を 1 つの大きなグループとして，以下を説明する。
- 撮影のために医療処置を遅らせることはなかった。登場する子ども達はすべて，適時適切な医療処置を受けており，撮影にあたっては，事前に親の承諾を得ている
  - コースの主要概念を受講者に理解させる
  - 患者の救命に対する質の高い CPR の重要性
  - 質の高い BLS と，小児への介入および効果的なチームダイナミクスとの統合
- コースを通じてすべてのステーションに各自の『PALS プロバイダーマニュアル』を持参するよう伝える
- コースの修了条件を明確に伝える
  - PALS コースの修了条件
    - すべてのスキルステーションと学習ステーションに積極的に参加し，実習を行い，修了する
    - 小児に対するCPRおよびAEDと，乳児に対するCPRのスキルテストに合格する
    - 筆記試験に 84 ％以上のスコアで合格する
    - 以下の 2 つのケースシナリオで，チームリーダーまたはチームメンバーとして十分なパフォーマンスを示す
      - 心臓系ケースシナリオ
      - 呼吸器系ケースシナリオまたはショックケースシナリオのどちらか一つ

レッスン 2
小児蘇生の科学

10 分

学習目標
- AHA の BLS の推奨事項に則った質の高い CPR を実施する

インストラクターへのヒント
- ビデオを再生した後，この新しい情報がプロバイダーの臨床現場にどのように当てはまるのかを強調する
- コース全体を通じてこの情報が補強されることを受講者に納得させる
- ビデオから学んだ内容を最も効果的なものとするため，ビデオから学んだ内容と最新の科学情報を結び付け，それをどのように受講者の職務範囲で活用するかを説明する

「小児蘇生の科学」ビデオを再生する
- ビデオを再生する

ディスカッション
- 受講者の質問に簡潔に回答する（「BLS プロバイダーによる質の高い CPR 要素のまとめ」を参照）
- 質問がない場合は，主要概念を強調するため，受講者に質問してもよい

BLS プロバイダーによる質の高い CPR 要素のまとめ

要素	成人および青年期	小児 （1 歳～思春期）	乳児 （1 歳未満，新生児を除く）
現場の安全を確認する	救助者および傷病者にとって安全な環境であることを確認する		
心停止の認識	反応の有無をチェックする 呼吸なし，または死戦期呼吸のみ（正常呼吸なし） 10 秒以内にはっきりとした脈拍を触知できない （呼吸と脈拍のチェックは，10 秒未満で同時に実施できる）		
救急対応システムに出動を要請する	「携帯端末を使用できる場合は，救急サービスに通報する（119 番）」		
	自分 1 人しかおらず携帯電話を持っていない場合は，CPR を開始する前に，傷病者から離れて救急対応システムに出動を要請し，AED を取りに行く ほかにも救助者がいる場合は誰かに依頼し，CPR をただちに開始する。準備が整い次第ただちに AED を使用する	「卒倒を目撃した場合」 左記の成人および青年に対する手順に従う 「卒倒を目撃していない場合」 CPR を 2 分間行う 傷病者から離れて，救急対応システムに出動を要請し，AED を取りに行く 小児または乳児のところに戻ったら CPR を再開し，準備が整い次第ただちに AED を使用する	
胸骨圧迫と人工呼吸の比率 （高度な気道管理器具を装着していない場合）	「救助者が 1 人または 2 人」 30：2	「救助者が 1 人」 30：2 「救助者が 2 人以上」 15：2	

（続く）

要素	成人および青年期	小児 (1歳～思春期)	乳児 (1歳未満、新生児を除く)
胸骨圧迫と人工呼吸の比率 (高度な気道管理器具を装着している場合)	継続的な胸骨圧迫を 100～120 回/分のテンポで行う 人工呼吸を 6 秒に 1 回（10 回/分）実施する	継続的な胸骨圧迫を 100～120 回/分のテンポで行う 人工呼吸は 2～3 秒ごとに 1 回（20～30 回/分）実施	
圧迫のテンポ	100～120 回/分		
圧迫の深さ	少なくとも5 cm*	胸郭前後径の 少なくとも1/3 約 5 cm	胸郭前後径の 少なくとも1/3 約 4 cm
手の位置	胸骨の下半分に両手を置く	胸骨の下半分に両手または片手（非常に小さな小児の場合）を載せる	**「救助者が 1 人」** 胸部中央の乳頭間線のすぐ下に 2 本の指または両母指を置く **「救助者が 2 人以上」** 胸部中央の乳頭間線のすぐ下に両母指を置き、胸郭包み込み圧迫法を行う 救助者が、推奨される圧迫の深さを達成できない場合、手のひらの付け根を使う方法が妥当である。
胸壁の戻り	圧迫のたびに胸壁が完全に元に戻るまで待つ（圧迫の中断のたびに、胸部によりかからない）		
中断を最小限に抑える	CCF の目標を 80% として胸骨圧迫の中断を 10 秒未満に抑える		

*圧迫の深さは 6 cm を超えないようにする。
略語：AED：自動体外式除細動器、CCF：胸骨圧迫の割合、CPR：心肺蘇生。

レッスン 3A
小児に対する質の高い BLS の実習

25 分

学習目標
- AHA の BLS の推奨事項に則った質の高い CPR を実施する

インストラクターへのヒント
- 中断せずにビデオを再生する。コメントを付け加える場合はビデオが終わった後に行う。
- スキルテストチェックリストの内容をよく理解しておく（スキルテストチェックリストの使用方法については，『PALS インストラクターマニュアル』の「パート 4：テスト」を参照）

「一次救命処置」ビデオを再生する
- ビデオを再生する
- 受講者に実習の位置につくよう指示した後，ビデオは自動的に一時停止する

ビデオを見ながら練習（PWW）：小児に対する 1 人法の CPR
- ビデオを再開する
- 受講者に，ビデオを見ながら CPR を練習するよう指示する
- フィードバック装置を使用する
- 胸骨圧迫時にはストップウォッチを使用する
- よかった点は褒め，修正すべき点は指摘する
- 受講者をマネキンの周りに配置させる（マネキン 1 体につき受講者 2～3 人）
- 各受講者に一方向弁を持たせる
- 以下の概念を強調する
  - 腕をまっすぐに伸ばし，マネキンの胸骨の真上に肩が来るようにする
  - 強く，速く押す（胸部径の 少なくとも1/3 ［ほとんどの小児では 5 cm］，100～120 回/分）
  - 圧迫のたびに胸壁が元の位置に戻るまで待つ（胸壁の戻り）。胸壁が戻るまで胸部に圧力を加えない（胸部によりかからない）
  - 圧迫中断の回数と長さを最小限にする
- よかった点は褒め，修正すべき点は指摘する
- ビデオは自動的に一時停止する。練習のためリプレイするか，ビデオを再開する

ビデオを見ながら練習（PWW）：小児用バッグマスク
- ビデオを再開する
  - 受講者による実習
  - 修正すべき点は指摘し，フィードバックを行う
- 受講者は，適切な換気回数と換気量で実演しなければならない
  - 2～3 秒ごとに人工呼吸を 1 回行う
  - 胸の上がりが目視できるまで空気を送り込む
- ビデオは自動的に一時停止する。練習のためリプレイするか，ビデオを再開する

 ### 受講者による実習：AED
- ビデオは AED の使用方法を説明した後，練習のため自動的に一時停止する
- インストラクターが正しい AED の使用方法をデモンストレーションする
- AED に関する受講者の質問に回答する
- 受講者をグループに分け，AED を用いて練習する
- 各受講者が AED を正しく操作できているか確認する
- ビデオは自動的に一時停止する

 ### 受講者による実習：すべてのスキルを統合する
- 受講者は，胸骨圧迫，バッグマスク換気，AED のスキルを練習する
- 練習の後，テストを実施する

レッスン 3B
乳児に対する質の高い BLS の実習　　25 分

学習目標
• AHA の BLS の推奨事項に則った質の高い CPR を実施する

インストラクターへのヒント
- 正確で客観的な評価のため、テストの際にはストップウォッチまたはフィードバック装置（強く推奨）を使用する
- 乳児に対する CPR スキルテストチェックリストの内容をよく理解しておく
- レッスンのこの部分では、受講者ごとにスキルテストチェックリストを記入する

「一次救命処置」ビデオを再生する
- ビデオを再生する
- 受講者に実習の位置につくよう指示した後、ビデオは自動的に一時停止する

ビデオを見ながら練習（PWW）：乳児に対する胸骨圧迫
- 受講者をマネキンの周りに配置させる（マネキン 1 体につき受講者 2〜3 人）
- ビデオを再生する
  - 受講者に、ビデオを見ながら CPR を練習するよう指示する
  - 圧迫中はストップウォッチおよびフィードバック装置を使用する
  - 実習はビデオに沿って行い、役割を交替することを受講者に伝える
  - よかった点は褒め、修正すべき点は指摘する
- ビデオは自動的に一時停止する。練習のためリプレイするか、ビデオを再開する

ビデオを見ながら練習（PWW）：乳児に対する 2 人法の CPR
- 2 人法で CPR を実施する位置に各受講者を配置させる（マネキン 1 体につき受講者 2〜3 人）
- ビデオを再開する
  - 受講者に、ビデオを見ながら CPR を練習するよう指示する
  - 圧迫中はストップウォッチおよびフィードバック装置を使用する
  - 実習はビデオに沿って行い、役割を交替することを受講者に伝える
  - よかった点は褒め、修正すべき点は指摘する
- ビデオは自動的に一時停止する。練習のためリプレイするか、ビデオを再開する

受講者による実習：すべてのスキルを統合する
- ビデオが一時停止したら、受講者は胸骨圧迫とバックマスク換気を練習する
- 練習の後、テストを実施する

レッスン 4
CPRコーチと高い能力を持つチーム

30 分

> **学習目標**
> - チームダイナミクスを応用する

インストラクターへのヒント

- このレッスンプランの目的を明確に伝えて，受講者がレッスンに対する理解を深められるようにする
- このチームダイナミクスレッスンは受講者が積極的に学習できるようにする優れた方法である
    - 声の抑揚やペースを変えて，教室に活気が生まれるようにする
- CPRコーチの役割と責任について簡単に説明する
- 練習の際には，受講者を 3～4 人のグループに分ける
- 各グループの CPRコーチを指名する
- CPRコーチはモニター／除細動器担当者の役割を果たし，モニター／除細動器の担当を交代しないことを説明する
- グループに 3 分間の CPR を実施させ，3 分の間に少なくとも 1 回は胸骨圧迫担当を交代させる
- すべての受講者に CPRコーチとして実習をする機会を与える
- チームと CPRコーチに，胸骨圧迫を 5 秒以上中断しないよう指示する
- 器材があり，受講者が無理なく使用できるようであれば，チームに AED ではなく手動式除細動器を使用するよう指示する
- チームの練習を観察し，個々の CPR スキルに不十分な点があれば修正する

『PALS プロバイダーマニュアル』のパート 6 を開くように受講者に指示する

「高い能力を持つチーム」と「CPRコーチ」のビデオを再生する
- ビデオを再生する

ディスカッション
- ビデオが一時停止したら，ビデオで見た行動について受講者に質問する
- 以下の表を参考に，効果的なチームの行動を確認する
- 効果的なチームダイナミクスの要素
    - 役割
        - 明確な役割と責任分担
        - 自分の限界を知る
        - 建設的な介入

- 何を伝えるべきか
  - 知識の共有
  - まとめと再評価
- どのように伝えるべきか
  - クローズドループコミュニケーション
  - 明確なメッセージ
  - 相互尊重

受講者による実習

- 受講者は以下のスキルを練習する
  - CPR のスキル（質の高い胸骨圧迫，人工呼吸，AED の使用）
  - チームダイナミクスのすべての要素（例：クローズドループコミュニケーション，自分の限界を知る）
  - 高い能力を持つチームのスキル（例：胸骨圧迫中の待機，効果的な胸骨圧迫の交代，リズム解析および除細動前のチャージ）
  - CPRコーチのスキル（例：圧迫交代プランの説明および実施，除細動，胸骨圧迫と人工呼吸の質）
- 受講者に対し，学習ステーションとテストステーションで各自がチームリーダーやさまざまな役割のメンバーとして行動すること，また以下の概念を応用する必要があることを伝える

要素	効果的なチームダイナミクス： チームリーダー	効果的なチームダイナミクス： チームメンバー
明確な役割と責任分担	・臨床現場におけるすべてのチームメンバーの役割を明確に定義する ・各チームメンバーの能力と職務範囲に応じて役割と責任を割り当てる ・チームメンバーのリソース（スキル）を可能な限り効率的かつ有効に利用できるよう，作業を均等に割り当てる	・明確に定義され，能力レベルに見合った作業を探して実行する ・役割や指示された作業が経験や能力を超える場合は，その旨をチームリーダーに伝える ・必要に応じて作業の補助ができるよう備える
自分の限界を知る	・早めに支援を要請し，患者の状態が悪化してから支援を求めたり，必要な支援が手遅れになることのないようにする ・作業の完了が困難なチームメンバーがいれば，他のチームメンバーに支援を要請する ・初期治療を実施しても患者の状態が悪化する場合は，より経験豊富な人員に助言を求める	
建設的な介入	・チームメンバーが誤った処置の準備をしていれば介入する ・是正措置を講じ，チームメンバーが正しい作業を適切な順序で実施している状態を確保する ・割り当てられた作業を実施できないチームメンバーがいれば，別の作業を割り当てる	・あるチームメンバーが作業を誤りそうだと考えられる場合には，チームリーダーまたはチームメンバーに作業の確認を依頼する ・指示された，または投与もしくは実施のために準備されている薬剤，投与量または治療法に誤りを認めた場合は，別の薬剤，投与量または治療法を提案する

（続く）

要素	効果的なチームダイナミクス：チームリーダー	効果的なチームダイナミクス：チームメンバー
知識の共有	・情報共有の環境を促し，次善の介入に確信が持てない場合は意見や提案を求める ・心停止の治療可能な原因や，蘇生処置の効果を制限しているおそれのある要因に関して，チームメンバーに意見や提案を求める ・何か見過ごしていることがないか尋ねる（静脈路が確保されているか，薬剤が投与されているかなど） ・治療に関連するすべての臨床徴候を検討する	・他のチームメンバーと情報を共有する ・蘇生処置の効果を制限しているおそれのある要因の特定を試みる
まとめと再評価	・鑑別診断や，蘇生処置の失敗につながる可能性のある要因に関して，チームメンバーに意見や提案を求める ・投与した薬剤や実施した治療法，治療効果をチーム内で頻繁に再検討する ・新情報や治療効果（または治療無効）に基づき治療方針の変更が必要であると考えられる場合には，治療方針を変更する ・新たに参加したメンバーに患者の現状，および今後の行動計画を伝える	・患者の病状の大きな変化に十分注意し，患者の状態が悪化した場合はモニタリングの頻度を増やす（血圧測定など）
クローズドループコミュニケーション	・指示が聞こえ，理解できたことを口頭で報告させ，確認する ・現作業の完了が報告された（「血管を確保しました」など）のを確認してから，次の作業を割り当てる ・作業完了の報告を受けたことを確認する（「了解しました。静脈路が確保されたので，アドレナリン 1 mg を投与してください」など）	・指示が聞こえ，理解したことを報告する（「静注を開始します」など） ・作業の開始時または終了時にはチームリーダーに報告する（「静脈路を確保しました」など） ・薬剤投与やその他の処置の指示を，その実施前に確認する（「アミオダロン 5 mg/kg を今静注するよう指示しましたか」など）
明確なメッセージ	・特定のチームメンバーに明確なメッセージや指示を出す ・明確かつ明瞭に話すようチームメンバーに指示する ・不明瞭なメッセージがあれば明確な説明を求める ・普段どおりの穏やかな口調で話す ・次のステップの概要を説明し，リーダーが次に何を必要としているかをチームが理解／予測できるようにする	・投薬指示を復唱する ・指示が不明瞭であったり，理解できなかった場合には，指示を明確にする
相互尊重	・礼儀正しく，落ち着いた口調で話す ・チームメンバーにフィードバックを行う ・チームメンバーが声を張り上げたり，礼を失した口調で話したりし始めた場合には介入する ・蘇生処置中は，全チームメンバーがストレスにさらされながらも適切に役割を果たそうとしていることを意識する	・友好的な，落ち着いた口調で話す ・蘇生処置中は，チームリーダーと全チームメンバーがストレスにさらされながらも適切に役割を果たそうとしていることを意識する

チームダイナミクスの役割と責任

6名で構成される高い能力を持つチームの配置*

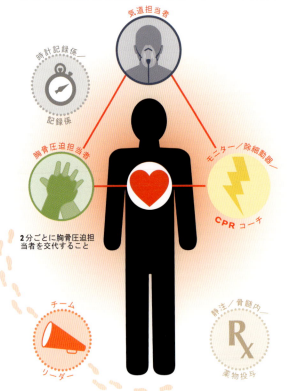

*これはチームのフォーメーションの一例である。役割については，地域のプロトコルに適応させてもよい。

蘇生における役割のトライアングル

胸骨圧迫担当者
- 患者を評価する
- 地域のプロトコールにて圧迫をを実施する
- 2分ごとに，または疲労した場合はそれより早く交代する

モニター／除細動器／CPRコーチ
- AED／モニター／除細動器を準備して操作し，指名されている場合はCPRコーチとして行動する
- モニターがある場合，チームリーダー（およびチームのほとんどのメンバー）から見える位置にモニターを設置する

気道担当者
- 気道を確保する
- バッグマスク換気を行う
- 適宜，気道補助用具を挿入する

チームにはそれぞれ役割と手順が定められている。どのチームメンバーも，胸骨圧迫を交代する，または自身の安全を確保する目的を除き，トライアングルから離れない。

リーダーシップの役割

チームリーダー
- どの蘇生チームも，決められたリーダーがいなければならない
- チームメンバーに役割を割り当てる
- 治療に関する決定を行う
- 必要に応じて他のチームメンバーにフィードバックする
- 割り当てられていない役割の責任を負う

静注／骨髄内／薬物投与担当者
- PALSプロバイダーの役割
- 静脈路／骨髄路の確保を開始する
- 薬物を投与する

時間管理／記録係
- 介入時間および薬物投与を記録する（およびこれらを次に行うべき時に知らせる）
- 圧迫時の中断の頻度と長さを記録する
- これらをチームリーダー（および他のチームメンバー）に伝える

ディスカッション

- ビデオが終了したら，受講者に以下の質問をする
  - どのような「良いチームダイナミクス」が見られましたか？
  - どのような行動が見られましたか？

レッスン 5A
テストステーション：小児に対する質の高い BLS のテスト　　　30 分

インストラクターへのヒント

- 小児に対する CPR および AED スキルテストチェックリストの内容をよく理解しておく
- レッスンのこの部分では，各受講者のチェックリストを記入する
- 2 つのグループを同時に評価してもよい（「テストステーション：乳児に対する質の高い BLS テスト」を参照）
  - 2 グループで同じスキルをテストする：2 グループとも小児に対する BLS または乳児に対する BLS，あるいは
  - 2 グループで異なるスキルをテストする：1 グループは小児に対する BLS，もう 1 グループは乳児に対する BLS

スキルテスト

- 受講者をグループに分けてテストする
- 1 グループは 3〜4 人とする（または地域のプロトコールに従う）
  - CPRコーチ／除細動担当者
  - 気道担当者
  - 胸骨圧迫担当者
  - 2 人目の胸骨圧迫担当者
- 胸骨圧迫，バッグマスクを使った人工呼吸，AED の使用に関して受講者を評価する
- 各ローテーションを 10 分とする
  - 5 分間の CPR の後，5 分間の受講者同士のデブリーフィングを行う
- デブリーフィングは受講者に任せるが，受講者のパフォーマンスに差があり，そのことをチームが認識していない場合は，インストラクターが助言を与えてもよい
- 5 分間の CPR 中，CPRコーチは交代しない
- 各受講者は，インストラクターの指示を受けずに，救助者 2 人体制の CPR および AED の手順全体を確実に実施する
- 各受講者が以下のことを適切に実施できているか慎重に観察する
  - 圧迫のテンポ（ストップウォッチを使用する）
  - 圧迫の深さ（フィードバック装置を使用する）
- 受講者がチェックリストの条件に合格しなかった場合は，直後の補習を受けるように伝える
  - 受講者は，このステーション中に 1 回再テストを受けることができる
  - 再テストで合格できなかった場合は，コース終了時にその受講者が正式な補習を受けられるようにすること（補習については『PALS インストラクターマニュアル』の「パート 4：テスト」を参照）
- 受講者ごとに，小児に対する CPR および AED スキルテストチェックリストを記入する
- 患者の生存のために質の高い CPR が重要であることについてまとめる

レッスン 5B
テストステーション：乳児に対する質の高い BLS のテスト

30 分

インストラクターへのヒント

- テスト前に，乳児に対する CPR スキルテストチェックリストを確認する
- テスト中に各受講者のスキルテストチェックリストを記入する
- 2 つのグループを同時に評価してもよい（「テストステーション：小児に対する質の高い BLS テスト」を参照）
  - 2 グループで同じスキルをテストする：2 グループとも小児に対する BLS または乳児に対する BLS，あるいは
  - 2 グループで異なるスキルをテストする：1 グループは小児に対する BLS，もう 1 グループは乳児に対する BLS

スキルテスト

- 受講者をグループに分けてテストする
- 1 グループは 3～4 人とする（または地域のプロトコールに従う）
  - CPRコーチ
  - 気道担当者
  - 胸骨圧迫担当者
  - 2 人目の胸骨圧迫担当者
- 胸骨圧迫，バッグマスクを使った人工呼吸，AED の使用に関して受講者を評価する
- 各ローテーションを 10 分とする
  - 5 分間の CPR の後，5 分間の受講者同士のデブリーフィングを行う
- デブリーフィングは受講者に任せるが，受講者のパフォーマンスに差があり，そのことをチームが認識していない場合は，インストラクターが助言を与えてもよい
- 各受講者は，インストラクターの指示を受けずに，救助者 2 人体制の CPR の手順全体を確実に実施する
- 各受講者が以下のことを適切に実施できているか慎重に観察する
  - 圧迫のテンポ（ストップウォッチを使用する）
  - 圧迫の深さ（フィードバック装置を使用する）
- 受講者がチェックリストの条件に合格しなかった場合は，直後の補習を受けるように伝える
  - 受講者は，このステーション中に 1 回再テストを受けることができる
  - 再テストで合格できなかった場合は，コース終了時にその受講者が正式な補習を受けられるようにすること
- 受講者ごとに，乳児に対する CPR スキルテストチェックリストを記入する
- 患者の生存のために質の高い CPR が重要であることについてまとめる

レッスン 5C
学習／テストステーション：
小児および乳児の窒息（オプション）　　20 分

学習目標
- AHA の BLS の推奨事項に則った質の高い CPR を実施する

インストラクターへのヒント
- 中断せずにビデオを再生する。コメントを付け加える場合はビデオが終わった後に行う。

「窒息の解除」ビデオを再生する
- ビデオを再生する
- ビデオでは，小児および乳児の窒息に対する介入の実演を見る

ビデオを見ながら練習（PWW）：乳児における窒息の解除
- 受講者に乳児の窒息に対する介入の実習をすると伝える
- ビデオを再開する
- 窒息に対する介入手技の実習中は，必ずビデオに視線を向けさせる
- フィードバック装置を使用する
- よかった点は褒め，修正すべき点は指摘する

ディスカッション：デブリーフィング
- 具体的にどの要素が難しいと感じましたか。
- 同じスキルをもう一度行うよう指示された場合，前回とは違う行動をしようと思う点はありますか？
    - どのような点ですか？
    - それはなぜですか？

レッスン 6A
体系的なアプローチの概要

45 分

学習目標
- 早急な介入を要する患者と，そうでない患者を区別する

インストラクターへのヒント
- PALS プロバイダーマニュアルを使用し，理解を深め情報保持に役立てるように受講生へ伝える
- 症例を紹介する前に，小児評価トライアングル（PAT）を参照する
- 内容を十分に把握しておくため，このレッスンの指導前にビデオを観ておく

インストラクター向けの注意事項
このレッスンを指導する時は，体系的なアプローチではそれぞれの要素が次の要素の基礎となることに留意する。各要素は個別にカバーされるため，各レッスンで扱う要素を越えて先に進まないこと。

『PALS プロバイダーマニュアル』のパート 4 を開くように受講者に指示する

「体系的なアプローチ」のビデオを再生する
- ビデオを再生する
- 患者の場面でビデオが自動的に一時停止するので，インストラクターはこの患者に関する PAT の要素を確認する
  - ビデオでは，評価－判定－介入，初期評価－PAT，一次評価について扱う
- 初期評価と一次評価は，患者を評価し，医学的な緊急事態を判定し，適切な介入を行うための評価ツールである
- PAT と一次評価は，最も重大なものから重大性が低いものまで，さまざまな医学的な緊急事態に対応するため，体系的な順序で実施される
- PAT と一次評価を実施し，医学的な緊急事態と判定された場合は，評価を進める前に介入を実施しなければならない（生命を脅かす状態についてはインストラクター向けの注意事項を参照すること）
- 受講者に，次の 3 本のビデオに関して『PALS プロバイダーマニュアル』のパート 4 の「PAT」を参照するよう指示する

インストラクター向けの注意事項：生命を脅かす状態

受講者に以下のように説明する。

- この手順のいずれかの部分で患者が生命を脅かす状態であると認識したときは，ベースラインのバイタルサイン測定よりも，その状態に対する処置を優先する
- 患者に以下の生命を脅かす状態が認められる場合は，直ちに救急通報し，救命処置を開始する
  - 無反応または無呼吸
  - 不十分な呼吸または努力呼吸
  - 皮膚の色がまだら，灰色，蒼白，またはチアノーゼ
- 生命を脅かす状態でなければ，一次評価に進む
- 受講者は，生命を脅かす状態に対処し，一次評価を終えた場合にのみ二次評価に進むことができる

評価－判定－介入アルゴリズム

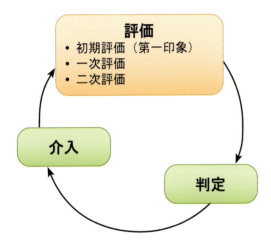

初期評価－PAT

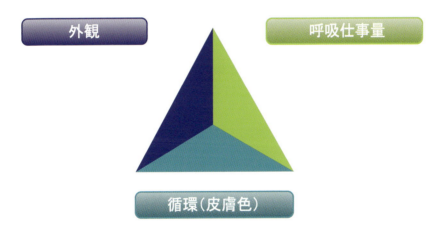

初期評価−PAT*

「外観」
入室した瞬間から，患者の初期観察を行う。評価者が観察する項目：
- 異常な筋緊張
- 疎通性の低下
- 精神的不安定
- 異常な視線／注視
- 異常な言動／泣き方

「呼吸仕事量」
- 異常な呼吸音
- 異常な姿勢
- 陥没呼吸または呼吸補助筋の使用
- 鼻翼呼吸
- 無呼吸／死戦期呼吸
- 呼吸努力の消失，不十分または増加

「循環」
- 蒼白
- まだら
- 浅黒い
- チアノーゼ
- 皮下出血または点状出血

*患者に反応がない，呼吸がない，または死戦期呼吸のみの場合は，BLS アルゴリズムを開始する（受講者は『PALS プロバイダーマニュアル』のパート 2 を参照してもよい）

患者に関する箇所でビデオは自動的に一時停止する。

「初期評価ビデオケースディスカッション 1：おしゃぶりをした生後 18 カ月の金髪の乳児」を再生する。

1. 図または口頭で「初期評価−PAT」のセクションを参照し着目することを受講者に伝えた後，ビデオ 1 を再生する。
2. ビデオが一時停止したら，受講者に以下の質問をする（「この質問は初期評価に関するものとする。ディスカッションを円滑に進めるため，答えをカッコ内に示した」）
   a. 患者の外観はどうですか？（「覚醒しているが，疎通性は低下している」）
   b. 患者の呼吸仕事量はどうですか？（「呼吸仕事量の増加，頻呼吸，陥没［胸骨上，肋骨間，肋骨下］，鼻翼呼吸，腹式呼吸」）
   c. 患者の皮膚の色はどうですか？（「蒼白」）
   d. この患者には早急な介入が必要ですか？（「はい。この乳児は状態が悪く，酸素の投与にもかかわらず頻呼吸と呼吸仕事量の増加を呈している」）

インストラクター向けの注意事項：この少女は一見して非常に状態が悪い。的を絞った一次評価を実施し，呼吸不全またはショックの徴候が見られる場合は，早急な介入を行うため評価を中断する準備をしておくことが重要である

「初期評価ビデオケースディスカッション 2：黄色いシャツを着た 3 歳児」を再生する

1. 図または口頭で「初期評価－PAT」のセクションを参照し着目することを受講者に伝えた後，ビデオ 2 を再生する。
2. ビデオが一時停止したら，受講者に以下の質問をする（「この質問は初期評価に関するものとする。ディスカッションを円滑に進めるため，答えをカッコ内に示した」）
   a. 患者の外観はどうですか？（「疎通性は高い」）
   b. 患者の呼吸仕事量はどうですか？（「異常な／聞き取れる呼吸音なし，正常な姿勢，鼻翼呼吸なし」）
   c. 患者の皮膚の色はどうですか？（「粘膜はピンク色」）
   d. この患者には早急な介入が必要ですか？（「いいえ」）

「初期評価ビデオケースディスカッション 3：チャイルドシートに座っている乳児」を再生する

1. 図または口頭で「初期評価－PAT」のセクションを参照し着目することを受講者に伝えた後で，ビデオ 3 を再生する。
2. ビデオが一時停止したら，受講者に初期評価－PAT に集中するように伝え，以下の質問に答えさせる（「「ディスカッションを円滑に進めるため，答えをカッコ内に示した」）
   a. 患者の外観はどうですか？（「疎通性の低下，意識レベルの変容」）
   b. 患者の呼吸仕事量はどうですか？（「呼吸仕事量の増加，腹式呼吸，異常な吸気音［吸気性喘鳴］」）
   c. 患者の皮膚の色はどうですか？（「蒼白から灰色」）
   d. この患者には早急な介入が必要ですか？（「はい。吸気性喘鳴は上気道閉塞を示し，蒼白，灰色の皮膚は低酸素血症の可能性を示します。気道を確保するために乳児の体位を調節し，さらなる評価をしながら酸素を投与する必要があります」）

「一次評価」ビデオを再生する

- ビデオを再生する
- 患者の場面でビデオが自動的に一時停止するので，インストラクターは患者と関連づけながら PAT と一次評価の要素を確認する
- 次の 3 つのレッスンのために『PALS プロバイダーマニュアル』の「PAT」と「一次評価」のセクションを参照するように指示する

評価ー判定ー介入アルゴリズム

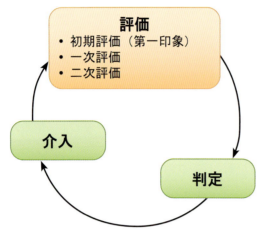

「一次評価」

気道（Airway）

- 評価
  - 気道を確保できていますか？
  - 気道は開通していますか？
  - いずれかが「いいえ」の場合は，以下の介入を行う*
- 介入
  - 体位の調整や OPA の使用により気道を確保する
  - 適応があれば吸引を行う
  - 高度な気道管理器具（例：声門上エアウェイまたは気管チューブ）を挿入し，波形表示呼気 CO_2 モニターを用いて適切に留置できているか確認する

呼吸（Breathing）

- 評価
  - 適切な深さと速さの呼吸
  - 均等で十分な両側の胸の上がり
  - 雑音混じりの呼吸音（呻吟，吸気性喘鳴，呼気性喘鳴など）の消失
  - 呼吸補助筋の使用なし，鼻翼呼吸なし
  - パルスオキシメータによる正常／適切な酸素飽和度
- 介入
  - 高流量酸素療法を行う
  - OPA あり，または OPA なしでバッグマスクを使用する
  - 高度な気道管理器具の必要性を検討する
  - 過換気を避ける

循環 (Circulation)

- 評価
    - 末梢脈拍および／または中枢脈拍
    - 心拍数
    - 血圧
    - 毛細血管再充満 – 末梢および／または中枢
    - 皮膚色および皮膚温
    - 意識レベル
- 介入
    - 静脈路／骨髄路を確保する
    - 輸液蘇生の必要性を検討する

神経学的評価 (Disability)

- 評価
    - 反応，意識レベル，光に対する瞳孔反射
    - AVPU：意識清明，声に反応，痛みに反応，反応なし
    - ベッドサイド血糖測定
- 介入
    - 脊椎固定の必要性を検討する
    - 低血糖を補正する
    - オピオイド急性中毒の場合はナロキソンを検討する

全身観察 (Exposure)

- 評価
    - 前面および背面の身体診察（脱衣）を行い，外傷，出血，熱傷，不自然な痕，発疹などの明らかな徴候や，医療情報を記載したブレスレットがないか確認する
    - 体温
- 介入
    - 正常体温を維持する
    - 止血
    - 汚染除去を開始する

*この手順のいずれかの部分で，患者が生命を脅かす状態であることが判明した場合は，一次評価の要素を完了することよりも，その状態に対する処置を優先する。生命を脅かす状態に対処し，一次評価を完了した後，二次評価へ進む。

「一次評価ビデオケースディスカッション 1：
ドラゴン型噴霧器を装着した患者」を再生する。

1. 図または口頭で，『PALS プロバイダーマニュアル』の「初期評価−PAT」および「一次評価」のセクションを参照するように受講者に伝え，ビデオ1 を再生する。
2. ビデオが一時停止したら，受講者に以下の質問をする（「この質問は初期評価−PAT に関するものとする。ディスカッションを円滑に進めるため，答えをカッコ内に示した」）
   a. 患者の外観はどうですか？（「疎通性が低下している」）
   b. 患者の呼吸仕事量はどうですか？（「呼吸仕事量の増加，頻呼吸，陥没，聞き取れる呼気性喘鳴，呼気相の延長」）
   c. 患者の皮膚の色はどうですか？（「口唇は蒼白，ややくすんでいる，皮膚にまだら模様または蒼白なし」）
   d. この患者には早急な介入が必要ですか？（「はい。この小児は著しい呼吸窮迫と呼気性喘鳴を呈している。この小児には，サルブタモールによる早急な介入の後，さらなる介入が緊急に必要かどうか判断するため，サルブタモールに対する反応を評価するための再評価が必要である」）
3. 一次評価での「気道」と「呼吸」についてディスカッションする。インストラクター向けの注意事項：このビデオでは，気道および呼吸のみを評価している。循環，神経学的評価，全身観察は，ビデオの後半およびレッスンプランの後半部分で扱う
4. 一次評価の気道（A）と呼吸（B）に集中するように受講者に伝える。その後，ビデオ 1 を再開する
5. ビデオが一時停止したら，受講者に気道と呼吸に集中するように伝え，以下の質問に答えさせる。
   a. 気道を確保できていますか？（「はい。気道は確保できている」）
   b. 呼吸は十分ですか？（「いいえ。呼吸仕事量の増加，頻呼吸［呼吸数：68 回/分］，陥没，呼気相の延長，聞き取れる吸気性喘鳴および呼気性喘鳴。聴診での呼気性喘鳴と呼吸音の減弱，SpO_2：90〜92 %」）

インストラクター向けの注意事項：患者の状態や臨床現場によっては，一次評価の順序にわずかな変更があっても妥当とみなされる場合がある。切迫した命を脅かす状態は迅速に判定し，治療した後で一次評価を続行する必要がある。血圧やパルスオキシメータによる酸素飽和度を含むベースラインのバイタルサインは，生命を脅かす状態の判定と治療のために重要である。しかし，プロバイダーは，血圧測定やモニター装着などの機械的評価のために，下顎挙上法や出血部位の圧迫などの簡単ですぐにできる救命処置を遅らせてはならない

「一次評価ビデオケースディスカッション 2：心電計リードを装着し，毛布に包まれた乳児」を再生する。

1. 図または口頭で，『PALS プロバイダーマニュアル』の「初期評価–PAT」および「一次評価」のセクションを参照するように受講者に伝え，ビデオ2 を再生する。
2. ビデオが一時停止したら，受講者に以下の質問をする（「この質問は初期評価–PAT に関するものとする。受講者が質問に答えられない場合に，ディスカッションを円滑に進めるための答えをカッコ内に示した」）
    a. 患者の外観はどうですか？（「時折ぐずる／易刺激的，眠っている」）
    b. 患者の呼吸仕事量はどうですか？（「不規則な呼吸，散発的な深い呼吸［あえぎ］）を伴う浅い呼吸，肋骨間，肋骨下，胸骨上の陥没」）
    c. 患者の皮膚の色はどうですか？（「チアノーゼ」）
    d. この患者には早急な介入が必要ですか？（「はい」）

インストラクター向けの注意事項：受講者が即時介入の必要性を認識していない場合は，以下の情報を必ず強調すること。この乳児は生命を脅かす状態にあり，母親の腕から取り上げなくてはならない。乳児には，直ちに 100 ％酸素によるバッグマスク換気が必要である。次に，適応があればPALS における体系的なアプローチと BLS アルゴリズムに従う

3. 受講者へ一次評価に集中するように伝える。その後，ビデオ 2 を再開する
4. ビデオが一時停止したら，気道，換気，循環の障害の判定と治療に必要な一次評価の要素（気道［A］，呼吸［B］，循環［C］，神経学的評価［D］，全身観察［E］）に集中するよう受講者に伝え，以下の質問に答えさせる
    a. 気道を確保できていますか？（「いいえ，介入が必要。乳児は自分の頭を支えられない」）
    b. 呼吸は十分ですか？（「いいえ，乳児には酸素によるバッグマスク換気が必要。呼吸音清明，SpO_2：69～71 ％」）
    c. 乳児の循環は十分ですか？（「いいえ，皮膚のツルゴール低下（テント状），中枢脈拍は微弱，末梢脈拍は不触知。心拍数：70 回/分，64 回/分へ減少し，さらに減少中。血圧：80/48 mm Hg。毛細血管再充満時間：4 秒」）

この小児は，早急な介入を必要とする生命を脅かす状態にあります。状態はどうですか？（代償性ショックを伴う低酸素血症）考えられる原因は何ですか？（脱水，感染の可能性）

残る一次評価では，代償性ショックを伴う低酸素血症の原因の判定と治療に必要な要因に的を絞る必要があります。

    d. 乳児の意識レベルはどうですか？（「傾眠。時折，易刺激的」）
    e. 乳児の体温はどうですか？乳児は低体温または高体温ですか？（「正常 37.2 ℃」）
    f. 外傷を示す明らかな徴候はありますか？（明らかな外傷の徴候なし）
5. 受講者に以下の質問をする。
    a. あなたはどのように評価しますか？（「心肺機能不全，徐脈を伴う不十分な換気および酸素供給。また，乳児は脱水状態にある」）
    b. どのような即時介入が必要ですか？（「気道の確保，酸素によるバッグマスク換気の即時開始，静脈路／骨髄路を確保し，等張晶質液 20 mL/kg を 5～20 分かけてボーラス投与。輸液ボーラス投与中および投与後に循環を再評価し，心不全の徴候（呼吸窮迫の悪化，ラ音の発現または肝腫大など）が現れたら輸液ボーラス投与を中止」）

「一次評価ビデオケースディスカッション 3：
12 誘導心電図用のパッチを装着した乳児」を再生する

1. 図または口頭で，『PALS プロバイダーマニュアル』の「初期評価−PAT」および「一次評価」のセクションを参照するように受講者に伝え，ビデオ 3 を再生する。
2. ビデオが一時停止したら，受講者に初期評価−PAT に集中するよう伝え，以下の質問に答えさせる（「ディスカッションを円滑に進めるため，答えをカッコ内に示した」）
    a. 患者の外観はどうですか？（「意識清明で自発的運動あり，おしゃぶりを吸う」）
    b. 患者の呼吸仕事量はどうですか？（「頻呼吸，軽度の陥没」）
    c. 患者の皮膚の色はどうですか？（「まだらのないピンク色」）
    d. この患者には早急な介入が必要ですか？（「いいえ」）
3. 一次評価に集中するように伝える。その後，ビデオ 3 を再開する
4. ビデオが一時停止したら，一次評価（気道，呼吸，循環，神経学的評価，全身観察）に集中するよう伝え，以下の質問に答えさせる。
    a. 気道を確保できていますか？（「はい。介入の必要なし」）
    b. 呼吸は十分ですか？（「呼吸仕事量の増加，頻呼吸 [70 回/分]，呼吸音清明」）
    c. 乳児の循環は十分ですか？（「はい。力強い中枢および末梢脈拍，心拍数：219〜229 回/分，血圧：血圧：90/54 mm Hg，毛細血管再充満時間：2 秒」）
    d. 乳児の意識レベルはどうですか？（「覚醒しており，自発的に手を動かしている」）
    e. 乳児の体温はどうですか？（「正常37 ℃」）
    f. 外傷を示す明らかな徴候はありますか？（「外傷なし」）
5. 受講者に以下の質問をする。
    a. あなたはどのように評価しますか？（「呼吸窮迫，循環が良好な頻拍 [安定]」）
    b. どのような介入を想定しますか？（「患者の臨床状態に基づき，酸素の投与，迷走神経刺激，アデノシンの投与または電気ショックを行う。患者が安定していれば，同期電気ショックの実施前に専門医への相談を強く推奨する」）

レッスン 6B
二次評価

15 分

> **学習目標**
> - 早急な介入を要する患者と，そうでない患者を区別する

インストラクターへのヒント

- ビデオを中断しないように注意する。コメントを付け加える場合は，書き留めておきビデオ終了時に議論する。
- 以下の SAMPLE 評価用に，インストラクターリソースの参考シナリオを受講者に提供するか，または議論を円滑に進めるために，以下に記載されている導入部の見本をオプションとして使用する

 『PALS プロバイダーマニュアル』のパート 4 を開くように受講者に指示する

 「二次評価」ビデオを再生する
ビデオを再生する

 ディスカッション
- 以下の表を確認する
- 受講者の理解度を測るため，SAMPLE 法の各項目の確認を検討する

「二次評価」

「自他覚症状（Signs and symptoms）」

以下のような発症時の自他覚症状

- 呼吸困難（咳，頻呼吸，呼吸努力の増加，息切れ，異常な呼吸パターン，深呼吸時の胸痛など）
- 喘鳴
- 頻呼吸
- 頻拍
- 発汗
- 意識レベルの低下
- 興奮，不安
- 発熱
- 頭痛
- 経口摂取の低下
- 下痢，嘔吐
- 腹痛
- 出血
- 疲労・倦怠感

- 症状の時間的経過

「アレルギー（Allergies）」
- 薬物，食物，ラテックスなど
- 関連する反応

「薬物（Medications）」
- 市販薬やビタミン剤，吸入薬，ハーブサプリメントなど，患者が使った薬剤
- 最後に投与／服用した薬物の用量と時刻
- 家族の薬物等，小児を取り巻く環境にある薬物

「病歴（Past medical history）」
- 既往歴（早産児，過去の疾患，入院歴など）
- 重要な基礎疾患（喘息，慢性肺疾患，先天性心疾患，不整脈，先天性気道異常，けいれん，頭部外傷，脳腫瘍，糖尿病，水頭症，神経筋疾患など）
- 手術歴
- 予防接種の状態

「最後の食事（Last meal）」
- 最後に摂取した水分または食物の摂取時刻および内容（乳児の場合の母乳またはミルクを含む）
- 最後の食事から現疾患の発生までの時間は，病状の治療と管理に影響する場合がある（麻酔や挿管が制限される可能性など）

「イベント（Events）」
- 現在の疾患または外傷につながるイベント（発症が急か緩徐か，外傷のタイプなど）
- 現場の危険性
- 疾患または外傷の発生から評価までの間に行われた治療
- 推定発症時間（院外発症の場合）

受講者の実習（時間に余裕がある場合のオプション）

症状に関連する患者情報を判断するための体系的手法を練習する

- 受講者を 2 人 1 組に分ける
- SAMPLE 法を練習するための 5〜10 分の実習であることを説明する
- 『PALS プロバイダーマニュアル』にある SAMPLE ツールを使用するよう，受講者に伝える
- シナリオ導入部を参考に，受講者の 1 人に患者／家族役，もう 1 人にプロバイダー役を割り当てる
- プロバイダー役が導入部を読み上げた後，プロバイダー役の質問に対し，患者／家族役が SAMPLE の各部分に必要な要素を答える
- 患者／家族役には，信憑性の高いシナリオを作るように指示する

オプションの導入部見本：呼吸困難を呈する生後 18 カ月の幼児が親に連れてこられた。患者は，呼気性喘鳴を伴う頻呼吸と大量の鼻汁を呈している。その他のシナリオについては，CPRverify にあるリソースを参照すること。

ディスカッション
この活動の後，以下のような自由に回答できる質問をして，グループ活動を締めくくる

- 患者の全体像を把握できましたか?
- 適切な質問をすべてできましたか?
    - できなかった場合，何が抜けていましたか?
- フォローアップのための質問ができましたか?

レッスン 7A
呼吸器系緊急事態の管理

15 分

学習目標
- 呼吸窮迫と呼吸不全を鑑別する

インストラクターへのヒント

- ビデオを用いたこのようなレッスンは，プロバイダーの経験が浅いか深いかを問わず，受講者に難題を問いかけるために設定されている。質問の難易度は，コースの受講者の知識レベルに基づいて調整すること
- ビデオを見せる前に，上気道閉塞，下気道閉塞，肺組織病変，呼吸調節障害に関する質問を用意しておく

『PALS プロバイダーマニュアル』のパート 8 を開くように受講者に指示する

「呼吸器系緊急事態の管理」ビデオを再生する

- ビデオを再生する
- 4 種類の呼吸器系緊急事態（上気道閉塞，下気道閉塞，肺組織病変，呼吸調節障害）の徴候，症状，治療法を確認する

レッスン 7B
呼吸器ビデオケースディスカッション

25 分

学習目標
- 呼吸窮迫と呼吸不全に対する早期介入を実施する

インストラクターへのヒント
- ビデオのタイトルからケースについて把握し，ケースの最終診断を明らかにする前に，PAT および一次評価を含む十分なディスカッションを促す
- 受講者が共同で質問に回答したり，自己発見できる機会を設ける
- ビデオについてディスカッションする際は，受講者にビデオで見たことを質問し，受講者同士でこのディスカッションを進めさせる
- 最初のうちは，受講者は質問に答えることに躊躇しがちである。このレッスンの前に，ディスカッションを促すための質問を書き出しておく。ビデオを用いたこのようなレッスンは，プロバイダーの経験が浅いか深いかを問わず，すべての受講者に課題を問いかけることができる。クラスの受講者の知識レベルに応じて質問の難易度を調整する

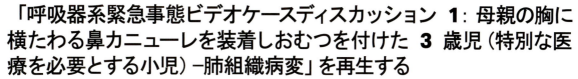

「呼吸器系緊急事態ビデオケースディスカッション 1：母親の胸に横たわる鼻カニューレを装着しおむつを付けた 3 歳児（特別な医療を必要とする小児）−肺組織病変」を再生する

1. 図または口頭で，『PALS プロバイダーマニュアル』の「初期評価−PAT」および「一次評価」のセクションを参照するように受講者に伝え，ビデオ 1 を再生する。
2. ビデオが一時停止したら，受講者に初期評価−PAT に集中するよう伝え，以下の質問に答えさせる（「ディスカッションを円滑に進めるため，答えをカッコ内に示した」）
   a. 患者の外観はどうですか？（「嗜眠，眠っている，雑音への反応なし」）
   b. 患者の呼吸仕事量はどうですか？（「呼吸仕事量の増加，頻呼吸，陥没，鼻翼呼吸」）
   c. 患者の皮膚の色はどうですか？（「粘膜はピンク色，まだら模様なし，皮膚色は一定」）
   d. この患者には早急な介入が必要ですか？（「いいえ」）
3. 受講者へ一次評価に集中するように伝える。その後，ビデオ 1 を再開する
4. ビデオが一時停止したら，一次評価（気道 [A]，呼吸 [B]，循環 [C]，神経学的評価 [D]，全身観察 [E]）に集中するよう受講者に伝え，以下の質問に答えさせる
   a. 気道を確保できていますか？（「はい」）
   b. 患者の呼吸仕事量はどうですか？（「呼吸仕事量の増加，呼吸音減弱，頻呼吸

   [呼吸数 38 回/分]，陥没，頭部の上下首振り，鼻翼呼吸，呼吸音：呼気性喘鳴。肺底部に微細なラ音あり，SpO_2：94〜95 %［酸素投与中であることに注意］」）
   c. 小児の循環は十分ですか？（「はい。力強い中枢および末梢脈拍，心拍数：136〜138 回/分，血圧：92/62 mm Hg，毛細血管再充満時間：2 秒」）

d. この小児の意識レベルはどうですか？（「嗜眠，緊張の低下，瞳孔の左右対称性と反応を確認」）

インストラクター向けの注意事項：このような患者に対して，何を確認しますか？（「血糖値：105 mg/dL」）

e. 小児の体温はどうですか？（「正常［体温：39 ℃］」）外傷を示す明らかな徴候はありますか？（明らかな外傷の徴候なし）

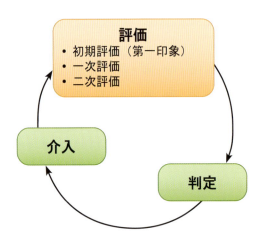

5. 受講者に以下の質問をする。
    a. あなたはどのように評価しますか？
        i. （「肺組織病変による呼吸窮迫［PALS における体系的なアプローチアルゴリズムの「判定」セクション］」）

インストラクター向けの注意事項：受講者に「呼吸器系緊急事態の管理フローチャート」を参照させる

    b. どのような介入を想定しますか？
        i. （「酸素投与および抗生物質の静注。呼吸窮迫または低酸素症の悪化を観察する［PALS における体系的なアプローチアルゴリズムの「介入」セクション］」）

「インストラクター向けの注意事項」：知識・経験レベルの高いプロバイダー向けのオプションシナリオ

患者の酸素飽和度を 79 %に下げてシナリオを変更してもよい。現在，患者は呼吸不全の状態にあり，バッグマスク換気などの気道管理および気道補助用具の使用の検討が必要である（注：OPA は小児に咳や咽頭反射がない場合のみに用いる）。高度な気道管理器具の挿入の適応（呼吸不全が発症した場合）についてディスカッションする。ただし，小児に挿管する前に，小児への挿管や機械的換気の経験が豊富なプロバイダーへの相談が必要であることを強調する

「呼吸器系緊急事態ビデオケースディスカッション 2：緑色の靴を履き，シャツを着ていない 2 歳の男児－下気道閉塞」を再生する

1. 図または口頭で，『PALS プロバイダーマニュアル』の「初期評価－PAT」および「一次評価」のセクションを参照するように受講者に伝え，ビデオ 2 を再生する。
2. ビデオが一時停止したら，受講者に初期評価－PAT に集中するよう伝え，以下の質問に答えさせる（「ディスカッションを円滑に進めるため，答えをカッコ内に示した」）
    a. 患者の外観はどうですか？（「覚醒している，疎通性は良好」）
    b. 患者の呼吸仕事量はどうですか？（「頻呼吸，聞き取れる呼気性喘鳴，陥没，呼気相の延長」）
    c. 患者の皮膚の色はどうですか？（「口唇はピンク色，まだら模様やその他の循環不良の徴候なし」）
    d. この患者には早急な介入が必要ですか？（「いいえ」）
3. 受講者へ一次評価に集中するように伝える。その後，ビデオ 2 を再開する
4. ビデオが一時停止したら，一次評価（気道 [A]，呼吸 [B]，循環 [C]，神経学的評価 [D]，全身観察 [E]）に集中するよう受講者に伝え，以下の質問に答えさせる
    a. 気道を確保できていますか？（「はい」）
    b. 呼吸は十分ですか？（「はい。頻呼吸 [呼吸数：50 回/分]，聞き取れる吸気性喘鳴，聴診での呼気性喘鳴と呼吸音の減弱，陥没，呼気相の延長，SpO_2：96～97 %」）
    c. 小児の循環は十分ですか？（「はい。力強い中枢および末梢脈拍，心拍数：136～138 回/分 [洞性頻脈]，血圧：91/76 mm Hg，毛細血管再充満時間：2 秒」）
    d. この小児の意識レベルはどうですか？（「覚醒している，興奮を極力抑えるため血糖値測定は延期する」）
    e. 小児の体温はどうですか？小児の体温はどうですか？外傷または感染を示す明らかな徴候はありますか？（外傷または感染を示す明らかな徴候なし [皮膚発疹なし]」）
5. 受講者に以下の質問をする。
    a. あなたはどのように評価しますか？
        i. （「下気道閉塞による呼吸窮迫 [PALS における体系的なアプローチアルゴリズムの「判定」セクション]」）

インストラクター向けの注意事項：受講者に「呼吸器系緊急事態の管理フローチャート」を参照させる

    b. どのような介入を想定しますか？
        i. （「噴霧器によりサルブタモールを投与。必要に応じて持続投与 [PALS における体系的なアプローチアルゴリズムの「介入」セクション]」）
        ii. （「臭化イプラトロピウムを投与」）
        iii. （「副腎皮質ステロイドを投与」）

「呼吸器系緊急事態ビデオケースディスカッション 3：灰色の半ズボンを履いた黒髪の 3 歳の男児−上気道閉塞」を再生する

1. 図または口頭で，『PALS プロバイダーマニュアル』の「初期評価−PAT」および「一次評価」のセクションを参照するように受講者に伝え，ビデオ 3 を再生する。
2. ビデオが一時停止したら，受講者に初期評価−PAT に集中するよう伝え，以下の質問に答えさせる（「ディスカッションを円滑に進めるため，答えをカッコ内に示した」）
   a. 患者の外観はどうですか？（「覚醒している。易刺激性だが落ち着いている」）
   b. 患者の呼吸仕事量はどうですか？（「聞き取れる吸気性喘鳴，重度の肋骨下陥没，鼻翼呼吸」）
   c. 患者の皮膚の色はどうですか？（「粘膜はピンク色，まだら模様なし」）
   d. この患者には早急な介入が必要ですか？（「いいえ」）
3. 一次評価に集中するように伝える。その後，ビデオ 3 を再開する
4. ビデオが一時停止したら，一次評価（気道，呼吸，循環，神経学的評価，全身観察）に集中するよう伝え，以下の質問に答えさせる。
   a. 気道を確保できていますか？（「はい，ただし注意深く観察する必要あり。体位の調節により閉塞が緩和または軽減する可能性あり」）
   b. 呼吸は十分ですか？（「はい，増悪のリスクあり。呼吸数：23 回/分，聞き取れる吸気性喘鳴，陥没，鼻翼呼吸，SpO_2：95〜96 %」）
   c. 小児の循環は十分ですか？（「はい。力強い中枢および末梢脈拍，心拍数：107〜109 回/分［洞性頻脈］，血圧：94/50 mm Hg，毛細血管再充満時間：2 秒未満」）
   d. この小児の意識レベルはどうですか？（「覚醒している。易刺激性だが落ち着いている。興奮を極力抑えるため血糖値測定は延期する」）
   e. 小児の体温はどうですか？小児の体温はどうですか？（「正常［体温：37.2 ℃］」）外傷を示す明らかな徴候はありますか？（明らかな外傷の徴候なし）
5. 受講者に以下の質問をする。
   a. あなたはどのように評価しますか？（「上気道閉塞による呼吸窮迫［PALS における体系的アプローチアルゴリズムの「判定」セクション］，受講者に呼吸器系緊急事態の管理フローチャートと適切な薬剤投与のための身長別カラーコードテープを参照させる」）
   b. どのような介入を想定しますか？（「噴霧器を用いたラセミ体アドレナリンの投与［PALS における体系的アプローチアルゴリズムの「介入」セクション］，副腎皮質ステロイド［デキサメタゾン］の投与，痛みを伴う介入や興奮の原因になることを避ける」）

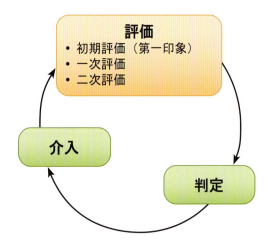

レッスン 7C
学習ステーション：気道管理

20 分

学習目標
- 呼吸窮迫と呼吸不全に対する早期介入を実施する

インストラクターへのヒント
- ケースの初期段階にはリファレンスカードまたは『ECC ハンドブック』を使用してもよいが，ケースの進行に伴いこれらの資料に頼るのを減らすように受講者に促す
- デブリーフィングでは，受講者の意識を引き付け集中力を高めるため，受講者の視点を重視した自由回答形式の質問をする

受講者による実習
- 受講者をマネキンの周りに配置させる
- 気道管理スキルステーション習熟度チェックリストに記載されている以下のスキルを受講者に実施させ，気道管理スキルチェックを完了させる
    - 高流量および低流量酸素供給システムの違いを口頭で説明する
    - 鼻カニューレの最大流量（4 L/分）を述べる
    - 頭部後屈 – あご先挙上法および下顎挙上法を用いて気道を確保する
    - 心停止からの自己心拍再開（ROSC）後，酸素飽和度が 94～99 % を維持するように F_{IO_2} を調節する
    - OPA の別の適応について口頭で説明する
    - 正しいサイズの OPA を選択する
    - OPA を正しく挿入する
    - OPA 挿入後の呼吸を評価する
    - OPA を適切に留置し吸引をする。吸引に 10 秒以上かけないことを口頭で説明する
    - 換気用の正しいサイズのマスクを選択する
    - バッグマスクを装着し，EC クランプ法を用いてマスクを顔に密着させ，気道を確保し，効果的に換気する
    - バッグマスクを用いて，胸が上がる人工呼吸を 2 回（それぞれ約 1 秒）行う
- 必要に応じてフィードバックを与える
- 各受講者のスキル能力を評価し，評価結果を PALS コース進行チェックリストに記録する

レッスン 8A
ショックによる緊急事態の管理

15 分

学習目標
- 代償性ショックと非代償性（低血圧性）ショックを鑑別する

インストラクターへのヒント

- ビデオを中断しないように注意する。コメントを付け加える場合は，書き留めておきビデオ終了時に議論する。受講者は同時に 2 つのことを聞こうとすると学習効率が下がる
- このビデオを再生する前に，循環血液量減少性ショック，血液分布異常性ショック，閉塞性ショック，心原性ショックに関する質問を用意しておく

『PALS プロバイダーマニュアル』のパート 10 を開くように受講者に指示する

「ショックによる緊急事態の管理」ビデオを再生する
- ビデオを再生する
- 4 種類のショック（循環血液量減少性ショック，血液分布異常性ショック，閉塞性ショック，心原性ショック）による緊急事態の徴候，症状，治療法を確認する

レッスン 8B
ショックビデオケースディスカッション

25 分

学習目標
- ショックの治療のための早期介入を実施する

インストラクターへのヒント

- ビデオのタイトルからケースについて把握し，ケースの最終診断を明らかにする前に，PAT および一次評価を含む十分なディスカッションを促す
- 声の抑揚やペースを変えて，教室に活気が生まれるようにし，受講者が積極的に学習できるようにする
- 受講者が共同で質問への回答を用意する機会を設ける
- 先へ進む前に，各受講者がすべてのスキルを十分に習得したことを確認する

「ショックによる緊急事態の管理ビデオケースディスカッション 1：胃管を留置した生後 12 カ月の小児-循環血液量減少性ショック」を再生する

1. 図または口頭で，『PALS プロバイダーマニュアル』の「初期評価-PAT」および「一次評価」のセクションを参照するように受講者に伝え，ビデオ 1 を再生する。

2. ビデオが一時停止したら，受講者に初期評価-PAT に集中するように伝え，以下の質問に答えさせる（「「ディスカッションを円滑に進めるため，答えをカッコ内に示した」」）

    a. 患者の外観はどうですか？（「眠っている，嗜眠」）

    b. 患者の呼吸仕事量はどうですか？（「呼吸仕事量の軽度の増加，軽度の胸骨上および肋骨下の陥没，軽度の頻呼吸」）

    c. 患者の皮膚の色はどうですか？（「蒼白，特に口唇，まだら模様やチアノーゼなし」）

    d. この患者には早急な介入が必要ですか？（「はい。小児は意識レベルの低下，呼吸仕事量の増加と蒼白を伴う頻呼吸を呈している。気道，換気，循環に的を絞った早急な評価が必要」）

インストラクター向けの注意事項：受講者が即時介入の必要性を認識していない場合は，以下の情報を必ず強調すること。この小児は生命を脅かす状態にあり，迅速な 100 ％酸素によるバッグマスク換気が必要である。次に，適応があれば PALS における体系的なアプローチと BLS アルゴリズムに従う

3. 受講者へ一次評価に集中するように伝える。その後，ビデオ 1 を再開する

4. ビデオが一時停止したら、気道、換気、循環の障害の判定と治療に必要な一次評価の要素（気道 [A]、呼吸 [B]、循環 [C]、神経学的評価 [D]、全身観察 [E]）に集中するよう受講者に伝え、以下の質問に答えさせる

    a. 気道を確保できていますか？（「はい。気道音または気道分泌物による音の聴取なし」）

    b. 呼吸は十分ですか？（「はい、軽度の陥没および窮迫はあるが、呼吸仕事量の大きな増加はなく、胸の上がりは良好。呼吸数：30～32 回/分、SpO_2：95 %」）

    c. 小児の循環は十分ですか？（「いいえ、蒼白、中枢脈拍は強いが末梢脈拍は微弱、心拍数：170～172 回/分 [洞性頻拍]、血圧：82/55 mm Hg、毛細血管再充満時間 [左足の内側で確認]：9 秒以上」）

この小児は生命を脅かす状態にあり、早急な介入が必要です。状態はどうですか？（「代償性ショック」）考えられる原因は何ですか？（「脱水、敗血症、外傷」）

残る一次評価では、代償性ショックの原因の判定と治療に必要な要因に的を絞る必要があります。

    d. この小児の意識レベルはどうですか？（「嗜眠 [声を掛け、触れるとわずかに眼を開くが、すぐに眠る]、瞳孔径は 3 mm で左右均等、両側の対光反射は正常、四肢屈曲反応あり」）

    e. 小児の体温はどうですか？（「正常 [体温：37 ℃]」）

    f. 発疹または外傷を示す明らかな徴候はありますか？（「発疹なし、明らかな外傷の徴候なし、粘膜が非常に乾燥」）

5. 受講者に以下の質問をする。

    a. あなたはどのように評価しますか？（「呼吸窮迫 [軽度] を伴う代償性循環血液量減少性ショック」）

インストラクター向けの注意事項：受講者に『PALS プロバイダーマニュアル』の「パート 10：ショックの管理」で身長別カラーコードテープおよび適切な薬物の投与量を参照させる。

    b. どのような介入を想定しますか？

        i. （「静脈路／骨髄路の確保。等張晶質液 20 mL/kg のボーラス投与 [通常は生理食塩液]。輸液ボーラス投与中および投与後に慎重に再評価する。心不全の徴候（呼吸窮迫の悪化、ラ音の出現、肝腫大）が現れたら輸液ボーラス投与を中止する。ショックの徴候を治療するため、必要に応じて輸液ボーラス投与を繰り返す」）

        ii. （「できるだけ早くベッドサイド血糖値測定を行う」）

「ショックによる緊急事態の管理ビデオケースディスカッション 2：赤いシャツを着た 17 歳の少女-血液分布異常性ショック」を再生する

1. 図または口頭で、『PALS プロバイダーマニュアル』の「初期評価－PAT」および「一次評価」のセクションを参照するように受講者に伝え、ビデオ 2 を再生する。

2. ビデオが一時停止したら、受講者に初期評価－PAT に集中するように伝え、以下の質問に答えさせる（「ディスカッションを円滑に進めるため、答えをカッコ内に示した」）

    a. 患者の外観はどうですか？（「嗜眠、時折目を開けるがすぐに睡眠状態に戻る」）

    b. 患者の呼吸仕事量はどうですか？（「軽度の頻呼吸」）

    c. 患者の皮膚の色はどうですか？（「極めて蒼白」）

    d. この患者には早急な介入が必要ですか？（「はい [その可能性は高いが、さらなる情報が必要]、いいえ [その可能性はあるが、さらなる情報が必要]」）

インストラクター向けの注意事項：この少女は一見して非常に状態が悪い。的を絞った一次評価を実施し，呼吸不全またはショックの徴候が見られる場合は，早急な介入を行うため評価を中断する準備をしておくことが重要である

3. 受講者へ一次評価に集中するように伝える。その後，ビデオ 2 を再開する

4. ビデオが一時停止したら，一次評価（気道 [A]，呼吸 [B]，循環 [C]，神経学的評価 [D]，全身観察 [E]）に集中するよう受講者に伝え，以下の質問に答えさせる

    a. 気道を確保できていますか？（「はい」）

    b. 呼吸は十分ですか？（「はい。頻呼吸 [呼吸数：27 回/分]，呼吸音清明，鼻カニューレによる酸素供給中の SpO_2：95～96 %」）

    c. 小児の循環は十分ですか？（「いいえ。非常に蒼白，中枢および末梢脈拍は弱い，心拍数：153～156 回/分 [洞性頻脈]，低血圧 [血圧：81/46 mm Hg]，毛細血管再充満の著しい遅延：6～7 秒」）

患者は生命を脅かす状態であり，早急な介入が必要であると判断しました。状態はどうですか？（「低血圧性ショック」）考えられる原因は何ですか？（「脱水，敗血症」）

残る一次評価では，低血圧性ショックの原因の判定と治療に必要な要因に的を絞る必要があります。

    d. この小児の意識レベルはどうですか？（「嗜眠，声掛けおよび聴覚刺激に反応あり，血糖値：145 mg/dL」）

    e. 小児の体温はどうですか？（「発熱 [体温：37 ℃]」）

    f. 外傷を示す明らかな徴候はありますか？（明らかな外傷の徴候なし）

5. 受講者に以下の質問をする。

    a. あなたはどのように評価しますか？（「おそらく敗血症による低血圧性血液分布異常性ショック」）

インストラクター向けの注意事項：受講者に『PALS プロバイダーマニュアル』の「ショックの認識フローチャート」を参照させる

    b. どのような介入を想定しますか？

        i. （「静脈路／骨髄路の確保 [すでに確保されている可能性がある]，等張晶質液 20 mL/kg のボーラス投与 [成人に対する投与量 500 mL のボーラス投与も可]。輸液ボーラス投与中および投与後に慎重かつ頻繁に再評価し，心不全の徴候 [呼吸窮迫の悪化，ラ音の出現，肝腫大] が現れたら輸液ボーラス投与を中止する」）

        ii. （「ショック症状の発現から 1 時間以内に，抗生物質の経験的静脈内投与を行う」）

        iii. （「培養検査を依頼する」）

        iv. （「ショックの治療のため必要に応じて追加の輸液ボーラス投与を行う。等張晶質液のボーラス投与ごとに，心肺機能および神経機能の再評価を頻繁に行う」）

        v. （「輸液投与にもかかわらず，患者のショック状態が持続する場合は，発症から 1 時間以内に血管作動薬の投与を開始する」）

        vi. （「輸液蘇生や血管作動薬の投与にもかかわらず，患者の低血圧が持続する場合は，[副腎不全に対する] グルココルチコイド投与を検討する」）

「ショックによる緊急事態の管理ビデオケースディスカッション3：黄色のおしゃぶりをした生後 18 カ月の金髪の女児−心原性ショック」を再生する

このセクションを開始する前に，次のシナリオ導入部を読み上げる。「患者は生理食塩液 20 mL/kg のボーラス投与を受け，呼吸仕事量が増加しています。」

1. 図または口頭で，『PALS プロバイダーマニュアル』の「初期評価−PAT」および「一次評価」のセクションを参照するように受講者に伝え，ビデオ 3 を再生する。

2. ビデオが一時停止したら，受講者に初期評価−PAT に集中するように伝え，以下の質問に答えさせる（「「ディスカッションを円滑に進めるため，答えをカッコ内に示した」」）

   a. 患者の外観はどうですか？（「嗜眠」）
   b. 患者の呼吸仕事量はどうですか？（「頻呼吸，陥没［胸骨上，肋骨間，肋骨下］」）
   c. 患者の皮膚の色はどうですか？（「頬が紅潮している，ピンク色に見えるが，右大腿がまだら模様」）
   d. この患者には早急な介入が必要ですか？（「はい［その可能性は高いが，さらなる情報が必要］，いいえ［その可能性はあるが，さらなる情報が必要］」）

インストラクター向けの注意事項：この小児は一見して非常に状態が悪い。受講者は的を絞った一次評価を実施し，呼吸不全またはショックの徴候が見られる場合は，早急な介入を行うため評価を中断する準備をしておかねばならない。

3. 一次評価に集中するように伝える。その後，ビデオ 3 を再開する

4. ビデオが一時停止したら，一次評価（気道，呼吸，循環，神経学的評価，全身観察）に集中するよう伝え，以下の質問に答えさせる。

   a. 気道を確保できていますか？（「はい」）
   b. 呼吸は十分ですか？（「はい，増悪のリスクあり。頻呼吸［呼吸数：76 回/分］，陥没［鎖骨上，肋骨間，肋骨下］」），両肺にラ音，気流は両側で均等かつ十分，SpO_2：鼻カニューレによる酸素投与中 96〜98 %）
   c. 小児の循環は十分ですか？（「いいえ，蒼白，下肢の皮膚にまだら模様，中枢脈拍は十分，末梢脈拍は弱い，心拍数：153〜156 回/分［洞性頻脈］，低血圧［血圧：67/37 mm Hg］，毛細血管再充満時間：5〜6 秒，肝腫大」）

インストラクター向けの注意事項：早急な介入が必要な**生命を脅かす状態**と判定した。状態はどうですか？（「低血圧性ショックおよび心不全の徴候［肝腫大および肺水腫］」）考えられる原因は何ですか？（「心筋不全」）一次評価の残りの部分では，低血圧性心原性ショックの原因の特定と治療に必要な要素に的を絞らなくてはならない。

   d. この小児の意識レベルはどうですか？（「嗜眠，しかし触れると易刺激性」）
   e. 小児の体温はどうですか？小児の体温はどうですか？（「正常［体温：37 ℃］」）
   f. 外傷または感染を示す明らかな徴候はありますか？（「明らかな外傷の徴候なし，発疹なし」）

5. 受講者に以下の質問をする。

    a. あなたはどのように評価しますか？（「輸液ボーラス投与後の呼吸窮迫の亢進を伴う低血圧性心原性ショック［PALS における体系的なアプローチアルゴリズムの「判定」セクション］」）

インストラクター向けの注意事項：『PALS プロバイダーマニュアル』の「心原性ショック」のセクションで身長別カラーコードテープおよび薬剤の適切な投与量を参照するよう受講者に指示する。肝腫大および肺水腫を伴う心原性ショックを生じた患者，輸液ボーラス投与の潜在的なベネフィットとリスク，変力作用薬または強心性血管拡張薬の投与の必要性，血管作動薬の可能性についてディスカッションを促す。

    b. どのような介入を想定しますか？（「専門医の診察を依頼する，追加の輸液ボーラス投与を控える，後で追加ボーラスが必要になった場合，少量の輸液ボーラス［5〜10 mL/kg］をより長い時間をかけて［10〜20 分］投与する，利尿薬の投与を検討する」）

インストラクター向けの注意事項：知識・経験レベルの高いプロバイダーには，肺水腫が悪化した不安定な心原性ショックであることを示す，患者の酸素飽和度が 76 %まで低下したシナリオに変更してもよい。考えられる陽圧換気の悪影響についてディスカッションを促す。患児の継続的かつ厳密なモニタリングが可能で，小児への挿管の経験があるプロバイダーがいる場合，経験豊富なプロバイダーは持続的気道陽圧／二相性気道陽圧の実施を検討してもよい。

レッスン 8C
学習ステーション：血管確保

20 分

学習目標
- ショックの治療のための早期介入を実施する

インストラクターへのヒント
- 経験や職務範囲によっては，骨髄路の確保に不安を覚える受講者がいる。このような受講者には特別に時間を与え，不安感を減らし自信を持てるように励ます

「骨髄路の確保」ビデオを再生する
- ビデオを再生する

受講者による実習
- このステーションでは 6 人の受講者が共同で練習を行う
- スキルステーション習熟度チェックリストに従って，受講者に骨髄路穿刺の実習をさせる
- 各受講者が静注／骨髄内ボーラス投与の器材（三方活栓，シリンジ，点滴ラインなど）を迅速に準備できることを確認する
- 各受講者が適切に骨髄路を確保し，骨髄針が骨髄腔に達したことを確認できたかどうか確認する
- 骨髄針穿刺，輸液の静注／骨髄内投与，薬剤の静注の際に修正点を指摘する

ディスカッション
- 難しかったところはありますか？
- 同じスキルをもう一度行うよう指示された場合，前回とは違う行動をしようと思う点はありますか？
  - どのような点ですか？
  - それはなぜですか？

レッスン 9A
不整脈による緊急事態の管理

15 分

学習目標
- 不整脈を呈している患者が安定した状態か不安定な状態かを鑑別する

インストラクターへのヒント
- このレッスンでは，実習への取り組みを深め，学んだ内容を定着させるために『PALS プロバイダーマニュアル』を活用するよう受講者に指示する
- ビデオを中断しないように注意する。コメントを付け加える場合は，書き留めておきビデオ終了時に議論する。受講者は同時に 2 つのことを聞こうとすると学習効率が下がる
- このレッスンを指導する前に，ビデオ視聴後のディスカッションに備えて，洞性頻拍，洞性徐脈，上室性頻拍，心室頻拍，心室細動，心静止に関する質問を用意しておく

『PALS プロバイダーマニュアル』のパート 12 を開くように受講者に指示する

「不整脈による緊急事態の管理」ビデオを再生する
- ビデオを再生する
- 不整脈による緊急事態の徴候，症状，治療法を確認する

レッスン 9B
不整脈ビデオケースディスカッション   25 分

> ### 学習目標
> - 不整脈を呈している患者が安定した状態か不安定な状態かを鑑別する

インストラクターへのヒント

- ビデオのタイトルからケースについて把握し，ケースの最終診断を明らかにする前に，PAT および一次評価を含む十分なディスカッションを促す
- ビデオの再生後，ビデオの内容および次に行うことを手短に説明する
- ケースの初期段階には『PALS プロバイダーマニュアル』，リファレンスカード，『ECC ハンドブック』を使用してもよいが，ケースの進行に伴いこれらの資料に頼るのを減らすように受講者に促す
- デブリーフィング時
  - グループでのディスカッションを円滑に進め，詳細について議論するための自由回答形式の質問をする
  - 質問に答えるときは，視線を合わせることで質問した受講者を認め，次に教室全体に向けて回答し，時折質問者に目線を戻す。

「不整脈による緊急事態の管理ビデオケースディスカッション 1：熊のぬいぐるみを持った 13 歳の男児 −OPA／徐脈」を再生する

1. 図または口頭で，『PALS プロバイダーマニュアル』の「初期評価−PAT」および「一次評価」のセクションを参照するように受講者に伝え，ビデオ 1 を再生する。

2. ビデオが一時停止したら，受講者に初期評価−PAT に集中するように伝え，以下の質問に答えさせる（「「ディスカッションを円滑に進めるため，答えをカッコ内に示した」」）

   a. 患者の外観はどうですか？（「反応なし」）

   b. 患者の呼吸仕事量はどうですか？（「低下，浅呼吸」）

   c. 患者の皮膚の色はどうですか？（「ピンク色，両頬の色が強い」）

   d. この患者には早急な介入が必要ですか？（「はい [その可能性はあるが，追加情報が必要]，いいえ [その可能性はあるが，追加情報が必要]」）

インストラクター向けの注意事項：この小児は反応がなく，一見して非常に状態が悪い。受講者は的を絞った一次評価を実施し，呼吸不全またはショックの徴候が見られる場合は，早急な介入を行うため評価を中断するよう準備をしておく。

3. 受講者へ一次評価に集中するように伝える。その後，ビデオ 1 を再開する

4. ビデオが一時停止したら，一次評価（気道 [A]，呼吸 [B]，循環 [C]，神経学的評価 [D]，全身観察 [E]）に集中するよう受講者に伝え，以下の質問に答えさせる

   a. 気道を確保できていますか？（「はい。OPA が使用されている」）

  b. 呼吸は十分ですか？（「いいえ，低酸素症［SpO_2：80 %］，呼吸数：6 回/分，呼吸不全，呼吸音清明」）

  c. 小児の循環は十分ですか？（「いいえ，両肩の皮膚にまだら模様，中枢脈拍は弱く末梢脈拍は消失，心拍数：44～45 回/分［洞性徐脈］，低血圧［血圧：63/33 mm Hg］，毛細血管再充満時間：6 秒」）

患者は生命を脅かす状態であり，早急な介入が必要であると判断しました。どんな状態ですか？（「不十分な酸素供給と換気，徐脈と低血圧，心肺機能不全」）考えられる原因は何ですか？（「低換気とそれによる低酸素症」）

残る一次評価では，心肺機能不全の原因の特定と治療に必要な要因に的を絞る必要があります

  d. この小児の意識レベルはどうですか？（「痛み刺激に反応なし，瞳孔径 3 mm，緩徐な対光反射あり，血糖値：190 mg/dL」）

  e. 小児の体温はどうですか？（「体温：37.0 ℃」）

  f. 外傷を示す明らかな徴候はありますか？（「頸部外傷の可能性を示す徴候あり」）

5. 受講者に以下の質問をする。

  a. あなたはどのように評価しますか？（「不十分な酸素供給と換気［低換気］，および循環不良を伴う洞性徐脈を含む心肺機能不全」）

インストラクター向けの注意事項：受講者に『PALS プロバイダーマニュアル』の「小児の脈拍がある徐脈アルゴリズム」および適切な薬剤の投与量を参照させる

  b. どのような介入を想定しますか？

   i. （「直ちに 100 %酸素によるバッグマスク換気を行う。有効なバッグマスク換気後，十分な循環があるにもかかわらず心拍数が 60 回/分以上へ上昇しない場合は，換気を伴う胸骨圧迫を追加する」）

   ii. （「PALS における体系的なアプローチアルゴリズムの「介入」セクション」）

   iii. （「「小児の脈拍のある徐脈アルゴリズム」に従う。これらの処置にもかかわらず循環不良な徐脈が持続する場合，アドレナリンを投与する。徐脈が迷走神経緊張の亢進または原発性房室ブロックに関連する場合は，硫酸アトロピンの投与を検討する」）

   iv. （「患者の徐脈が持続する場合，体外式ペーシングを検討する。「H と T」：この患者の徐脈の最も可能性の高い病因が低換気による低酸素症であることについてディスカッションする」）

「インストラクター向けの注意事項：知識・経験レベルの高いプロバイダー向けのオプションシナリオ」

患者の心リズムを 3 度房室ブロックに変えて，シナリオを変更してもよい。体外式ペーシング，硫酸アトロピン投与とペーシング施行のタイミングについてディスカッションを検討する

「不整脈による緊急事態の管理ビデオケースディスカッション 2：心臓手術後の 15 歳の青年-心室頻拍」を再生する

1. 図または口頭で，『PALS プロバイダーマニュアル』の「初期評価-PAT」および「一次評価」のセクションを参照するように受講者に伝え，ビデオ 2 を再生する。

2. ビデオが一時停止したら，受講者に初期評価-PAT に集中するように伝え，以下の質問に答えさせる（「「ディスカッションを円滑に進めるため，答えをカッコ内に示した」」）

   a. 患者の外観はどうですか？（「触れても反応なし」）
   b. 患者の呼吸仕事量はどうですか？（「十分な呼吸，良好な胸の上がり，呼吸仕事量の増加なし，陥没なし，鼻翼呼吸なし」）
   c. 患者の皮膚の色はどうですか？（「口唇の軽度の蒼白 [あるいは，色は正常に見える]，まだら模様なし，チアノーゼなし」）
   d. この患者には早急な介入が必要ですか？（「いいえ」）

3. 受講者へ一次評価に集中するように伝える。その後，ビデオ 2 を再開する

4. ビデオが一時停止したら，一次評価（気道 [A]，呼吸 [B]，循環 [C]，神経学的評価 [D]，全身観察 [E]）に集中するよう受講者に伝え，以下の質問に答えさせる

   a. 気道を確保できていますか？（「はい」）
   b. 呼吸は十分ですか？（「はい，呼吸数：18 回/分，SpO_2：95 %」）
   c. 小児の循環は十分ですか？（「はい。中枢脈拍は強い，末梢脈拍は容易に触知できる，心拍数：156〜163 回/分 [心室頻拍]，血圧：101/70 mm Hg，毛細血管再充満時間：2 秒」）
   d. この小児の意識レベルは？（「大声で呼び，身体に触れると眼を開けるが，すぐに眠り込む，瞳孔径3/3，素早い対光反射，血糖値：110 mg/dL」）
   e. 小児の体温はどうですか？（「正常 [体温：36.8 °C]」）
   f. 外傷を示す明らかな徴候はありますか？（「心臓手術後の術創が認められる」）

5. 受講者に以下の質問をする。

   a. あなたはどのように評価しますか？（「脈拍があり，十分な循環を伴う心室頻拍 [単形性]，[PALS における体系的なアプローチアルゴリズムのセクションを特定する]」）

インストラクター向けの注意事項：受講者に『PALS プロバイダーマニュアル』の「小児の脈拍がある頻拍アルゴリズム」および適切な薬剤の投与量を参照させる

   b. どのような介入を想定しますか？
      i. （「酸素投与」）
      ii. （「専門医に相談する。この小児は安定した状態にあるため，合併症を引き起こす可能性のある抗不整脈薬の投与によって不安定化するのを回避することが重要である。この小児の状態が不安定になった場合 [著しい低血圧，急性意識障害，末梢脈拍の減弱や毛細血管再充満時間の延長などのショックの徴候など]，プロバイダーは同期電気ショックの準備をすべきである」）

「不整脈による緊急事態の管理ビデオケースディスカッション 3：黄色のシャツを着た 3 歳の男児－上室性頻拍」を再生する。

このセクションを開始する前に，次のシナリオ導入部を読み上げる。「母親は，今日息子がサルブタモールを使用した後，心拍が早まったことに気付きました。」

1. 図または口頭で，『PALS プロバイダーマニュアル』の「初期評価－PAT」および「一次評価」のセクションを参照するように受講者に伝え，ビデオ 3 を再生する。

2. ビデオが一時停止したら，受講者に初期評価－PAT に集中するように伝え，以下の質問に答えさせる（「「ディスカッションを円滑に進めるため，答えをカッコ内に示した」」）

    a. 患者の外観はどうですか？（「覚醒しており，反応がある」）

    b. 患者の呼吸仕事量はどうですか？（「正常」）

    c. 患者の皮膚の色はどうですか？（「口唇，粘膜，爪床は薄いピンク色」）

    d. 早急な介入が必要ですか？（「いいえ」）

3. 一次評価に集中するように伝える。その後，ビデオ 3 を再開する

4. ビデオが一時停止したら，一次評価（気道，呼吸，循環，神経学的評価，全身観察）に集中するよう伝え，以下の質問に答えさせる。

    a. 気道を確保できていますか？（「はい」）

    b. 患者の呼吸仕事量はどうですか？（「呼吸仕事量の増加なし，呼吸音清明，SpO_2：96～98 %」）

    c. 小児の循環は十分ですか？（「はい，中枢脈拍および末梢脈拍は正常，心拍数：207～213 回/分 [QRS 幅の狭い心室頻拍]，血圧正常 [血圧：98/60 mm Hg]，毛細血管再充満時間：2 秒」）

    d. この小児の意識レベルはどうですか？（「覚醒している，瞳孔径 3/3，左右同大で素早い対光反射，血糖値：110 mg/dL」）

    e. 小児の体温はどうですか？（「正常 [体温：36.7 ℃]」）

    f. 外傷を示す明らかな徴候はありますか？（「明らかな外傷の徴候なし」）

5. 受講者に以下の質問をする。

    a. あなたはどのように評価しますか？

    i. （「脈拍があり，循環が良好な上室性頻拍 [『PALS プロバイダーマニュアル』の「小児の脈拍がある頻拍アルゴリズム」，身長別カラーコードテープ，適切な薬剤の投与量，電気ショックのエネルギー量（ジュール）を参照するよう受講者に指示する]」）

    ii. （「H と T について確認する」）

b. どのような介入を想定しますか？
   i. （「迷走神経刺激を検討する［受講者に迷走神経刺激を実施するように指示する。例えば，患者に細いまたは詰まったストローに息を吹き込ませる］」）
   ii. （「静脈路の確保：アデノシンの急速ボーラス投与［受講者がこの投与法を説明できるか確認する］，初回投与が有効でない場合，2回目の投与を行う［初回投与量の2倍］，必ず急速ボーラス投与を行う，アデノシンを投与しても SVT が持続している場合，専門医に相談する，「小児の脈拍がある頻拍アルゴリズム」に従う」）

インストラクター向けの注意事項：知識・経験レベルの高いプロバイダーには，バイタルサインから循環不良が示唆されるシナリオに変更してもよい（「小児の脈拍がある頻拍アルゴリズム」を参考にする，同期電気ショックが必要となる），あるいは無脈性心室頻拍にリズムを変更し（「小児の心停止アルゴリズム」），除細動についてディスカッションしてもよい。

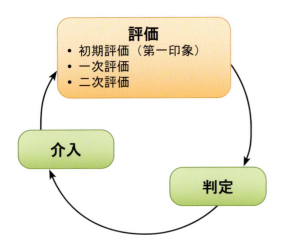

レッスン 9C
学習ステーション：心リズム障害／電気的治療　　20 分

> **学習目標**
> - 不整脈の治療を実施する

インストラクターへのヒント
- 実習の前に，受講者をすべての器材に慣れさせておく
- 経験や職務範囲によっては，このレッスンでの実技に不安を覚える受講者がいる。このような受講者には特別に時間を与え，不安感を減らし自信を持てるように励ます

ディスカッション
- 心リズム障害／電気的治療スキルステーション習熟度チェックリストを使用する
- このステーションでは 6 人の受講者が共同で練習を行う
- 以下のスキルの実演を行う
  - 心電計リードを装着する
  - モニターを用いて心電図を記録する
  - 除細動器／同期電気ショックの電極パッドを装着する
  - 除細動と同期電気ショックを実行する
- 上記のスキルを受講者に練習させ，適切に実行できているか評価する
- 選択した心リズムを受講者が認識でき，適応がある場合，そのリズムに適切な電気的治療を述べられることを確認する
- 評価結果を PALS コース進行チェックリストに記録する

受講者による実習

レッスンのこのパートでは，受講者が器材（心電図モニターおよび手動式除細動器）の有効かつ安全な使用法を実演し，インストラクターが受講者のスキルを評価する。

受講者を器材の周りに集め，1 人ずつ順番に各受講者に以下をすべて実演させる。

1. モニターの使用：心電計リードを適切に装着し，モニターの電源を入れ，心電図を記録し，モニターの適切な操作方法を示す
2. 電気的治療を必要とする心リズムを認識する。心室頻拍（除細動），心室細動（除細動），不安定な上室性頻拍（同期電気ショック：カルディオバージョン）など
3. 除細動の手順の実施：乳児または小児に適したパドル／パッドを選択して装着し，適切なエネルギー量（2～4 J/kg）を設定し，適切なモード（非同期）を選択し，充電し，充電が完了したら患者から離れさせ，放電が開始されるまでショックボタンを押し続ける
4. 電気ショックの手順の実施：乳児または小児に適したパドル／パッドを選択して装着し，適切なエネルギー量（0.5～1 J/kg）を設定し，適切なモード（同期）を選択し，充電し，充電が完了したら患者から離れさせ，放電が開始されるまでショックボタンを押し続ける

PALS コース進行チェックリストに各受講者の評価結果を記録する。

ディスカッション

- 難しかったところはありますか？
- 器材の中で不慣れなもの，あるいは使い慣れているものと異なるものはありましたか？

レッスン 10
心拍再開後の管理

15 分

学習目標
- 心拍再開後の管理を実施する

インストラクターへのヒント

- このレッスンでは、実習への取り組みを深め、学んだ内容を定着させるために『PALS プロバイダーマニュアル』を活用するよう受講者に指示する
- ビデオを中断しないように注意する。コメントを付け加える場合は、書き留めておきビデオ終了時に議論する。受講者は同時に 2 つのことを聞こうとすると学習効率が下がる
- このレッスンを指導する前に、気道、呼吸、循環、体温管理に関する質問を用意しておく

『PALS プロバイダーマニュアル』のパート 13 を開くように受講者に指示する

「心拍再開後の管理」ビデオを再生する
- ビデオを再生する
- 受講者の質問に簡潔に回答する
- 質問がない場合は、主要概念を強調するため、受講者に質問してもよい

レッスン 11
学習ステーション：死への対応（オプション）

20 分

インストラクターへのヒント
- 最近近親者を亡くした受講者には，このビデオを見るのは辛いかもしれないと伝える
- このレッスンへの参加は，PALS コースの修了に必須ではない
- 受講者は自分の判断でこのビデオを見ないことも選択できる

「死への対応」ビデオを再生する（オプション）
- 受講者がビデオから学ぶことを説明する
- ビデオを再生する
- 受講者の質問に回答する

ディスカッション
- どうすれば患者が死亡したことをもっと効果的に伝えられたかについてディスカッションする
  - 廊下でプライバシーのない状態で死亡を伝えられた
  - 死亡の説明に曖昧な言い回しが使用された
  - 「死亡」または「亡くなった」という言葉は使用されなかった
  - 医師は家族を残して「他の緊急事態」の対応に向かった
  - 医師は，家族を支えるもしくは質問に答える人物がいない状態で家族の元を離れた
- 受講者に質問がないかどうか尋ねる

レッスン 12
シミュレーションを用いたケースシナリオ実習：
12 のケースシナリオ　　　　　　　　25 分（1 グループにつき）

インストラクターへのヒント

- コース日程で各日にどのケースシナリオを使用するかについて追加情報を参照する
  - シナリオは，最も簡単なものから最も複雑なものまでグループ分けされている
- 全ケースシナリオについては『PALS インストラクターマニュアル』を参照する
- この時間を利用して，受講者の不得意な部分を克服させる－これがケースシナリオテスト前の最後の学習機会となる
- すべての受講者が少なくとも 2 回チームリーダー役を経験すること
- 全部で 12 のシナリオ（各タイプに 4 つのシナリオ）を実習する必要がある
- 受講者に，スキルステーション習熟度チェックリストに記載されているすべてのスキルを練習させ，実演させる
- 問題のある受講者を早く見つけて指導する
  - テストはチーム全体で行う
  - パフォーマンスを改善するため，チームメンバーが互いに指導し合うことを促す

シミュレーション／デブリーフィング
ケースシミュレーションとデブリーフィングの際には，ストップウォッチを用いる。

プレブリーフィング（5 分）
客観的な時間目標を含め，ケースプランと目標を設定する

シミュレーション（10 分）

- ストップウォッチを 10 分に設定する
- シミュレーションの場所にイスを置かない（誰も座っていてはいけない）
- 各受講者に役割が割り当てられていることを確認する。以降の患者シミュレーションで役割を交代する
- 該当するケースシミュレーションのインストラクター用ケースシナリオの導入部を読み上げ，シミュレーションを開始する
- チームと協力してケース管理を開始するようチームリーダーに指示する
- マネキンから得られない情報を提示する
- インストラクター用ケースシナリオに記載されている行動を指針として，チームリーダー／チームのパフォーマンスを評価する
- 中断することなく，シミュレーションを 10 分間継続する
- 10 分後にシミュレーションを終了させる

デブリーフィング（10 分）

- ストップウォッチを 10 分に設定する
- 時間管理／記録係に質問して，シミュレーション中に生じた行動を振り返る
- インストラクター用ケースシナリオのデブリーフィングツールを参考に，チームのデブリーフィングを行う

- スキルステーション習熟度チェックリストを用いて，観察係にフィードバックを行わせる
- ケースの主要概念を要約する
- 「PALS コース進行チェックリスト」を参考に，受講者のパフォーマンスをモニターする

構造化されサポートされたデブリーフィングのプロセス

「情報収集」
- 受講者の声に耳を傾け，受講者がシミュレーションについて何を考えどのように感じているかを理解する
- チームリーダーに感想を述べてもらう
- チームからの説明または補足情報を求める

「分析」
- 受講者に自身の行動に対する振り返りと分析を促す
- イベントの正確な記録を確認する
- 観察内容を報告する（正しい手順と誤った手順の両方について）
- 受講者が，シミュレーション中の自分のパフォーマンスと，デブリーフィング中に感じたことについて徹底的に振り返りできるよう支援する
- セッションの目標から焦点がそれないように，デブリーフィング中の受講者の話の方向を調整する

「要約」
- 学習したレッスンの理解と確認を促す
- 受講者からのコメントや感想をまとめる
- 受講者に，チームや個々の行動のよかった面を理解させる
- 受講者に，チームや個々の行動の改善や修正が必要な面を理解させる

受講者 6 人のグループのローテーション表見本（1 ケース当たり 20 分）

チームの役割	最初のケース	次のケース
チームリーダー	受講者 1	受講者 2
気道	受講者 2	受講者 3
静注／骨髄内投与／薬物投与	受講者 3	受講者 4
モニター／除細動器担当者／CPRコーチ	受講者 4	受講者 5
胸骨圧迫	受講者 5	受講者 6
時間管理／記録係	受講者 6	受講者 1

- 受講者が 6 人未満の場合は，役割を兼任させる。受講者が 7 人以上の場合は，観察係を追加する。
- ケースシナリオの順番は必ずしもこの通りにしなくてもよい。インストラクターに無理のないようにケースシナリオの順番を決めること

レッスン 13
ケースシナリオテスト：
3 つのケースシナリオ　　　　25 分（1 つのシナリオにつき）

学習目標
- 不整脈およびショックの管理または呼吸器系緊急事態の管理に関する習熟度を示す

インストラクターへのヒント
- このステーションでは，学習の促進ではなく評価に焦点を置く。受講者は最初から最後までテストを行わなければならない。テストを完了するまで受講者を中断させない。問題点には補習時に対応する
- 評価のため，受講者はチームメンバーからの指示なしでシナリオを完了しなければならない
- リアルタイムでテストステーションのケースを実施する
- 受講者にテストステーションをローテーションさせる

テスト
PALS ケースシナリオテストは，6人の受講者で以下の課題を行う。
- テストするカテゴリーの順番（例：呼吸，ショック，心臓）を選択するようチームに指示する
- できれば職務範囲に従ってメンバーの役割を割り当てるようチームに指示する
- チームは 2 つのケースシナリオに合格しなければならない
  - チームが最初のシナリオと 2 番目のシナリオに合格した場合でも，3 番目のシナリオを実習しなければならない。円滑に進まなかったシナリオタイプに再挑戦する（例：2 番目の心原性ショックのケースシナリオを行う）
- チームリーダーとチームメンバーの両方を評価して，チームの習熟度を評価する
- PALS ケースシナリオテストチェックリストにチームのパフォーマンスを記録する
- テスト中は指導したりヒントを与えたりしてはならない
- チームのパフォーマンスについて簡潔にフィードバックを行う
- PALS コース進行チェックリストに評価結果を記録する

補習を繰り返したにもかかわらず，ケースシナリオテストまでに受講者のスキルがケースシナリオおよび高い能力を持つチームの基準を満たしていない場合
- 練習を繰り返す必要があることを理解させ，自らのパフォーマンスでチームに迷惑をかけないよう言い聞かせた上で，受講者にテストの継続を認める，あるいは
- 練習を繰り返す必要があることを理解させた上で退席させ，チームにテストの継続を認める

「ケースシナリオテスト 1」

8 分以内にテストを終え，2 分間で受講者のパフォーマンスに対するフィードバックを伝える。

- テストを受ける受講者はクイックリファレンスガイド（『ECC ハンドブック』やポケットリファレンスカードなど）を使用してもよい
- 各テストの直前にテストシナリオを 1 つずつ無作為に割り当てる

テスト 1：ケースシナリオの選択

- PALS ケースシナリオテスト 1 には，次の 4 つのケースシナリオがある。
    - 上室性頻拍
    - 徐脈
    - 心静止／無脈性電気活動
    - 心室細動／無脈性心室頻拍
- これらのケースシナリオを 1 つずつ紙またはカードに記入する
- 各ケースシナリオテストの直前に，テストを受ける受講者にこれらの紙／カードから無作為にケースシナリオを 1 つ選ばせる
- チームの職務環境（看護師，救急救命士など）に合う導入部を読み上げる。受講者からの質問に応じてケースに関する情報を与える
- テスト中はチームに援助，指導，誘導，先導，フィードバックを行わない。テスト中はチームがすべきこと，またはすべきでないことについての質問に答えたり，ヒントを与えたりしない
- ただし，ケースシナリオテストチェックリストに指示がある場合は，チームに重要な手順を口頭で答えさせるような誘導的な質問をしてもよい
- テスト中は，必要に応じて情報（バイタルサイン，治療への反応など）を提供する
- 時間管理／記録係は，ケース中に起こったことをフリップチャートやホワイトボードに記録する
- チームのパフォーマンスを観察しながら，該当するケースのケースシナリオテストチェックリストに記入する
- チームがテストに合格するには，すべての重要な手順を適切に実施できなければならない
- PALS コース進行チェックリストに評価結果を記録する

「ケースシナリオテスト 2」

PALS ケースシナリオテスト 2 に受講者 6 人，PALS ケースシナリオテスト 1 に受講者 6 人で，以下のタスクを実施する

- ケースシナリオテストの開始直前にケースを選択するようチームに指示する
- PALS ケースシナリオテストチェックリストにチームのパフォーマンスを記録する
- テスト中は指導したりヒントを与えたりしてはならない
- PALS コース進行チェックリストに評価結果を記録する

テスト 2：ケースシナリオの選択

- PALS ケースシナリオテスト 2 には，次の 8 つのケースシナリオがある。
    - 上気道閉塞
    - 下気道閉塞
    - 肺組織病変
    - 呼吸調節障害
    - 循環血液量減少性ショック
    - 閉塞性ショック
    - 血液分布異常性ショック
    - 心原性ショック
- これらのケースシナリオを 1 つずつ紙またはカードに記入する
- 各ケースシナリオテストの直前に，テストを受けるチームにこれらの紙／カードから無作為にケースシナリオを 1 つ選ばせる

レッスン 14
試験

60 分

試験
すべての受講者が資料持ち込み可の筆記試験を受けなければならない

- 試験はオンラインで実施されるが，ときには紙での試験が必要とされる場合もある。筆記試験の実施に関する詳細についてはインストラクターネットワークを参照のこと。
- 解答用紙を回収し，採点する
- 受講者とともに解答を確認する

試験の詳細

- この試験は資料持ち込み可の筆記試験である。資料として，『PALS プロバイダーマニュアル』（印刷版，または個人用端末に保存された eBook），受講時に受講者が取ったノート，『ECC ハンドブック』，『AHA 心肺蘇生と救急心血管治療のためのガイドライン 2020（2020 AHA Guidelines Update for CPR and ECC）』，ポスターなどが挙げられる。「資料持ち込み可」とは，他の受講者やインストラクターと自由に話し合ってもいいという意味ではない。
- 筆記試験中，受講者は話し合ってはならない
- 受講者が試験を終えたら，採点する
- 注釈付きの解答集を参照して，正しく解答できなかった問題について話し合う
- 質問に回答する
- スコアが 84 %未満であった受講者には，直ちに補習を行う必要がある
  - 受講者が間違いを理解し，解答を修正できるようにする
  - 2 回目のテストを実施するか，不正解だった問題を口頭で復習して，受講者が間違いを確実に理解するようにする

レッスン REM
補習

ケースシナリオの再テストでは，インストラクターが複数のチームメンバーの役割を兼ねるか，手が空いている他の受講者がチームメンバーとなってもよい

 筆記試験
- 補習を受ける必要がある各受講者に対し，コースの復習をさせる
- 必要に応じて再テストを行う
- フィードバックを行う
- 習熟度を評価する

PALS アップデートコースレッスンプラン

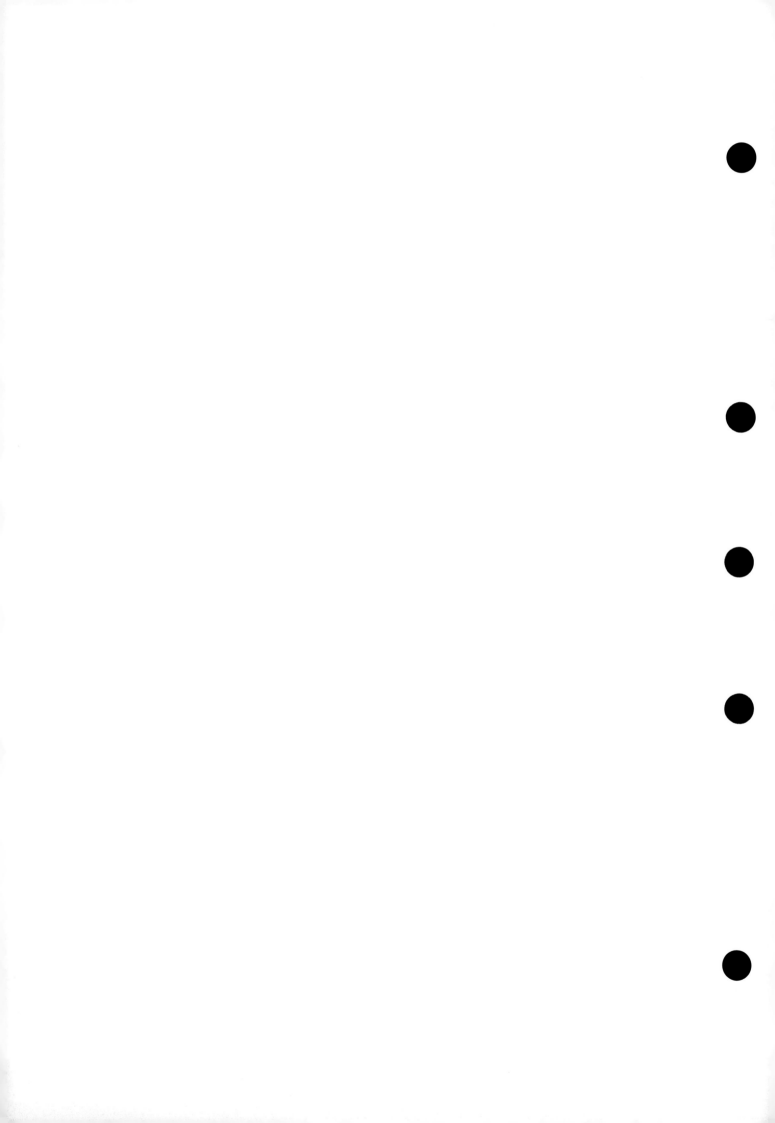

コース開講前の準備

インストラクターへのヒント

- 伝えたいことをしっかり伝えられるように入念に準備し,起こりうる疑問や問題を事前に予測する－準備のうちこの部分に費やす時間は重要である
- 以下のような起こりうる問題に対する準備をしておく
    - インストラクターマニュアルが届かない
    - 器材の不具合／誤動作
    - 電池切れ

講習 30〜60 日前

- 以下を含むコースの詳細を決定する
    - 受講対象者
    - 受講者数
    - 特別な支援または器材
- 器材を確認し,手配する
- 日程が決まり次第,教室を予約する
- 必要に応じて追加のインストラクターを手配する
    - 大人数のグループでの活動の場合,教室の大きさやモニターの数に応じて各グループの受講者の人数を決める
    - 学習ステーションの場合,受講者とインストラクターの比率は 6:1,最大で 8:1 とする(必要に応じて所要時間が増える)

受講前に,受講者は以下の分野の知識を深めておく必要がある。

- 心電図リズムの判定
- 薬理学
- 実践的応用

受講者が確実にコースの概念を理解できるように,PALS コースの開講前に準備コースを設けることを検討してもよい。また,受講前自己評価や補足情報が用意されている受講者用リソースで受講前の準備をするように受講者に指示しても良い。

講習 3 週間前まで

- 教室の予約と環境の整備状況を確認する
- 受講者に事前案内と教材を送付する
- コースに参加して修了するには受講前の準備が必要であることを受講者に理解させる
- オンラインの受講前自己評価で 70 %以上のスコアをとり,そのスコアシートを印刷して受講時に持参するよう受講者に周知する
- 参加する追加インストラクターの出席を確認する
- 地域や施設の治療プロトコールについて調べ,ディスカッションの準備をする

講習前日

- 教室の準備を整える
- 講習の規模に合わせ，必要に応じて追加のインストラクターと計画を調整する
- すべての器材が確保でき，適切に作動することを確認する
- 器材のための予備バッテリーを確保しておく
- トレーニングセンターのコーディネーターに，当該トレーニングセンターで必要な書類について確認する
- コースの必要書類がすべて整っていることを確認する（PALS 器材リストを参照）
- インストラクターが各自の担当ステーションとローテーションを把握していることを確認する

講習当日

- すべての器材が正常に動作することを確認する
- 受講者が到着したら挨拶をして，受講者の緊張をほぐす
- 受講者に，受講者名簿に記入してもらう−受講者名簿はトレーニングセンターによって異なる場合がある。どの名簿を使うかトレーニングセンターに確認すること
- 必須条件：受講前自己評価の証明書（スコアが 70 %以上のもの）を受講者から集める
  - 受講者が受講前自己評価の証明書を持参しなかった場合は，『PALS インストラクターマニュアル』を参照する

PALS 器材リスト

器材と備品	必要な数量	使用する場所・タイミング
書類		
事前案内	受講者 1 人あたり 1 部	開講前
受講者名簿（コースロスター）	1 クラスあたり 1 部	コースの最初
名札	受講者 1 人およびインストラクター 1 人あたり 1 個	すべて
コース日程（アジェンダ）	受講者 1 人およびインストラクター 1 人あたり 1 個	すべて
コース修了カード	受講者 1 人あたり 1 部	コースの終了時
『PALS プロバイダーマニュアル』	受講者 1 人およびインストラクター 1 人あたり 1 個	すべて
レッスンプラン付き『PALS インストラクターマニュアル』	インストラクター 1 人あたり 1 個	すべて
インストラクター用ケースシナリオ	インストラクター 1 人あたり 1 個	すべて

（続く）

器材と備品	必要な数量	使用する場所・タイミング
チームメンバー役割ラベル	1 ステーションにつき 1 組（各受講者のチームでの役割識別用）	すべての少人数グループのステーション
スキルステーション習熟度チェックリスト	受講者 1 人およびインストラクター 1 人あたり 1 個	BLS およびスキルステーション
PALS コース進行チェックリスト	インストラクター 1 人あたり 1 個	すべて
心臓系, ショック, 呼吸器系の練習シナリオチェックリスト	受講者 1 人あたり 1 部	学習ステーション：気道管理, 学習ステーション：血管確保, 学習ステーション：心リズム障害／電気的治療
小児および乳児に対する BLS スキルテストチェックリスト	受講者 1 人あたり 1 部	小児および乳児に対する質の高い BLS 実習とテスト
ECC ハンドブック（オプション）	受講者 1 人およびインストラクター 1 人あたり 1 個	任意, すべて
PALS アルゴリズム／フローチャート	ステーションごとに 1 セット	すべて
PALS 筆記試験の問題用紙（インストラクター主導のコースのみ）	オンライン筆記試験の予備として必要な枚数の試験問題用紙	筆記試験
未記入の解答用紙（インストラクター主導のコースのみ）	必要に応じて受講者 1 人あたり解答用紙 2 枚	筆記試験
解答集／注釈付きの解答集（インストラクター主導のコースのみ）	1 クラスあたり 1 部	筆記試験
アルゴリズムポスター	1 クラスあたり 1 部	心臓系ケースシナリオディスカッション, 学習ステーション：心リズム障害／電気的治療
施設で用いられている書式	1 クラスあたり 1 部	心臓系ケースシナリオディスカッション
学習ステーション習熟度チェックリスト	受講者 1 人あたり 1 部	小児および乳児に対する質の高い BLS 実習, 学習ステーション：気道管理, 学習ステーション：心リズム障害／電気的治療, 学習ステーション：血管確保
AV 機器（視聴覚機器）		
インターネットにアクセスでき, ストリーミングが可能な性能を備えたコンピュータとプロジェクションスクリーン	ステーションごとに 1 台	コースの概要, PALS 科学の概要, 小児および乳児に対する質の高い BLS 実習とテスト, 学習ステーション：気道管理, 学習ステーション：心リズム障害／電気的治療, 学習ステーション：血管確保, 体系的アプローチ, チームダイナミクス
コースビデオ	1 部	コースの概要, PALS 科学の概要, 小児および乳児に対する質の高い BLS 実習とテスト, 学習ステーション：気道管理, 学習ステーション：心リズム障害／電気的治療, 学習ステーション：血管確保, 体系的アプローチ, チームダイナミクス

（続く）

器材と備品	必要な数量	使用する場所・タイミング
CPR および AED の器材		
BLS フィードバック装置	ステーションごとに 1 台	小児および乳児に対する質の高い BLS 実習とテスト, 学習ステーション：心リズム障害／電気的治療, 心臓ケースシナリオディスカッション
シャツを着た小児 CPR マネキン（フィードバック装置）	受講者 3 人ごとに 1 台	小児および乳児に対する質の高い BLS 実習とテスト, 学習ステーション：心リズム障害／電気的治療, 心臓系ケースシナリオディスカッション, ショックケースシナリオディスカッション
乳児 CPR マネキン（フィードバック装置）	受講者 3 人ごとに 1 台	小児および乳児に対する質の高い BLS の実習とテスト, 心臓系緊急事態の管理学習ステーション, 心臓系ケースシナリオディスカッション, ショックケースシナリオディスカッション
小児気道マネキンまたは挿管ヘッド	受講者 3 人ごとに 1 台	学習ステーション：気道管理, 呼吸器系ケースシナリオディスカッション
乳児気道マネキンまたは挿管ヘッド	受講者 3 人ごとに 1 台	学習ステーション：気道管理, 呼吸器系ケースシナリオディスカッション
ストップウォッチ／タイマー	インストラクター 1 人あたり 1 個	小児および乳児に対する質の高い BLS 実習とテスト
カウントダウンタイマー	インストラクター 1 人あたり 1 個	小児および乳児に対する質の高い BLS 実習とテスト
成人および小児用 AED トレーニングパッド付き AED トレーナー	受講者 3 人ごとに 1 台	小児および乳児に対する質の高い BLS 実習とテスト, 学習ステーション：心リズム障害／電気的治療, 心臓ケースシナリオディスカッション
CPR 用バックボード	受講者 3 人ごとに 1 台	小児および乳児に対する質の高い BLS の実習とテスト, 心臓系ケースシナリオディスカッション
CPR 用の踏み台	受講者 3 人ごとに 1 台	小児および乳児に対する質の高い BLS の実習とテスト, 心臓系ケースシナリオディスカッション
気道および換気		
乳児気道マネキンまたは挿管ヘッド	受講者 3 人ごとに 1 台	学習ステーション：気道管理, 呼吸器系ケースシナリオディスカッション
小児用ポケットマスクおよび乳児用ポケットマスク	受講者 3 人あたり 1 個, または受講者 1 人あたり 1 個	小児および乳児に対する質の高い BLS の実習とテスト, 呼吸器系ケースシナリオディスカッション
一方向弁	受講者 1 人あたり 1 個	小児および乳児に対する質の高い BLS の実習とテスト, 呼吸器系ケースシナリオディスカッション
バッグマスク • 乳幼児用 450～500 mL • 年長児／青少年用 1000 mL	受講者 3 人ごとに 1 個	小児および乳児に対する質の高い BLS 実習とテスト, 学習ステーション：心リズム障害／電気的治療, 呼吸器系ケースシナリオディスカッション, ショックケースシナリオディスカッション
リザーバー付き非再呼吸式マスク	ステーションごとに 1 個	学習ステーション：気道管理, 呼吸器系ケースシナリオディスカッション, ショックケースシナリオディスカッション
鼻カニューレ	ステーションごとに 1 個	学習ステーション：気道管理, 呼吸器系ケースシナリオディスカッション

（続く）

器材と備品	必要な数量	使用する場所・タイミング
高流量鼻カニューレ（任意）	ステーションごとに 1 個	学習ステーション：気道管理, 呼吸器系ケースシナリオディスカッション
簡易酸素マスク	ステーションごとに 1 個	学習ステーション：気道管理, 呼吸器系ケースシナリオディスカッション
吸引カテーテル	1 ステーションあたり各種サイズ 1 組	学習ステーション：気道管理, 呼吸器系ケースシナリオディスカッション
噴霧器（吸入器）	ステーションごとに 1 セット	学習ステーション：気道管理, 呼吸器系ケースシナリオディスカッション
波形表示呼気 CO_2 モニター（フィードバック装置）	写真で代用してもよい	学習ステーション：気道管理, 学習ステーション：心リズム障害／電気的治療, 呼吸器系ケースシナリオディスカッション, 心臓系ケースシナリオディスカッション, ショックケースシナリオディスカッション
聴診器	マネキンごとに 1 個	学習ステーション：気道管理, 呼吸器系ケースシナリオディスカッション, ショックケースシナリオディスカッション
身長別カラーコード化蘇生テープ	ステーションごとに 1 枚	学習ステーション：気道管理, 学習ステーション：心リズム障害／電気的治療, 呼吸器系ケースシナリオディスカッション, 心臓系ケースシナリオディスカッション, ショックケースシナリオディスカッション, 学習ステーション：血管確保
タオル	受講者 3 人ごとに 1 枚	学習ステーション：気道管理, 呼吸器系ケースシナリオディスカッション
呼気 CO_2 検知器：成人・小児・乳児用	ステーションごとに 1 個	学習ステーション：気道管理, 呼吸器系ケースシナリオディスカッション, ショックケースシナリオディスカッション
チューブ固定具またはテープ（小児用）	マネキンごとに 1 個	学習ステーション：気道管理, 呼吸器系ケースシナリオディスカッション
リズム認識および電気的治療		
リード線付き心電図モニター, 電極, パッド（乳児, 小児用／成人用）	ステーションごとに 1 セット	学習ステーション：心リズム障害／電気的治療, 心臓ケースシナリオディスカッション
リズムジェネレータ	コースごとに 1 台	学習ステーション：心リズム障害／電気的治療, 心臓ケースシナリオディスカッション
AED トレーナー	ステーションごとに 1 台	学習ステーション：心リズム障害／電気的治療, 心臓ケースシナリオディスカッション
身長別カラーコード化蘇生テープ		学習ステーション：心リズム障害／電気的治療
BLS フィードバック装置		学習ステーション：心リズム障害／電気的治療
波形表示呼気CO_2モニター（推奨）		学習ステーション：心リズム障害／電気的治療
器材および薬剤		

（続く）

器材と備品	必要な数量	使用する場所・タイミング
骨髄路確保用マネキン	1台（代替骨付き）	学習ステーション：血管確保，ショックケースシナリオディスカッション
骨髄穿刺ドリルおよび針（推奨）	ドリル 1 本，各種サイズの針 1 組	学習ステーション：血管確保，ショックケースシナリオディスカッション
用手用骨髄針	ステーションごとに 3 本	学習ステーション：血管確保，ショックケースシナリオディスカッション
呼吸器系の薬剤：蘇生薬または薬剤カード • サルブタモール • イプラトロピウム • ラセミ体アドレナリン 1 mg/mL (2.25 %) • 筋注用アドレナリン 1 mg/mL	受講者 1 人あたり 1 個	呼吸器系ケースシナリオディスカッション
心臓系の薬剤：蘇生薬または薬剤カード • アデノシン • アミオダロン • 硫酸アトロピン • アドレナリン 0.1 mg/mL • グルコース • リドカイン • 硫酸マグネシウム		心臓系ケースシナリオディスカッション
ショックの薬剤：蘇生薬または薬剤カード • 硫酸アトロピン • アドレナリン 0.1 mg/mL • 輸液 • グルコース • 陽性変力作用薬 • 血管収縮薬		ショックケースシナリオディスカッション
輸液バッグ	1 個	学習ステーション：血管確保，ショックケースシナリオディスカッション
三方活栓	1 個	学習ステーション：血管確保，ショックケースシナリオディスカッション
60 cc ロック式シリンジ	1 本	学習ステーション：血管確保，ショックケースシナリオディスカッション
シリンジ	1 ステーションあたり 2～3 本	学習ステーション：血管確保，ショックケースシナリオディスカッション

（続く）

器材と備品	必要な数量	使用する場所・タイミング
高度な気道管理（気管チューブと 1 つ以上の声門上デバイスを選択すること）		
口咽頭エアウェイ	各種乳児用／小児用サイズ／各 1 個	小児および乳児に対する質の高い BLS 実習とテスト, 呼吸器系ケースシナリオディスカッション, 気道管理, 緊急事態の管理学習ステーション
声門上エアウェイ	各種サンプルサイズ	学習ステーション：気道管理, 呼吸器系ケースシナリオディスカッション
MDI（定量吸入器）, スペーサー, マウスピース／マスク	ステーションごとに 1 セット	学習ステーション：気道管理, 呼吸器系ケースシナリオディスカッション
水溶性潤滑剤	ステーションごとに 1 個	学習ステーション：気道管理, 呼吸器系ケースシナリオディスカッション
喉頭鏡ハンドル	受講者 3 人あたり成人用と小児用 1 本ずつ	学習ステーション：気道管理, 呼吸器系ケースシナリオディスカッション
喉頭鏡ブレード	複数の直線型ブレードと曲型（マッキントッシュ型）ブレード	学習ステーション：気道管理, 呼吸器系ケースシナリオディスカッション
スタイレット付きのカフ付きおよびカフなし気管チューブ	気道管理用マネキンに合う各種サイズ	学習ステーション：気道管理, 呼吸器系ケースシナリオディスカッション
安全性		
鋭利医療器具廃棄容器（本物の針を使用している場合）	ステーションごとに 1 個	学習ステーション：血管確保, ショックケースシナリオディスカッション
実習交代時およびコース後の器材消毒用備品		
マネキン消毒用備品	受講者交代時に必要に応じて	小児および乳児に対する質の高い BLS 実習とテスト, 学習ステーション：気道管理, 学習ステーション：心リズム障害／電気的治療, 学習ステーション：血管確保, 呼吸器系ケースシナリオディスカッション, 心臓系ケースシナリオディスカッション, ショックケースシナリオディスカッション

コースの紹介　　　　　　　　　　　　　　　　　　　　　　　5 分

インストラクターへのヒント

- 伝えたい事項，その重要性，またそれにより期待される結果をしっかりと把握しておくことがコースの成功にとって重要である
- 受講者のニーズに合わせて積極的にレッスンプランを調整する
- 受講者名簿やその他の視覚教材を活用して，受講者についての情報（氏名や関連する内容）を把握する

ディスカッション

- 自己紹介をし，追加のインストラクターがいる場合はそのインストラクターも紹介する。
- 受講者にも自己紹介（自分の氏名，職業，専門分野，職場など）をしてもらう。
    - 受講者の自己紹介の内容を記録し，ケースシナリオやレッスンを調整する際にする
- コースが双方向型であることを説明し，以下のチェックリストの使用方法について説明する
    - BLS スキルテストチェックリスト（小児，乳児）
    - 学習ステーション習熟度チェックリスト（呼吸器系，心臓系，ショック）
    - ケースシナリオテストチェックリスト（呼吸吸系，心臓系，ショック）
- 受講者が胸骨圧迫を行うレッスン 4 のように，コースの一部は身体的な負担な負担を伴う実習があることを説明する
- 膝や腰の問題など，身体的に困難な人は，インストラクターにその旨を伝えるように言う
- トイレや非常口などを含め，建物のレイアウトを説明する
- 建物内の AED の設置場所を教える
- 携帯電話はマナーモードに設定し，緊急の電話に出るときは廊下に出るよう伝える
- 受講者に終了予定時刻を伝える

レッスン 1
コースの概要

5 分

インストラクターへのヒント

- 日程の時間割には気を配り，各レッスンはできるだけ想定時間内に収める
- 受講者によって学び方が異なる場合があるため，多様な指導手法を使用する必要が生じうることに留意する（例：視覚を使って学ぶ人，聴覚を使って学ぶ人，または運動感覚を使って学ぶ人がいる）
- 昼食の前後や 1 日の終わりに，大人数のグループの場では尋ねにくい質問を受け付ける時間を数分間設けても良い。

「コースの概要」ビデオを再生する

大人数のグループで，受講者全員で以下を行う

- ビデオを再生する

ディスカッション

全受講者を 1 つの大きなグループとして，以下を説明する。

- 撮影のために医療処置を遅らせることはなかった。登場する子ども達はすべて，適時適切な医療処置を受けており，撮影にあたっては，事前に親の承諾を得ている
  - コースの主要概念を受講者に理解させる
  - 患者の救命に対する質の高い CPR の重要性
  - 質の高い BLS と，小児への介入および効果的なチームダイナミクスとの統合
- コースを通じてすべてのステーションに各自の『PALS プロバイダーマニュアル』を持参するよう伝える
- コースの修了条件を明確に伝える
  - PALS コースの修了条件
    - すべてのスキルステーションと学習ステーションに積極的に参加し，実習を行い，修了する
    - 小児に対するCPRおよびAEDと，乳児に対するCPRのスキルテストに合格する
    - 筆記試験に 84 ％以上のスコアで合格する
    - 以下の 2 つのケースシナリオで，チームリーダーまたはチームメンバーとして十分なパフォーマンスを示す
      - 心臓系ケースシナリオ
      - 呼吸器系ケースシナリオまたはショックケースシナリオのどちらか一つ

レッスン 2
小児蘇生の科学

10 分

学習目標
- AHA の BLS の推奨事項に則った質の高い CPR を実施する

インストラクターへのヒント
- ビデオを再生した後，この新しい情報がプロバイダーの臨床現場にどのように当てはまるのかを強調する
- コース全体を通じてこの情報が補強されることを受講者に納得させる
- ビデオから学んだ内容を最も効果的なものとするため，ビデオから学んだ内容と最新の科学情報を結び付け，それをどのように受講者の職務範囲で活用するかを説明する

「小児蘇生の科学」ビデオを再生する
- ビデオを再生する

ディスカッション
- 受講者の質問に簡潔に回答する（「BLS プロバイダーによる質の高い CPR 要素のまとめ」を参照）
- 質問がない場合は，主要概念を強調するため，受講者に質問してもよい

BLS プロバイダーによる質の高い CPR 要素のまとめ

要素	成人および青年期	小児 （1 歳～思春期）	乳児 （1 歳未満，新生児を除く）
現場の安全を確認する	救助者および傷病者にとって安全な環境であることを確認する		
心停止の認識	反応の有無をチェックする 呼吸なし，または死戦期呼吸のみ（正常呼吸なし） 10 秒以内にはっきりとした脈拍を触知できない （呼吸と脈拍のチェックは，10 秒未満で同時に実施できる）		
救急対応システムに出動を要請する	「携帯端末を使用できる場合は，救急サービスに通報する（119 番）」		
	自分 1 人しかおらず携帯電話を持っていない場合は，CPR を開始する前に，傷病者から離れて救急対応システムに出動を要請し，AED を取りに行く ほかにも救助者がいる場合は誰かに依頼し，CPR をただちに開始する。準備が整い次第ただちに AED を使用する	「卒倒を目撃した場合」 左記の成人および青年に対する手順に従う 「卒倒を目撃していない場合」 CPR を 2 分間行う 傷病者から離れて，救急対応システムに出動を要請し，AED を取りに行く 小児または乳児のところに戻ったら CPR を再開し，準備が整い次第ただちに AED を使用する	
胸骨圧迫と人工呼吸の比率（高度な気道管理器具を装着していない場合）	「救助者が 1 人または 2 人」 30：2	「救助者が 1 人」 30：2 「救助者が 2 人以上」 15：2	

（続く）

要素	成人および青年期	小児 （1 歳～思春期）	乳児 （1 歳未満，新生児を除く）
胸骨圧迫と人工呼吸の比率 （高度な気道管理器具を装着している場合）	継続的な胸骨圧迫を 100～120 回/分のテンポで行う 人工呼吸を 6 秒に 1 回（10 回/分）実施する	継続的な胸骨圧迫を 100～120 回/分のテンポで行う 人工呼吸は 2～3 秒ごとに 1 回（20～30 回/分）実施	
圧迫のテンポ	100～120 回/分		
圧迫の深さ	少なくとも5 cm*	胸郭前後径の 少なくとも1/3 約 5 cm	胸郭前後径の 少なくとも1/3 約 4 cm
手の位置	胸骨の下半分に両手を置く	救助者が 1 人胸部中央の乳頭間線のすぐ下に 2 本の指または両母指を置く	**救助者が 1 人** 胸部中央の乳頭間線のすぐ下に 2 本の指または両母指を置く **救助者が 2 人以上** 胸部中央の乳頭間線のすぐ下に両母指を置き，胸郭包み込み圧迫法を行う 救助者が，推奨される圧迫の深さを達成できない場合，手のひらの付け根を使う方法が妥当である。
胸壁の戻り	圧迫のたびに胸壁が完全に元に戻るまで待つ（圧迫の中断のたびに，胸部によりかからない）		
中断を最小限に抑える	CCF の目標を 80% として胸骨圧迫の中断を 10 秒未満に抑える		

*圧迫の深さは 6 cm を超えないようにする。
略語：AED：自動体外式除細動器，CCF：胸骨圧迫の割合，CPR：心肺蘇生。

レッスン 3
CPRコーチと高い能力を持つチーム

20 分

学習目標
- 高い能力を持つチームの一員としての役割を果たす

インストラクターへのヒント

- CPRコーチの役割と責任について簡単に説明する
- 受講者を 1 組 3 ～ 4 人のグループに分ける
- 各グループの CPRコーチを指名する
- CPRコーチはモニター／除細動器担当者の役割を果たし，モニター／除細動器の担当を交代しないことを説明する
- グループに 3 分間の CPR を実施させ，3 分の間に少なくとも 1 回は胸骨圧迫担当を交代させる
- すべての受講者に CPRコーチとして実習をする機会を与える
- チームと CPRコーチに，胸骨圧迫を 5 秒以上中断しないよう指示する
- 器材があり，受講者が無理なく使用できるようであれば，チームに AED ではなく手動式除細動器を使用するよう指示する
- チームの練習を観察し，個々の CPR スキルに不十分な点があれば修正する

受講者による実習
- 受講者は以下のスキルを練習する
    - CPR のスキル（質の高い胸骨圧迫，人工呼吸，AED の使用）
    - チームダイナミクスのすべての側面（例：クローズドループコミュニケーション，自分の限界を知る）
    - 高い能力を持つチームのスキル（例：胸骨圧迫中の待機，効果的な胸骨圧迫の交代，リズム解析および除細動前のチャージ）
    - CPRコーチのスキル（例：圧迫交代プランの説明および実施，除細動，胸骨圧迫と人工呼吸の質など）

レッスン 4A
テストステーション：小児に対する質の高い BLS のテスト

30 分

インストラクターへのヒント

- 小児に対する CPR および AED スキルテストチェックリストの内容をよく理解しておく
- レッスンのこの部分では，各受講者のチェックリストを記入する
- 2 つのグループを同時に評価してもよい（「テストステーション：乳児に対する質の高い BLS テスト」を参照）
  - 2 グループで同じスキルをテストする：2 グループとも小児に対する BLS または乳児に対する BLS，あるいは
  - 2 グループで異なるスキルをテストする：1 グループは小児に対する BLS，もう 1 グループは乳児に対する BLS

スキルテスト

- 受講者をグループに分けてテストする
- 1 グループは 3～4 人とする（または地域のプロトコールに従う）
  - CPR コーチ／除細動担当者
  - 気道担当者
  - 胸骨圧迫担当者
  - 2 人目の胸骨圧迫担当者
- 胸骨圧迫，バッグマスクを使った人工呼吸，AED の使用に関して受講者を評価する
- 各ローテーションを 10 分とする
  - 5 分間の CPR の後，5 分間の受講者同士のデブリーフィングを行う
- デブリーフィングは受講者に任せるが，受講者のパフォーマンスに差があり，そのことをチームが認識していない場合は，インストラクターが助言を与えてもよい
- 5 分間の CPR 中，CPR コーチは交代しない
- 各受講者は，インストラクターの指示を受けずに，救助者 2 人体制の CPR および AED の手順全体を実施しなければならない
- 各受講者が以下のことを適切に実施できているか慎重に観察する
  - 圧迫のテンポ（ストップウォッチを使用する）
  - 圧迫の深さ（フィードバック装置を使用する）
- 受講者がチェックリストの条件に合格しなかった場合は，直後の補習を受けるように伝える
  - 受講者は，このステーション中に 1 回再テストを受けることができる
  - 再テストで合格できなかった場合は，コース終了時にその受講者が正式な補習を受けられるようにすること（補習については『PALS インストラクターマニュアル』の「パート 4：テスト」を参照）
- 受講者ごとに，小児に対する CPR および AED スキルテストチェックリストを記入する
- 患者の生存のために質の高い CPR が重要であることについてまとめる

レッスン 4B
テストステーション：乳児に対する質の高い BLS のテスト

30 分

インストラクターへのヒント

- テスト前に，乳児に対する CPR スキルテストチェックリストを確認する
- テスト中に各受講者のスキルテストチェックリストを記入する
- 2 つのグループを同時に評価してもよい（「テストステーション：小児に対する質の高い BLS テスト」を参照）
  - 2 グループで同じスキルをテストする：2 グループとも小児に対する BLS または乳児に対する BLS，あるいは
  - 2 グループで異なるスキルをテストする：1 グループは小児に対する BLS，もう 1 グループは乳児に対する BLS

スキルテスト

- 受講者をグループに分けてテストする
- 1 グループは 3～4 人とする（または地域のプロトコールに従う）
  - CPRコーチ
  - 気道担当者
  - 胸骨圧迫担当者
  - 2 人目の胸骨圧迫担当者
- 胸骨圧迫，バッグマスクを使った人工呼吸，AED の使用に関して受講者を評価する
- 各ローテーションを 10 分とする
  - 5 分間の CPR の後，5 分間の受講者同士のデブリーフィングを行う
- デブリーフィングは受講者に任せるが，受講者のパフォーマンスに差があり，そのことをチームが認識していない場合は，インストラクターが助言を与えてもよい
- 各受講者は，インストラクターの指示を受けずに，救助者 2 人体制の CPR の手順全体を実施しなければならない
- 各受講者が以下のことを適切に実施できているか慎重に観察する
  - 圧迫のテンポ（ストップウォッチを使用する）
  - 圧迫の深さ（フィードバック装置を使用する）
- 受講者がチェックリストの条件に合格しなかった場合は，直後の補習を受けるように伝える
  - 受講者は，このステーション中に 1 回再テストを受けることができる
  - 再テストで合格できなかった場合は，コース終了時にその受講者が正式な補習を受けられるようにすること
- 受講者ごとに，乳児に対する CPR スキルテストチェックリストを記入する
- 患者の生存のために質の高い CPR が重要であることについてまとめる

レッスン 4C
学習／テストステーション：
小児および乳児の窒息（オプション）

20 分

学習目標
- AHA の BLS の推奨事項に則った質の高い CPR を実施する

インストラクターへのヒント
- 中断せずにビデオを再生する。コメントを付け加える場合はビデオが終わった後に行う。

「窒息の解除」ビデオを再生する
- ビデオを再生する
- ビデオでは，小児および乳児の窒息に対する介入の実演を見る

ビデオを見ながら練習（PWW）：乳児における窒息の解除
- 受講者に乳児の窒息に対する介入の実習をすると伝える
- ビデオを再開する
- 窒息に対する介入手技の実習中は，必ずビデオに視線を向けさせる
- フィードバック装置を使用する
- よかった点は褒め，修正すべき点は指摘する

ディスカッション：デブリーフィング
- 具体的にどの要素が難しいと感じましたか。
- 同じスキルをもう一度行うよう指示された場合，前回とは違う行動をしようと思う点はありますか？
    - どのような点ですか？
    - それはなぜですか？

レッスン 5A
学習ステーション：気道管理（オプション）

20 分

学習目標
- 呼吸窮迫と呼吸不全に対する早期介入を実施する

インストラクターへのヒント

- ケースの初期段階にはリファレンスカードまたは『ECC ハンドブック』を使用してもよいが，ケースの進行に伴いこれらの資料に頼るのを減らすように受講者に促す
- デブリーフィングでは，受講者の意識を引き付け集中力を高めるため，受講者の視点を重視した自由回答形式の質問をする

受講者による実習

- 受講者をマネキンの周りに配置させる
- 気道管理スキルステーション習熟度チェックリストに記載されている以下のスキルを受講者に実施させ，気道管理スキルチェックを完了させる
    - 高流量および低流量酸素供給システムの違いを口頭で説明する
    - 鼻カニューレの最大流量（4 L/分）を述べる
    - 頭部後屈 － あご先挙上法および下顎挙上法を用いて気道を確保する
    - 心停止からの自己心拍再開（ROSC）後，酸素飽和度が 94〜99 %を維持するように F_{IO_2} を調節する
    - OPA の別の適応について口頭で説明する
    - 正しいサイズの OPA を選択する
    - OPA を正しく挿入する
    - OPA 挿入後の呼吸を評価する
    - OPA を適切に留置し吸引をする。吸引に 10 秒以上かけないことを口頭で説明する
    - 換気用の正しいサイズのマスクを選択する
    - バッグマスクを装着し，EC クランプ法を用いてマスクを顔に密着させ，気道を確保し，効果的に換気する
    - バッグマスクを用いて，胸が上がる人工呼吸を 2 回（それぞれ約 1 秒）行う
- 必要に応じてフィードバックを与える
- 各受講者のスキル能力を評価し，評価結果を PALS コース進行チェックリストに記録する

レッスン 5B
学習ステーション：血管確保（オプション）

20 分

学習目標
- ショックの治療のための早期介入を実施する

インストラクターへのヒント
- 経験や職務範囲によっては，骨髄路の確保に不安を覚える受講者がいる。このような受講者には特別に時間を与え，不安感を減らし自信を持てるように励ます

「骨髄路の確保」ビデオを再生する
- ビデオを再生する

受講者による実習
- このステーションでは 6 人の受講者が共同で練習を行う
- スキルステーション習熟度チェックリストに従って，受講者に骨髄路穿刺の実習をさせる
- 各受講者が静注／骨髄内ボーラス投与の器材（三方活栓，シリンジ，点滴ラインなど）を迅速に準備できることを確認する
- 各受講者が適切に骨髄路を確保し，骨髄針が骨髄腔に達したことを確認できたかどうか確認する
- 骨髄針穿刺，輸液の静注／骨髄内投与，薬剤の静注の際に修正点を指摘する

ディスカッション
- 難しかったところはありますか？
- 同じスキルをもう一度行うよう指示された場合，前回とは違う行動をしようと思う点はありますか？
  - どのような点ですか？
  - それはなぜですか？

レッスン 5C
学習ステーション：心リズム障害／電気的治療（オプション）

20 分

学習目標
- 不整脈の治療を実施する

インストラクターへのヒント
- 実習の前に，受講者をすべての器材に慣れさせておく
- 経験や職務範囲によっては，このレッスンでの実技に不安を覚える受講者がいる。このような受講者には特別に時間を与え，不安感を減らし自信を持てるように励ます

ディスカッション
- 心リズム障害／電気的治療スキルステーション習熟度チェックリストを使用する
- このステーションでは 6 人の受講者が共同で練習を行う
- 以下のスキルの実演を行う
  - 心電計リードを装着する
  - モニターを用いて心電図を記録する
  - 除細動器／同期電気ショックの電極パッドを装着する
  - 除細動と同期電気ショックを実行する
- 上記のスキルを受講者に練習させ，適切に実行できているか評価する
- 選択した心リズムを受講者が認識でき，適応がある場合，そのリズムに適切な電気的治療を述べられることを確認する
- 評価結果を PALS コース進行チェックリストに記録する

受講者による実習
レッスンのこのパートでは，受講者が器材（心電図モニターおよび手動式除細動器）の有効かつ安全な使用法を実演し，インストラクターが受講者のスキルを評価する。

受講者を器材の周りに集め，1 人ずつ順番に各受講者に以下をすべて実演させる。

1. モニターの使用：心電計リードを適切に装着し，モニターの電源を入れ，心電図を記録し，モニターの適切な操作方法を示す
2. 電気的治療を必要とする心リズムを認識する。心室頻拍（除細動），心室細動（除細動），不安定な上室性頻拍（同期電気ショック：カルディオバージョン）など

3. 除細動の手順の実施：乳児または小児に適したパドル／パッドを選択して装着し，適切なエネルギー量（2〜4 J/kg）を設定し，適切なモード（非同期）を選択し，充電し，充電が完了したら患者から離れさせ，放電が開始されるまでショックボタンを押し続ける
4. 電気ショックの手順の実施：乳児または小児に適したパドル／パッドを選択して装着し，適切なエネルギー量（0.5〜1 J/kg）を設定し，適切なモード（同期）を選択し，充電し，充電が完了したら患者から離れさせ，放電が開始されるまでショックボタンを押し続ける

PALS コース進行チェックリストに各受講者の評価結果を記録する。

ディスカッション
- 難しかったところはありますか？
- 器材の中で不慣れなもの，あるいは使い慣れているものと異なるものはありましたか？

レッスン 6
学習ステーション：死への対応（オプション）　　　20 分

インストラクターへのヒント
- 最近近親者を亡くした受講者には，このビデオを見るのは辛いかもしれないと伝える
- このレッスンへの参加は，PALS コースの修了に必須ではない
- 受講者は自分の判断でこのビデオを見ないことも選択できる

「死への対応」ビデオを再生する（オプション）
- 受講者がビデオから学ぶことを説明する
- ビデオを再生する
- 受講者の質問に回答する

ディスカッション
- どうすれば患者が死亡したことをもっと効果的に伝えられたかについてディスカッションする
  - 廊下でプライバシーのない状態で死亡を伝えられた
  - 死亡の説明に曖昧な言い回しが使用された
  - 「死亡」または「亡くなった」という言葉は使用されなかった
  - 医師は家族を残して「他の緊急事態」の対応に向かった
  - 医師は，家族を支えるもしくは質問に答える人物がいない状態で家族の元を離れた
- 受講者に質問がないかどうか尋ねる

レッスン 7
シミュレーションを用いたケースシナリオ実習：
6 つのケースシナリオ　　　　25 分（1 つのシナリオにつき）

インストラクターへのヒント

- コース日程で各日にどのケースシナリオを使用するかについて追加情報を参照する
  - シナリオは，最も簡単なものから最も複雑なものまでグループ分けされている
- 全ケースシナリオについては『PALS インストラクターマニュアル』を参照する
- この時間を利用して，受講者の不得意な部分を克服させる―これがケースシナリオテスト前の最後の学習機会となる
- すべての受講者が少なくとも 1 回チームリーダー役を経験すること
- 全部で 6 つのシナリオ（各タイプに 2 つのシナリオ）を実習する必要がある
- 受講者に，スキルステーション習熟度チェックリストに記載されているすべてのスキルを練習させ，実演させる
- 問題のある受講者を早く見つけて指導する
  - テストはチーム全体で行う
  - パフォーマンスを改善するため，チームメンバーが互いに指導し合うことを促す

シミュレーション／デブリーフィング
ケースシミュレーションとデブリーフィングの際には，ストップウォッチを用いる。

プレブリーフィング（5 分）
客観的な時間目標を含め，ケースプランと目標を設定する

シミュレーション（10 分）

- ストップウォッチを 10 分に設定する
- シミュレーションの場所にイスを置かない（誰も座っていてはいけない）
- 各受講者に役割が割り当てられていることを確認する。以降の患者シミュレーションで役割を交代する
- 該当するケースシミュレーションのインストラクター用ケースシナリオの導入部を読み上げ，シミュレーションを開始する
- チームと協力してケース管理を開始するようチームリーダーに指示する
- マネキンから得られない情報を提示する
- インストラクター用ケースシナリオに記載されている行動を指針として，チームリーダー／チームのパフォーマンスを評価する
- 中断することなく，シミュレーションを 10 分間継続する
- 10 分後にシミュレーションを終了させる

デブリーフィング (10 分)

- ストップウォッチを 10 分に設定する
- 時間管理／記録係に質問して，シミュレーション中に生じた行動を振り返る
- インストラクター用ケースシナリオのデブリーフィングツールを参考に，チームのデブリーフィングを行う
- スキルステーション習熟度チェックリストを用いて，観察係にフィードバックを行わせる
- ケースの主要概念を要約する
- 「PALS コース進行チェックリスト」を参考に，受講者のパフォーマンスをモニターする

構造化されサポートされたデブリーフィングのプロセス

「情報収集」

- 受講者の声に耳を傾け，受講者がシミュレーションについて何を考えどのように感じているかを理解する
- チームリーダーに感想を述べてもらう
- チームからの説明または補足情報を求める

「分析」

- 受講者に自身の行動に対する振り返りと分析を促す
- イベントの正確な記録を確認する
- 観察内容を報告する（正しい手順と誤った手順の両方について）
- 受講者が，シミュレーション中の自分のパフォーマンスと，デブリーフィング中に感じたことについて徹底的に振り返りできるよう支援する
- セッションの目標から焦点がそれないように，デブリーフィング中の受講者の話の方向を調整する

「要約」

- 学習したレッスンの理解と確認を促す
- 受講者からのコメントや感想をまとめる
- 受講者に，チームや個々の行動のよかった面を理解させる
- 受講者に，チームや個々の行動の改善や修正が必要な面を理解させる

受講者 6 人のグループのローテーション表見本（1 ケース当たり 20 分）

チームの役割	最初のケース	次のケース
チームリーダー	受講者 1	受講者 2
気道	受講者 2	受講者 3
静注／骨髄内投与／薬物投与	受講者 3	受講者 4
モニター／除細動器担当者／CPRコーチ	受講者 4	受講者 5
胸骨圧迫	受講者 5	受講者 6
時間管理／記録係	受講者 6	受講者 1

- 受講者が 6 人未満の場合は，役割を兼任させる。受講者が 7 人以上の場合は，観察係を追加する。
- ケースシナリオの順番は必ずしもこの通りにしなくてもよい。インストラクターに無理のないようにケースシナリオの順番を決めること

レッスン 8
ケースシナリオテスト:
3 のケースシナリオ　　　　　25 分 (1 つのシナリオにつき)

 テスト

PALS ケースシナリオテストは，6人の受講者で以下の課題を行う。

- テストするカテゴリーの順番（例：呼吸，ショック，心臓）を選択するようチームに指示する
- できれば職務範囲に従ってメンバーの役割を割り当てるようチームに指示する
- チームは 2 つのケースシナリオに合格しなければならない
  – チームが最初のシナリオと 2 番目のシナリオに合格した場合でも，3 番目のシナリオを実習しなければならない。円滑に進まなかったシナリオタイプに再挑戦する（例：2 番目の心原性ショックのケースシナリオを行う）
- チームリーダーとチームメンバーの両方を評価して，チームの習熟度を評価する
- PALS ケースシナリオテストチェックリストにチームのパフォーマンスを記録する
- テスト中は指導したりヒントを与えたりしてはならない
- チームのパフォーマンスについて簡潔にフィードバックを行う
- PALS コース進行チェックリストに評価結果を記録する

補習を繰り返したにもかかわらず，ケースシナリオテストまでに受講者のスキルがケースシナリオおよび高い能力を持つチームの基準を満たしていない場合

- 練習を繰り返す必要があることを理解させ，自らのパフォーマンスでチームに迷惑をかけないよう言い聞かせた上で，受講者にテストの継続を認める，あるいは
- 練習を繰り返す必要があることを理解させた上で退席させ，チームにテストの継続を認める

レッスン 9
試験

60 分

 ## 試験

すべての受講者が資料持ち込み可の筆記試験を受けなければならない

- 試験はオンラインで実施されるが，ときには紙での試験が必要とされる場合もある。筆記試験の実施に関する詳細についてはインストラクターネットワークを参照のこと。
- 解答用紙を回収し，採点する
- 受講者とともに解答を確認する

試験の詳細

- この試験は資料持ち込み可の筆記試験である。資料として，『PALS プロバイダーマニュアル』（印刷版，または個人用端末に保存された eBook），受講時に受講者が取ったノート，『ECC ハンドブック』，『AHA 心肺蘇生と救急心血管治療のためのガイドライン 2020（2020 AHA Guidelines Update for CPR and ECC）』，ポスターなどが挙げられる。「資料持ち込み可」とは，他の受講者やインストラクターと自由に話し合ってもいいという意味ではない。
- 筆記試験中，受講者は話し合ってはならない
- 受講者が試験を終えたら，採点する
- 注釈付きの解答集を参照して，正しく解答できなかった問題について話し合う
- 質問に回答する
- スコアが 84 ％未満であった受講者には，直ちに補習を行う必要がある
  - 受講者が間違いを理解し，解答を修正できるようにする
  - 2 回目のテストを実施するか，不正解だった問題を口頭で復習して，受講者が間違いを確実に理解するようにする

レッスン REM
補習

ケースシナリオの再テストでは，インストラクターが複数のチームメンバーの役割を兼ねるか，手が空いている他の受講者がチームメンバーとなってもよい

筆記試験
- 補習を受ける必要がある各受講者に対し，コースの復習をさせる
- 必要に応じて再テストを行う
- フィードバックを行う
- 習熟度を評価する

HeartCode® PALS レッスンプラン

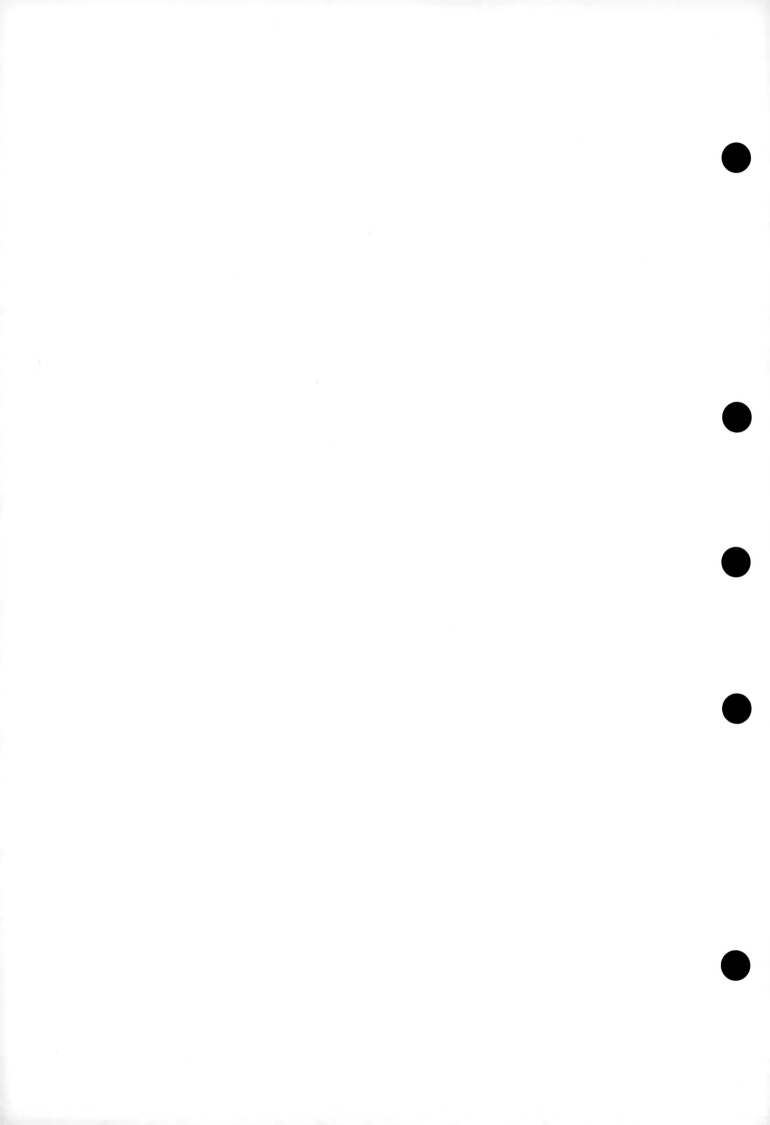

コース開講前の準備

インストラクターへのヒント

- 伝えたいことをしっかり伝えられるように入念に準備し，起こりうる疑問や問題を事前に予測する－準備のうちこの部分に費やす時間は重要である
- 以下のような起こりうる問題に対する準備をしておく
  - インストラクターマニュアルが届かない
  - 器材の不具合／誤動作
  - 電池切れ

講習 30～60 日前

- 以下を含むコースの詳細を決定する
  - 受講対象者
  - 受講者数
  - 特別な支援または器材
- 器材を確認し，手配する
- 日程が決まり次第，教室を予約する
- 必要に応じて追加のインストラクターを手配する
  - 大人数のグループでの活動の場合，教室の大きさやモニターの数に応じて各グループの受講者の人数を決める
  - 学習ステーションの場合，受講者とインストラクターの比率は 6:1，最大で 8:1 とする（必要に応じて所要時間が増える）

受講前に，受講者は以下の分野の知識を深めておく必要がある。

- 心電図リズムの判定
- 薬理学
- 実践的応用

受講者が確実にコースの概念を理解できるように，PALS コースの開講前に準備コースを設けることを検討してもよい。

講習 3 週間前まで

- 教室の予約と環境の整備状況を確認する
- 受講者に事前案内と教材を送付する
- コースに参加して修了するには受講前の準備が必要であることを受講者に理解させる
- 参加する追加インストラクターの出席を確認する
- 地域や施設の治療プロトコールについて調べ，ディスカッションの準備をする

講習前日

- 教室の準備を整える
- 講習の規模に合わせ，必要に応じて追加のインストラクターと計画を調整する
- すべての器材が確保でき，適切に作動することを確認する
- 器材のための予備バッテリーを確保しておく
- トレーニングセンターのコーディネーターに，当該トレーニングセンターで必要な書類について確認する
- コースの必要書類がすべて整っていることを確認する（PALS 器材リストを参照）
- インストラクターが各自の担当ステーションとローテーションを把握していることを確認する

講習当日

- すべての器材が正常に動作することを確認する
- 受講者が到着したら挨拶をして，受講者の緊張をほぐす
- 受講者に，受講者名簿に記入してもらう−受講者名簿はトレーニングセンターによって異なる場合がある。どの名簿を使うかトレーニングセンターに確認すること
- 各受講者から HeartCode PALS のオンライン講習の修了証を回収する。

PALS 器材リスト

器材と備品	必要な数量	使用する場所・タイミング
書類		
事前案内	受講者 1 人あたり 1 部	開講前
受講者名簿（コースロスター）	1 クラスあたり 1 部	コースの最初
名札	受講者 1 人およびインストラクター 1 人あたり 1 個	すべて
コース日程（アジェンダ）	受講者 1 人およびインストラクター 1 人あたり 1 個	すべて
コース修了カード	受講者 1 人あたり 1 部	コースの終了時
『PALS プロバイダーマニュアル』	受講者 1 人およびインストラクター 1 人あたり 1 個	すべて
レッスンプラン付き『PALS インストラクターマニュアル』	インストラクター 1 人あたり 1 個	すべて
インストラクター用ケースシナリオ	インストラクター 1 人あたり 1 個	すべて

（続く）

器材と備品	必要な数量	使用する場所・タイミング
チームメンバー役割ラベル	1 ステーションにつき 1 組（各受講者のチームでの役割識別用）	すべての少人数グループのステーション
スキルステーション習熟度チェックリスト	受講者 1 人およびインストラクター 1 人あたり 1 個	BLS およびスキルステーション
PALS コース進行チェックリスト	インストラクター 1 人あたり 1 個	すべて
心臓系，ショック，呼吸器系の練習シナリオチェックリスト	受講者 1 人あたり 1 部	学習ステーション：気道管理，学習ステーション：血管確保，学習ステーション：心リズム障害／電気的治療
小児および乳児に対する BLS スキルテストチェックリスト	受講者 1 人あたり 1 部	小児および乳児に対する質の高い BLS 実習とテスト
ECC ハンドブック（オプション）	受講者 1 人およびインストラクター 1 人あたり 1 個	任意，すべて
PALS アルゴリズム／フローチャート	ステーションごとに 1 セット	すべて
PALS 筆記試験の問題用紙（インストラクター主導のコースのみ）	オンライン試験の予備として必要であれば紙のコピー	筆記試験
未記入の解答用紙（インストラクター主導のコースのみ）	必要に応じて受講者 1 人あたり解答用紙 2 枚	筆記試験
解答集／注釈付きの解答集（インストラクター主導のコースのみ）	1 クラスあたり 1 部	筆記試験
アルゴリズムポスター	1 クラスあたり 1 部	心臓系ケースシナリオディスカッション，学習ステーション：心リズム障害／電気的治療
施設で用いられている書式	1 クラスあたり 1 部	心臓系ケースシナリオディスカッション
学習ステーション習熟度チェックリスト	受講者 1 人あたり 1 部	小児および乳児に対する質の高い BLS 実習，学習ステーション：気道管理，学習ステーション：心リズム障害／電気的治療，学習ステーション：血管確保
AV 機器（視聴覚機器）		
インターネットにアクセスでき，ストリーミングが可能な性能を備えたコンピュータとプロジェクションスクリーン	ステーションごとに 1 台	コースの概要，PALS 科学の概要，小児および乳児に対する質の高い BLS 実習とテスト，学習ステーション：気道管理，学習ステーション：心リズム障害／電気的治療，学習ステーション：血管確保，体系的アプローチ，チームダイナミクス
コースビデオ	1 部	コースの概要，PALS 科学の概要，小児および乳児に対する質の高い BLS 実習とテスト，学習ステーション：気道管理，学習ステーション：心リズム障害／電気的治療，学習ステーション：血管確保，体系的アプローチ，チームダイナミクス

（続く）

器材と備品	必要な数量	使用する場所・タイミング
CPR および AED の器材		
BLS フィードバック装置	ステーションごとに 1 台	小児および乳児に対する質の高い BLS 実習とテスト, 学習ステーション:心リズム障害／電気的治療, 心臓ケースシナリオディスカッション
シャツを着た小児 CPR マネキン (フィードバック装置)	受講者 3 人ごとに 1 台	小児および乳児に対する質の高い BLS 実習とテスト, 学習ステーション:心リズム障害／電気的治療, 心臓系ケースシナリオディスカッション, ショックケースシナリオディスカッション
乳児 CPR マネキン (フィードバック装置)	受講者 3 人ごとに 1 台	小児および乳児に対する質の高い BLS の実習とテスト, 心臓系緊急事態の管理学習ステーション, 心臓系ケースシナリオディスカッション, ショックケースシナリオディスカッション
小児気道マネキンまたは挿管ヘッド	受講者 3 人ごとに 1 台	学習ステーション:気道管理, 呼吸器系ケースシナリオディスカッション
乳児気道マネキンまたは挿管ヘッド	受講者 3 人ごとに 1 台	学習ステーション:気道管理, 呼吸器系ケースシナリオディスカッション
ストップウォッチ／タイマー	インストラクター 1 人あたり 1 個	小児および乳児に対する質の高い BLS 実習とテスト
カウントダウンタイマー	インストラクター 1 人あたり 1 個	小児および乳児に対する質の高い BLS 実習とテスト
成人および小児用 AED トレーニングパッド付き AED トレーナー	受講者 3 人ごとに 1 台	小児および乳児に対する質の高い BLS 実習とテスト, 学習ステーション:心リズム障害／電気的治療, 心臓ケースシナリオディスカッション
CPR 用バックボード	受講者 3 人ごとに 1 台	小児および乳児に対する質の高い BLS の実習とテスト, 心臓系ケースシナリオディスカッション
CPR 用の踏み台	受講者 3 人ごとに 1 台	小児および乳児に対する質の高い BLS の実習とテスト, 心臓系ケースシナリオディスカッション
気道および換気		
乳児気道マネキンまたは挿管ヘッド	受講者 3 人ごとに 1 台	学習ステーション:気道管理, 呼吸器系ケースシナリオディスカッション
小児用ポケットマスクおよび乳児用ポケットマスク	受講者 3 人あたり 1 個, または受講者 1 人あたり 1 個	小児および乳児に対する質の高い BLS の実習とテスト, 呼吸器系ケースシナリオディスカッション
一方向弁	受講者 1 人あたり 1 個	小児および乳児に対する質の高い BLS の実習とテスト, 呼吸器系ケースシナリオディスカッション
バッグマスク • 乳幼児用 450〜500 mL • 年長児/青少年用 1000 mL	受講者 3 人ごとに 1 個	小児および乳児に対する質の高い BLS 実習とテスト, 学習ステーション:心リズム障害／電気的治療, 呼吸器系ケースシナリオディスカッション, ショックケースシナリオディスカッション
リザーバー付き非再呼吸式マスク	ステーションごとに 1 個	学習ステーション:気道管理, 呼吸器系ケースシナリオディスカッション, ショックケースシナリオディスカッション
鼻カニューレ	ステーションごとに 1 個	学習ステーション:気道管理, 呼吸器系ケースシナリオディスカッション

（続く）

器材と備品	必要な数量	使用する場所・タイミング
高流量鼻カニューレ（任意）	ステーションごとに1個	学習ステーション：気道管理, 呼吸器系ケースシナリオディスカッション
簡易酸素マスク	ステーションごとに1個	学習ステーション：気道管理, 呼吸器系ケースシナリオディスカッション
吸引カテーテル	1ステーションあたり各種サイズ1組	学習ステーション：気道管理, 呼吸器系ケースシナリオディスカッション
噴霧器（吸入器）	ステーションごとに1セット	学習ステーション：気道管理, 呼吸器系ケースシナリオディスカッション
波形表示呼気 CO_2 モニター（フィードバック装置）	写真で代用してもよい	学習ステーション：気道管理, 学習ステーション：心リズム障害／電気的治療, 呼吸器系ケースシナリオディスカッション, 心臓系ケースシナリオディスカッション, ショックケースシナリオディスカッション
聴診器	マネキンごとに1個	学習ステーション：気道管理, 呼吸器系ケースシナリオディスカッション, ショックケースシナリオディスカッション
身長別カラーコード化蘇生テープ	ステーションごとに1枚	学習ステーション：気道管理, 学習ステーション：心リズム障害／電気的治療, 呼吸器系ケースシナリオディスカッション, 心臓系ケースシナリオディスカッション, ショックケースシナリオディスカッション, 学習ステーション：血管確保
タオル	受講者3人ごとに1枚	学習ステーション：気道管理, 呼吸器系ケースシナリオディスカッション
呼気 CO_2 検知器：成人・小児・乳児用	ステーションごとに1個	学習ステーション：気道管理, 呼吸器系ケースシナリオディスカッション, ショックケースシナリオディスカッション
チューブ固定具またはテープ（小児用）	マネキンごとに1個	学習ステーション：気道管理, 呼吸器系ケースシナリオディスカッション
リズム認識および電気的治療		
リード線付き心電図モニター, 電極, パッド（乳児, 小児用／成人用）	ステーションごとに1セット	学習ステーション：心リズム障害／電気的治療, 心臓ケースシナリオディスカッション
リズムジェネレータ	コースごとに1台	学習ステーション：心リズム障害／電気的治療, 心臓ケースシナリオディスカッション
AEDトレーナー	ステーションごとに1台	学習ステーション：心リズム障害／電気的治療, 心臓ケースシナリオディスカッション
身長別カラーコード化蘇生テープ		学習ステーション：心リズム障害／電気的治療
BLSフィードバック装置		学習ステーション：心リズム障害／電気的治療
波形表示呼気CO_2モニター（推奨）		学習ステーション：心リズム障害／電気的治療

（続く）

器材と備品	必要な数量	使用する場所・タイミング
器材および薬剤		
骨髄路確保用マネキン	1台（代替骨付き）	学習ステーション：血管確保，ショックケースシナリオディスカッション
骨髄穿刺ドリルおよび針（推奨）	ドリル1本，各種サイズの針1組	学習ステーション：血管確保，ショックケースシナリオディスカッション
用手用骨髄針	ステーションごとに3本	学習ステーション：血管確保，ショックケースシナリオディスカッション
呼吸器系の薬剤：蘇生薬または薬剤カード • サルブタモール • イプラトロピウム • ラセミ体アドレナリン 1 mg/mL（2.25%） • 筋注用アドレナリン 1 mg/mL	受講者1人あたり1個	呼吸器系ケースシナリオディスカッション
心臓系の薬剤：蘇生薬または薬剤カード • アデノシン • アミオダロン • 硫酸アトロピン • アドレナリン 0.1 mg/mL • グルコース • リドカイン • 硫酸マグネシウム		心臓系ケースシナリオディスカッション
ショックの薬剤：蘇生薬または薬剤カード • 硫酸アトロピン • アドレナリン 0.1 mg/mL • 輸液 • グルコース • 陽性変力作用薬 • 血管収縮薬		ショックケースシナリオディスカッション
輸液バッグ	1個	学習ステーション：血管確保，ショックケースシナリオディスカッション
三方活栓	1個	学習ステーション：血管確保，ショックケースシナリオディスカッション
60 cc ロック式シリンジ	1本	学習ステーション：血管確保，ショックケースシナリオディスカッション
シリンジ	1ステーションあたり2～3本	学習ステーション：血管確保，ショックケースシナリオディスカッション

（続く）

器材と備品	必要な数量	使用する場所・タイミング
高度な気道管理（気管チューブと 1 つ以上の声門上デバイスを選択すること）		
口咽頭エアウェイ	各種乳児用／小児用サイズ／各 1 個	小児および乳児に対する質の高い BLS 実習とテスト, 呼吸器系ケースシナリオディスカッション, 気道管理, 緊急事態の管理学習ステーション
声門上エアウェイ	各種サンプルサイズ	学習ステーション：気道管理, 呼吸器系ケースシナリオディスカッション
MDI（定量吸入器）, スペーサー, マウスピース／マスク	ステーションごとに 1 セット	学習ステーション：気道管理, 呼吸器系ケースシナリオディスカッション
水溶性潤滑剤	ステーションごとに 1 つ	学習ステーション：気道管理, 呼吸器系ケースシナリオディスカッション
喉頭鏡ハンドル	受講者 3 人あたり成人用と小児用 1 本ずつ	学習ステーション：気道管理, 呼吸器系ケースシナリオディスカッション
喉頭鏡ブレード	複数の直線型ブレードと曲型（マッキントッシュ型）ブレード	学習ステーション：気道管理, 呼吸器系ケースシナリオディスカッション
スタイレット付きのカフ付きおよびカフなし気管チューブ	気道管理用マネキンに合う各種サイズ	学習ステーション：気道管理, 呼吸器系ケースシナリオディスカッション
安全性		
鋭利医療器具廃棄容器（本物の針を使用している場合）	ステーションごとに 1 個	学習ステーション：血管確保, ショックケースシナリオディスカッション
実習交代時およびコース後の器材消毒用備品		
マネキン消毒用備品	受講者交代時に必要に応じて	小児および乳児に対する質の高い BLS 実習とテスト, 学習ステーション：気道管理, 学習ステーション：心リズム障害／電気的治療, 学習ステーション：血管確保, 呼吸器系ケースシナリオディスカッション, 心臓系ケースシナリオディスカッション, ショックケースシナリオディスカッション

コースの紹介   5 分

インストラクターへのヒント

- 伝えたい事項，その重要性，またそれにより期待される結果をしっかりと把握しておくことがコースの成功にとって重要である
- 受講者のニーズに合わせて積極的にレッスンプランを調整する
- 受講者名簿やその他の視覚教材を活用して，受講者についての情報（氏名や関連する内容）を把握する

ディスカッション

- 自己紹介をし，追加のインストラクターがいる場合はそのインストラクターも紹介する。
- 受講者にも自己紹介（自分の氏名，職業，専門分野，職場など）をしてもらう。
    - 受講者の自己紹介の内容を記録し，ケースシナリオやレッスンを調整する際にする
- コースが双方向型であることを説明し，以下のチェックリストの使用方法について説明する
    - BLS スキルテストチェックリスト（小児，乳児）
    - 学習ステーション習熟度チェックリスト（呼吸器系，心臓系，ショック）
    - ケースシナリオテストチェックリスト（呼吸吸系，心臓系，ショック）
- 受講者が胸骨圧迫を行うレッスン 4 のように，コースの一部は身体的な負担な負担を伴う実習があることを説明する
- 膝や腰の問題など，身体的に困難な人は，インストラクターにその旨を伝えるように言う
- トイレや非常口などを含め，建物のレイアウトを説明する
- 建物内の AED の設置場所を教える
- 携帯電話はマナーモードに設定し，緊急の電話に出るときは廊下に出るよう伝える
- 受講者に終了予定時刻を伝える

レッスン 1A
テストステーション：小児に対する質の高いBLSのテスト

30 分

インストラクターへのヒント

- 小児に対するCPRおよびAEDスキルテストチェックリストの内容をよく理解しておく
- レッスンのこの部分では，各受講者のチェックリストを記入する
- 2つのグループを同時に評価してもよい（「テストステーション：乳児に対する質の高いBLSテスト」を参照）
  - 2グループで同じスキルをテストする：2グループとも小児に対するBLSまたは乳児に対するBLS，あるいは
  - 2グループで異なるスキルをテストする：1グループは小児に対するBLS，もう1グループは乳児に対するBLS

スキルテスト

- 受講者をグループに分けてテストする
- 1グループは3〜4人とする（または地域のプロトコルに従う）
  - CPRコーチ／除細動担当者
  - 気道
  - 胸骨圧迫
  - 2人目の胸骨圧迫担当者
- 胸骨圧迫，バッグマスクを使った人工呼吸，AEDの使用に関して受講者を評価する
- 各ローテーションを10分とする
  - 5分間のCPRの後，5分間の受講者同士のデブリーフィングを行う
- デブリーフィングは受講者に任せるが，受講者のパフォーマンスに差があり，そのことをチームが認識していない場合は，インストラクターが助言を与えてもよい
- 5分間のCPR中，CPRコーチは交代しない
- 各受講者は，インストラクターの指示を受けずに，救助者2人体制のCPRおよびAEDの手順全体を確実に実施する
- 各受講者が以下のことを適切に実施できているか慎重に観察する
  - 圧迫のテンポ（ストップウォッチを使用する）
  - 圧迫の深さ（フィードバック装置を使用する）
- 受講者がチェックリストの条件に合格しなかった場合は，直後の補習を受けるように伝える
  - 受講者は，このステーション中に1回再テストを受けることができる
  - 再テストで合格できなかった場合は，コース終了時にその受講者が正式な補習を受けられるようにすること（補習については『PALSインストラクターマニュアル』の「パート4：テスト」を参照）
- 受講者ごとに，小児に対するCPRおよびAEDスキルテストチェックリストを記入する

レッスン 1B
テストステーション：乳児に対する質の高い BLS のテスト

30 分

インストラクターへのヒント

- テスト前に，乳児に対する CPR スキルテストチェックリストを確認する
- テスト中に各受講者のスキルテストチェックリストを記入する
- 2 つのグループを同時に評価してもよい（「テストステーション：小児に対する質の高い BLS テスト」を参照）
    - 2 グループで同じスキルをテストする：2 グループとも小児に対する BLS または乳児に対する BLS，
    あるいは
    - 2 グループで異なるスキルをテストする：1 グループは小児に対する BLS，もう 1 グループは乳児に対する BLS

スキルテスト

- 受講者をグループに分けてテストする
- 1 グループは 3～4 人とする（または地域のプロトコールに従う）
    - CPRコーチ
    - 気道
    - 胸骨圧迫
    - 2 人目の胸骨圧迫担当者
- 胸骨圧迫，バッグマスクを使った人工呼吸，AED の使用に関して受講者を評価する
- 各ローテーションを 10 分とする
    - 5 分間の CPR の後，5 分間の受講者同士のデブリーフィングを行う
- デブリーフィングは受講者に任せるが，受講者のパフォーマンスに差があり，そのことをチームが認識していない場合は，インストラクターが助言を与えてもよい
- 各受講者は，インストラクターの指示を受けずに，救助者 2 人体制の CPR の手順全体を確実に実施する
- 各受講者が以下のことを適切に実施できているか慎重に観察する
    - 圧迫のテンポ（ストップウォッチを使用する）
    - 圧迫の深さ（フィードバック装置を使用する）
- 受講者がチェックリストの条件に合格しなかった場合は，直後の補習を受けるように伝える
    - 受講者は，このステーション中に 1 回再テストを受けることができる
    - 再テストで合格できなかった場合は，コース終了時にその受講者が正式な補習を受けられるようにすること
- 受講者ごとに，乳児に対する CPR スキルテストチェックリストを記入する
- 患者の生存のために質の高い CPR が重要であることについてまとめる

レッスン 1C
学習／テストステーション：
小児および乳児の窒息（オプション）

20 分

学習目標
- AHA の BLS の推奨事項に則った質の高い CPR を実施する

インストラクターへのヒント
- 中断せずにビデオを再生する。コメントを付け加える場合はビデオが終わった後に行う。

「窒息の解除」ビデオを再生する
- ビデオを再生する
- ビデオでは，小児および乳児の窒息に対する介入の実演を見る

ビデオを見ながら練習（PWW）：乳児における窒息の解除
- 受講者に乳児の窒息に対する介入の実習をすると伝える
- ビデオを再開する
- 窒息に対する介入手技の実習中は，必ずビデオに視線を向けさせる
- フィードバック装置を使用する
- よかった点は褒め，修正すべき点は指摘する

ディスカッション：デブリーフィング
- 具体的にどの要素が難しいと感じましたか。
- 同じスキルをもう一度行うよう指示された場合，前回とは違う行動をしようと思う点はありますか？
  - どのような点ですか？
  - それはなぜですか？

レッスン 2A
学習ステーション：気道管理

20 分

学習目標
- 呼吸窮迫と呼吸不全に対する早期介入を実施する

インストラクターへのヒント
- ケースの初期段階にはリファレンスカードまたは『ECC ハンドブック』を使用してもよいが，ケースの進行に伴いこれらの資料に頼るのを減らすように受講者に促す
- デブリーフィングでは，受講者の意識を引き付け集中力を高めるため，受講者の視点を重視した自由回答形式の質問をする

受講者による実習
- 受講者をマネキンの周りに配置させる
- 気道管理スキルステーション習熟度チェックリストに記載されている以下のスキルを受講者に実施させ，気道管理スキルチェックを完了させる
    - 高流量および低流量酸素供給システムの違いを口頭で説明する
    - 鼻カニューレの最大流量（4 L/分）を述べる
    - 頭部後屈 – あご先挙上法および下顎挙上法を用いて気道を確保する
    - 心停止からの自己心拍再開（ROSC）後，酸素飽和度が 94～99 %を維持するように F_{IO_2} を調節する
    - OPA の別の適応について口頭で説明する
    - 正しいサイズの OPA を選択する
    - OPA を正しく挿入する
    - OPA 挿入後の呼吸を評価する
    - OPA を適切に留置し吸引をする。吸引に 10 秒以上かけないことを口頭で説明する
    - 換気用の正しいサイズのマスクを選択する
    - バッグマスクを装着し，EC クランプ法を用いてマスクを顔に密着させ，気道を確保し，効果的に換気する
    - バッグマスクを用いて，胸が上がる人工呼吸を 2 回（それぞれ約 1 秒）行う
- 必要に応じてフィードバックを与える
- 各受講者のスキル能力を評価し，評価結果を PALS コース進行チェックリストに記録する

レッスン 2B
学習ステーション：血管確保

20 分

学習目標
- ショックの治療のための早期介入を実施する

インストラクターへのヒント
- 経験や職務範囲によっては，骨髄路の確保に不安を覚える受講者がいる。このような受講者には特別に時間を与え，不安感を減らし自信を持てるように励ます

「骨髄路の確保」ビデオを再生する
- ビデオを再生する

受講者による実習
- このステーションでは 6 人の受講者が共同で練習を行う
- スキルステーション習熟度チェックリストに従って，受講者に骨髄路穿刺の実習をさせる
- 各受講者が静注／骨髄内ボーラス投与の器材（三方活栓，シリンジ，点滴ラインなど）を迅速に準備できることを確認する
- 各受講者が適切に骨髄路を確保し，骨髄針が骨髄腔に達したことを確認できたかどうか確認する
- 骨髄針穿刺，輸液の静注／骨髄内投与，薬剤の静注の際に修正点を指摘する

ディスカッション
- 難しかったところはありますか？
- 同じスキルをもう一度行うよう指示された場合，前回とは違う行動をしようと思う点はありますか？
  - どのような点ですか？
  - それはなぜですか？

レッスン 2C
学習ステーション：心リズム障害／電気的治療

20 分

学習目標
- 不整脈の治療を実施する

インストラクターへのヒント
- 実習の前に，受講者をすべての器材に慣れさせておく
- 経験や職務範囲によっては，このレッスンでの実技に不安を覚える受講者がいる。このような受講者には特別に時間を与え，不安感を減らし自信を持てるように励ます

ディスカッション
- 心リズム障害／電気的治療スキルステーション習熟度チェックリストを使用する
- このステーションでは 6 人の受講者が共同で練習を行う
- 以下のスキルの実演を行う
  - 心電計リードを装着する
  - モニターを用いて心電図を記録する
  - 除細動器／同期電気ショックの電極パッドを装着する
  - 除細動と同期電気ショックを実行する
- 上記のスキルを受講者に練習させ，適切に実行できているか評価する
- 選択した心リズムを受講者が認識でき，適応がある場合，そのリズムに適切な電気的治療を述べられることを確認する
- 評価結果を PALS コース進行チェックリストに記録する

受講者による実習
レッスンのこのパートでは，受講者が器材（心電図モニターおよび手動式除細動器）の有効かつ安全な使用法を実演し，インストラクターが受講者のスキルを評価する。

受講者を器材の周りに集め，1 人ずつ順番に各受講者に以下をすべて実演させる。

1. モニターの使用：心電計リードを適切に装着し，モニターの電源を入れ，心電図を記録し，モニターの適切な操作方法を示す
2. 電気的治療を必要とする心リズムを認識する。心室頻拍（除細動），心室細動（除細動），不安定な上室性頻拍（同期電気ショック：カルディオバージョン）など

3. 除細動の手順の実施：乳児または小児に適したパドル／パッドを選択して装着し，適切なエネルギー量（2～4 J/kg）を設定し，適切なモード（非同期）を選択し，充電し，充電が完了したら患者から離れさせ，放電が開始されるまでショックボタンを押し続ける
4. 電気ショックの手順の実施：乳児または小児に適したパドル／パッドを選択して装着し，適切なエネルギー量（0.5～1 J/kg）を設定し，適切なモード（同期）を選択し，充電し，充電が完了したら患者から離れさせ，放電が開始されるまでショックボタンを押し続ける

PALS コース進行チェックリストに各受講者の評価結果を記録する。

ディスカッション

- 難しかったところはありますか？
- 器材の中で不慣れなもの，あるいは使い慣れているものと異なるものはありましたか？

レッスン 3
学習ステーション：死への対応（オプション）　　　20 分

インストラクターへのヒント
- 最近近親者を亡くした受講者には，このビデオを見るのは辛いかもしれないと伝える
- このレッスンへの参加は，PALS コースの修了に必須ではない
- 受講者は自分の判断でこのビデオを見ないことも選択できる

「死への対応」ビデオを再生する（オプション）
- 受講者がビデオから学ぶことを説明する
- ビデオを再生する
- 受講者の質問に回答する

ディスカッション
- どうすれば患者が死亡したことをもっと効果的に伝えられたかについてディスカッションする
  - 廊下でプライバシーのない状態で死亡を伝えられた
  - 死亡の説明に曖昧な言い回しが使用された
  - 「死亡」または「亡くなった」という言葉は使用されなかった
  - 医師は家族を残して「他の緊急事態」の対応に向かった
  - 医師は，家族を支えるもしくは質問に答える人物がいない状態で家族の元を離れた
- 受講者に質問がないかどうか尋ねる

レッスン 4
ケースシナリオ実習：
2 つのケースシナリオ　　　　25 分（1 つのシナリオにつき）

インストラクターへのヒント

- コース日程で各日にどのケースシナリオを使用するかについて追加情報を参照する
  - シナリオは，最も簡単なものから最も複雑なものまでグループ分けされている
- 全ケースシナリオについては『PALS インストラクターマニュアル』を参照する
- この時間を利用して，受講者の不得意な部分を克服させる－これがケースシナリオテスト前の最後の学習機会となる
- 受講者に，スキルステーション習熟度チェックリストに記載されているすべてのスキルを練習させ，実演させる
- 問題のある受講者を早く見つけて指導する
  - テストはチーム全体で行う
  - パフォーマンスを改善するため，チームメンバーが互いに指導し合うことを促す

シミュレーション／デブリーフィング

ケースシミュレーションとデブリーフィングの際には，ストップウォッチを用いる。

プレブリーフィング（5 分）

客観的な時間目標を含め，ケースプランと目標を設定する

シミュレーション（10 分）

- ストップウォッチを 10 分に設定する
- シミュレーションの場所にイスを置かない（誰も座っていてはいけない）
- 各受講者に役割が割り当てられていることを確認する。以降の患者シミュレーションで役割を交代する
- 該当するケースシミュレーションのインストラクター用ケースシナリオの導入部を読み上げ，シミュレーションを開始する
- チームと協力してケース管理を開始するようチームリーダーに指示する
- マネキンから得られない情報を提示する
- インストラクター用ケースシナリオに記載されている行動を指針として，チームリーダー／チームのパフォーマンスを評価する
- 中断することなく，シミュレーションを 10 分間継続する
- 10 分後にシミュレーションを終了させる

デブリーフィング（10 分）

- ストップウォッチを 10 分に設定する
- 時間管理／記録係に質問して，シミュレーション中に生じた行動を振り返る
- インストラクター用ケースシナリオのデブリーフィングツールを参考に，チームのデブリーフィングを行う
- スキルステーション習熟度チェックリストを用いて，観察係にフィードバックを行わせる

- ケースの主要概念を要約する
- 「PALS コース進行チェックリスト」を参考に，受講者のパフォーマンスをモニターする

構造化されサポートされたデブリーフィングのプロセス

「情報収集」
- 受講者の声に耳を傾け，受講者がシミュレーションについて何を考えどのように感じているかを理解する
- チームリーダーに感想を述べてもらう
- チームからの説明または補足情報を求める

「分析」
- 受講者に自身の行動に対する振り返りと分析を促す
- イベントの正確な記録を確認する
- 観察内容を報告する（正しい手順と誤った手順の両方について）
- 受講者が，シミュレーション中の自分のパフォーマンスと，デブリーフィング中に感じたことについて徹底的に振り返りできるよう支援する
- セッションの目標から焦点がそれないように，デブリーフィング中の受講者の話の方向を調整する

「要約」
- 学習したレッスンの理解と確認を促す
- 受講者からのコメントや感想をまとめる
- 受講者に，チームや個々の行動のよかった面を理解させる
- 受講者に，チームや個々の行動の改善や修正が必要な面を理解させる

受講者 6 人のグループのローテーション表見本（1 ケース当たり 20 分）

チームの役割	最初のケース	次のケース
チームリーダー	受講者 1	受講者 2
気道	受講者 2	受講者 3
静注／骨髄内投与／薬物投与	受講者 3	受講者 4
モニター／除細動器担当者／CPRコーチ	受講者 4	受講者 5
胸骨圧迫	受講者 5	受講者 6
時間管理／記録係	受講者 6	受講者 1

- 受講者が 6 人未満の場合は，役割を兼任させる。
- ケースシナリオの順番は必ずしもこの通りにしなくてもよい。インストラクターに無理のないようにケースシナリオの順番を決めること

レッスン 5
ケースシナリオテスト：
2つのケースシナリオ　　　　　25 分（1 つのシナリオにつき）

 テスト

PALS ケースシナリオテストは，6人の受講者で以下の課題を行う。

- テストするカテゴリーの順番（例：呼吸，ショック，心臓）を選択するようチームに指示する
- できれば職務範囲に従ってメンバーの役割を割り当てるようチームに指示する
- チームは 2 つのケースシナリオに合格しなければならない
- チームリーダーとチームメンバーの両方を評価して，チームの習熟度を評価する
- PALS ケースシナリオテストチェックリストにチームのパフォーマンスを記録する
- テスト中は指導したりヒントを与えたりしてはならない
- チームのパフォーマンスについて簡潔にフィードバックを行う
- PALS コース進行チェックリストに評価結果を記録する

補習を繰り返したにもかかわらず，ケースシナリオテストまでに受講者のスキルがケースシナリオおよび高い能力を持つチームの基準を満たしていない場合

- 練習を繰り返す必要があることを理解させ，自らのパフォーマンスでチームに迷惑をかけないよう言い聞かせた上で，受講者にテストの継続を認める，あるいは
- 練習を繰り返す必要があることを理解させた上で退席させ，チームにテストの継続を認める

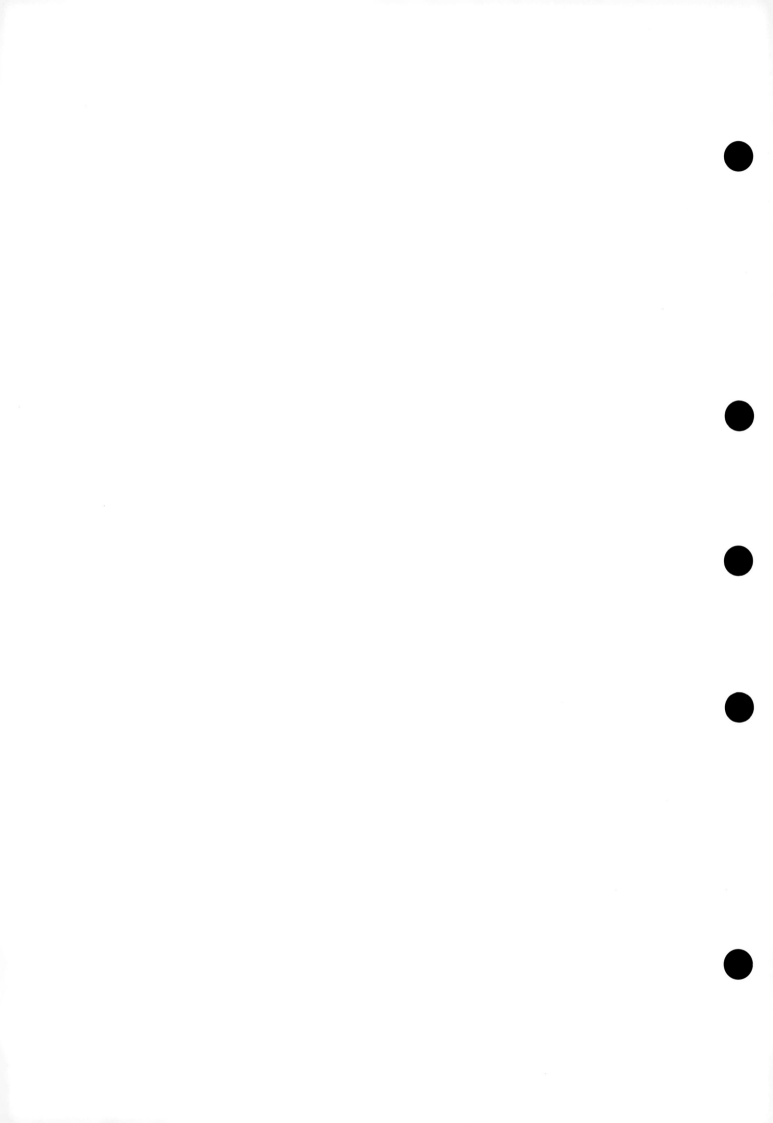

-
-
-
-
-

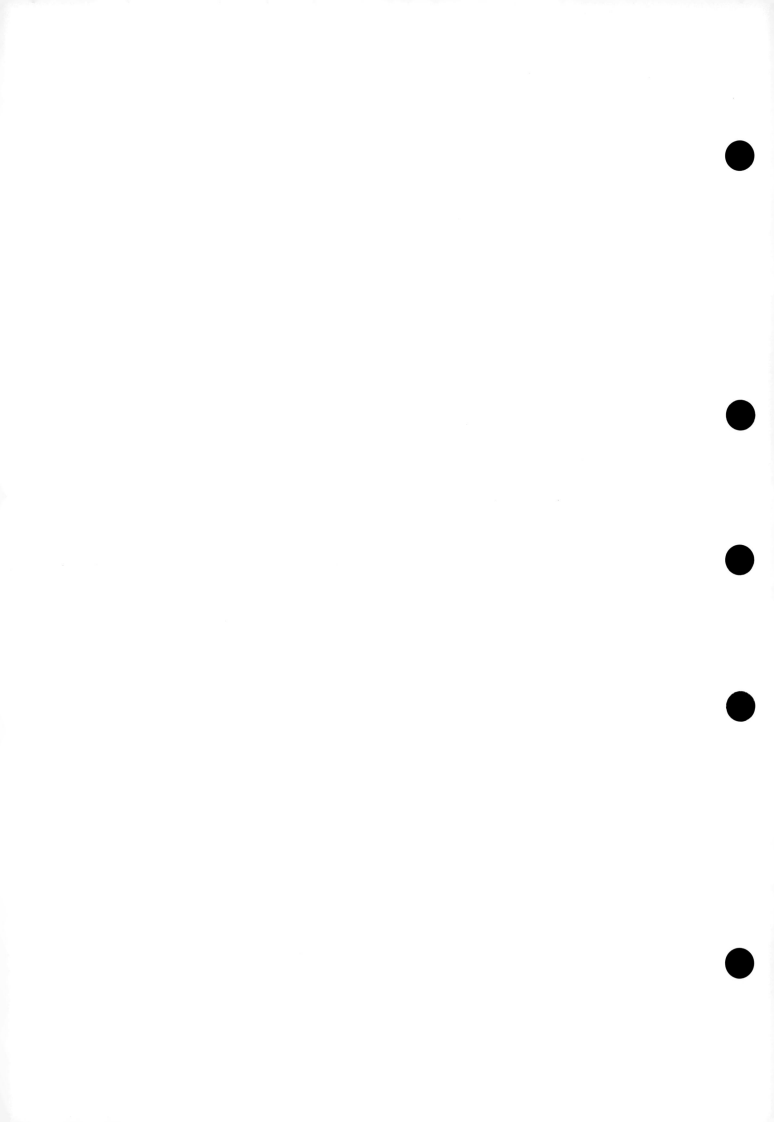